实用临床检验诊断学丛书

总主编 刘贵建 刘凤奎

消化系统疾病

主编 贾 玫 王雪梅

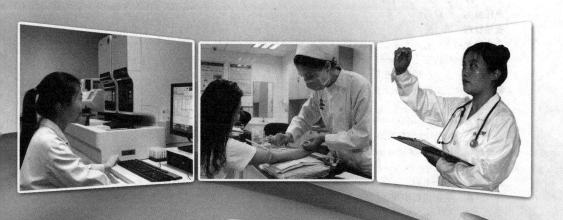

北京科学技术出版社

图书在版编目（CIP）数据

消化系统疾病/贾玫，王雪梅主编. —北京：北京
科学技术出版社，2014.9
（实用临床检验诊断学丛书/刘贵建，刘凤奎总主编）
ISBN 978 - 7 - 5304 - 6986 - 6

Ⅰ.①消…　Ⅱ.①贾…②王…　Ⅲ.①消化
系统疾病 - 诊疗　Ⅳ.①R57

中国版本图书馆 CIP 数据核字（2014）第 319638 号

消化系统疾病（实用临床检验诊断学丛书）

主　　编：贾　玫　王雪梅
责任编辑：张晓雪
责任校对：贾　荣
责任印制：李　茗
出 版 人：曾庆宇
出版发行：北京科学技术出版社
社　　址：北京西直门南大街 16 号
邮政编码：100035
电话传真：0086-10-66135495（总编室）
　　　　　0086-10-66113227（发行部）　0086-10-66161952（发行部传真）
电子信箱：bjkjpress@163.com
网　　址：www.bkydw.cn
经　　销：新华书店
印　　刷：三河国新印装有限公司
开　　本：720mm×980mm　1/16
字　　数：670 千
印　　张：38.5
版　　次：2014 年 9 月第 1 版
印　　次：2014 年 9 月第 1 次印刷
ISBN 978 - 7 - 5304 - 6986 - 6/R · 1729

定　　价：100.00 元

《实用临床检验诊断学丛书》
编写委员会

（以姓氏笔画为序）

于　峰　北京大学第一医院

王雪梅　北京大学人民医院

石远凯　中国医学科学院肿瘤医院

冯珍如　北京大学第一医院

朱惠娟　中国医学科学院北京协和医院

刘凤奎　首都医科大学附属北京友谊医院

刘贵建　中国中医科学院广安门医院

刘锦丽　首都医科大学附属北京友谊医院

李永哲　中国医学科学院北京协和医院

杨曦明　北京中医药大学东直门医院

陈宝荣　北京航天总医院

赵秀英　北京清华长庚医院

胡云建　北京医院

袁　慧　首都医科大学附属北京安贞医院

贾　玫　北京大学人民医院

曹永彤　中日友好医院

崔　华　首都医科大学附属北京友谊医院

崔　巍　中国医学科学院北京协和医院

韩　冰　中国医学科学院北京协和医院

韩晓红　中国医学科学院肿瘤医院

谢苗荣　首都医科大学附属北京友谊医院

《消化系统疾病》编者名单

主　编　贾　玫　王雪梅
副主编　王学晶　陈　宁　岳志红　蒋　绚
编　委　（以姓氏笔画为序）
　　　　王学晶　北京大学第一医院
　　　　王雪梅　北京大学人民医院
　　　　王晶桐　北京大学人民医院
　　　　王智峰　北京大学人民医院
　　　　尤　鹏　北京大学人民医院
　　　　田　珂　北京大学人民医院
　　　　刘凤奎　首都医科大学附属北京友谊医院
　　　　刘毓和　北京大学第一医院
　　　　严　岩　北京大学第一医院
　　　　李　晶　北京大学人民医院
　　　　杨瑞锋　北京大学人民医院
　　　　吴　芸　北京大学人民医院
　　　　何晋德　北京大学人民医院
　　　　陈　宁　北京大学人民医院
　　　　陈国栋　北京大学人民医院
　　　　和　骁　北京大学人民医院
　　　　岳志红　北京大学人民医院
　　　　赵精忠　北京大学人民医院
　　　　赵　磊　北京大学人民医院
　　　　秦　莉　北京大学人民医院
　　　　贾　玫　北京大学人民医院
　　　　唐素玫　北京大学人民医院
　　　　彭　涛　北京大学人民医院
　　　　葛艳玲　北京积水潭医院
　　　　蒋　绚　北京大学人民医院
　　　　裴　林　北京大学人民医院

总序一

　　近年来,检验医学的发展日新月异,新技术、新设备、新方法、新项目不断涌现,极大地促进了临床诊断和治疗水平的提高。许多在过去困扰临床医生的诊断难题,如今都得到了妥善解决。

　　然而,随着检验项目的不断增加,以及检验和临床专业分工越来越细,许多临床医生感到难以合理选择和正确解释检验项目。因此,检验和临床工作者都需要不断学习,以获得更多的跨学科知识。

　　正确诊断是正确治疗的基础。为做出正确的诊断,临床医生必须通过系统全面、重点突出的病史采集、体格检查形成初步诊断思路,然后有针对性地进行有关检查。这一过程需要临床医生与检验工作者的密切配合和良性互动。从某种意义上来说,检验技术水平的高低对临床医疗水平有很大的影响,甚至可以说,一个医院的检验科水平在某种程度上反映这个医院的医疗水平。

　　几年前,刘凤奎和刘贵建两位经验丰富的临床和检验专家曾经组织撰写了《临床检验与诊断思路》一书。作为北京市重点图书,该书一出版就受到了广大检验与临床工作者的欢迎。在此基础上,这两位主编又组织有关专家编写了这套《实用临床检验诊断学丛书》。

　　该丛书的一个重要特点是每一章节均由检验与临床专家分别从检验与临床两方面撰写,使得临床诊疗知识与检验技术融为一体,以期实现临床与检验学科的无缝对接。本书的另一特点是每个章节都配有示意图,不仅形象生动,而且便于记忆。

　　该丛书有助于临床医生培养良好的思维方式,摒弃撒大网式的检查习惯,根据患者的病史、体检结果,合理选择相关检查,从而得到正确的诊断。这样,临床医生就不会被检查结果误导,甚至被牵着鼻子走进误诊的歧途。

　　同时,该丛书也有助于拓宽检验工作者的临床知识,形成从临床的角度来看待和思考检验工作的良好习惯。

总之,该丛书的内容有助于临床和检验工作者拓展知识面,系统了解和掌握检验项目的目的、意义及结果分析,不断提高临床诊断和治疗水平。因此,该丛书适合检验、临床工作者参考使用,也可作为综合医院医生、专科医院医生及全科医生教学用参考书。

贾继东　教授
首都医科大学附属北京友谊医院肝病中心主任
国际肝病学会(IASL)副主席
中华医学会肝病学分会前主任委员
亚太地区肝病学会(APASL)前主席
2014 年 7 月

总序二

　　受总编之约，欣然接受为此书作序，源于此套书针对目前检验行业中的实际问题，深入系统地结合临床实际并以分析问题和解决问题为主线，详细阐述了消化系统疾病、循环系统疾病、感染性疾病、恶性肿瘤、血液系统疾病、内分泌及代谢性疾病、免疫性疾病的临床检验与诊断思路，特别是对于目前检验界存在的疑难问题，如感染性疾病检验指标中的假阳性和假阴性、免疫类检测项目的溯源性、各种检验中的生物学因素和干扰因素、肿瘤标志物的复杂性和各种疑难检验结果的解释等问题，在各位具有丰富实际工作经验和临床经验的检验专家的笔下娓娓道来，非常值得学习。

　　检验结果在不同个体、不同状态、不同时间的分析和解释越来越引起人们的重视，尤其随着疾病的诊断和防治等循证医学的发展，人们对健康要求的提高，人类生存环境的变化等都使检验医学在疾病发病原因、发病机制及发病趋势等方面起重要作用，在此前提下，此套以临床检验与诊断思路为特色的书籍尤显具有重要意义，希望此套书籍的出版能够为提高检验医学的知识服务能力做出贡献。

张　曼

主任医师、教授、博士生导师

中国医师协会检验医师分会会长

首都医科大学附属北京世纪坛医院检验中心主任

2014 年 7 月

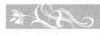

欣闻《实用临床检验诊断学丛书》即将出版，这是一套大型系列丛书，首次出版的包括《消化系统疾病》《血液系统疾病》《感染性疾病》《循环系统疾病》《免疫性疾病》《内分泌及代谢性疾病》《恶性肿瘤》，共7个分册，以后还将陆续出版其他器官或系统疾病的分册。《实用临床检验诊断学丛书》的问世是中国临床检验诊断学发展史上的又一个里程碑，它标志着医学检验朝检验医学的真实转化，必将成为检验与临床结合的范例。

如果到实体书店或网络书店去浏览一下，您会看到书名与之类似的书或丛书确实不少，您也可能早已买过或珍藏过。您还会再去买或收藏这套《实用临床检验诊断学丛书》吗？即使买了，您愿意花时间去阅读它吗？我们或许都有这样的体会：有些书买了以后翻了几页或浏览后就放在书架上，成了装饰品；但有那么几本书你会爱不释手。我相信《实用临床检验诊断学丛书》将会成为您经常翻阅、细读和参考的一本案头书。

虽然我只看了《实用临床检验诊断学丛书》的一部分内容，但却为其所吸引。这套书汲取了检验与临床密切结合的精髓，以检验结果的解读和检验诊断为核心，从生理到病理、基础到疾病、检验到临床，深入浅出、全面精准地阐述了临床检验诊断思维的形式、方法及路径，并将其融合于各系统疾病诊疗过程的临床实践中，特别是通过一些具有代表性的临床病例的分析与讨论，十分有助于提高检验医（技）师和临床医师的"检验与临床结合"能力，培养检验诊断的临床思维。

《实用临床检验诊断学丛书》编著的另一大特色体现在编写人员组成上，是以在临床一线担负重要医疗任务的中青年专家为主，包括总主编、各分册主编、编委，都是临床和检验专家的适当组合。检验与临床专家有效组合、密切合作的结果使得此套丛书在内容安排、要素处理、病例整理、诊疗流程等方面更切合检验与临床的实际，读者无论是检验医（技）师还是临床医师，都容易理解和应用。

　　刘贵建教授是我国临床检验诊断学领域中青年专家的杰出代表之一,他一直致力于检验与临床结合,特别是中西医结合的研究与实践,辛勤耕耘、勇于探索、著述颇丰,该套丛书是他与全体编者同心协力、殚精竭虑的重要成果。相信他担任总主编的《实用临床检验诊断学丛书》将给读者带来新感觉、新思路,共同促进检验医学和临床医学更加紧密地结合与发展。

王建中

北京大学第一医院主任医师、教授

2014 年 7 月

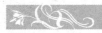

　　近几十年,特别是近十余年来,检验医学快速发展。新的分析技术、检验设备、检测方法、检验项目不断应用于临床检验和诊疗过程,使得检验服务范围不断扩大。临床工作对于检验质量要求的不断提高使得临床实验室高度重视检验过程的质量保证,通过建立质量管理体系,加强室内质量控制和室间质量评价等措施,检验过程中的质量得以保证并不断提高。

　　检验能力范围的扩大和检验过程中质量的提高是否已经有效促进了医疗质量的提高和满足了保证医疗安全的要求? 检验专家的答案应当是相当保守的,而临床专家恐怕是更加的不能肯定。因为检验过程包括了项目申请、受检者准备、标本采集、标本送检和接收、标本处理、样本检测、结果分析报告、临床应用等过程,需要接受了检验项目有关知识良好培训的临床医师、检验医(技)师,甚至是患者和家属的密切协作,才能实现检验全过程的质量保证。但目前检验与临床在诸多方面并未得到很好的融合,还未能有效实现有机联系和紧密合作。

　　检验医(技)师从学历教育阶段开始常被要求从检验目的、标本采集、检测原理和方法、参考区间、临床意义、注意事项等几个方面学习和掌握各种检验项目,这样的学习方式在工作后的继续教育中得以习惯地保持着。其结果是对检验结果改变的机制、疾病、病理生理过程没有较好的理解,难以实现密切结合临床对检验结果进行合理的解释和提出进一步的解决方案或建议。

　　同样,临床医师从医学生开始至工作后的继续教育过程中,对于检验医学知识的学习和掌握也多局限于检验项目(指标)的参考区间、临床意义和临床应用,对检验技术和方法、检验结果的影响因素、分析性能等了解有限。同时,由于目前临床科室专业分工过细,导致一些医师只对自己专业所涉及的检验项目掌握得很好,对其他专业的检验项目则了解不多,甚至很少。对检验项目的肤浅认识,造成了仅凭某一项或几项检验结果的异常就诊断某种疾病,出现检验结果与疾病之间对号入座的现象。事实上,一种检验结果的异常可由几种疾病引起;相反,一种疾病又可导致反映病理生理改变的多种检验项目的结果异常。况且,任何检验结果都不可能百分之百的准确,存在一定的假阳性和假阴性。所以,过分依赖和不加分析地应用检验结果将导致诊断的错误。

从目前存在的问题着手,加强检验与临床的有效联系、沟通,实现检验过程与临床诊疗工作的密切结合,是提高检验诊断质量、保证医疗安全的关键环节。一方面,应加强对临床医师进行持续有效的检验知识的培训。临床医师如果精通检验,了解各种检验项目的临床意义、检测结果的影响因素、检验方法的局限性、异常结果的产生机制、检验项目的分析性能和诊断性能等,那么在日常工作当中就会熟知应该检查哪些项目,如何分析结果,如何应用于临床,这样才能保证甚至提高检验项目的效率。另一方面,检验医(技)师必须要掌握一定的临床知识和经验。因为检验人员执行了具体的检验操作,更加了解检验方法的性能,如多了解和掌握一些临床知识,熟知哪些临床因素影响检验结果值,检验结果的变化在疾病诊断、治疗观察、预后判定方面的意义,那么检验医(技)师就有能力指导临床医师对检验项目进行合理的应用,对检验结果进行正确的分析和解释。

基于从提高检验医(技)师和临床医师的"检验和临床结合"能力的目的出发,编写专家委员会经过充分的研讨,确定了本套专业丛书的编写内容和形式。本套丛书目前编入了《消化系统疾病》《循环系统疾病》《感染性疾病》《恶性肿瘤》《血液系统疾病》《内分泌及代谢性疾病》《免疫性疾病》7 个分册。

本套丛书融临床诊疗与检验内容于一体。从临床实用性出发,以临床系统疾病为分册,以临床检验项目或项目组合为出发点,以检验结果的解读和检验诊断思路为核心,对常用的临床检验项目的概念、参考值、结果异常的产生机制或疾病进行了一般介绍,重点结合生理、病理改变对检验结果的异常进行了分析,对结果异常的临床意义和临床应用价值进行了阐述。在内容的结构安排上符合临床检验诊断思维,在编写人员的组成和内容分工上保证了临床与检验的紧密结合。在内容的表达形式上增加了较多的诊断思路图,力求通过图示形式表达临床医生的思路。

本套丛书是检验专家与临床专家通力合作的结果,实现了知识上、思维上、应用上的有效结合。对提高检验医(技)师的检验诊断能力,对拓宽临床医师的诊断思路,提高临床诊疗水平将提供有益的帮助。可供临床各专科医师、全科医师、实习医师、临床检验医(技)师及从事医学教育的教师参考应用。

刘贵建　刘凤奎

2014 年 7 月

前　言

随着现代临床医学技术的快速发展,医学检验和临床诊疗之间的相互联系越来越密切,检验医学的发展为临床诊断、危险度分层、制定治疗方案和判断预后提供了更准确、更客观的实验室依据。

现代疾病诊断治疗中,医生决策的70%取决于检验科检查报告。以往,检验科与临床科室之间习惯于单向沟通。检验科要想发展,就要走近临床,走近患者。而临床要想得到更有指导意义的检验结果,也要尽可能精准地选择众多的实验项目和复杂的检验结果判断,只有检验科与临床更好地合作,才利于双方获得更多更好的信息,才能提高工作效率,减少医疗资源浪费。

《实用临床检验诊断学丛书·消化系统疾病》的编写目的是向临床医师和医学实验室技术人员提供可靠信息,包括生化特性及病理生理、实验检测、干扰因素、临床评价、实验室诊断思路及临床疾病的诊疗。生化特性及病理生理着重讲述了实验室检查的正常生理学变化和在疾病过程中发生的变化。干扰因素列出了实验室结果的影响因素,在此部分向临床医师和实验室技术人员介绍应该注意的重要生物学因素和干扰因素。临床诊断思路使临床医师能够通过临床实验室结果确证可疑的诊断,以及哪种进一步的检查可以做出确诊。临床疾病简述了各种疾病的临床特点,着重阐述了检验在疾病的诊断及治疗监测中的意义。

本书涵盖了消化系统疾病相关的各种检验项目,不仅有经典检验的详细介绍,也包括一些新近开展的项目,以及尚未广泛用于临床但有价值的项目。

参加《实用临床检验诊断学丛书·消化系统疾病》编写的有从事临床与检验工作多年的临床医师和检验医师,具有丰富的诊治疾病的经验。

尽管编者们已尽力完成撰写任务,但随着医学科学的快速发展,书中难免会有不足之处,真诚希望各位前辈与同仁批评指正。

贾　玫　王雪梅

2014 年 7 月

目　录

第一章

常规检验

第一节　血液常规检测

● 白细胞

一、概述

1. 基本概念　白细胞是血液中一种重要的血细胞,在人体中担负许多重任,具有吞噬异物并产生抗体,治愈机体的损伤,抗御病原体入侵,对疾病产生免疫抵抗等作用。外周血白细胞起源于骨髓造血干细胞,在骨髓多种造血生长因子调控下,最终分化、发育、成熟并释放到外周血。白细胞包括粒细胞、淋巴细胞和单核细胞。其中粒细胞分为中性粒细胞、嗜酸性粒细胞和嗜碱性粒细胞。在生理或病理情况下,白细胞计数发生改变,各种类型白细胞比例也受到影响。血常规白细胞检查包括白细胞计数、白细胞分类计数及白细胞直方图和(或)散点图。

(1)白细胞计数:是指测定单位容积的外周血液中白细胞总数,以每升全血中的白细胞总数报告结果。

(2)白细胞分类计数:是指测定外周血液中各种白细胞的数量及相对比值。由于不同类型的白细胞具有不同的生理功能,因此,了解白细胞形态或分类的变化,比了解白细胞总数更能反映机体的生理或病理状态。

(3)白细胞直方图:直方图是血细胞分析仪用电阻抗原理对血细胞进行检测,以细胞体积为横坐标,细胞的相对数量为纵坐标,表示某一种细胞数量分布情况,可反映细胞体积大小异质性。血细胞分析仪通常在 35~450fl 的范围内分析白细胞,根据正常白细胞在溶血剂作用后体积的大小,在直方图上从左至右可确认其相应的三个细胞群:小细胞群是位于左侧又高又陡的峰,分布在 35~90fl 范围,以成熟淋巴细胞为主要特征细胞;大细胞群是位于右侧较低且分布宽的峰,跨越 160~450fl,以中性粒细胞为主要特征细胞;位于大、小细胞群之间的较平坦的区域,分布在 90~160fl 范围,以单核细胞为主要特征细胞。当白细胞分类的比例异常或出现异常细胞时,白细胞直方图曲线峰的高低、数量和低谷区的特征将会出现变化,从而提供相应的临床信息。

(4)白细胞散点图:散点图是血细胞分析仪用多项技术(激光、射频及化学染色)联合使用对白细胞进行检测后得到的各类白细胞的散点状分布图。散点所在象限上的位置及散点群的疏密,与白细胞的外形、体积、内部结构、胞核、胞质及胞质颗粒数量等理化特性密切相关。通过分析散点图,可以得到正常或异常状态下的白细胞信息。

2. 检验方法

(1)手工方法:在显微镜下使用计数板计数白细胞总数;对瑞氏染色的血液涂片,在显微镜下根据细胞的形态学特点进行白细胞分类计数。该法对细胞的识别准确,可同时观察细胞的形态变化,是白细胞分类的可靠方法。

(2)仪器法:采用物理的、化学的方法在血液细胞分析仪上自动进行白细胞计数和分类计数。目前,先用仪器法对白细胞分类计数进行筛选,异常结果需进一步用显微镜法计数并观察细胞形态。

3. 参考值

(1)白细胞计数:新生儿$(15~20)×10^9/L$;6 个月至 12 岁$(11~12)×10^9/L$;成人$(4~10)×10^9/L$。

(2)白细胞分类计数:见表 1-1,1-2。

表 1 - 1　白细胞分类计数参考范围

白细胞分类	百分数/%	绝对值/(×10^9/L)
中性杆状核粒细胞	0 ~ 5	0.04 ~ 0.05
中性分叶核粒细胞	50 ~ 70	2.0 ~ 7.0
淋巴细胞	20 ~ 40	0.8 ~ 4.0
单核细胞	3 ~ 8	0.1 ~ 0.8
嗜酸性粒细胞	0.5 ~ 5	0.05 ~ 0.5
嗜碱性粒细胞	0 ~ 1	0 ~ 0.1

表 1 - 2　儿童白细胞分类计数参考范围

白细胞分类	百分数/%
中性粒细胞	50 ~ 70(新生儿至婴儿 31 ~ 40)
嗜酸性粒细胞	5 ~ 50
嗜碱性粒细胞	0 ~ 7
淋巴细胞	20 ~ 40(新生儿至婴儿 40 ~ 60)
大单核细胞	1 ~ 8(出生后 2 ~ 7 天 12)
未成熟细胞	0 ~ 8(出生后 2 ~ 7 天 12)

4. 适应证

(1)感染性疾病的诊断、鉴别诊断。

(2)非感染性疾病、组织损伤、急性中毒的诊断及鉴别诊断。

(3)白血病的分型诊断。

(4)白血病疗效观察。

(5)肿瘤性疾病的放疗和化疗观察。

二、白细胞分类计数异常的常见原因

白细胞分类计数异常的常见原因见表 1 - 3,1 - 4。

表1-3 白细胞分类计数增高的常见原因

中性粒细胞	嗜酸性粒细胞	嗜碱性粒细胞	单核细胞	淋巴细胞
急性感染	过敏性疾病	过敏性和炎症性疾病	感染	感染性疾病
炎症	寄生虫病	嗜碱性粒细胞白血病	结缔组织病	肿瘤性疾病
组织损伤	皮肤病	骨髓增殖性疾病	血液病	组织移植术后
血细胞破坏	感染性疾病	内分泌疾病	恶性疾病	某些血液病
急性失血	血液病	重金属中毒	胃肠道疾病	药物
非造血系统恶性肿瘤	恶性肿瘤	放射线照射	化疗后骨髓恢复	
急性中毒 白血病	嗜酸性粒细胞增多综合征	系统性肥大细胞增多症	骨髓移植后 药物	
骨髓增殖性疾病	脾切除			
	脑垂体功能减退症			
	肾上腺皮质功能减退症			

表1-4 白细胞分类计数降低的常见原因

中性粒细胞	淋巴细胞	单核细胞	嗜碱性粒细胞	嗜酸性粒细胞
感染	流行性感冒	妊娠	过敏性休克	药物因素
血液病	HIV感染	高海拔地区人群	促肾上腺皮质激素（ACTH）应用过量	
理化损伤	结核病	骨髓功能不全	应激反应	
脾功能亢进	药物治疗			
自身免疫疾病	放射治疗			
	免疫性疾病			
	先天性免疫缺陷症			

三、临床思路

1. 白细胞减少（图1-1）

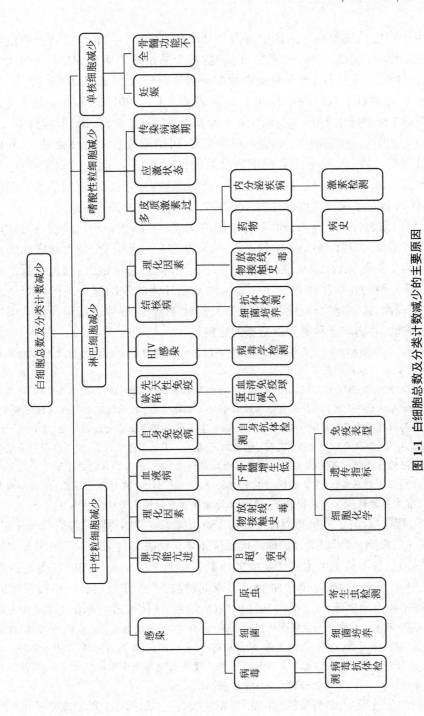

图 1-1 白细胞总数及分类计数减少的主要原因

由于中性粒细胞在白细胞中所占百分率最高(50%~70%),因此,它的数值增减是影响白细胞总数的关键。白细胞减少是指外周血白细胞低于$4.0 \times 10^9/L$。粒细胞减少症是指外周血中性粒细胞绝对值:成人低于$2.0 \times 10^9/L$;儿童大于10岁者低于$1.8 \times 10^9/L$,小于10岁者低于$1.5 \times 10^9/L$。粒细胞缺乏症是指外周血白细胞低于$2.0 \times 10^9/L$,中性粒细胞绝对值低于$0.5 \times 10^9/L$或消失。

(1)生理性白细胞减少:正常治疗的患者,可因输液造成血液稀释,引起白细胞总数相对减少。部分患者白细胞总数长期轻度减少,无任何临床症状,呈现良性过程,称"慢性良性白细胞减少"。部分患者白细胞减少有明显的周期规律,无任何临床症状,称"周期性白细胞减少"。此类患者无需治疗。

(2)白细胞分布异常:目前,对粒细胞的生成、分化、成熟和释放的动力学过程认识较明确,根据细胞动力学的原理,形象地将粒细胞分化、发育和成熟的过程划分为干细胞池、分裂池、成熟池、贮存池、循环池、边缘池,白细胞计数结果仅反映循环池的粒细胞数量变化。边缘池及循环池的粒细胞之间保持着动态平衡,生理性、特别是病理性因素可以打破这种平衡,可导致白细胞计数结果呈大幅度波动,并影响各种类型白细胞的比例。

◈ 功能池白细胞减少　某些生理因素和病理因素致使骨髓中的白细胞进入功能池数量减少,导致外周血白细胞计数减少。

◈ 循环池白细胞减少　进入功能池后的白细胞只有50%进入循环池,其余50%则贴附在毛细血管壁上(边缘池)。若采集标本时贴壁的白细胞过多,则血循环中白细胞数就减少。

上述两种情况中白细胞数量实际上是正常的,骨穿的结果也证实白细胞增生、成熟均无障碍,故临床称为"假性白细胞减少"。确诊的试验有两个。①肾上腺素试验:皮下注射肾上腺素0.3mg,注射前与注射后30~60分钟分别进行白细胞计数,若注射后较注射前增加$2.5 \times 10^9/L$以上或注射后达到正常值($4.0 \times 10^9/L$),则支持诊断。②肾上腺皮质激素试验:方法和判定标准同"肾上腺素试验",只是将皮下注射肾上腺素改为顿服泼尼松60mg。

(3)理化损伤:主要机制为直接损伤造血干细胞或抑制骨髓粒细胞有丝分裂,直接破坏白细胞,也可以通过抗原或抗原抗体复合物破坏白细胞。了解职业和有毒物质接触史、用药史可为这类疾病的诊断提供帮助。化验检查的特点是白细胞、中性粒细胞严重减少,淋巴细胞正常或同时减少,血红蛋白和血小板轻度减少,骨髓中粒系增生低下,各阶段粒细胞缺如,红系、巨核系多正常或轻度减少。

◈ 药物因素　引起白细胞减少的药物很多,主要有:镇痛抗炎药、抗生素、磺胺药、抗糖尿病药、抗甲状腺药、抗癌药、抗疟疾药、抗抑郁药、镇静催眠药、降压利尿药、心血管药等。

◈ 放射线、放射性核素、化工产品　短期内大量或长期持续少量接触放射线、放射性核素或有毒的化工产品,可致白细胞总数及中性粒细胞减少。

(4)继发性减少:自身免疫性疾病、代谢性疾病、过敏性疾病、脾功能亢进和恶性肿瘤等疾病的急性期和晚期继发白细胞减少。主要通过原发疾病病史进行诊断。

◎ 自身免疫性疾病 主要包括特发性血小板减少性紫癜、自身免疫性溶血性贫血、新生儿同种免疫性粒细胞减少症、系统性红斑狼疮、类风湿关节炎等,与机体可能存在白细胞的自身抗体,导致破坏增多有关。

◎ 脾功能亢进 主要包括脾淋巴瘤、脾血管瘤、肝硬化、门静脉或脾静脉栓塞、心力衰竭、类脂质沉积病等,主要因粒细胞被脾脏滞留、吞噬;脾脏产生某些体液因子,与抑制骨髓造血或加速血细胞破坏有关。

(5)感染:由病毒、革兰阴性杆菌(伤寒)、某些原虫感染等原因造成,病毒感染是最常见的原因。主要是因病毒、细菌内毒素和异体蛋白使大量粒细胞转至边缘池及抑制骨髓释放粒细胞,亦与抗感染消耗增多有关。

◎ 病毒 几乎所有病毒的严重感染对外周血的影响都表现为白细胞总数减少、中性粒细胞比例降低。不同的病毒对脏器的亲和力不同,故引发的临床症状也各异。肠道感染则多由柯萨奇病毒、流感病毒所致。目前确诊病毒感染的实验室检查多为检测血清抗体水平,从人体分泌液或血液中直接分离病毒的方法尚不能完全用于临床,故除血象、骨髓象和病毒抗体外,确诊还需结合临床症状、体征和相关的影像学检查。

◎ 细菌 绝大多数革兰阴性杆菌和严重的革兰阳性杆菌感染,尤其是败血症时,可出现白细胞数明显减少。白细胞减少的原因为病原菌毒素抑制了骨髓造血功能和大量白细胞在吞噬微生物时破坏增加所致。此时主要通过临床症状和病史确诊。感染部位以腹腔(胆道、肠道、胰腺)和盆腔(肾、泌尿道、子宫、卵巢)为主。可以根据症状选择胸片、B超、CT及痰、尿、便培养等检查,从而确定感染部位和病原菌种类。

(6)血液系统疾病:主要因造血干细胞功能障碍、粒细胞增殖异常或营养缺乏导致骨髓粒细胞生成、成熟障碍或无效生成等原因造成粒细胞减少。此类疾病有再生障碍性贫血、阵发性睡眠性血红蛋白尿(PNH)、非白血性白血病、骨髓转移癌、巨幼细胞性贫血等。主要通过骨髓象检查、免疫组化、细胞化学、染色体等检查确诊。

◎ 急性白血病 各类型的急性白血病,就白细胞总数而言,都可以减少。单纯分析外周血象,难与"再障"相鉴别。但白血病白细胞分类结果肯定不正常,外周血会有幼稚细胞出现,最终通过骨髓象检查确诊。

◎ 骨髓增生异常综合征 是一组临床表现和外周血象变化多样的综合征。其中"伴原始细胞增多的难治性贫血"和"白血病转化的难治性贫血"两型可出现白细胞减少。这两种类型的共同临床表现是:贫血症状严重、出血倾向明显、继发感染常见,体检可有肝、脾大和胸骨压痛。外周血中白细胞减少或伴红细胞、血小板减少,幼稚细胞可有可无。若未找到幼稚细胞,其外周血象酷似"再障",若出现幼稚细胞,则很难与白细胞降低的白血病相鉴别。明确和鉴别诊断的重要指标是骨髓象检查:①增生明显/极度活跃;②粒系恶性增生,原、幼细胞数在5%~9%;③病态造血,粒、红两系可呈现巨大细胞,类似巨幼细胞性贫血,巨核细胞形态改变呈现小巨核;④骨髓活检病理显示幼稚前体细胞异常定位、网硬蛋白增加;⑤可伴染色体异常。

◈ **骨髓纤维化** 分原发性和继发性两种。前者原因不明,后者常继发于慢性粒细胞白血病或原发性血小板增多症等骨髓增殖性疾病的晚期。临床表现起病隐匿、进展缓慢,患者年龄多在中年以上。贫血是常见症状,脾大是重要体征。患者就诊时往往巨脾达盆腔。实验室检查特点为骨髓纤维组织明显增生、造血功能极度低下而髓外(肝、脾、淋巴结)造血活跃。①外周血象:三系(粒、红、巨核)减少,同时又出现三系幼稚细胞,红细胞形态如"泪滴状"具有诊断价值。②骨髓检查出现干抽,病理活检见到"非均匀一致的纤维组织增生、纤维化"。③脾穿刺可见到幼粒、幼红、幼巨核细胞。

(7)淋巴细胞减少:指外周血淋巴细胞绝对值减低(成人低于 $1.0 \times 10^9/L$)。凡中性粒细胞显著增高的各种病因均可导致淋巴细胞相对减少。免疫缺陷综合征是导致淋巴细胞减少的常见疾病,分为先天性和后天性免疫缺陷症:前者是 B 淋巴细胞功能减低,典型的疾病为低免疫球蛋白血症;后者则主要为 T 淋巴细胞数量减少和功能异常,代表性疾病是艾滋病。此外,继发性免疫缺陷综合征应包括器官移植术后。此综合征导致机体免疫功能明显降低,临床表现为长期、慢性、反复而不易控制的感染,特别是条件致病菌的感染。主要通过血清免疫球蛋白含量检测、T 淋巴细胞总数及 T 淋巴细胞亚群数量和比值检测确诊。

(8)嗜酸性粒细胞减少:指成人外周血嗜酸性粒细胞绝对值低于 $0.05 \times 10^9/L$。

◈ **日间变化** 正常人嗜酸性粒细胞早晨较低,夜间较高,上午波动大,下午较恒定,波动可达40%左右。白天因交感神经兴奋,通过下丘脑刺激垂体前叶产生促肾上腺皮质激素,进而使肾上腺皮质产生肾上腺皮质激素,后者可抑制骨髓释放嗜酸性粒细胞,并促使血中嗜酸性粒细胞向边缘池和组织转移,从而引起血循环中的嗜酸性粒细胞减少。

◈ **运动和刺激** 劳动、运动、饥饿、冷热及精神刺激等,均可引起交感神经兴奋,使血循环中的嗜酸性粒细胞减少。

◈ **传染病急性期** 机体处于应激状态,肾上腺皮质激素分泌增加,嗜酸性粒细胞随之减少,恢复期嗜酸性粒细胞又重新出现并逐渐增多。若症状严重而嗜酸性粒细胞不减少,说明肾上腺皮质功能衰竭;若嗜酸性粒细胞持续减低,甚至消失,说明病情严重。因此,嗜酸性粒细胞计数可用于观察急性传染病的病情及预后判断。

◈ **严重组织损伤** 如手术后4小时,嗜酸性粒细胞常显著降低,24～48小时后逐渐增多,增多的速度与病情变化基本一致。大面积烧伤患者,数小时后嗜酸性粒细胞完全消失,并持续较长时间。若大手术或大面积烧伤后,嗜酸性粒细胞不减低或减低很少,表明预后不良。因此,嗜酸性粒细胞计数可作为观察预后的指标。

◈ **判断垂体或肾上腺皮质功能** 垂体或肾上腺皮质功能亢进时,嗜酸性粒细胞减低,因此,可通过垂体或肾上腺皮质刺激试验,观察嗜酸性粒细胞数量变化,判断垂体或肾上腺皮质的功能。

(9)单核细胞减少:意义不大。

2. 白细胞增多(图1-2)

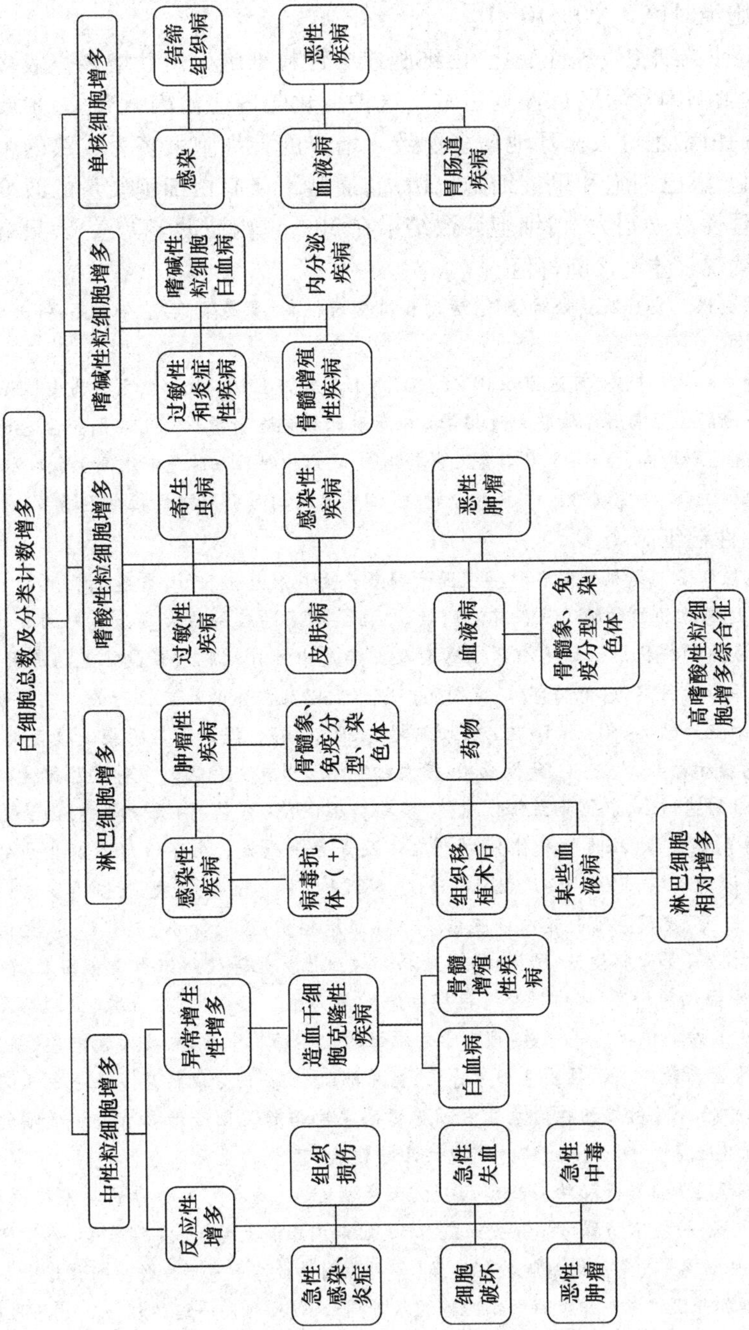

图1-2 白细胞总数及分类计数增多的主要原因

白细胞总数及分类计数增多

- 单核细胞增多
  - 结缔组织病
  - 感染
  - 恶性疾病
  - 血液病
  - 胃肠道疾病
- 嗜碱性粒细胞增多
  - 嗜碱性粒细胞白血病
  - 内分泌疾病
  - 过敏性和炎症性疾病
  - 骨髓增殖性疾病
- 嗜酸性粒细胞增多
  - 寄生虫病
  - 感染性疾病
  - 恶性肿瘤
  - 过敏性疾病
  - 皮肤病
  - 血液病
    - 骨髓象、免疫分型、染色体
  - 高嗜酸性粒细胞增多综合征
- 淋巴细胞增多
  - 肿瘤性疾病
    - 骨髓象、免疫分型、染色体
  - 药物
  - 感染性疾病
    - 病毒抗体(+)
  - 组织移植术后
  - 某些血液病
  - 淋巴细胞相对增多
- 中性粒细胞增多
  - 异常增生性增多
    - 造血干细胞克隆性疾病
      - 骨髓增殖性疾病
      - 白血病
  - 反应性增多
    - 组织损伤
    - 急性失血
    - 急性中毒
    - 急性感染、炎症
    - 细胞破坏
    - 恶性肿瘤

白细胞增多是指外周血白细胞 $>10 \times 10^9/L$。中性粒细胞增多是指外周血中性粒细胞绝对值 $>7.0 \times 10^9/L$。

(1)中性粒细胞生理性变化:白细胞或中性粒细胞生理性增多一般多为暂时性,去除影响因素后则可恢复正常。这种变化与内分泌因素有关,主要是由于边缘池的白细胞进入循环池增多所致。增多的粒细胞大多为成熟的中性分叶核粒细胞,淋巴细胞和单核细胞也增加,通常不伴有白细胞质量的改变。白细胞的生理性波动很大,白细胞计数结果在30%以内波动多无意义,只有通过定时和连续观察才有诊断价值。

◈ 日间变化 安静及放松时较低,运动和进食后较高;早晨较低,下午较高;一天之间变化可相差1倍。

◈ 年龄 新生儿较高,可达 $30 \times 10^9/L$,在 $3 \sim 4$ 天后降至 $10 \times 10^9/L$,主要为中性粒细胞,至 $6 \sim 9$ 天逐渐降低至与淋巴细胞大致相等。以后淋巴细胞逐渐增高,至 $2 \sim 3$ 岁后逐渐降低,而中性粒细胞逐渐增高,至 $4 \sim 5$ 岁二者又基本相等,之后中性粒细胞逐渐增高至成人水平。

◈ 其他 运动、疼痛、情绪、妊娠和分娩、吸烟等情况均可引起中性粒细胞增多。

(2)中性粒细胞增多

◈ 反应性增多 是机体对各种病理因素刺激产生应激反应,动员骨髓贮存池的粒细胞释放和(或)边缘池的粒细胞进入循环池所致。因此,增多的粒细胞大多为成熟的分叶核粒细胞或较为成熟的杆状核粒细胞。急性感染及炎症是中性粒细胞增多最常见的原因,增多的程度与病原体的种类、感染的部位、范围和严重程度以及机体的反应性有关。绝大多数细菌感染的白细胞为 $(10 \sim 30) \times 10^9/L$,白细胞超过 $30 \times 10^9/L$ 提示深部感染或腹膜炎,超过 $50 \times 10^9/L$ 时提示感染严重。①急性感染:是白细胞增多最常见原因。多种病原微生物感染均可致中性粒细胞增多,包括革兰阳性球菌、某些杆菌(大肠杆菌、铜绿假单胞菌)、真菌、病毒(乙脑病毒)、螺旋体(梅毒螺旋体)、立克次体及寄生虫感染。上述情况多有相应的临床症状和体征,诊断不难。②炎症:风湿性关节炎、风湿热、支气管炎、肾炎、肾盂肾炎、结肠炎、胰腺炎、甲状腺炎、皮炎等可引起白细胞增多。③组织损伤:严重外伤、手术创伤、大面积烧伤,以及血管栓塞(如心肌梗死、肺梗死)所致局部缺血性坏死等使组织严重损伤者,在 $12 \sim 36$ 小时内常见白细胞增高,以中性分叶核粒细胞增多为主。心电图、心肌酶、头颅影像学检查是必不可少的诊断依据。④中毒:可由于外源性的化学药物中毒、生物毒素中毒(昆虫、蛇毒)、植物性毒素所致。内源性因素如尿毒症、糖尿病酸中毒、内分泌疾病危象等也常见白细胞增高,均以中性分叶核粒细胞为主。白细胞增高主要与趋化因子增多有关。详细的病史询问、环境和职业因素、既往慢性病史可提供诊断线索,基本的生化筛查(血、尿、便常规、血糖、血肌酐、尿素氮等)和分泌物、排泄物毒物、微生物检测、培养可为中毒的类型提供关键、可靠的诊断依据,一般不易漏诊。⑤失血或溶血:短期内血液大量丢失(脾破裂、消化道大出血、输卵管妊娠破裂)或急性红细胞破坏过多(各种原因导致溶血急性发作),可促进骨髓造血功能代偿性增加并促进骨髓中贮存的细胞释放入外周血,使血细胞一过性增多。⑥恶性肿瘤:

实体瘤,特别是某些消化道肿瘤可产生促白细胞刺激因子,肿瘤的分解产物也可促使骨髓中白细胞释放入血。⑦类白血病反应:严重的感染,当其治疗效果不佳或发生败血症时,外周血白细胞明显增多,可达$(20 \sim 30) \times 10^9$/L,中性粒细胞比例高达$80\% \sim 90\%$,核左移并出现早幼粒、中幼粒、晚幼粒细胞,外周血象酷似"白血病",故常称为"类白血病反应"。这种情况需要与白血病相鉴别。类白血病反应的特点如下。①感染病史明确,症状典型。如寒战、高热、咳嗽、咳痰、胸痛或腹痛、腹泻或尿痛、尿急等。②体征明显。如扁桃体肿大、化脓、肺部啰音,胆囊肿大、压痛等。③实验室检查多有阳性发现。如胸片提示肺炎、B超提示胆囊炎、血培养生长细菌。④虽外周血白细胞总数明显增多,但很少高于30×10^9/L,外周血出现幼稚细胞但无嗜酸、嗜碱性粒细胞增多。⑤中性粒细胞碱性磷酸酶积分(NAP)明显增高。⑥骨髓穿刺检查。骨髓增生活跃,尽管外周血有幼稚细胞,但骨髓中原始粒细胞比例正常,只是中幼粒和晚幼粒比例可轻度升高,并可在杆状、分叶核细胞中找到"中毒颗粒"。骨穿结果非常重要,是白血病与类白血病反应相鉴别的最可靠的实验室检查。

◈ 异常增生性增多 系造血干细胞克隆性疾病,为造血组织中粒细胞大量异常增生并释放到外周血所致,增多的粒细胞主要是病理性粒细胞或未成熟粒细胞,常伴其他系细胞改变,如红细胞或血小板增多或减少。异常增生性增多主要见于以下几种疾病。

白血病:系造血系统恶性肿瘤,因造血组织中病理性白细胞大量异常增生并释放到外周血所致。常见于急性、慢性粒细胞白血病。

急性非淋巴细胞白血病(AML)临床特点是发病急、进展快,年龄、性别差异不明显。贫血、出血、发热和白血病浸润症状(胸骨压痛、皮肤结节等)为其特异性表现。世界卫生组织(WHO)建议根据白血病细胞的种类和分化程度,将其分为10个亚型,它们共同的实验室特征为:a.外周血白细胞总数增多(也有部分患者正常或减少),并出现原始、幼稚细胞,同时伴有血红蛋白降低、血小板减少;b.骨髓增生明显/极度活跃,粒系和(或)同时伴单核细胞、红细胞恶性增生,其原始细胞数$>30\%$;c.骨髓化学染色过氧化物酶(POX)阳性,特异性酯酶、非特异性酯酶阳性或弱阳性;d.单克隆抗体检测白血病细胞表面抗原,提示来源于非淋巴细胞。

慢性粒细胞白血病(CML)起病缓、病程长(>6个月),症状不明显,就诊原因多是体检血象异常或腹部肿物(脾大)。突出的体征为胸骨压痛和脾大。实验室检查特征如下。a.外周血象。白细胞总数和中性粒细胞比例明显增多,未经治疗者白细胞可高于30×10^9/L,中性粒细胞占80%以上。但外周血血红蛋白和血小板数值在疾病的不同阶段变化各异。"慢粒"的稳定期、血红蛋白和血小板大多随白细胞一起升高,在加速期和急变期二者则明显降低。b.中性粒细胞碱性磷酸酶(NAP)积分和阳性率减低。c.骨髓象。骨髓增生明显/极度活跃,粒系、红系、巨核系在稳定期均增生活跃,原始粒细胞$<10\%$。在加速期和急变期,红系、巨核系增生受抑制,原始细胞数$>10\%$。d.染色体检查。90%以上的"慢粒"患者Ph染色体(费城染色体)阳性。

骨髓增殖性疾病:包括真性红细胞增多症、原发性血小板增多症和骨髓纤维化症。慢性粒细胞白血病也可包括在此类疾病的范畴中。本组疾病均系多能干细胞的病变引起,具有潜在演变为急性白血病的趋势。其特点为除了一种细胞成分主要增多外,常伴有一种或两种其他细胞增生,故常有中性粒细胞增多,白细胞数常在$(10 \sim 30) \times 10^9/L$。

真性红细胞增多症起病较缓,年龄多在 50 岁以上,性别差异不明显。临床症状多与血黏度增高有关:头晕、头痛、耳鸣、记忆力减退。血流缓慢而引发神经系统并发症,轻者感觉减退、肢体麻木、语言迟钝,重者可发生脑血栓。患者全身皮肤紫红色,口唇、甲床、耳垂明显发绀,部分患者可见典型"杵状指",也可同时并发高血压。外周血象示白细胞、血小板、红细胞均增多,以血红蛋白增高尤为显著,甚至可达 200g/L 以上,分类计数一般变化不大,也有部分患者分类中性粒细胞比例增高与白细胞总数平行,而其他细胞比例则在正常范围。网织红细胞增生活跃或明显活跃,红系明显增生,以中幼红、晚幼红为主,巨核细胞 >35 个/高倍视野,粒系中晚幼粒和杆状核细胞可稍增高。

原发性血小板增多症多在体检中发现血象异常,血小板增多。偶尔因鼻出血或牙龈出血而查出血小板数异常,皮肤黏膜出血点或瘀斑在此类患者中并不多见。体检无特异性阳性体征。实验室检查外周血血小板明显增多$(800 \sim 1000) \times 10^9/L$,可同时伴白细胞和血红蛋白轻度增多。骨髓检查结果基本同"真红",不同之处是以巨核细胞增生为主,可多于 100个,达到 300 个以上者也不少见。

(3)淋巴细胞增多:指外周血淋巴细胞绝对值增高(成人大于 $4.0 \times 10^9/L$;儿童:4 岁以上大于 $7.2 \times 10^9/L$,4 岁以下大于 $9.0 \times 10^9/L$)。

◈ 淋巴细胞生理性变化　淋巴细胞数量受某些生理因素的影响,如午后和晚上比早晨高;出生 1 周后婴儿淋巴细胞可达 50% 以上,可持续至 6 ~ 7 岁,后逐渐降至成人水平。

◈ 药物　服用生物制剂(如白介素)、阿司匹林、氟哌啶醇、左旋多巴、苯妥英等药物,可使淋巴细胞比例增高,详细询问用药史,可基本明确病因,且上述情况多为一过性,停药后可恢复。

◈ 感染性疾病　典型急性细菌感染的恢复期,某些病毒所致急性传染病,某些慢性感染如结核病恢复期或慢性期等可致淋巴细胞增多。

传染性单核细胞增多症是病理性淋巴细胞增多中最常见的类型。患者多为青少年,性别差异不明显。发病前 2 周内有上呼吸道症状,咳嗽、咽痛、咳痰、发热、流涕。查体可见咽红、扁桃体肿大、化脓、枕后、耳后、颌下、颈部淋巴结肿大,活动、触痛。实验室检查外周血淋巴细胞比例增高,白细胞分类可见到大于 10% 的"变异型淋巴细胞"。一半以上患者有肝功能异常和嗜异凝集试验滴度增高(>1:64)。绝大多数患者血清病毒检测 EB 病毒 IgM、IgG抗体阳性。为避免漏诊,对于外周血未见到"变异型淋巴细胞"或淋巴结肿大经抗炎治疗效果不明显者,需做淋巴结针吸病理细胞学检查,其结果多为"淋巴结反应性增生"。如果临床认为有必要,可行淋巴结活检。因"变异型淋巴细胞"在形态上酷似幼稚淋巴细胞,故在诊断时须与淋巴细胞白血病相鉴别。

流感、风疹、水痘等多种病毒感染后,淋巴细胞百分比都会有不同程度增高。病毒性肝炎、流行性出血热、腮腺炎、结核病、百日咳、布氏杆菌病、梅毒螺旋体和寄生虫感染,也是淋巴细胞增多的常见原因。

◈ 淋巴细胞白血病　以原始及幼稚淋巴细胞增多为主,见于急性淋巴细胞白血病、慢性淋巴细胞白血病急性变;以成熟淋巴细胞增多为主,见于慢性淋巴细胞白血病。

急性淋巴细胞白血病(ALL)临床表现和体征与急性非淋巴细胞白血病相似,但其浸润症状更明显,表现在中枢神经受累(面神经麻痹、肢体偏瘫、颅压增高、截瘫等),肝、脾、淋巴结肿大也较其他类型白血病常见。实验室检查与诊断标准与"非淋巴细胞白血病"相同,只是外周血和骨髓明显恶性增生的是淋巴细胞而非粒细胞(见 AML)。

慢性淋巴细胞白血病(CLL)患者多为中老年人,年龄一般都大于 45 岁,起病缓慢,病程较长。症状不明显,半数以上在常规体检中发现血象异常或偶尔无意中触到肿大淋巴结而就诊。具有诊断价值的体征是肝、脾、淋巴结肿大和胸骨压痛。实验室检查结果如下。①外周血白细胞总数伴淋巴细胞百分比明显增高,并出现幼稚淋巴细胞,进入 II 期以后,血红蛋白和血小板开始降低。②骨髓穿刺示骨髓增生明显活跃,淋巴细胞比例明显增加(>50%)。与急性淋巴细胞白血病不同的是,骨髓中过度增生的多为成熟的淋巴细胞,原始淋巴细胞所占比例变化不大。③免疫分型。用单克隆抗体检测淋巴细胞膜抗原,可确定其 T/B 细胞来源,具有确诊和分型意义。

◈ 组织移植术后 排斥前期淋巴细胞绝对值即增高,可作为监测组织或器官移植排异反应的指标之一。

◈ 淋巴细胞比例相对增高 再生障碍性贫血、应用化疗药物和骨髓移植术后,这三种情况的共同特点是外周血白细胞总数不增多或减少、中性粒细胞比例减少、网织红细胞减少而淋巴细胞比例增多。虽然上述血象变化的机制并不相同,但骨髓穿刺结果基本一致,即骨髓增生低下/极度低下,粒系增生减低、非造血细胞比例增加。化疗药和骨髓移植后的血象变化在短期内随着骨髓造血功能的恢复将很快接近正常,而再生障碍性贫血则治疗效果缓慢。

(4)嗜酸性粒细胞增多:指成人外周血嗜酸性粒细胞绝对值大于 $0.5 \times 10^9/L$。轻度增多:$(0.5 \sim 1.5) \times 10^9/L$;中度增多:$(1.5 \sim 5.0) \times 10^9/L$;重度增多:大于 $5.0 \times 10^9/L$。临床上常见于过敏性疾病及寄生虫感染,为 T 淋巴细胞介导的反应性嗜酸性粒细胞增多;亦常见于某些恶性肿瘤、骨髓增生性疾病。

◈ 药物 别嘌呤醇、抗惊厥药、洋地黄、肝素、甲氨蝶呤、普萘洛尔、奎尼丁等药物,可引起嗜酸性粒细胞增多。

◈ 变态反应性疾病 支气管哮喘、药物过敏反应、荨麻疹、血管神经性水肿、血清病、异体蛋白过敏、花粉症等,可引起嗜酸性粒细胞轻度或中度增高。尤其近几年来,随着饲养宠物的家庭不断增加,由动物分泌物和茸毛导致嗜酸性粒细胞增多很常见。发病机制主要是肥大细胞、嗜碱性粒细胞致敏,释放嗜酸性粒细胞趋化因子,致其反应性增多。诊断除病史外,可常规行过敏原检测。

◈ 寄生虫病 肠道、肠外组织寄生虫,如钩虫、蛔虫、血吸虫、肺吸虫,常引起嗜酸性粒细胞增多。一般认为,肠道中成虫不引起嗜酸性粒细胞增多,当幼虫移行侵入脏器,破坏肠黏膜时,则可致血中嗜酸性粒细胞增多。

◈ 皮肤病 引起嗜酸性粒细胞增多的皮肤病主要包括天疱疹、疱疹样皮炎、湿疹、银屑病、多形性红斑等。发病机制主要是变应性因素导致反应性增高。

◈ **传染病** 传染性单核细胞增多症、结核病、艾滋病、猫抓病、念珠菌感染等可致嗜酸性粒细胞增多。多数传染病的感染期嗜酸性粒细胞减少而恢复期嗜酸性粒细胞增多，唯独猩红热急性感染期增多。在传染病流行区居住或有密切接触史、吸毒史应作为诊断的依据。

◈ **恶性肿瘤** 肺癌、胃癌、结肠癌，尤其是肿瘤转移或有坏死灶的恶性肿瘤，嗜酸性粒细胞可有中度增高。

◈ **血液病** 如慢性粒细胞白血病、淋巴瘤、多发性骨髓瘤、恶性组织细胞病、真性红细胞增多症、转移至骨和浆膜下或有中心坏死灶的肿瘤均可引起嗜酸性粒细胞增多。嗜酸性粒细胞增多的主要机制是造血干细胞克隆异常，嗜酸性粒细胞异常增殖、细胞周期及血中时间延长。

◈ **嗜酸性粒细胞增多综合征** 这是一组临床经过可急、可慢，性质可良、可恶，累及一个或多个脏器的疾病总称。根据受累脏器的不同，分为：①肺嗜酸性粒细胞浸润：主要特征为外周血嗜酸性粒细胞增多伴不同程度、不同时限的呼吸道症状和肺浸润。肺嗜酸性粒细胞浸润的检验重点内容应该包括血中嗜酸性粒细胞明显增多，胸片或胸部CT证实肺部病变的部位不固定，而呈此起彼伏的游走性特征，痰中可找到大量嗜酸性粒细胞。②嗜酸性粒细胞性胃肠炎：病变累及胃和近端小肠，临床可表现为恶心、呕吐、腹痛、腹泻、血便、腹腔积液。检验重点是胃镜下黏膜粗大、乳头状或息肉样变，确诊依靠胃黏膜病理活检：胃黏膜内大量嗜酸性粒细胞浸润。③嗜酸性粒细胞性心内膜炎：急性起病者前驱症状以发热和呼吸道症状为主，慢性起病者以发热伴关节痛为主。由于大量嗜酸性粒细胞浸润心内膜、心肌、心外膜，临床表现酷似限制性心肌病或缩窄性心包炎。胸片、心电图、心肌酶和超声心动图对诊断有一定帮助，结合外周血象可行试验性治疗，最终确诊依据是心内膜病理活检。

◈ **风湿性疾病** 系统性红斑狼疮、干燥综合征、类风湿关节炎和血管炎均可继发嗜酸性粒细胞增多。抗核抗体(ANA)、免疫印记(ENA)、类风湿因子检查可协助诊断。

◈ **免疫功能失调** 对于器官移植后处于"排异反应"期患者及高 IgA、IgE 血症患者，血清抗体测定是明确嗜酸性粒细胞增多的重要检查和诊断依据。

(5)嗜碱性粒细胞增多：指外周血嗜碱性粒细胞绝对值 $> 0.1 \times 10^9/L$。引起嗜碱性粒细胞增多的疾病如下。

◈ **过敏性和炎症性疾病** 过敏性疾病主要为食物、药物等引起的过敏性反应；炎症性疾病包括溃疡性结肠炎、荨麻疹、剥脱性皮炎(红皮病)、风湿性关节炎等，均可引起嗜碱性粒细胞增多，并可伴有白细胞或中性粒细胞增多。

◈ **嗜碱性粒细胞白血病** 为一种少见类型的急性白血病。白细胞数可正常或增高，嗜碱性粒细胞可达 30%~80%，伴幼稚型增多。

◈ **骨髓增生性疾病** 慢粒、真性红细胞增多症、原发性骨髓纤维化症、原发性血小板增多症等。嗜碱性粒细胞轻度增高，可作为骨髓增生性疾病的一个早期征象。外周血嗜碱性粒细胞达 10%~20%，是慢粒的特征之一，若嗜碱性粒细胞突然高于20%，预示病情恶化。

◈ **内分泌病** 糖尿病、甲状腺功能减退症、雌激素治疗等，可引起嗜碱性粒细胞增多。

◈ **其他引起嗜碱性粒细胞增多的疾病** 包括重金属(如铅、汞、铬等)中毒、系统性肥大细胞增多症、放射线照射等。

(6)单核细胞增多:指成人外周血单核细胞绝对值 $>0.8 \times 10^9/L$。正常儿童外周血单核细胞可较成人稍高,平均为9%;2周内的婴儿可达15%或更多;妊娠中晚期及分娩亦可增多,均为生理性增多。

某些传染病(疟疾、结核、黑热病)和细菌性心内膜炎的恢复期、化疗药引起的粒细胞缺乏,骨髓抑制后的恢复期,单核细胞比例一过性增多。急性单核细胞白血病、慢性粒/单核细胞白血病不多见。急性粒、单核细胞白血病患者外周血中粒细胞和单核细胞比例均增多。总之,单核细胞增多的情况很少见。

● 红细胞

一、概述

1. 基本概念 红细胞是血液中数量最多的有形成分,其主要生理功能是作为携氧或二氧化碳的呼吸载体和维持酸碱平衡等。临床可通过各项红细胞参数检验和红细胞形态观察对贫血和某些疾病进行诊断或鉴别诊断。血常规的红细胞检查项目主要包括:红细胞计数(RBC)、血红蛋白测定(Hb)、血细胞比容(HCT)、红细胞平均指数计算、红细胞体积分布宽度(RDW)等。

(1)红细胞计数:指定量计数一定体积内全血的红细胞数,以每升血液中的红细胞数量报告结果。

(2)血红蛋白含量:是指定量测定一定容积的全血中含有的血红蛋白,以"g/L"表示。

(3)血细胞比容:是指定量测定一定容积的全血中含有的红细胞相对比例。

(4)红细胞平均值参数:包括平均红细胞体积(MCV),平均红细胞血红蛋白含量(MCH)和平均红细胞血红蛋白浓度(MCHC)三项指标。MCV是指平均每个红细胞的体积,以"fl"为单位。MCH是指平均每个红细胞内所含血红蛋白的量,以"pg"为单位。MCHC是指平均每升红细胞中所含血红蛋白量,以"g/L"为单位。

(5)红细胞体积分布宽度:是通过自动血液分析仪测量,反映外周血红细胞大小异质性的参数,用所测红细胞容积大小的变异系数来表示。

(6)红细胞直方图:是反映红细胞体积大小的频数分布图。正常红细胞直方图是一个近似正态分布的单个峰的光滑曲线,通常在36~360fl范围,横坐标表示红细胞体积,纵坐标表示不同体积红细胞出现的频率。正常红细胞主要分布在50~200fl范围内,可见2个细胞群体,从50~125fl区域有一个几乎两侧对称、较狭窄的正态分布曲线,主峰右侧分布在 125～200fl 区域的细胞,可能为大红细胞和网织红细胞。出现异常直方图时,常伴随曲线峰的增高降低、左移右移、单峰双峰,曲线宽窄,曲线起始高低、尾部抬高延伸等变化。

2. 检验方法

(1)手工法:包括显微镜下计数红细胞,比色法测定血红蛋白,离心法测定血细胞比容,血液涂片染色后细胞学检查等。

(2)仪器法:目前,有条件的医院多以类型不同、自动化程度不同的各种血液细胞分析仪代替手工法进行常规的血液红细胞检验。仪器法对红细胞相关项目进行筛选,必要时,异常结果需进一步用显微镜法计数并观察细胞形态。

3. 参考值(表 1-5)

表 1-5　红细胞相关参数的参考范围

项目	参考范围	
RBC	成年男性	$(4.0～5.5)×10^{12}/L$
	成年女性	$(3.5～5.0)×10^{12}/L$
	新生儿	$(6.0～7.0)×10^{12}/L$
Hb	成年男性	$(120～160)g/L$
	成年女性	$(110～150)g/L$
	新生儿	$(170～200)g/L$
HCT	成年男性	42%～49%
	成年女性	37%～48%
MCV	80～94fl	
MCH	27～31pg	
MCHC	320～360g/L	
RDW	<15%	

4. 适应证　凡是可由血液红细胞的改变引起的疾病或者可引起血液红细胞改变的疾病,在其诊断、鉴别诊断、疗效观察和预后判定中均应考虑做血液红细胞计数检查。常见以下情况。

(1)可疑贫血患者的明确诊断。

(2)贫血程度的判定。

(3)贫血患者的疗效观察。

(4)急性大出血和严重的溶血。

二、引起红细胞异常的常见原因(表1-6,1-7)

表1-6　引起红细胞增多的常见原因

红细胞与血红蛋白增高	
高原反应	心脏疾病
血液浓缩	慢性肺部疾病
新生儿、婴幼儿	肾癌、嗜铬细胞瘤
真性红细胞增多症	肝细胞癌
药物	子宫肌瘤、卵巢癌
慢性肾上腺皮质功能减退	异常血红蛋白病

表1-7　引起红细胞减少的常见原因

红细胞与血红蛋白减少	
再生障碍性贫血	蚕豆病
白血病	海洋性贫血
慢性系统性疾病(如风湿病)	自身免疫性溶血性贫血
缺铁性贫血	机械性溶血性贫血(心脏瓣膜置换术后)
铁粒幼细胞性贫血	蛇咬伤
巨幼红细胞性贫血	脾功能亢进
遗传性球形细胞增多症	药物
内分泌疾病	急性失血

三、临床思路

1. 红细胞及血红蛋白增多(图1-3)　是指单位容积血液中红细胞数及血红蛋白量高于参考值上限。即经多次检查成年男性红细胞 $>6.0 \times 10^{12}$/L,血红蛋白 >170g/L;成年女性红细胞 $>5.5 \times 10^{12}$/L,血红蛋白 >160g/L。

(1)生理性增多:主要见于机体缺氧,如新生儿(增高35%)、高山居民(增高14%)、登山运动员、剧烈运动和体力劳动等;雄激素增高,如成年男性高于女性;肾上腺皮质激素增多,如情绪波动等;长期重度吸烟;静脉压迫时间 >2 分钟(增高10%);毛细血管血比静脉血测定结果高(增高10%~15%);日内差异(上午7时最高);药物影响,如应用肾上腺素、糖皮质激素等。

(2)相对性增多:是由于多种原因引起的血浆容量减少,使红细胞容量相对增加,但血液红细胞总容量并无增加。主要见于机体循环血量减少,血液浓缩所致的红细胞容量相对增多,如大量出汗、严重呕吐、腹泻、大面积烧伤、尿崩症

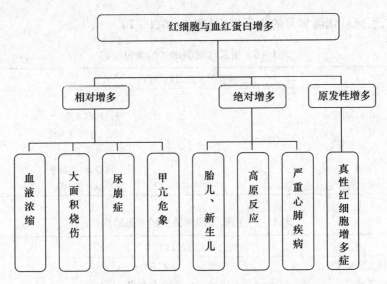

图 1 - 3　红细胞与血红蛋白增多的主要原因

引起的组织脱水及甲亢危象、糖尿病酸中毒和慢性肾上腺皮质功能减退等。

（3）绝对性增多：分为继发性增多和原发性增多两类。

⊗ 继发性增多　是非造血系统疾病，发病的主要环节是血中促红细胞生成素（EPO）增多。有以下两种情况。

促红细胞生成素代偿性增多。主要因血氧饱和度减低，组织缺氧引起促红细胞生成素代偿性增加。红细胞增多的程度与缺氧程度成正比。常见于以下几种情况：胎儿及新生儿、高原地区居民，严重的慢性心、肺疾患（如阻塞性肺气肿、肺源性心脏病、发绀性先天性心脏病），异常血红蛋白病等。

促红细胞生成素非代偿性增多。这类疾病的患者无血氧饱和度减低，组织无缺氧，促红细胞生成素增多是与某些肿瘤或肾脏疾患有关，如肾癌、肝细胞癌、子宫肌瘤、卵巢癌、肾胚胎瘤等，以及肾盂积水、多囊肾等。

⊗ 原发性增多　是一类原因未明的以红细胞增多为主的骨髓增生性疾病，目前认为是多能造血干细胞受累所致。本病属慢性良性，但具有潜在恶性趋向，部分病例可转变为白血病。外周血红细胞持续性显著增多，可高达 $(7 \sim 10) \times 10^{12}/L$，血红蛋白达 $180 \sim 240g/L$，全身总血容量也增加，白细胞和血小板也有不同程度增多。骨髓增生明显/极度活跃，尤以红系为主，粒、巨核系可有轻度增生异常。三系的原始细胞均达不到诊断白血病或骨髓增生异常综合征（MDS）的标准。

2. 红细胞及血红蛋白降低（图 1 - 4）　单位容积循环血液中红细胞数、血红蛋白量或血细胞比容低于参考值低限；以血红蛋白为标准，成年男性血红蛋白<120g/L,成年女性血红蛋白<110g/L。10 天至 3 个月婴儿小于100g/L,3 个月至 6 岁小于110g/L,6 至 14 岁小于120g/L 即为贫血。临床上根据血红蛋白减少的程度将贫血分为四级:轻度,<90g/L;中度,90 ~ 60g/L;重度,60 ~ 30g/L;极重度,<30g/L。贫血的形态学分类见表 1 - 8。

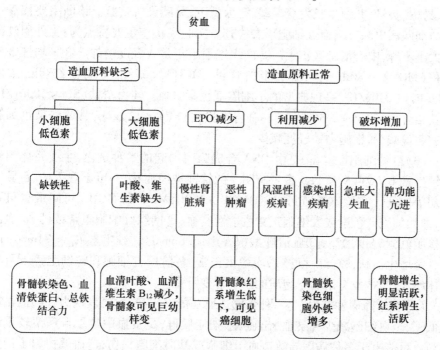

图 1 - 4　红细胞与血红蛋白降低的临床思路

表 1 - 8　贫血的形态学分类

细胞形态学类型	MCV/ fl	MCH/ pg	MCHC/ (g/L)	临床类型
正细胞性贫血	80 ~ 94	27 ~ 31	320 ~ 360	再生障碍性贫血、急性失血性贫血、溶血性贫血、骨髓病性贫血
大细胞性贫血	>100	>31	320 ~ 360	巨幼细胞性贫血
小细胞低色素性贫血	<80	<27	<320	缺铁性贫血、铁粒幼细胞性贫血、珠蛋白生成障碍性贫血
单纯小细胞性贫血	<80	<27	320 ~ 360	慢性炎症性贫血、肾性贫血

(1)生理性降低:主要见于生理性贫血,包括生长发育造血原料相对不足,如 6 个月 ~ 2 岁婴儿;造血功能减退,如老年人;血容量增加,如孕妇(减少达

16%），长期饮酒（减少约5%）。

（2）缺铁性贫血：指机体对铁的需求与供给失衡，导致体内贮存铁耗尽，继之红细胞内铁缺乏从而引起的贫血。缺铁性贫血是最常见的贫血。当需铁量增加而铁摄入不足、铁吸收障碍、铁丢失过多均可引起缺铁性贫血，患者可有乏力、易倦、头晕、儿童生长发育迟缓、智力低下、易感染等症状。诊断主要依靠详细的询问病史和外周血红细胞形态检查。实验室检查主要特点为：①外周红细胞大小不等，中心淡染区扩大。②网织红细胞正常或轻度增加。③平均红细胞体积（MCV）< 80fl、平均血红蛋白含量（MCH）< 27pg、平均血红蛋白浓度（MCHC）<320g/L。呈现典型的小细胞低色素贫血。④血清铁（SI）<500μg/L、总铁结合力（TIBC）>360μg/L。血清铁蛋白（SF）<12μg/L，骨髓铁染色细胞外铁明显减少，细胞内铁轻度减少。

（3）巨幼细胞性贫血：是由DNA合成障碍引起的一种贫血，主要系体内缺乏维生素B_{12}或叶酸所致。患者有明显的精神神经症状，并可出现舌痛、舌乳头萎缩等体征。实验室检查可见：①MCV >100fl，MCH和MCHC可降低也可正常，即大细胞低色素或大细胞正常色素性贫血；②网织红细胞正常或稍高，血清间接胆红素轻度增高；③血清叶酸（FA）<6.8nmol/L，维生素B_{12}<74nmol/L；④骨髓增生活跃，粒、红、巨核系均增生正常，各阶段红细胞和粒细胞镜下可见胞体增大，胞核发育落后于胞质的巨幼样变特征。

（4）再生障碍性贫血：是一种骨髓造血功能衰竭症，主要表现为骨髓造血功能低下、全血细胞减少和贫血、出血、感染症候群，是贫血中常见且病情较重的类型。可能由于多种病因导致造血干细胞或基质细胞损伤；造血调控因子产生或功能异常；造血干细胞表面死亡受体表达增强或对致凋亡作用敏感性升高；机体产生针对造血干细胞的异常自身免疫等原因造成。临床上分为急、慢性再障两种。临床特征为：①因贫血导致组织器官缺氧、心悸、气短、耳鸣、心率快、心脏增大、记忆力减退；②可因白细胞减少继发细菌、病毒、真菌感染，甚至败血症；③因血小板减少，导致皮肤黏膜、内脏器官出血。实验室检查可见：①外周血白细胞、红细胞、血小板均明显减少，严重者可出现"粒细胞缺乏"，淋巴细胞比例增多，患者常靠输成分血维持生命；②网织红细胞百分比降低；③多部位骨髓穿刺结果并不一致，偶尔提示增生活跃，多数增生低下，非造血细胞（脂肪细胞、网状细胞、浆细胞、淋巴细胞）增多，巨核细胞数 <7 个/高倍视野。中性粒细胞碱性磷酸酶（NAP）积分值明显增高；④骨髓活检是诊断再障最可靠的方法，可见骨髓造血组织明显减少（<30%），脂肪组织增多（>60%），有核细胞数稀少，粒、红、巨核系早期细胞基本消失，偶有纤维组织轻度增多。骨髓中非造血细胞增多,提示骨髓造血功能低下或极度低下。

(5)白血病:在疾病的中晚期会出现红细胞和血红蛋白减少,初步的筛查是外周血能否找到原始细胞,根本的鉴别还要靠骨髓象检查。

(6)自身免疫性溶血性贫血:系体内免疫功能调节紊乱,产生自身抗体和(或)补体吸附于红细胞表面,通过抗原抗体反应加速红细胞破坏而引起的一种溶血性贫血。根据抗体作用于红细胞膜所需的最适温度,可分为温抗体型和冷抗体型。临床上主要表现为寒战、高热、腰痛、腹痛、黄疸和休克。体征除黄疸和贫血外,可有肝、脾大。实验室检查是确诊的关键:①外周血红细胞减少,血红蛋白降低,白细胞正常,血小板正常(Evans 综合征除外)。②红细胞形态为大细胞正色素/低色素贫血。③网织红细胞增多。④骨髓象系红系增生活跃,偶见巨幼样变。若溶血合并再障危象,则呈增生低下。⑤血清胆红素升高,以间接胆红素增高为主。⑥抗人球蛋白试验(Coomb's test)阳性。

(7)感染性贫血:严重的细菌感染(尤其是慢性疾病或败血症),可表现为小细胞低色素性贫血。其诊断要点是:①临床方面有慢性感染性疾病的基础并有急、慢性感染的症状、体征;②有相应细菌学、影像学、血清实验结果的证据;③外周血红细胞形态检查为小细胞、低色素贫血;④血清铁降低,总铁结合力(TIBC)并不增高,铁蛋白增高;⑤骨髓穿刺在粒系中可见到感染性疾病特有的"中毒颗粒"。

(8)继发性贫血:多种慢性疾病,如慢性肾功能不全、脾功能亢进、风湿性疾病和恶性肿瘤及急性大量失血,均可引起贫血。实验室检查外周血符合贫血诊断标准,其他检查如铁和叶酸、维生素 B_{12}、血清学检查(SI、TIBC、FA)和红细胞形态(MCV、MCH、MCHC)均正常。主要通过病史,以及肝、肾、风湿病和肿瘤相关的生化、影像学、病理等检查确诊。

其他的一些贫血相关疾病,如血红蛋白分子病、阵发性睡眠型血红蛋白尿等较少见,本文不做详细介绍。

● 血小板

一、概述

1. 基本概念　血小板是哺乳动物血液中的有形成分之一,在止血、伤口愈合、炎症反应、血栓形成及器官移植排斥等生理和病理过程中有重要作用。血常规的血小板检查项目主要包括:血小板计数(PLT)、血小板平均体积(MPV)、血小板分布宽度(PDW)等。

（1）血小板计数：指单位容积血液中的血小板数量，以每升血液中的血小板数量报告结果。

（2）血小板平均体积：指血小板体积的平均值，以"fl"为单位。

（3）血小板分布宽度：反映血液内血小板容积变异的参数，以测得的血小板体积大小的变异系数表示。

（4）血小板比积（PCT）：指血小板占全血体积的百分比，它由 PLT 与 MPV 相乘而得。

（5）血小板直方图：是反映血小板体积大小的频数分布图。血小板体积范围在 $2 \sim 30$fl，平均体积为 $6 \sim 7$fl，所以血小板直方图是一个偏态分布的单个峰的光滑曲线。异常血小板直方图常发生于存在大血小板、小红细胞、红细胞碎片、血小板聚集、红细胞残骸等情况。

2．检验方法

（1）手工法：通常用稀释液破坏红细胞后，在普通光学显微镜下计数血小板数量。草酸铵稀释液破坏红细胞能力强，血小板形态清晰易辨，为首选稀释液。应用相差显微镜计数经草酸铵稀释液稀释后的血小板，易于识别，还可照相后核对计数结果，可作为手工法血小板计数的参考方法。

（2）仪器法：血细胞分析仪能同时提供血小板多项指标，是目前常规筛检血小板计数的主要方法。但血液分析仪还不能完全排除非血小板有形成分（如红、白细胞碎片或杂物）的干扰，故当仪器测定血小板数量明显异常时，仍需镜检复核血小板计数和复查血涂片。目前，流式细胞仪法是血小板计数的参考方法。

3．参考值（表 $1-9$）

表 $1-9$　血小板相关参数的参考范围

项目	参考范围
血小板计数（PLT）	$(100 \sim 300) \times 10^9/L$
血小板平均体积（MPV）	$6.8 \sim 13.5$fl
血小板分布宽度（PDW）	$15.5\% \sim 18.1\%$
血小板比积（PCT）	男性：$0.108\% \sim 0.272\%$
	女性：$0.114\% \sim 0.282\%$

4．适应证　凡是可由血液血小板的改变引起的疾病或者可引起血液血小板改变的疾病，在其诊断、鉴别诊断、疗效观察和预后判定中均应考虑做血液血小板计数检查。

（1）确定血小板减少或增多相关疾病的诊断。

（2）判断血小板减少的严重程度。

（3）血小板异常患者的疗效观察。

二、血小板计数异常的常见原因（表1-10,1-11）

表1-10 引起血小板减少的常见原因

急性白血病	再生障碍性贫血
骨髓肿瘤	放射性损伤
巨幼细胞性贫血	原发性血小板减少性紫癜
脾功能亢进	系统性红斑狼疮
弥散性血管内凝血（DIC）	血栓性血小板减少性紫癜
脾大	巨大血小板综合征
血液被稀释	新生儿血小板减少症

表1-11 引起血小板增多的常见原因

慢性粒细胞白血病	原发性血小板增多症
真性红细胞增多症	急性化脓性感染
大出血	急性溶血
肿瘤等外科手术后	脾切除

三、临床思路

1. 血小板减少（图1-5） 血小板计数低于 80×10^9/L 时 为血小板减少。血小板减少是引起出血常见原因。当血小板数在 $(20 \sim 50) \times 10^9$/L 时,可有轻度出血或手术后出血;低于 20×10^9/L 时,可有较严重的出血;低于 5×10^9/L 时,可致严重出血。血小板减少症病因有很多种,分为三大类:①生成缺陷。如再生障碍性贫血、白血病、巨幼细胞性贫血等。②分布异常。如脾功能亢进。③破坏增加。如特发性血小板减少性紫癜（ITP）、新生儿同种免疫性血小板减少性紫癜（NAT）、输血后紫癜（PTP）、血栓性血小板减少性紫癜－溶血性尿毒症综合征、药物免疫性血小板减少性紫癜、感染性血小板减少性紫癜等。

（1）特发性血小板减少性紫癜（ITP）:又称自身免疫性血小板减少性紫癜,是由于存在抗血小板抗体导致血小板破坏增加,使血小板减少的疾病。少数患者合并自身免疫性溶血性贫血,即成为伊文综合征（Evans syndrome）。根据起病情况及病程长短分为急性型和慢性型。诊断根据1986年第一届全国血栓与止血学术会议修订的标准:①血小板多次计数显示减少。②脾大或轻度肿大。

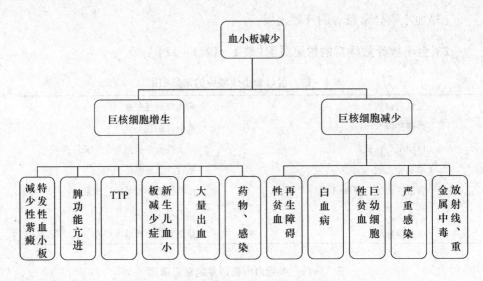

图 1 - 5　血小板减少的临床思路

③骨髓检查显示巨系增生或正常伴成熟障碍。④以下五点中应具备任何一点:
a. 泼尼松治疗有效;b. 切脾治疗有效;c. PAIgG 增多;d. PAC3 增多;e. 血小板寿
命缩短。⑤排除继发性血小板减少症。

(2)同种免疫性血小板减少性紫癜

◈ 新生儿同种免疫性血小板减少性紫癜(NAT)　是由于孕妇与胎儿的血小板同种抗
原不合所致的血小板减少性疾病。新生儿在出生时通常正常,但产后数小时开始出现全身
散在的出血点和紫癜,并常有消化道或泌尿道出血,严重者可合并颅内出血,此外,产后 1 周
易发生黄疸。出血不严重者不需治疗,出生后数日血小板即可回升,1 ~ 2 周后基本恢复正
常。检验可见:外周血细胞检查其血小板数量明显减少(常低于 $30 \times 10^9/L$ 以下),白细胞计
数正常,血红蛋白正常或下降(出血严重者);少数血清间接胆红素浓度增加;患者骨髓中巨
核细胞多数增加或正常,少数减少;新生儿的母亲血中可检测到抗新生儿的血小板抗体。

◈ 输血后紫癜(PTP)　是指输血后引起的急性免疫性血小板减少性紫癜。输注含血小
板成分的血液后约一周,患者突然出现血小板减少,可能是缺乏某种血小板特异抗原的受者
接受了该抗原阳性的血液后产生的同种免疫反应。患者有不同程度皮肤、黏膜出血,严重者
还有消化道、呼吸道及阴道出血,颅内出血较少。血小板恢复正常需 6 ~ 70 天。检验可见:
血小板数常小于 $10 \times 10^9/L$,骨髓巨核细胞增生或正常,用经氯喹处理的血小板免疫荧光试
验等方法可检测到特异的血小板同种抗体。

(3)血栓性血小板减少性紫癜 - 溶血性尿毒症综合征(TTP - HUS):是一
种临床上较少见且病因、机制不明的血栓性微血管病。本病的典型病理改变为

微动脉和毛细血管透明血栓形成,TTP 病变累及全身所有器官,HUS 病变主要累及肾脏。发病机制可能是由于血中缺乏正常的抑制血小板聚集的物质如前列环素或存在异常的促进血小板聚集的物质如血管性假血友病因子。典型者的临床表现为 TTP 五联征和 HUS 三联征。TTP 五联征是指①发热;②中枢神经系统损害症状;③微血管病性溶血性贫血;④出血;⑤肾功能损害。HUS 三联征即 TTP 五联征中的后三者。检验可见:①血象。血小板数严重减少(多数在 20×10^9/L 以下),白细胞数正常或增加,Hb 常降低,血涂片中见碎裂的红细胞,网织红细胞数明显增高,有时可见幼红细胞。②血液生化。血清胆红素和间接胆红素升高,乳酸脱氢酶水平升高,游离血红蛋白升高,结合珠蛋白下降,部分患者血尿素氮和肌酐升高等。③尿液检查。出现蛋白尿、少尿、血尿、管型等。④其他:血小板寿命及红细胞寿命缩短。

(4)继发性血小板减少性紫癜:又称获得性血小板减少症,是指继发于全身性疾病引起血小板破坏增加或消耗增加或生成障碍所致的血小板减少性紫癜,涉及的病种相当多,如药物性免疫性血小板减少症、感染性血小板减少性紫癜、免疫性疾病、造血系统疾病等。

◈ 药物性免疫性血小板减少性紫癜 临床上有数百种药物可引起血小板减少,常见的有肝素、金盐、奎宁、奎尼丁、利福平、青霉素、头孢菌素、磺胺类、阿司匹林、吲哚美辛、保泰松、对乙酰氨基酚、地西泮、苯妥英钠、卡马西平、丙戊酸钠、呋塞米、甲基多巴、磺脲类等。这类疾病除有原发疾病的临床表现外,主要表现为出血,最常见的症状是皮肤、黏膜出血,严重者有消化道、泌尿道等出血。初次服药者,一般在服药 6～10 天后出现症状,停药后症状很快消失,再次服药 1～2 天后又出现症状。检验可见:血小板数常小于 10×10^9/L,骨髓巨核细胞增生或正常,产血小板型巨核细胞减少或缺如,血小板聚集功能下降,血块收缩不良,用经氯喹处理的血小板免疫荧光试验等方法可检测到特异的血小板同种抗体。

◈ 感染性血小板减少性紫癜 多种病毒如 EB 病毒、微小病毒 B19、流行性腮腺炎病毒、麻疹病毒、风疹病毒、巨细胞病毒、流行性出血热病毒、登革热病毒、HIV－1 等感染可引起血小板减少,此外某些细菌、原虫、螺旋体等也会使血小板减少。主要临床表现为皮肤、黏膜出血,以流行性出血热、传染性单核细胞增多症等引起的出血较重,其他出血较轻,甚至无出血症状。

◈ 脾功能亢进 是指各种不同的疾病或原因导致脾大,引起周围血象一种或多种血细胞减少的综合征。脾功能亢进可分为原发性和继发性两大类。脾功能亢进的共同临床表现是脾大及外周血细胞减少引起的相应临床症状与体征,血细胞减少导致贫血、感染和出血,粒细胞减少者常有乏力、衰弱。实验室检查:①血常规。红细胞、白细胞或血小板可以一系、两系乃至三系同时减少,血细胞减少与脾大程度不一定成比例,贫血程度不一,为正细胞正色素性贫血。网织红细胞增多。脾切除后可使血细胞接近或恢复正常,术后血小板及粒细胞即刻上升,并能超过正常数值,随后又逐步下降至正常或接近正常。②骨髓象。骨髓造血代偿性增生,若外周血全血细胞减少,则骨髓所有系统细胞均增生,若仅某一系统细胞减少,则骨髓内与其相应系统的细胞增生。部分病例有成熟障碍表现(因外周血细胞大量破坏、骨髓成熟细胞释放造成类似成熟障碍现象)。③血细胞寿命测定。对脾功能亢进患者用放射形核素^{51}Cr标记测定红细胞平均寿命,检测结果显示红细胞寿命显著缩短,可短于15天。用氟磷酸二异丙酯(DF32P)示踪法检测白细胞、血小板生存时间,也有明显缩短。④脾容积测定。以^{51}Cr标记红细胞,静脉注入血循环后定时测定红细胞在血循环中清除率,并测定脾脏中红细胞阻留指数。不同脾大患者对红细胞阻留能力不同。

◈ 造血系统疾病 如慢性淋巴细胞白血病、各种急性白血病、恶性淋巴瘤、多发性骨髓瘤、恶性组织细胞病、骨髓增生异常综合征、骨髓纤维化、获得性纯巨核细胞再生障碍性血小板减少性紫癜、巨幼细胞性贫血、再生障碍/贫血、阵发性睡眠性血红蛋白尿症等。

◈ 免疫性疾病 系统性红斑狼疮、类风湿关节炎、艾滋病等。

◈ 药物、化学及物理因素 抗肿瘤化疗药、氯霉素、抗甲状腺药物;苯、铅、有机磷中毒;X线、射线、中子流等。

◈ 其他 弥散性血管内凝血、体外循环等。

2. 血小板增多(图1-6) 指外周血中血小板计数超过$400 \times 10^{9}/L$。

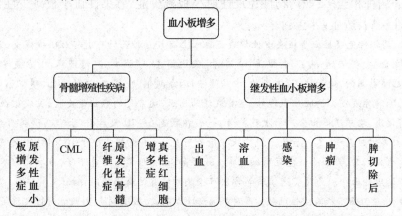

图1-6 血小板增多的临床思路

(1)骨髓增殖性疾病:包括真性红细胞增多症、原发性血小板增多症、骨髓纤维化症、慢性粒细胞白血病。本组疾病均系多能干细胞的病变引起,具有潜在演变为急性白血病的趋势。其特点为除了一种细胞成分主要增多外,常伴有一种或两种其他细胞增生。

◈ 原发性血小板增多症(ET) 是一种原因不明的以巨核细胞异常增生、血小板持续增多为特征的骨髓增生性疾病。本病多见于40岁以上的中老年人,主要症状为出血和血栓形成。本病的主要病理改变是骨髓巨核系细胞数增多,形态怪异,常同时伴有全骨髓增生,血小板显著增多,伴幼稚型血小板和异常型血小板增多,血小板寿命缩短。血小板有自发性聚集趋向,有可能引起血栓形成。诊断本病的基本条件是血小板计数增高,但须除外其他引起血小板增多的疾病,即可诊断本病,具体诊断标准如下:①临床上可有出血、脾大、血栓形成引起的症状和体征;②血小板计数 > $1000 \times 10^9/L$;③血片中血小板成堆,有巨大血小板;④骨髓增生活跃或以上,或巨核细胞增多、体大、胞浆丰富;⑤白细胞计数和中性粒细胞增加;⑥血小板肾上腺素聚集反应可减低。

❖ **真性红细胞增多症(PV)** 是一种原因未明的以红细胞异常增生为主的慢性骨髓增殖性疾病。实验室检查:①血红蛋白及红细胞计数增加(男性:血红蛋白 > $180g/L$,红细胞 > $6.5 \times 10^{12}/L$;女性:血红蛋白 > $170g/L$,红细胞 > $6.0 \times 10^{12}/L$);②血细胞容量绝对值增加,^{51}Cr 标记法红细胞容量男性大于 $39ml/kg$,女性大于 $27ml/kg$;③血细胞比容增高,男性大于或等于 0.54,女性大于或等于 0.50;④无感染及其他原因引起白细胞计数多次大于 $11.0 \times 10^9/L$;⑤血小板计数多次大于 $300.0 \times 10^9/L$;⑥外周血中性粒细胞碱性磷酸酶(NAP)积分 > 100;⑦骨髓象示增生明显活跃或活跃,粒、红与巨核系细胞均增生,尤以红系细胞为显著。

❖ **骨髓纤维化(MF)** 是指骨髓造血组织被纤维组织所代替,而影响造血功能所产生的病理状态。其特点为骨髓纤维化、髓外化生、脾大、出现幼稚粒细胞、红细胞性贫血、红细胞异形性及泪滴形红细胞增多。目前国内诊断 MF 的标准如下:①脾明显肿大;②外周血象出现幼稚粒细胞和(或)有核红细胞,有数量不一的泪滴状红细胞,病程中可有红细胞、白细胞及血小板的增多或减少;③骨髓穿刺多次"干抽"或呈"增生低下";④脾、肝、淋巴结病理检查示有造血灶;⑤骨髓活检病理切片显示纤维组织明显增生。上述第⑤项为必备条件,加其他任何两项。

❖ **慢性粒细胞白血病(CML)** 是起源于造血干细胞的克隆性增殖性疾病,除主要累及粒系外,红系、巨核系亦可受累。初诊断病例血小板正常或增多,有时可高达 $1000 \times 10^9/L$。根据临床表现、血象、骨髓象、染色体核型分型及分子生物学技术对此病进行诊断。

(2)继发性血小板增多:是继发于多种疾病的反应性血小板增生性疾病,临床上较为常见,其主要病因有感染、贫血、肿瘤、脾切除术后及骨髓增生性疾病等。本类疾病为多能干细胞向巨核细胞分化增多引起,血小板增多 < $1000 \times 10^9/L$,且常为暂时性;血小板功能和形态均正常,但脾切除后血小板黏附性增高,血小板寿命正常;骨髓检查巨核细胞和血小板可增多,其他干细胞子代也增多,巨核细胞体积减小,核数减少,不存在髓外巨核细胞生成。

● 网织红细胞

一、概述

1. **基本概念** 网织红细胞(Ret)是介于晚幼红细胞和成熟红细胞之间的过渡阶段细胞,其胞质中残存有嗜碱性物质核糖核酸(RNA),RNA 是嗜碱性物质,经碱性染料(如天青 B、煌焦油蓝或新亚甲蓝等)活体染色后,形成蓝色或紫色的点粒状或丝网状结构沉淀物,故称网织红细胞。

在全血细胞分析仪中,使用某种特定的荧光染料与网织红细胞内的 RNA 结合后,通过流式细胞技术测定网织红细胞的荧光强度,荧光的强弱反映了网织红细胞内 RNA 含量的多少,荧光越强,说明 RNA 含量越多,网织红细胞也就越不成熟,反之亦然。仪器通过计算得到不同的网织红细胞相关参数,主要的参数有:低荧光强度网织红细胞(LFR)、中荧光强度网织红细胞(MFR)、高荧光强度网织红细胞(HFR)、网织红细胞成熟指数(RMI)[RMI = (HFR + MFR)/LFR×100%]、网织红细胞生成指数(RPI)、网织红细胞平均体积(MCVr)、网织红细胞血红蛋白含量(CHr)、网织红细胞平均血红蛋白浓度(CHCMr)、网织红细胞体积分布宽度(RDWr)、网织红细胞血红蛋白分布宽度(HDWr)、网织红细胞血红蛋白含量分布宽度(CHDWr)等。

2. 检验方法

(1)手工法:活体染料(新亚甲蓝或煌焦油蓝)的碱性着色基团可与网织红细胞 RNA 的磷酸基结合,使 RNA 胶体间的负电荷减少而发生凝缩,形成蓝色的点状、线状或网状结构。用普通显微镜进行计数。

(2)仪器法:包括流式细胞仪法、网织红细胞计数仪法和血液分析仪法。荧光染料与网织红细胞中 RNA 结合,发出特定颜色的荧光进行 RNA 定量,可精确计数网织红细胞占成熟红细胞的百分数(Ret%)。仪器还可依据 RNA 含量荧光强度进行其他相关参数的计算。

3. 参考值(表 1 – 12)

表 1 – 12　网织红细胞相关参数的参考范围

	参考范围
百分数	0.5% ~1.5%
绝对值	1 天(200 ~360)×10⁹/L
	2 天(130 ~270)×10⁹/L
	3 天(100 ~200)×10⁹/L
	4 天(50 ~140)×10⁹/L
	5 ~7 天(20 ~60)×10⁹/L
	儿童及成人(24 ~84)×10⁹/L
LFR	84% ~92%
MFR	6% ~12%
HFR	1% ~3%
RMI	5% ~20%
RPI	2

4. 适应证　主要用于评估骨髓造血功能,也可作为贫血、放化疗所致骨髓抑制性贫血、血液透析所致贫血的鉴别诊断的初筛指标。

二、网织红细胞异常的常见原因(表1-13,1-14)

表1-13 引起网织红细胞减少的常见原因

再生障碍性贫血	急性白血病
骨髓瘤	

表1-14 引起网织红细胞增多的常见原因

自身免疫性溶血性贫血	急性失血
缺铁性贫血	巨幼细胞性贫血
葡萄糖-6-磷酸脱氢酶(G-6-PD)缺乏症	阵发性睡眠性血红蛋白尿
过敏性免疫性溶血性贫血	胎母血型不合溶血
溶血尿毒综合征	感染中毒溶血性贫血
机械性溶血性贫血	

三、临床思路(图1-7)

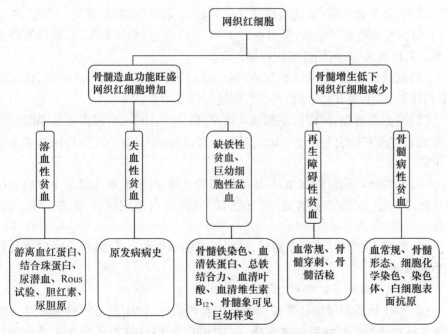

图1-7 网织红细胞异常的临床思路

1. 网织红细胞减少　常见于骨髓增生低下的疾病,如再生障碍性贫血等。

(1)再生障碍性贫血

◎ 急性再障　血红蛋白下降较快,网织红细胞百分数 <1%,网织红细胞绝对值 <15 × 10^9/L,中性粒细胞绝对值 <0.5 × 10^9/L,血小板常低于 $10 × 10^9$/L。

◎ 慢性再障　骨髓造血障碍所致,血红蛋白下降较缓慢,网织红细胞、白细胞与中性粒细胞绝对值和血小板较急性再障时高。

◎ 再生障碍危象时　血红蛋白、红细胞、血细胞比容明显减少,血红蛋白常低至 20~30g/L,网织红细胞急剧下降或为"0"。

◎ 纯红细胞再障　贫血呈正细胞性,网织红细胞显著减少(<0.1%)或缺如。白细胞和血小板正常。

(2)慢性肾疾病所致贫血时的网织红细胞:临床表现主要是慢性肾功能不全的症状和体征(尿素氮、肌酐增加)。网织红细胞正常或减低,高荧光强度网织红细胞与促红细胞生成素均降低。白细胞及血小板正常。

(3)骨髓病性贫血:骨髓中异常细胞大量浸润,使红系增生受到抑制,网织红细胞减少。

2. 网织红细胞增加　表示骨髓造血功能旺盛。

(1)急性失血:消化系统疾病最常见的影响网织红细胞的原因。出血 24 小时内,网织红细胞即可增高,至出血后 4~7 天可高达 5%~15%,以后逐渐降至正常。若出血未止,网织红细胞持续不降。

(2)缺铁性贫血、巨幼细胞贫血:网织红细胞大多正常或轻度增高,治疗后(服用铁剂、维生素 B_{12}、叶酸)网织红细胞可明显增高(2%~8%)。

(3)溶血性贫血:网织红细胞显著增多,常大于 10%,出现溶血危象时网织红细胞绝对值和低荧光强度网织红细胞都高,溶血性贫血治疗后网织红细胞恢复正常。

(4)慢性肝疾病所致贫血:临床除肝病的表现外,贫血多为轻至中度的大细胞贫血;网织红细胞轻度增加,伴有感染、出血者白细胞可增加,血小板计数偏低。

(5)放疗、化疗后:恢复造血时,网织红细胞短暂和迅速增高,是骨髓恢复较敏感的指标。

3. 网织红细胞成熟指数(RMI)

(1)RMI 是骨髓移植和肾移植的早期监测指标:RMI 在监测移植后红细胞的生成活性比网织红细胞计数敏感,而且 RMI 和 EPO 含量联合起来可作为监测 EPO - 骨髓轴功能异常的早期指标。

（2）RMI 是评价贫血药物疗效的一个重要和敏感的指标：在慢性肾衰竭或获得性免疫缺陷病应用 EPO 治疗时，RMI 不仅能反映疗效，还能帮助调整药物剂量和治疗方案。在癌症化疗过程中，RMI 是反映骨髓抑制和恢复的一项非常敏感的指标，在骨髓完全受抑阶段，RMI 可降为零，而外周血中仍可测得低荧光强度的网织红细胞，化疗后骨髓受抑，早期恢复时，RMI 首先升高，并明显高于正常，而网织红细胞绝对值计数升高得较晚。

（3）RMI 和网织红细胞计数是评价红细胞生成性质变化的两个重要指标：能帮助鉴别不同类型的血液学疾病，尤其是低增生性贫血。①当红细胞生成活性增强时，外周血中网织红细胞计数增高，RMI 也增高，如溶血性贫血、急性失血等；②当无效红细胞生成或红细胞生成障碍时，网织红细胞计数在参考值范围之内或略低于参考值，RMI 常升高或在参考值的高限，如急性白血病、难治性贫血、再生障碍性贫血、叶酸及维生素 B_{12} 缺乏性贫血等情况；③当红细胞生成减少时，RMI 通常不升高，如肾性贫血、缺铁性贫血时。

4. 网织红细胞平均体积（MCVr） Ph 染色体阳性的淋巴细胞白血病患者，在骨髓移植过程中，成熟红细胞的 MCV 几乎保持不变；而 MCVr 在移植后显著降低，持续一段时期后开始回升，输血后又急剧下降，持续一段时期后再次回升，此时 MCVr 的升高提示移植引起的红细胞再生，这比外周血中性粒细胞数升高出现得要早。

5. 网织红细胞血红蛋白含量（Ret－He） 是 Sysme 全血细胞分析仪提供的网织红细胞相关参数。网织红细胞百分数、绝对值仅反映网织红细胞数量变化，而 Ret－He 则反映网织红细胞的质量变化，Ret－He 达 30.5pg 为患者需要补充铁的最佳临界值，其敏感性和特异性高，与 CHr 有很好的相关性。Ret－He 在缺铁性贫血治疗过程中具有更重要意义。

6. 网织红细胞血红蛋白含量（CHr） ADVIA 全血细胞分析仪提供的网织红细胞相关参数。可实时评价骨髓红系的功能状态，在缺铁性贫血治疗中，CHr 最早出现增高，可评价血液透析患者缺铁、儿童人群缺铁（最强预测指标）。《欧洲贫血治疗指南》表明 CHr 大于 29pg/cell，为患者补铁指标。CHr 与 Ret－He 相关良好，为缺铁性贫血的灵敏指标。在传统检查中，骨髓铁染色为侵入性检查，血清铁检测结果日间波动大，转铁蛋白为急性时相蛋白，在炎症和肝脏疾病也可增高。网织红细胞在外周血中 1 天后就演变为红细胞。CHr 则代表体内铁蛋白代谢的最新进展。临床检测敏感度比较：铁蛋白 60%，转铁蛋白 60%，CHr 100%；临床检测特异性比较：铁蛋白 5%，转铁蛋白 50%，CHr 80%；如以 CHr 26pg 为临界值，可及时发现儿童、妊娠妇女、透析患者的缺铁状态。

● 血型

一、概述

1. 基本概念　血型是人类的一种遗传性状。狭义地讲系指红细胞的抗原差异,广义地讲还包括白细胞特有抗原(如 HLA 血型系统)、血小板特有抗原(如 PLA,KO,PLE,BaK,YuK 等系统)以及各种组织细胞、血浆蛋白等抗原成分的差异。在人类,目前已经发现并为国际输血协会承认的血型系统有 30 种,有 ABO 血型系统、Rh 血型系统、MNS 血型系统、P 血型系统及 HLA 血型系统,而其中又以 ABO 血型系统和 Rh 血型系统(恒河猴因子)最为重要。

(1)ABO 血型:根据红细胞膜上是否存在 A、B 抗原及血清中是否存在抗 A 抗体、抗 B 抗体,可将人类血型分为 A,B,AB 和 O 型。红细胞膜表面只有 A 抗原者为 A 型,其血清中通常存在抗 B 抗体;红细胞膜表面只有 B 抗原者为 B 型,其血清中通常存在抗 A 抗体;红细胞膜表面同时具有 A 抗原和 B 抗原者为 AB 型;红细胞膜上既无 A 抗原又无 B 抗原者为 O 型。

(2)Rh 血型:Rh 是恒河猴(Rhesus Macacus)外文名称的头两个字母。科学家在 1940 年做动物实验时,发现恒河猴和多数人体内的红细胞上存在 Rh 血型的抗原物质,故而命名。Rh 血型系统是红细胞血型中最为复杂的一个血型系统。凡是人体血液红细胞上有 Rh 凝集原者为 Rh 阳性,反之为阴性。

2. 检验方法

(1)ABO 血型系统:常用的方法有盐水凝集法和凝胶微柱法。盐水凝集法利用血型抗体在生理盐水中与含有相应 ABO 血型抗原的红细胞结合,出现肉眼可见的凝集,从而鉴定血型。可分为玻片法和试管法,操作简便,无需特殊仪器。玻片法无需离心,适用于血型普查。试管法因离心增强红细胞凝集,可发现较弱的凝集现象,有助于检出亚型,故为常用血型鉴定方法。凝胶微柱法利用凝胶分子筛作用、亲和效应,以凝胶微柱为反应介质,进行反应,形成红细胞凝块,经低速离心处理后判断结果。结果既可用肉眼观察,也可用血型分析仪分析鉴定。

(2)Rh 血型系统:检测方法有酶介质法、低离子强度溶液试验、聚凝胺试验、抗球蛋白试验、人源盐水介质抗 D 试验等。红细胞膜上有 D 抗原者为 Rh 阳性,红细胞膜上无 D 抗原者为 Rh 阴性。

3．适应证

(1)血型鉴定及交叉配血。

(2)器官移植。

(3)新生儿溶血病。

(4)法医学鉴定。

二、临床思路(图1-8)

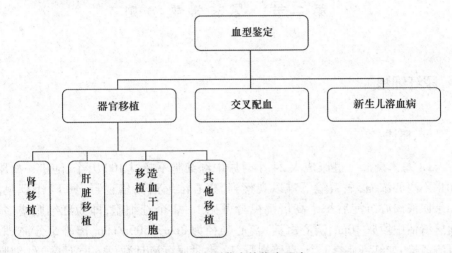

图1-8 血型鉴定的临床思路

1．输血血型鉴定 血液是人类赖以生存的重要成分,循环血量不足或血细胞的减少(大失血或贫血等),均会发生许多临床症状,甚至危及生命。此时输血是治疗与抢救生命的重要措施。血型鉴定是临床输血的首要步骤,输血前必须准确鉴定受血者及供血者的血型,选择同型血源,经交叉配血相符后才能实施输血。如误输入异型血,则可引起严重的溶血反应,并可危及生命。

2．器官移植 ABO 血型抗原是一种广泛分布于人体器官组织血管内皮细胞表面的移植抗原。在器官移植时,应力求受体和供体间 ABO 血型一致,如血型不合,可加速对移植物的排斥,供体中的血型抗体可作用于移植物血管内皮表面的 ABO 血型抗原发生超急性排斥反应,导致移植失败。

3．新生儿溶血病 母子 ABO 血型不合的妊娠后期,由于局部胎盘破裂造成少量胎儿红细胞进入母亲的血液循环,刺激母体免疫系统产生针对胎儿红细胞的 IgG 型血型抗体,当抗体效价大于 1:64 时,胎儿发生溶血病的概率增高。同样,胎儿与母亲 Rh 抗原不同, 母亲受到胎儿血液中不配合的血型抗原刺激,可以产生相应的血型抗体,大约5%的 Rh 阴性产妇含有抗 D 抗体。如果发生在第一胎,一般对胎儿无明显影响。如再次妊娠 Rh 阴性胎儿时,可产生新生儿溶血病。

4. 其他　血型检查还可用于法医学鉴定及某些疾病的相关调查。

(赵　磊)

第二节　尿液常规检测

● 尿红细胞

一、概述

1. 基本概念　健康成人24小时尿中红细胞不超过100万个,随机一次尿如果不离心浓缩,显微镜下难以观察到,离心浓缩后高倍视野(HPF)下偶见。如果尿液离心沉淀后每个高倍镜视野可见 1～2 个红细胞,即为红细胞增多。新鲜清洁中段尿 10ml,离心沉淀(离心半径为 8cm,1500r/min,离心 5 分钟)取沉渣镜检,如红细胞≥3 个/高倍视野,12 小时尿沉渣计数(Addis 计数)红细胞＞50 万/12 小时,即可诊断血尿。如果 1L 尿中含血量在 1ml 以上,肉眼能观察到尿呈红色,称为肉眼血尿。根据尿红细胞的形态可将血尿分为 3 种。

(1)均一性红细胞血尿:多为非肾小球性血尿,此时尿中红细胞＞8000/ml,但大部分红细胞(＞70%)为正常红细胞或单一形态红细胞。红细胞外形及大小正常,呈双凹圆盘状,偶见影红细胞或棘形红细胞,但形态不超过 2 种。均一性红细胞血尿主要是见于肾小球以下部位和泌尿道毛细血管破裂的出血,红细胞未受肾小球基底膜挤压,因而其形态正常。来自肾小管的红细胞虽可受 pH 及渗透压变化的影响,但因作用时间短暂,变化轻微,故呈均一性血尿。

(2)非均一性红细胞血尿:多为肾小球性血尿,此时尿中红细胞＞8000/ml,大部分红细胞(＞70%)为 2 种以上类型改变。非均一性红细胞血尿的红细胞形态变化与肾小球基底膜病理性改变对红细胞的挤压损伤、各段肾小管内不断变化的 pH、渗透压、介质张力、代谢产物对红细胞的作用有关。

(3)混合性血尿:尿中含均一性和非均一性两类红细胞,依据某类红细胞超过 50%,又可分为均一性或非均一性红细胞为主 2 种。

2. 检验方法

（1）人工法：定量的尿液经特定离心力离心，有形成分沉淀浓缩，涂片或用定量计数板检查。应用普通光学显微镜可计数尿中红细胞数量，应用相差显微镜可进一步检测尿红细胞形态，是尿红细胞检查的经典方法。

（2）仪器法：应用全自动尿有形成分分析仪进行检测，该方法快速、准确、客观，可有效地鉴别血尿来源。

3. 参考值（表 1-15）

表 1-15 尿红细胞的参考范围

检测方法	参考范围
不离心直接涂片法	0~偶见/高倍视野
离心浓缩涂片法	0~3 个/高倍视野
UriSystem 尿沉渣计数板	0~3 个/高倍视野
Fast Read-10 尿沉渣计数板	男：0~4 个/微升 女：0~9 个/微升
DiaSys R/S 2003 尿沉渣计数系统	男：0~4 个/微升 女：0~6 个/微升

4. 适应证　凡是可导致尿液出现红细胞的疾病，在其诊断、鉴别诊断、疗效观察和预后判定中均应考虑做尿液红细胞检查。

（1）泌尿系统疾病的诊断与疗效观察。

（2）其他系统相关疾病的诊断。

（3）安全用药的监测。

（4）人体健康状态的评估。

二、尿液红细胞异常的常见原因（表 1-16）

表 1-16 引起血尿的常见原因

剧烈运动	冷水浴
长时间站立	精囊炎
肺出血肾炎综合征	前列腺炎
过敏性紫癜性肾炎	溶血尿毒综合征
隐匿性肾炎	IgA 肾病
急性肾炎	急进性肾炎
泌尿系统结石	药物（NSAID 等）

续表

尿路感染	泌尿系统肿瘤
结缔组织病(SLE、硬皮病等)	泌尿系邻近器官病变(阑尾炎等)
感染性疾病(丝虫病、猩红热等)	血液系统疾病(ITP、白血病等)
心血管疾病(充血性心力衰竭等)	内分泌疾病(痛风、糖尿病等)

三、临床思路(图1-9)

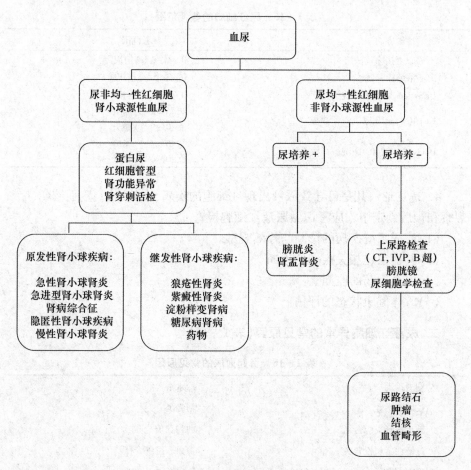

图1-9 血尿的临床思路

1. 排除某些原因引起的假性血尿　剧烈运动、月经污染、泌尿系轻度外伤及性交后均可引起一过性血尿,因此,需48小时后复查尿常规,以除外假性镜下血尿。

2. 原发性肾小球疾病 1985年全国第二届肾脏病学术会议对"原发性肾小球疾病临床分类方案"做了修订。

(1)急性肾小球肾炎:起病急,病情轻重不一,大多数预后良好,一般在数月至1年内痊愈。有蛋白尿、血尿(镜下或肉眼血尿)、管型尿,常有水肿、高血压或短暂的氮质血症,B超检查肾脏无缩小。部分病例有急性链球菌感染史,在感染后1~3周发病。

(2)急进型肾炎:起病急骤、病情重、发展迅速。蛋白尿、血尿、管型尿、水肿等表现均较明显,可有高血压、迅速发展的贫血及低蛋白血症。肾功能进行性地减退,出现少尿或无尿。如无有效治疗,多于半年内死于尿毒症。

(3)慢性肾炎:起病缓慢,病情迁延,时轻时重,肾功能逐渐减退,后期可出现贫血、视网膜病变及尿毒症。有不同程度的蛋白尿、水肿及高血压等表现,轻重不一。病程中可因呼吸道感染等原因诱发急性发作,出现类似急性肾炎的表现。也有部分病例可有自动缓解期。根据临床表现可进一步区分为:①普通型。有肾炎的各种症状,但无突出表现。②高血压型。除一般肾炎症状外,有高血压的突出表现。③急性发作型。在慢性过程中出现急性肾炎综合征表现。

(4)肾病综合征:大量蛋白尿(超过3.5g/24h)、低蛋白血症(血浆白蛋白<30g/L)、明显水肿、高脂血症。肾病综合征只是一个症状诊断名词,临床不应将此作为一个疾病看待,有条件做进一步检查者,应努力最终澄清诊断。原发性肾病综合征根据其临床表现的不同又可分为Ⅰ型及Ⅱ型。Ⅰ型:无持续性高血压,离心尿红细胞<10个/高倍视野,无贫血,无持续性肾功能不全。蛋白尿通常为高度选择性[尿蛋白选择指数(SPI)<0.1],尿纤维蛋白降解产物(FDP)及补体C3值在正常范围内。Ⅱ型:常伴有高血压、血尿或肾功能不全,肾病的表现可以不典型,尿FDP及C3值往往超过正常,蛋白尿通常为非选择性。

(5)隐匿性肾小球疾病:这一组疾病的特征是无明显临床症状,主要表现为无症状蛋白尿、多形性红细胞尿。以往无急、慢性肾炎或肾病历史。肾功能良好。排除肾外原因的血尿及功能性血尿,尿检异常以少量尿蛋白为主,尿蛋白<1.0g/24h,可称为"无症状性蛋白尿"。如以持续镜下血尿为主,偶发肉眼血尿,相位差镜检尿红细胞为多形性,计数$>1×10^7/L(1×10^4/ml)$,可称为"单纯性血尿"。

3. 继发性肾小球疾病 是全身系统性疾病导致的肾损害,从而引起血尿。常见的继发性肾小球疾病主要有以下几种。

(1)狼疮性肾炎(LN):系统性红斑狼疮多见于生育期女性,男女比例为

1:(7~9.5)。系统性红斑狼疮是全身性疾病,在肾脏受累的同时,常常伴有肾外其他脏器的损害,病程常常迁延。LN 的临床表现差异很大,可为无症状蛋白尿和(或)血尿、高血压,也可表现为肾病综合征、急性肾炎综合征或急进性肾炎综合征等。蛋白尿是 LN 最常见的临床表现,约 25% 的患者出现肾病综合征。镜下血尿多见,肉眼血尿发生率低(6.4%),部分患者还会出现白细胞尿和管型尿。肾穿刺病理检查对诊断有重要的参考价值。

(2)紫癜性肾炎(HSPN):是过敏性紫癜的肾损害,是一种常见的继发性肾小球肾炎。HSPN 常表现为血尿、蛋白尿,部分患者可伴高血压和肾功能不全。诊断标准为:①有过敏性紫癜的皮肤紫癜等肾外表现;②有肾损害的临床表现,如血尿、蛋白尿、高血压、肾功能不全等;③肾活检表现为系膜增殖、IgA 在系膜区沉积。

(3)糖尿病肾病:较长期的糖尿病患者出现蛋白尿,伴糖尿病眼底改变,又除外高血压及其他肾脏病时,应考虑为糖尿病肾病。而早期发现糖尿病肾病的最佳指标是尿白蛋白的排泄率,有条件的医院可检查 UAE。未能排除肾脏病引起的肾损害时,根据医院条件可做肾组织穿刺活检明确诊断。

(4)高血压肾损害:为原发性高血压引起的肾损害,出现蛋白尿之前已有 5 年以上的持续性高血压(程度一般为血压高于 20.0/13.3kPa 或 150/100mmHg),有持续性蛋白尿(一般为轻至中度),有视网膜动脉硬化或动脉硬化性视网膜改变,并且需除外各种原发性肾病及继发性肾病所致的高血压。

(5)药物性肾损害:有肾损害药物的服用史,临床有急性或慢性肾功能不全表现,又排除了其他原因所致肾损害,应考虑本病的可能。

(6)乙型肝炎病毒相关性肾炎(HBV-GN):简称乙肝病毒相关性肾炎,是指乙型肝炎病毒感染人体后,通过免疫反应形成免疫复合物损伤肾小球,或乙型肝炎病毒直接侵袭肾组织而引起的肾小球肾炎。诊断:①血清 HBV 抗原阳性;②确诊肾小球肾炎,并可除外狼疮性肾炎等继发性肾小球疾病;③肾切片中找到 HBV 抗原。

(7)其他:如系统性血管炎、流行性出血热、淀粉样变性、恶性肿瘤、白血病、血友病、HIV、钩端螺旋体病、痛风等疾病均可引起肾损害,导致血尿。

4. 尿路感染　是指病原体侵犯尿路黏膜或组织引起的尿路炎症。多种病原体如细菌、真菌、支原体、衣原体、病毒、寄生虫等均可以引起尿路感染。尿路感染以女性为多见。尿常规检查可有镜下或肉眼血尿。急性膀胱炎可有膀胱刺激症状,急性肾盂肾炎时常同时伴有寒战、发热、腰痛、肋脊角及输尿管点压痛,肾区压痛和叩痛。尿细菌学检查有阳性发现。

5. 尿路结石 好发于30~50岁的青壮年人群,男性多于女性,比例为(4~5):1。病史中多有典型的腰痛、肾绞痛和血尿,或曾从尿道排出过结石。部分患者患侧肾区可有叩击痛。结石梗阻引起严重肾积水时,可在上腹部触及增大的肾脏;输尿管走行区结石相应部位有压痛。尿液常规检查可见红细胞、白细胞或结晶。影像学检查对于结石的进一步检查和治疗具有重要的价值。

6. 结核 肾结核起病隐匿,常易忽视,可因不明原因的血尿就诊。诊断主要依据:①不明原因的膀胱刺激征,尿结核杆菌培养阳性;②有泌尿系统结核病的影像学证据;③膀胱镜检查有典型的结核性膀胱炎表现和(或)病理活检发现结核结节和(或)肉芽肿形成。

7. 肿瘤 泌尿系统肿瘤,如肾肿瘤、膀胱肿瘤、前列腺肿瘤等可出现血尿,患者常因间歇肉眼无痛血尿而就诊,可做相关B超、肾盂造影、膀胱镜等确诊。

8. 其他相关疾病 如肾血管畸形、先天性肾病、肾血栓栓塞等疾病亦可引起血尿。

● 尿白细胞

一、概述

1. 基本概念 健康成人24小时随尿排出的白细胞<200万个,尿中白细胞主要为中性粒细胞,也可出现淋巴细胞和单核细胞,变态反应疾病也可出现嗜酸性粒细胞。

(1)闪光细胞:在低渗条件下可见到中性粒细胞胞质内颗粒呈布朗运动,由于光折射在油镜下可见灰蓝色发光现象,因其运动似星状闪光,故称为闪光细胞,多见于急性肾盂肾炎。

(2)脓细胞:是由炎症过程中被破坏、变性或坏死的中性粒细胞形成。脓细胞与白细胞并无本质上的区别,两者常相伴增多,而其数量多少则更为重要,如尿白细胞>5个/高倍视野,或每小时尿白细胞>40000个,称镜下脓尿。如尿中含大量白细胞,呈乳白色,甚至出现块状,称为肉眼脓尿。

2. 检验方法

(1)人工法:定量的尿液经特定离心力离心,有形成分沉淀浓缩,涂片或用定量计数板检查。应用普通光学显微镜可计数尿中白细胞数量,对尿有形成分染色还可进一步对尿中白细胞进行分类。

(2)仪器法:目前尿沉渣分析仪主要有基于尿沉渣镜检影像分析原理的分

析仪和基于流式细胞术和电阻抗检测原理的分析仪两大类,通过频闪光源灯、相聚光镜、彩色摄像机等部件,或通过对尿液中细胞等进行化学染色,从而对尿中白细胞定量报告。

3. 参考值(表1-17)

表1-17　尿白细胞的参考范围

检测方法	参考范围
不离心直接涂片法	0~3个/高倍视野
离心浓缩涂片法	0~5个/高倍视野
UriSystem 尿沉渣计数板	0~8个/高倍视野
Fast Read-10 尿沉渣计数板	男:0~5个/μl 女:0~12个/μl
DiaSys R/S 2003 尿沉渣计数系统	男:0~5个/μl 女:0~10个/μl

4. 适应证

(1)泌尿系统疾病的诊断。

(2)尿路感染的疗效观察。

(3)其他系统相关疾病的诊断。

(4)安全用药的监测。

二、尿白细胞异常的常见原因(表1-18)

表1-18　引起尿白细胞增高的常见原因

肾盂肾炎	前列腺炎
膀胱炎	尿道炎
泌尿系结核	过敏性间质性肾炎
尿路寄生虫感染	肾小球肾炎
急性前列腺炎等	肾移植排斥反应
淋巴瘤细胞白血病	狼疮肾炎

三、临床思路(图1-10)

1. 中性粒细胞增高　尿中中性粒细胞增多主要见于泌尿系统炎症急性期。

(1)急性肾盂肾炎:临床表现常有全身感染的症状,如寒战、发热、头痛、恶心、呕吐、食欲缺乏等,尿频、尿急、尿痛等膀胱刺激征,腰痛和(或)下腹部痛、肋脊角及输尿管点压痛,肾区压痛和叩痛,常伴有血白细胞计数升高和血沉增快

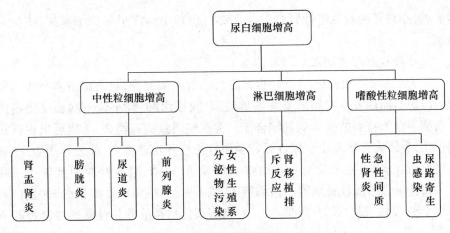

图1-10 尿白细胞增高的临床思路

等。尿常规检查:尿色可清或混浊,可有腐败气味,离心后尿沉渣镜检白细胞＞5个/高倍视野,可有镜下或肉眼血尿;尿蛋白含量多为阴性或微量(±～＋)。尿细菌学检查:膀胱穿刺尿定性培养有细菌生长;导尿细菌定量培养≥10^5/ml;清洁中段尿细菌定量培养≥10^5/ml。

(2)急性膀胱炎:主要表现是膀胱刺激征,即尿频、尿急、尿痛,白细胞尿,偶可有血尿,甚至肉眼血尿,膀胱区可有不适。一般无明显的全身感染症状,但少数患者可有腰痛、低热(一般不超过38.5℃),血白细胞计数常不增高。通过尿细菌培养可明确诊断。

(3)尿道炎:是一种常见病,多见于女性,致病菌可以是大肠杆菌、链球菌和葡萄球菌、淋病奈瑟菌等。临床表现有尿道刺激症状,尿道口红肿,有脓性分泌物,沿尿道可有压痛。尿中有多量红细胞、白细胞,尿道分泌物涂片染色检查或细菌培养有致病菌。

(4)急性细菌性前列腺炎:发病突然,有寒战和高热,尿频、尿急、排尿痛,会阴部坠胀痛,可发生排尿困难或急性尿潴留。临床上往往伴发急性膀胱炎。直肠指检前列腺肿胀、压痛、局部温度升高,表面光滑,形成脓肿则有饱满或波动感。尿沉渣检查有白细胞增多,血液和(或)尿细菌培养阳性。

(5)泌尿系统结核:是全身结核的一部分,多继发于肺结核,临床表现取决于病变侵犯的范围及组织损害的程度。临床表现可有膀胱刺激征、血尿、脓尿、腰痛及消瘦乏力等全身症状。主要通过尿结核杆菌培养、泌尿系影像学检查、膀胱镜等检查明确诊断。

(6)其他:如女性阴道炎或宫颈炎、附件炎时可因分泌物进入尿中见白细胞增多;肾小球肾炎及急进性肾炎的早期亦可出现中性多形核白细胞尿,应加以鉴别。

2.嗜酸性粒细胞增高

(1)急性间质性肾炎(AIN):也称急性小管间质肾炎,是一组由多种病因引起的以短时间内发生肾间质炎症细胞浸润、间质水肿、肾小管不同程度受损伴肾功能不全为特点的临床病理综合征。常在使用致病药物 2~3 周后出现肾功能损伤,表现为迅速发生少尿性或非少尿性急性肾功能不全,部分伴腰痛,一般无高血压和水肿,易出现全身过敏症状如发热、皮疹、嗜酸性粒细胞增多三联征。尿检见含嗜酸性粒细胞的白细胞尿、镜下血尿、小到中量的蛋白尿(蛋白尿多小于 1g/24h,很少超过 2g/24h)。肾脏病理仍然是诊断急性间质性肾炎的金标准。

(2)尿路寄生虫感染:尿嗜酸性粒细胞增加可见于埃及血吸虫病,因为血吸虫卵侵犯膀胱壁周围常有大量嗜酸性粒细胞浸润。

(3)其他:嗜酸性粒细胞尿并非 AIN 所特有。一些非 AIN 疾病,包括不明原因的慢性肾衰、IgA 肾病、链球菌感染后肾小球肾炎、多囊肾、尿路感染、尿路梗阻、糖尿病性肾病、嗜酸性粒细胞膀胱炎等疾病也可出现有嗜酸性粒细胞尿。

3.淋巴细胞增高 肾移植排斥反应、丝虫病、淋巴瘤、狼疮肾炎等疾病可引起尿中淋巴细胞增高,主要通过相应的病史、临床表现及实验室检查明确诊断。

● 管型

一、概述

1.基本概念 管型是蛋白质、细胞及其崩解产物在肾小管、集合管内凝固而成的圆柱形蛋白凝聚体,是尿沉渣中最有诊断价值的成分。管型形成应具备 4 个条件:①原尿中有白蛋白、Tamm-Horsfall 蛋白(T-H 蛋白)。这是构成管型的基质和首要条件。②肾小管有浓缩和酸化尿液的能力。浓缩可使形成管型的蛋白质及盐类浓度增高,而酸化则促进蛋白质进一步变性凝聚、沉淀。③尿流缓慢,有局部性尿液淤积。尿液有足够的停留时间使各种成分沉析、凝聚成大的有形体。④具有可供交替使用的肾单位。有利于管型的形成与排泄,即发生病变处于"休息"状态的肾单位尿液淤滞,有足够的时间形成管型,当该肾单位得到修复,恢复功能重新排尿时,已形成的管型可随尿液排出。

2. 检验方法

(1)人工法:定量的尿液经特定离心力离心,有形成分沉淀浓缩,涂片或用定量计数板检查,应用普通光学显微镜可识别尿中管型类型并计数。

(2)仪器法:应用尿沉渣分析仪通过对尿中有形成分进行化学染色,或通过图形识别计数进行检测。目前,仪器法对管型进行筛选,异常结果需进一步用显微镜法计数并观察形态。

3. 参考值(表1-19)

表1-19 尿管型的参考范围

检测方法	参考范围
不离心直接涂片法	0~偶见/低倍视野
离心浓缩涂片法	0~偶见/低倍视野
UriSystem 尿沉渣计数板	透明管型0~2个/高倍视野
Fast Read-10 尿沉渣计数板	—
DiaSys R/S 2003 尿沉渣计数系统	—

4. 适应证

(1)肾实质疾病的诊断。

(2)肾实质疾病的疗效观察。

(3)其他系统相关疾病的诊断。

二、尿中出现管型的常见原因(表1-20)

表1-20 尿中出现管型的常见原因

急性肾小球肾炎	慢性肾小球肾炎
急性肾盂肾炎	肾病综合征
肾瘀血	肾动脉硬化
肾淀粉样变性	肾小管硬化症
肾移植排斥反应	肾静脉血栓
狼疮性肾炎	肾出血
急性肾小管坏死	IgA 肾病
肾脓肿	重金属中毒
恶性高血压	亚急性心内膜炎

三、临床思路(图1-11)

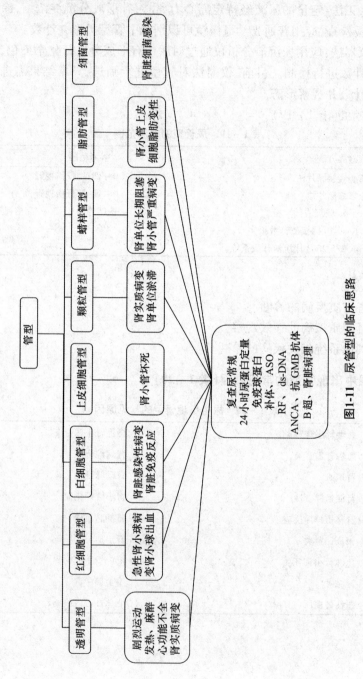

图1-11 尿管型的临床思路

管型尿是尿沉渣中最有诊断意义的成分,尿液中出现管型往往提示有肾实质性损害。尿管型数量和类型对肾脏疾病和某些肾外疾病有较大诊断价值。肾脏疾病的常见临床表现有血尿、蛋白尿、水肿、高血压等,而管型形成的必需条件是原尿中有白蛋白、Tamm – Horsfall 蛋白(T – H 蛋白)。因此,有蛋白尿的疾病均有可能出现管型。当然,管型并非某一疾病的特异诊断指标,因此,当尿检发现管型后,应进一步行相关的检查以明确诊断,最终需要凭借肾脏病理学检查确定诊断。

肾脏疾病的常见病因有原发性疾病和继发性疾病两方面。原发性疾病包括:①免疫反应介导的肾小球肾炎。②感染性疾病,包括非特异性感染、泌尿系结核、真菌感染等。③肾血管性疾病,包括肾动脉病变、肾静脉血栓形成等。④泌尿系结石。⑤其他,如肾肿瘤、遗传性肾炎、多囊肾等。继发性疾病包括:①循环系统疾病,如高血压、动脉硬化等。②代谢性疾病,如糖尿病、痛风等。③免疫性疾病,如红斑狼疮、过敏性紫癜、结节性多动脉炎等。④化学物理因素,如药物过敏和某些药物及金属类对肾脏的毒性,放射线对肾脏的损害。⑤其他,如溶血尿毒综合征、妊娠肾病等。这些疾病均有出现管型尿的可能。

1. 透明管型　正常成人浓缩尿中偶尔可见到透明管型(0～1 个/低倍视野)。激烈运动后或老年人发热、麻醉、心衰时和肾脏受到刺激后尿中可少量出现。如果持续出现大量透明管型,同时有异常粗大的透明管型和红细胞,表示肾小管上皮细胞有剥落现象,说明肾脏有严重的病变,见于急性和慢性肾小球肾炎、慢性肾功能不全、急性肾盂肾炎、肾瘀血等。复合透明管型提示肾出血、肾盂肾炎、肾病综合征。

2. 颗粒管型　健康人尿中一般无颗粒管型,激烈运动后、脱水和发热时可偶见细颗粒管型。颗粒管型的增多提示肾脏有实质性病变,多见于急性或慢性肾小球肾炎、肾病综合征、肾小管硬化症、肾盂肾炎等。在急性肾衰竭的多尿期可大量出现宽大的颗粒管型。慢性肾小球肾炎晚期出现颗粒管型时提示预后不良。颗粒管型与透明管型同时出现,多见于急性或慢性肾小球肾炎、肾病综合征、肾小管硬化症、肾盂肾炎、严重的感染及肾动脉硬化。粗颗粒管型多见于病情较重者,在疾病进展期,此管型数量多且体积大。

3. 红细胞管型　提示肾小球疾病和肾单位内有出血,可见于急性肾小球肾炎、慢性肾炎急性发作、肾出血、急性肾小管坏死、肾移植排斥反应、肾静脉血栓形成、恶性高血压等,亦可见于狼疮性肾炎、亚急性心内膜炎、IgA 肾病等。

4. 白细胞管型　表明肾脏有中性粒细胞渗出,提示肾实质有细菌感染性病变,如急性肾盂肾炎、肾脓肿、间质性肾炎、急性肾小球肾炎等。也可见于非感染性炎症的肾病综合征、红斑狼疮性肾炎。管型中的白细胞一般是中性粒细胞,但在肾移植排斥反应时可见淋巴细胞管型。

5. 肾上皮细胞管型　增多常见于肾小管病变,如急性肾小管坏死、间质性肾炎、肾病综合征、肾淀粉样变性、慢性肾炎晚期、重金属中毒等。肾移植患者在移植后 3 天内尿液出现肾上皮细胞管型,为排异反应的可靠指标之一。

6. 蜡样管型　正常尿中无蜡样管型,出现此管型提示肾小管有严重病变,预后差。可见于慢性肾小球肾炎晚期、长期无尿和少尿、尿毒症、肾病综合征、肾功能不全、肾淀粉样变性。亦可见于肾小管炎症和变性、肾移植慢性排异反应、重症肝病。糖尿病肾病和肾病综合征患者的肾小管上皮细胞糖原发生变性,引起脱糖原、脱脂肪,故可见到泡沫形蜡样管型。

7. 脂肪管型　提示肾小管损伤、肾小管上皮细胞发生脂肪变性。可见于亚急性肾小球肾炎、慢性肾小球肾炎、中毒性肾病等,尤其多见于肾病综合征。

8. 宽大管型　提示肾脏病变严重,急性肾衰竭患者多尿早期可出现大量宽大管型,随肾功能改善而逐渐减少、消失。宽大管型出现于慢性肾炎晚期尿毒症时,常提示预后不良。此管型也可见于非肾衰竭情况,如肾小管重吸收功能加强,使进入肾小管内的尿量减少,尿流速减慢,尿在肾内滞留时间较长等。

● 尿妊娠试验

一、概述

1. 基本概念　人绒毛膜促性腺激素(HCG)是由胎盘的滋养层细胞分泌的一种糖蛋白,在妊娠初期对妊娠的维持和胚胎的发育起着重要的作用。它首先存在于胎盘中,经血液循环可存在于血液中,经尿液排出,因此,尿中也存在HCG。HCG 是早期妊娠中的主要信号,已成为临床上诊断早期妊娠的常用指标。

妊娠试验:当受精卵植入子宫后,孕妇体内就会分泌 HCG,在受孕后 10 天左右,就可以在孕妇的晨尿中检测到 HCG。正常情况下,在晨尿中检测到 HCG就是妊娠。妊娠试验操作简便、快速,真正达到早期诊断,已成为临床上广泛使用的一种方法。

2. 检验方法

(1)凝集免疫测定法:根据材料不同有两种方法,分胶乳凝集抑制法(LAI)

和血凝集抑制法(HAI)。此法有简单、快速及廉价等优点,但由于人尿液中可能含有使红细胞或胶乳产生凝集颗粒的杂质,从而使测定出现假阴性结果;本法敏感性低,特异性差,且不能实现定量,临床上应用较少。

(2)免疫标记技术:是用荧光素、放射性核素、酶、发光剂或电子致密物质(如胶体金、铁蛋白等)作为示踪剂标记抗体或抗原进行抗原-抗体反应。这项技术的开展并应用于 HCG 检测中,使得 HCG 的检测进入一个新的阶段,实现了定量检测。根据检测 HCG 时使用的标记物与检测方法不同,主要分为放射免疫测定法(RIA)、免疫放射测定法(IRMA)、酶联免疫测定法、荧光免疫测定法和发光免疫测定法。

(3)免疫层析测定法(ICA):是将免疫标记技术与层析技术结合的一种新型检测技术。金免疫层析法检测 HCG 具有直观、快速、检测效率高、方法简便、无污染、费用低廉、敏感性高、特异性强等优点,被广泛应用于临床诊断。

3.参考值

男性或未孕女性尿 HCG 定性:阴性;定量: <25IU/L。

正常妊娠妇女尿 HCG 定性:阳性;定量: >25IU/L。

4.适应证

(1)早孕的诊断。

(2)流产的监测。

(3)异位妊娠的诊断。

(4)滋养细胞瘤的诊断与治疗监测。

(5)作为肿瘤标志物用于部分实体肿瘤的疗效观察与复发监测。

二、尿妊娠反应阳性的常见原因(表 1 -21)

表 1 -21 尿妊娠反应阳性的常见原因

妊娠	异位妊娠
睾丸癌	侵蚀性葡萄胎
葡萄胎	绒毛膜癌
精原细胞瘤	睾丸畸胎瘤
乳腺癌	阴道癌
胃癌	卵巢癌
肺癌	肝癌
宫颈癌	

三、临床思路(图1－12)

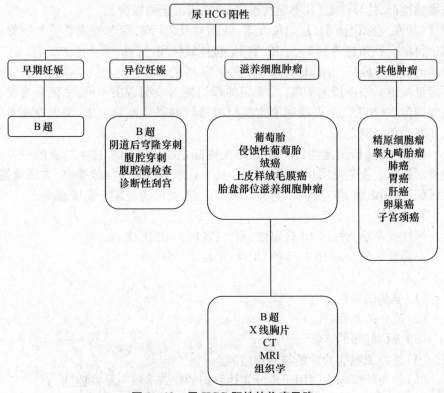

图1－12 尿HCG阳性的临床思路

1. 早期妊娠 妊娠12周末以前称早期妊娠,早孕需根据病史、体征及辅助检查结果综合判断确诊。早期妊娠临床上主要表现为停经、尿频,并可出现畏寒、头晕、乏力、嗜睡、流涎、食欲缺乏、喜食酸物或厌恶油腻、恶心、晨起呕吐等早孕反应,双相型体温的妇女,高温相持续18日不见下降,早期妊娠的可能性大。B超最早在妊娠5周时可见到妊娠环。受精卵形成后8天左右滋养层细胞开始分泌HCG,8～10周达高峰,12周后逐渐下降,产后5～6天消失。故在受精卵形成后8～10天用金标法或ELISA法,即可从孕妇的血液、尿液中检出HCG。

2. 异位妊娠 指受精卵种植在子宫体腔以外部位。异位妊娠包括输卵管妊娠、卵巢妊娠、腹腔妊娠、阔韧带妊娠、宫颈妊娠等,以输卵管妊娠最为常见。临床表现为停经、腹痛、阴道流血及内出血(晕厥、休克、盆腔及下腹部包块)等。正常妊娠时血清HCG水平随不同孕周呈规律性变化,而异位妊娠时血清HCG

浓度增高不如正常妊娠。但只有 60～80% 的异位妊娠患者 HCG 呈阳性,因此,HCG 阴性者并不能完全排除异位妊娠。如 HCG 不是每 2 天成倍增长,超声影像检查无宫内妊娠征象,应高度怀疑异位妊娠。阴道后穹隆穿刺及腹腔穿刺、腹腔镜检查、诊断性刮宫等检查有助于明确诊断。

3. 流产 妊娠不足 28 周、胎儿体重不足 1000g 而终止者称流产。HCG 检测可作为保胎治疗和判断保胎效果的指标。

(1)先兆流产:指妊娠 28 周前,先出现少量阴道流血,继之常出现阵发性下腹痛或腰背痛,妇科检查宫颈口未开,胎膜未破,妊娠产物未排出,子宫大小与停经周数相符,妊娠有希望继续者。经休息及治疗后,若流血停止及下腹痛消失,妊娠可以继续;若阴道流血量增多或下腹痛加剧,可发展为难免流产。尿 HCG 仍维持高水平则发生难免流产可能性小;HGG 小于 200ng/L,并逐渐减低,则有流产或死胎的可能;若 HCG 小于 48ng/L 则难免流产。在保胎治疗过程中,如 HCG 不断增高,说明保胎有效,反之则说明保胎无效。

(2)不全流产:指妊娠产物已部分排出体外,尚有部分残留于宫腔内,由难免流产发展而来。因宫腔内尚有残留的胎盘组织,HCG 检查仍可呈阳性。

(3)完全流产:指妊娠产物已全部排出,阴道流血逐渐停止,腹痛逐渐消失。妇科检查宫颈口已关闭,子宫接近正常大小。完全流产或死胎时 HCG 由阳性转为阴性。

4. 滋养细胞肿瘤 妊娠滋养细胞疾病是一组来源于胎盘滋养细胞的疾病,可分为葡萄胎、侵蚀性葡萄胎、绒毛膜癌(简称绒癌)、上皮样绒毛膜癌及胎盘部位滋养细胞肿瘤。

(1)葡萄胎:葡萄胎因妊娠后胎盘绒毛滋养细胞增生、间质水肿,而形成大小不一的水泡,水泡间借蒂相连成串,形如葡萄而得名。分为完全性葡萄胎和部分性葡萄胎两类,其中大多数为完全性葡萄胎,此类型有恶变的可能,其恶变率各国报道不一,为 5～20%。凡有停经后不规则阴道流血、腹痛、妊娠呕吐严重且出现时间较早,体格检查时有子宫大于停经月份,子宫孕 5 个月大小时尚不能触及胎体、不能听到胎心、无胎动,应怀疑葡萄胎的可能。HCG 测定为常规检查方法,一般表现为血或尿 HCG 值较正常妊娠明显升高,但也有少数葡萄胎,尤其是部分性葡萄胎,因绒毛退行性变,HCG 升高不明显。B 超检查是诊断葡萄胎的可靠方法。

(2)侵蚀性葡萄胎和绒毛膜癌:侵蚀性葡萄胎是指葡萄胎组织侵入子宫肌层引起组织破坏,或并发子宫外转移,具有恶性肿瘤行为,但恶性程度一般不高。妊娠性绒毛膜癌是一种继发于正常或异常妊娠之后的滋养细胞肿瘤。其中50%发生于葡萄胎之后,25%发生于流产后,22.5%发生于足月妊娠之后,2.5%发生于异位妊娠之后。绒癌的恶性程度极高。临床诊断根据葡萄胎排空后或流产、足月分娩、异位妊娠后出现阴道流血和(或)转移灶及其相应症状和体征,结合肿瘤标志物HCG异常,可考虑诊断为妊娠滋养细胞肿瘤。大多数侵蚀性葡萄胎发生在葡萄胎排空后12个月内,而绒癌则在葡萄胎排空12个月后发生;流产、足月分娩、异位妊娠后出现上述情况临床可诊断为绒癌。HCG测定:在葡萄胎排空后9周以上或流产、足月产、异位妊娠后4周以上,HCG持续阳性,或曾经一度下降后又上升,已排除妊娠物残留和再次妊娠的可能,结合临床表现可诊断为侵蚀性葡萄胎或绒癌。超声检查可辅助诊断子宫肌层内滋养细胞肿瘤病灶。X线胸片、CT、MRI有助于小病灶和转移灶的发现。

(3)妊娠滋养细胞肿瘤:患者术后3周,HCG应小于4ng/L,8~12周呈阴性;如HCG不减低或不转阴性,提示可能有残留病灶。

5.肿瘤标志物　男性尿中HCG升高可见于精原细胞瘤、睾丸畸胎瘤等。绒毛膜上皮癌HCG的分泌量与肿瘤体积成正比。此外,肺癌、胃癌、肝癌、卵巢癌、子宫颈癌等患者血液和尿中HCG也明显增高。当HCG作为肿瘤标志物应用时,必须结合临床表现和其他检查结果综合分析才能有意义。

(赵　磊)

第三节　粪便常规检测

● 粪便常规

一、概述

1.基本概念　粪便为肠分泌物、食物残渣及与肠道相连器官的分泌物等所组成的混合物。当消化功能障碍、胃肠道及与肠道相连器官有疾病时,皆对粪便有影响。因此,粪便检验对胃肠功能失调、消化功能障碍,以及消化道溃疡、梗阻或与肠相连脏器的病变,如肝、胆炎症及寄生虫病等的诊断都具有重要意义,尤其以消化道的炎症、肿瘤、出血和肠道寄生虫的诊断更为重要。粪便常规检测包括性状、红细胞、白细胞、寄生虫及虫卵检测。

2. 检验方法

（1）显微镜检查：通过普通光学显微镜检查粪便中有无病理成分,如各种细胞、寄生虫虫卵、异常细菌、真菌、原虫等。

（2）粪便分析工作站:包括标本浓缩收集管、自动加样装置、流动计数室、显微镜、电脑控制部分、传动装置,可自动吸样、染色、混匀、重悬浮,通过观察判断粪便沉渣各种成分做出定量计数,系统具有图像清晰、可实现粪便显微镜检查部分自动化等优点。

3. 参考值

性状:成形软便;

白细胞:0~偶见/高倍视野;

红细胞:无;

寄生虫及虫卵:无。

4. 适应证

（1）消化道及通向肠道的肝、胆、胰等器官的炎症、梗阻、出血、寄生虫感染等。

（2）间接评估胃肠、胰腺、肝胆系统功能状态。

二、便常规异常的常见原因（表1-22）

表1-22　便常规异常的常见原因

性状异常	
结肠紧张亢进	直肠和肛门狭窄或有肿物
便秘	霍乱
直肠炎	肠痉挛
细菌性痢疾	阿米巴痢疾
急性血吸虫病	慢性溃疡性结肠炎
肠结核	结肠癌
直肠息肉	肛裂及痔疮
消化不良	慢性胃炎
过敏性肠炎	假膜性肠炎
隐孢子虫感染	婴儿消化不良
红细胞	
直肠肛管损伤	结肠憩室炎
非特异性直肠炎	结肠息肉
直肠息肉	结肠癌
直肠癌	结肠血管瘤或畸形
痔疮	小肠血管瘤或畸形
肛裂、肛瘘	肠结核

续表

红细胞	
急性细菌性疾病	肠伤寒
阿米巴痢疾	小肠克罗恩病
血吸虫病	急性出血性坏死性肠炎
溃疡性结肠炎	钩虫病
小肠肿瘤	空肠憩室炎或溃疡
Meckel 憩室炎或溃疡	肠套叠
血液系疾病(白血病、血友病等)	急性传染病(流行性出血热、伤寒等)
风湿性疾病(SLE、白塞病等)	维生素 C 或维生素 K 缺乏症
尿毒症	败血症
重症肝炎	子宫内膜异位症
药物(如阿司匹林、吲哚美辛等)性肠炎	邻近恶性肿瘤或脓肿侵入肠道腔
白细胞	
肠道病毒、细菌、真菌、原虫、蠕虫感染等	急性出血性坏死性肠炎
炎症性肠病	动物类中毒
植物类中毒	药物中毒

三、临床思路(图 1-13)

1. 肠道原发性疾病

(1)直肠、肛管疾病

❀ 痔疮　痔疮的发病率超过 50%，包括内痔和混合痔。其中，内痔出血是成年人下消化道出血的最常见原因。便血一般发生于排便时，呈喷射状流出，或在便后滴出鲜血，血与粪便不相混。痔疮出血可以很严重，但如果没有出血倾向，一般很少发生引起血流动力障碍的大出血。反复出血可导致严重缺铁性贫血。由于本病在正常人群中普遍高发，因此，患有内痔的患者出现便血时，应注意排除其他病变的可能性。肛门视诊可见各类型外痔，直肠指检可触到内痔。脱出肛门外的内痔及混合痔可在肛门外观察到，呈圆形突起的暗红色小肿物；位于肛门内的痔核，嘱患者做用力排便动作时，也可脱出而看到。肛管镜检查时，内痔在肛管直肠平面以下，呈圆形，暗红色的痔块突入镜内。确定痔的诊断时，需仔细除外其他肛管、直肠疾病。

❀ 肛管、直肠损伤　便秘时，偶尔坚硬的粪块擦破肛管直肠黏膜，以致发生少量出血；做直肠乙状结肠镜检查时，如操作不仔细，也可损伤肛管直肠黏膜，引起少量出血。其出血的特点是：色泽鲜红，常覆盖于粪便表面，有时可伴少量黏液，一般都能自止。

❀ 肛裂　是小儿便血最常见的原因，典型症状是排便时及排便后不同程度的周期性疼痛，伴有便血，便血量少，色鲜红，呈丝状覆盖于粪便表面，常在排便后或紧接在便后出现。肛

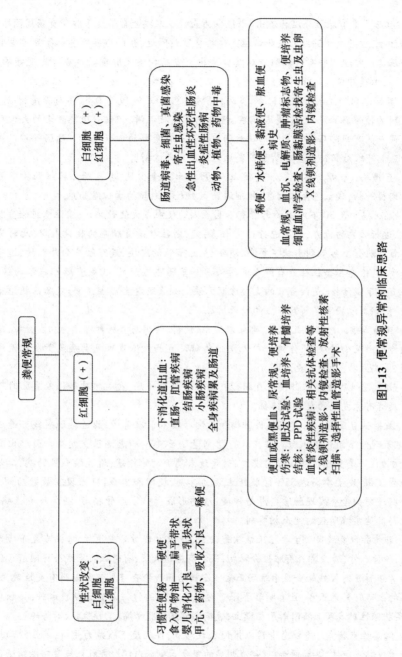

图1-13 便常规异常的临床思路

门视诊可见袋状皮垂(前哨痔),向两侧翻开肛门皮肤或同时嘱患者用力使肛管外翻,常可发现溃疡的下端或全部,溃疡呈卵圆形,边缘齐整,底呈红色。慢性者裂缘不整,底深,呈灰白色。

◈ 肛瘘 常有脓性分泌物流出,但很少为血性。本病最常继发于肛管直肠周围脓肿,少数为结核性,常继发于肺结核或肠结核。体检在肛门附近、会阴部或骶尾部等处可见肛瘘外口。挤压其周围组织即有少许脓液从瘘口流出。直肠指检及肛窥器检查可发现瘘管内口。如为直瘘,由瘘外口插入探针可经瘘管到内口,手指在肛管、直肠内可触及探针前端。

◈ 直肠息肉 主要症状是便血,多为间歇性,色鲜红,一般量不多,不与粪便相混。有些患者表现为慢性脓血样腹泻,易与痢疾、慢性结肠炎相混淆,但细心观察患者的大便可见成形的粪便一侧有凹陷压迹。直肠乙状结肠镜检查是最重要的诊断手段。结肠气钡双重造影X线检查或纤维结肠镜检查有助于多发性结肠息肉的诊断。

◈ 直肠乳头状瘤 常见症状是便血,但严重出血者少见,在直肠乙状结肠镜下呈基底宽的息肉样肿物,浅红色至深红色,钡剂灌肠X线检查表现为类似结肠癌。

◈ 直肠癌 凡30岁以上的患者有不明原因的便血或大便带脓血,需注意排除直肠癌的可能,应进行必要的检查;如有进行性贫血、消瘦,则往往是直肠癌的晚期表现,此时直肠指检大多数在肠壁上可触到形状不整齐、质硬、呈结节状的肿块,或可触及向外翻的、边缘隆起的硬性溃疡,检查指套往往染有鲜血和黏液。如直肠指检阴性,需做直肠乙状结肠镜检查,并可在直视下做活检,是最可靠的直接诊断方法。如直肠发生癌性狭窄,直肠乙状结肠镜不能通过,则钡剂灌肠可了解癌以上的肠段情况。

◈ 直肠类癌 患者多无症状,部分以便血、便秘、腹泻与直肠部疼痛为初发症状,除少数患者指检可触及小肿块外,体检一般无阳性体征。直肠镜检查可见类癌呈黄灰色至浅棕红色,球状或扁豆状,表面多无溃疡。

◈ 邻近恶性肿瘤或脓肿侵入直肠 直肠邻近脏器的癌、盆腔脓肿等侵入直肠时可产生便血。患者有原发病的症状和体征。

◈ 放射性直肠炎 治疗实体性肿瘤和骨髓移植术前准备时,肠道接触射线可造成慢性损伤,常表现为下消化道出血。但在放疗总剂量小于4Gy的患者很少发生。引起出血有两种可能机制:一是直接损伤血管内皮细胞,导致末端小动脉栓塞,造成缺血性肠病;二是黏膜毛细血管扩张,发生率高达55%。临床表现为疼痛、梗阻和出血,可出现在放疗后的6~18个月。病理解剖检查发现肠管增厚与僵硬、溃疡形成、狭窄、血管损害、浸润及炎性病变等,需注意与其他疾病所致的便血相鉴别。

◈ 非特异性直肠炎 主要临床症状是便血、排便次数增多或便秘,可伴有左下腹部不适或疼痛,除便血外,粪便常混有脓性分泌物,或混有糊状大便,有时血液呈线条样附着于固体大便表面。钡剂灌肠X线检查显示结肠正常。乙状结肠镜检查可见直肠黏膜有炎性改变,与病变相邻的上部肠黏膜正常,且有明显界限可分。急性期的特征是直肠黏膜水肿,接触后易出血,有条状脓性黏液及血液附着于黏膜上;晚期则直肠黏膜干燥,呈颗粒状,不易碎裂。

◈ 溃疡性直肠炎 本病患者常以排便次数增加,伴轻度下腹痛为主诉,病情活动期时常有黏液便或黏液血便,甚至便血,可伴有明显的里急后重。内镜检查所见与溃疡性结肠炎基本一致,可有黏膜充血、水肿、糜烂,易出血。诊断与鉴别诊断主要依靠肠镜检查及肠黏膜活检。

◈ 直肠结核 严重而广泛的肠结核可向下蔓延累及直肠形成溃疡,可发生脓血样大便,患者常伴有腹泻与便秘交替、下腹疼痛、里急后重、食欲缺乏、体重减轻等症状。直肠镜检查可发现与癌性溃疡、性病性肉芽肿溃疡或慢性结肠炎相似的病变。此病的溃疡常侵及肛门黏膜及附近皮肤,溃疡分泌物内可找到结核杆菌,患者多有肺结核病史,可与以上疾病相鉴别。X 线钡餐、钡剂灌肠、病灶活体组织检查等也可协助诊断。

(2)结肠疾病

◎ 急性细菌性痢疾 大便呈脓血样,量少,次数频繁,常伴有腹痛、里急后重及毒血症症状。反复细菌培养可明确诊断。

◎ 阿米巴痢疾 大便呈暗红色果酱样,黏液较多,有恶臭味。部分患者以便血为主要表现,里急后重较细菌性痢疾轻,右下腹常有压痛。新鲜粪便中找到阿米巴滋养体可明确诊断。

◎ 慢性结肠炎 极少患者有出血,常为间歇性,如有持续的便血且大便出现恶臭,需考虑并发结肠癌。

◎ 溃疡性结肠炎和克罗恩病 消化道出血是溃疡性结肠炎和克罗恩病的常见表现之一。主要表现为黑便或便血。但这类疾病引起的出血导致需要输血或休克等严重的血流动力学障碍的机会相对较少。克罗恩病发生大出血的部位多在结肠。整个结肠都存在明显炎症,对出血进行定位检查价值有限。

◎ 结肠憩室与憩室炎 患者多40岁以上,体型肥胖,常于坐位工作,有便秘习惯。无并发症的憩室无症状,如憩室发炎,则出现腹痛、发热、局限性腹部压痛等症状。大约20%的病例出现轻度、间歇性便血,诊断须于炎症消退后做钡剂灌肠 X 线造影检查。

◎ 结肠息肉病 少见,患者大多为青年成人,儿童次之。病变有家族性,可有大出血。其临床特点是腹泻,粪便可带鲜血及黏液,可因反复出血而引起小细胞低色素性贫血,纤维结肠镜检查和钡剂灌肠 X 线造影检查,均有助于明确诊断。

◎ 门脉高压性肠病 门静脉高压引起的上消化道黏膜病变特征已众所周知,除静脉曲张和门脉高压性胃病外,还有毛细血管扩张样病变,包括胃窦血管扩张等已有描述。有报道门静脉高压患者在远端小肠和结肠也可发现类似病变,而且,这可能是引起下消化道出血的原因。病变活检显示黏膜水肿、毛细血管扩张,伴有小的慢性炎症,均支持门脉高压性肠病的诊断。

(3)小肠疾病

◎ 急性出血性坏死性肠炎 有四个主要的临床特征:突发性急性腹痛、腹泻、便血和毒血症。患者发病前多有不洁饮食史或暴饮暴食史,也可无任何诱因突然发作。腹痛多位于左上腹或左中腹部,也可位于脐周或全腹。疼痛性质可为持续性隐痛或剧痛,经过数小时或十几小时后逐渐缓解,但不久又再发作。腹泻常随腹痛同时发生,早期为黄色水便,继而出现暗红色或鲜红色糊状血便。患者发病后 1~2 天内即出现衰弱无力、面色苍白、寒战、发热、不同程度的脱水及白细胞增多、核左移和中毒颗粒出现等毒血症表现。腹部检查可发现中等度鼓肠,有时可见肠蠕动波,左上腹、左中腹部或脐周压痛明显,但无固定的压痛点。腹肌紧张和反跳痛的出现提示局限性腹膜炎。肠鸣音初期增强,后期由于中毒性肠麻痹而减弱或消失。大便检查无溶组织阿米巴,可与急性阿米巴痢疾相鉴别,培养也无痢疾杆菌,患者也无里急后重或黏液脓血便,可与暴发性中毒性痢疾相鉴别、X 线透视检查可发现局限性小肠胀气,出现大小不等的液平面,患病小肠的肠壁水肿增厚、黏膜粗而不规则等征象,有重要辅助诊断意义。

◎ 肠结核 一般血便少见,当结核病变侵蚀大血管时,也可产生相当大量的血便。

◎ 非特异性溃疡性肠炎 溃疡性局限性肠炎,除有慢性轻度腹泻及腹痛外,可有大便隐血,严重出血者少见。当发生严重出血时,需与溃疡病及肠结核所致的出血相鉴别。本病出血前常有微热、腹泻、右下腹痛与触痛,出血后腹痛不减轻;溃疡病出血常有溃疡病病史或慢性中上腹痛病史,疼痛和压痛均在中上腹,出血后腹痛往往缓解。

◎ 空肠憩室炎或溃疡 空肠憩室罕见,一般有胃肠胀气、呃逆、上腹及脐周疼痛等症状,也有发生出血者。出血主要是由于憩室发炎、糜烂或溃疡形成所致。对原因不明的下消化道出血行 X 线钡餐检查时需注意此病的可能性。

◎ 回肠远端憩室炎(Meckel 憩室)或溃疡 Meckel 憩室是消化道最常见的先天性畸形,发生率为 1% ~4%。Meckel 憩室壁包括回肠壁的各层,属于真性憩室。大约 50% 的憩室内存在异位组织,以胃黏膜最常见。大多数 Meckel 憩室患者并无症状,常在肠造影、手术或尸解时偶然被发现,但可发生憩室发炎、糜烂或溃疡、出血或穿孔等并发症。Meckel 憩室在儿童患者中最常见的临床表现是出血。出血既可以是急性大出血,也可以是自限性间断出血。Meckel 憩室较少出现因隐性失血而导致的慢性贫血。根据高度可疑的临床表现,进一步结合血管造影结果,或利用 ^{99m}Tc 标记的锝酸盐扫描证实右下腹出现异位胃黏膜可以明确诊断,在便血期间做肠系膜上动脉造影或放射性核素示踪红细胞检查有重要诊断价值。

◎ 肠套叠 主要的症状有腹痛、呕吐、便血和黏液、腹部肿块。腹痛突然发生,呈阵发性。X 线钡剂灌肠检查有重要诊断意义,多数患者可见杯状或螺旋状阴影。本病需与急性出血性坏死性肠炎相鉴别。大多发生在 2 岁以下的健康婴幼儿,都有腹痛,血便量少,色鲜红,带黏液,血与大便不相混。儿童肠套叠以回盲肠套叠最常见,其次为回结肠套叠。成人肠套叠大多为继发性,由肠道肿瘤、肉芽肿、多发性息肉、Meckel 憩室等引起,诊断的主要依据有:①患者过去有类似腹痛发作史。②腹部可见一可缩小或消失的腹块。③X 线钡剂灌肠检查可发现结肠套叠征象,但不能显示小肠套叠。肠套叠可并发于过敏性紫癜,但少见。

◎ 小肠肿瘤 引起出血者甚多。原发于小肠的肿瘤较少见,其中恶性肿瘤更少见。恶性小肠肿瘤以恶性淋巴瘤最多,腺癌次之。良性肿瘤无全身症状,也少出血,但肿瘤增大可引起肠梗阻。恶性肿瘤的主要表现是部分或完全性肠梗阻,伴有腹胀、腹痛、食欲缺乏和体重减轻、便血、腹块。大部分患者的血便呈黑色或红色,一般量不多。诊断可首先应用 B 超,有条件时可用 CT 扫描。对出血型病例,放射性核素示踪红细胞检查可确定肠道出血部位。

◎ 黑色素斑—胃肠息肉病(Peutz - Jeghers 病) 本病为先天性疾病,与遗传有关,临床特征为局限性黏膜、皮肤色素沉着和胃肠多发性息肉。本病的诊断可依据:①面、手、前臂、前胸等处皮肤及唇、口腔黏膜、结膜的棕黑色色素沉着斑。②钡餐胃肠透视、钡剂灌肠检查可见胃肠道多发性息肉征象,纤维胃镜与结肠镜检查可直接观察到胃、结肠多发性息肉。③40%~50% 的患者家族成员中有同样的病变。

◎ 小肠血管瘤 主要症状为肠道出血或肠梗阻,可表现为急性大出血,但更多者为长期小量失血所致的贫血症状,经铁剂治疗后可改善,停止治疗一段时间后贫血又出现。出血期间做肠系膜上动脉造影可显示出血部位。

◈ Dieulafoy病　本病一直被认为是上消化道出血的原因,这种病变80%发生于胃,其余20%中的大部分发生在十二指肠。有报道发现在小肠和结肠有类似的病变,可引起严重便血。其病理特征是先天性的小动脉异常扩张,并伸入黏膜下层。这种血管组织学正常,但相对其浅表的位置而言,其管径的大小明显异常,因此也被称为"恒径动脉"。已报道的小肠和结肠Dieulafoy病变主要是根据对出血部位进行血管造影检查的结果。

(4)腹腔内血管疾病

◈ 缺血性结肠炎　最常见的主诉是轻度下腹痛伴鲜血便,腹部检查常仅有轻度压痛,部位常较固定,大多位于左侧腹部,患者大多患有动脉粥样硬化症。出血停止后做纤维结肠镜检查可明确诊断,并确定出血部位。

◈ 急性门脉血栓形成　本病以急性腹痛起病,出现腹胀、血性腹泻、腹水与脾大等症状。

2.全身性疾病累及肠道

(1)血液病:各类型紫癜、白血病、再生障碍性贫血、血友病、肠型恶性组织细胞病等均可引起便血,呈鲜红色、暗红色血便或黑便,量多少不一。患者同时有其他器官出血现象及血液学检查异常。

(2)急性传染/感染性疾病

◈ 肾病综合征型出血热　临床特点是起病急骤,有发热、头痛与腰背痛,面部潮红如醉酒状,有出血倾向、低血压(或休克)及肾功能损害。重症患者可出现便血、呕血、咯血、血尿等。便血量多少不等,常为黑便。

◈ 伤寒、副伤寒　并发肠出血多发生于病程的第2周和第3周。血便的特点是量较多,色暗红呈稀赤豆汤样。伤寒往往伴有相对缓脉,肠出血时脉搏加速,且有时体温下降,这些现象在排血便前即可观察到,有助于出血的及时诊断。易致误诊的是逍遥型伤寒,患者不自觉发热,往往突然发生便血,需经伤寒的细菌血清学检查才能确诊。

◈ 斑疹伤寒　流行性斑疹伤寒患者有时可出现血样大便。根据流行病学史、出血性斑丘疹、血清变形杆菌OX19凝集反应阳性,可确诊。

◈ 副霍乱　少数患者可发生血性大便,呈洗肉水样或肉汤样。如出血较多或在病的后期可呈柏油样。

◈ 钩端螺旋体病　以黄疸与出血为主要表现,可引起胃肠道出血,同时尚有其他器官的出血现象。

◈ 恙虫病　有出血的不多,其中以黑便稍多见,注意与伤寒肠出血相鉴别。

◈ 回归热　偶可引起便血。主要特点是回归型高热、剧烈头痛与肌肉关节疼痛、肝脾大、血及骨髓可找到螺旋体。

◈ 钩虫病　很少引起消化道大出血,患者一般是儿童及青少年,患者主要表现为腹痛、黑便、全身乏力、面色逐渐苍白、精神萎靡、食欲缺乏、营养不良等症状。此病的特点是按一般消化道出血常规处理后,症状不能缓解,黑便不止,经驱虫治疗后症状迅速显著好转,便血也随即停止。

（3）急性重型肝炎：急性重型肝炎（暴发性肝炎）也可引起便血，常为黑便。根据流行病学史、肝炎病症及肝功能异常，一般不难诊断。常伴有其他器官的出血，主要与凝血功能障碍有关。

（4）败血症：各种原因所致的败血症往往有出血倾向，偶尔可引起便血，量多少不一，常为黑便。

（5）维生素缺乏症：较严重的维生素C缺乏时可发生便血，往往同时伴有身体其他器官的出血。维生素K缺乏患者可发生便血，皮肤或其他黏膜也常有出血现象，常有凝血酶原时间延长。

（6）细菌性食物中毒

◈ 沙门菌属性食物中毒　潜伏期一般为8～24小时，起病急，出现畏寒、发热、腹痛、腹泻。腹泻常为水样便，偶呈脓血样，量多，里急后重不明显。病程多为2～4天。完整的病史包括所摄入的食物、摄入食物与发病的时间间隔、同时进餐者的发病情况，粪便培养沙门菌阳性。

◈ 金黄色葡萄球菌性食物中毒　潜伏期短，一般为1～4小时，恶心、呕吐明显且常为首发症状。可伴有腹绞痛，发热不常见。粪便为黄水样，臭，一般量不多，可有黏脓样沉淀物。病程一般为1～2天，粪便培养金黄色葡萄球菌阳性。

◈ 变形杆菌性食物中毒　潜伏期一般为5～12小时，多为水样便，也可有黏液。与沙门菌属性食物中毒相鉴别：前者腹痛、腹泻较恶心、呕吐多见，病程大多不超过2天，预后佳；后者多为2～4天，有死亡病例。变形杆菌血清凝集试验有助于诊断，粪便培养变形杆菌阳性。

◈ 嗜盐菌性食物中毒　潜伏期短，一般9～20天，腹痛较其他急性肠道感染为重，粪便水样或洗肉水样，后为脓血，量较多。病程一般在1～3天。早期粪便中可分离出嗜盐菌，病期1～2天。患者血清对嗜盐菌凝集效价增高〔1∶（80～320）〕。此病伴有血水便时需与急性出血性坏死性肠炎或过敏性紫癜相鉴别：急性出血性坏死性肠炎为散发性，腹痛较严重，中毒性休克较常见，左上腹或左中腹常有比较固定的压痛与肌紧张，肠鸣音常减弱；过敏性紫癜常有皮肤紫斑与血嗜酸性粒细胞增多，也可有关节痛。

◈ 肉毒中毒　急性胃肠炎表现不明显，潜伏期2小时至8天，平均2天左右。眼肌及延髓肌相继麻痹为本病最大特征。诊断依据：①有进食受污染食物史，往往集体发病。②急起而进行性发展的眼肌及延髓肌、颈肌相继麻痹。③患者始终意识清楚，极少发热。④细菌血清学检查对诊断有较大价值。

◈ 大肠杆菌性食物中毒　有5型大肠杆菌可引起急性肠源性疾病，即产肠毒素型、肠致病型、肠侵入型、肠黏附型和肠出血型。5～6月份好发，多有不洁饮食史，也可为院内交叉感染。主要症状为腹泻，少有发热、腹痛。

◈ 韦氏杆菌（耐热型）性食物中毒　主要为A型及F型菌致病。潜伏期一般为8～20小时，主要表现为急性胃肠炎症状，腹泻每天数次至十几次，一般为稀便及水样便，很少为脓血便。F型菌引起的食物中毒症状较为严重，呈现出血性坏死性肠炎的临床表现，预后较差;A 型引起的中毒症状一般较轻,病程较短,预后良好。

◎ 真菌性食物中毒 潜伏期短,症状甚至可于半小时内出现,临床表现因菌种不同而异。主要为胃肠道症状(呕吐、腹泻、上腹灼热感等)与中枢神经系统症状(头晕、头痛、烦躁、不安、惊厥、昏迷等),严重者可致周围循环衰竭或呼吸麻痹而死亡。

(7)尿毒症:后期可因尿素分解产物刺激肠黏膜、发生溃疡性结肠炎而引起腹泻或兼有便血。

(8)有毒植物中毒:重症毒蕈中毒者可发生消化道出血而引起呕血与血便,患者多合并皮肤紫癜,预后不良。严重棉子中毒时可发生嗜睡或烦躁不安、昏迷、抽搐等中枢神经系统症状及胃肠道出血征象。苍耳子中毒表现为胃肠道刺激症状,严重者有胃肠道大出血、昏迷等表现。

(9)化学性毒物中毒:误服氯化汞后可引起血性腹泻,粪便含有黏膜碎片,患者往往伴有牙龈与口腔黏膜肿胀、糜烂,吞咽疼痛和困难,后期出现尿闭和尿毒症。误服砷剂后口咽和食管有烧灼感,有恶心、呕吐、腹泻,并可出现水样血便,严重者可导致脱水、虚脱和血压下降等。误服黄磷后也可发生便血,常伴有畏食、上腹痛、恶心、呕吐,呕出物呈黑色,有蒜臭味,严重者可出现多器官功能衰竭征象。

(10)遗传性出血性毛细血管扩张症:粪便可为鲜红色血液、紫红色血便或柏油样。本病并发胃肠道出血的诊断依据参见上消化道出血。

(11)白塞病:本病可引起从口腔直至肛门整个消化道的溃疡形成,导致出血、穿孔或增殖性变。消化道出血一般表现为便血。

(12)子宫内膜异位症:子宫内膜异位症是一种相对常见的疾病,在育龄妇女中的发生率高达 10%。子宫内膜种植于结肠浆膜可以引起下腹痛和腹泻,严重者形成肿块而导致肠梗阻。当种植于浆膜的异位子宫内膜组织穿透结肠全层到达黏膜时,可出现结肠出血。这些患者的最常见表现是周期性便血,可见于 25% 的病例。内镜检查时可发现结肠有不同的黏膜异常,但缺乏特异性的内镜表现。病变经活检可确定诊断。

● 便隐血

一、概述

1. 基本概念 生理状况下,消化道无出血,粪便中无红细胞或血红蛋白。上消化道出血时,由于胃液的消化作用,红细胞被破坏释放出血红蛋白;下消化道出血时,粪便中可见红细胞。当消化道出血量小于 5ml,特别是上消化道的出血,红细胞被消化破坏,以致粪便外观无异常改变,粪便中无可见的血液,显微镜检查也未见红细胞,而需用化学法、免疫法等才能证实出血,称为隐血,检查粪便隐血的试验称为粪便隐血试验(FOBT)。

2. 检验方法

(1)化学法:化学法种类繁多,根据色原物质不同分为:还原酚酞法、联苯胺法、匹拉米洞法、无色孔雀绿法及愈创木酯法等。这些方法原理基本相同,即利用血红蛋白的亚铁血红素具有类似过氧化物酶的作用,能催化色原物脱氢氧化而呈色。此类方法虽简便易行,但所受影响因素较多,缺乏特异性,敏感性较差。

(2)免疫学法:免疫学法常用的有 ELISA、免疫斑点法、胶乳凝集抑制试验及胶体金标记夹心免疫法,此类方法基本上都采用人血红蛋白的单克隆抗体或多克隆抗体,特异地针对粪便中人血红蛋白而设计。本法特异性强、敏感性高,临床中较常用。

(3)血红蛋白荧光测定:采用卟啉荧光血红蛋白定量试验,以热草酸为试剂,使血红素转化为原卟啉进行荧光检测。该法克服了化学法和免疫法受血红蛋白降解而影响检测结果的缺点。但此法仍受外源性血红素、卟啉类物质干扰,且方法较复杂,而未能推广。

(4)放射性核素铬(^{51}Cr)法:用 ^{51}Cr 标记红细胞,可测定出血量,敏感性高于化学法,检测隐血特异,不受外源性动物血红蛋白等影响,故无需限制饮食。因价格昂贵和放射因素,限制了广泛应用。

(5)转铁蛋白(Tf)法:当胃肠道出血时,粪便中可出现大量的 Tf。单独或联合检测粪便隐血可作为消化道出血的有效标志。该法敏感性高、特异性强,是检测消化道出血的良好指标。

(6)Hemeselect 免疫法:运用反向被动血凝法原理,可检测完整的血红蛋白和球蛋白,主要用于检测结肠损害情况。但检测费用高。

3. 参考值 阴性。

4. 适应证

(1)协助诊断消化道出血。

(2)消化道恶性肿瘤的筛查。

(3)胃黏膜损伤药物治疗的监测。

二、便隐血阳性的常见原因（表 1 – 23）

表 1 – 23　便隐血阳性的常见原因

便隐血阳性	
食管癌	胃癌（包括残胃癌）
食管炎（反流性食管炎、食管憩室炎）	胃息肉
食管消化性溃疡	胃血管异常（血管瘤、Dieulafoy 病）
食管损伤	胃其他肿瘤（淋巴瘤、平滑肌瘤/肉瘤）
胃溃疡、胃手术后吻合口溃疡	胃黏膜脱垂伴溃疡
急性胃黏膜病变	急性胃扩张
胃扭转	十二指肠溃疡
胃血吸虫病	十二指肠憩室
胃克罗恩病	十二指肠非特异性炎症
胃结核	十二指肠肿痛
胆系结石、胆囊或胆管癌	肝脓肿或肝动脉瘤破入胆道
急性胰腺炎并发脓肿溃破累及十二指肠	胰腺癌
主动脉瘤	肝及脾动脉瘤破裂入胃肠道
纵隔肿瘤或脓肿	肝癌
胆道蛔虫病	吻合口或残胃黏膜糜烂
食管胃底静脉曲张破裂	门脉高压性胃病
直肠肛管损伤	结肠憩室炎
非特异性直肠炎	结肠息肉
直肠息肉	结肠癌
直肠癌	结肠血管瘤或畸形
痔疮	小肠血管瘤或畸形
肛裂、肛瘘	肠结核
急性细菌性疾病	肠伤寒
阿米巴痢疾	小肠克罗恩病
血吸虫病	急性出血性坏死性肠炎
溃疡性结肠炎	钩虫病
小肠肿瘤	空肠憩室炎或溃疡
Meckel 憩室炎或溃疡	肠套叠
血液系统疾病（白血病、血友病等）	急性传染病（流行性出血热、伤寒等）
风湿性疾病（SLE、白塞病等）	维生素 C 或维生素 K 缺乏症
尿毒症	败血症
重症肝炎	子宫内膜异位症
药物（如阿司匹林、吲哚美辛等）性肠炎	邻近恶性肿瘤或脓肿侵入肠道

三、临床思路(图1-14)

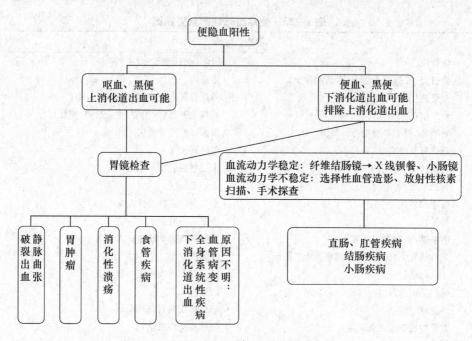

图1-14 便隐血阳性的临床思路

1. 食管疾病

(1)食管炎:食管炎常引起消化不良症状及隐性失血,消化道显性失血相对少见。食管炎的出血常为食管黏膜的弥漫性充血、糜烂、溃疡。一般而言,食管炎所致的出血,内科药物保守治疗效果较好,很少需要采取紧急止血措施。

(2)食管憩室炎:食管憩室并发炎症或溃疡时可发生急性出血,以呕血为主。

(3)食管癌:往往在较晚期出现,一般为小量的持续出血,以呕血为主,少数也可发生急性大出血。

(4)食管消化性溃疡:发生在反流性食管炎或食管的异位胃黏膜的基础上,位于食管下端近贲门处,可并发急性出血。在食管裂孔疝,胃在膈上的部分易并发溃疡,约20%的患者并发出血,且可为严重出血,表现为呕血和黑便。

(5)食管贲门黏膜撕裂出血:又称 Mallory-Weiss 综合征,其特点是黏膜的纵行撕裂后继发的动脉出血,90%的病例局限于贲门或胃食管连接处。Mallory-Weiss 综合征常发生于腹腔内压力急剧升高的情况下(如恶心、剧烈的咳嗽、用力排便、举重、腹部钝性创伤等）。主要表现为反复发作的剧烈呕吐或干呕之后出现呕血,X线钡餐检查未发现病理改变,早期胃镜检查可见胃与食管交界处有黏膜裂伤,与胃、食管的纵轴相平行。动脉造影有时也能确定出血的部位。

（6）食管异物:异物损伤大血管可导致食管大出血,大多为少量的出血。

2. 胃及十二指肠疾病

（1）胃、十二指肠溃疡:是中青年患者上消化道出血的主要原因,胃镜或X线钡餐检查是诊断的主要措施。

（2）胃炎:慢性胃炎一般不引起消化道出血,急性胃炎可致上消化道出血。

（3）胃癌:是上消化道出血的最常见原因之一,是中老年人上消化道出血的主要原因,胃镜或X线钡餐检查是诊断的主要措施。

（4）胃黏膜脱垂症:半数患者可并发急性上消化道出血,多为少量的出血,以呕血为主,少数仅有便血,多同时伴有腹痛。凡是急性上消化道出血的患者,以往无胃病史或有不规则胃痛史,无明显诱因和前驱症状而突然出血,或出血前几天有恶心、呕吐、腹痛加剧等前驱症状,提示本病出血的可能。

（5）胃动脉硬化:患者都是老年人,有全身动脉粥样硬化的表现。其临床特点是机体代偿功能较差,出血时重要脏器因缺血而发生严重的功能障碍。出血停止后X线钡餐检查无阳性发现。因此,当老年人以往无胃痛史而突然发生急性上消化道出血时,应考虑本病的可能。

（6）胃扭转:临床上少见,多为慢性型。患者多有节律性胃部疼痛,于餐后1~4小时出现,伴恶心、呕吐、反酸,持续2~3小时消失。有些病例有与进餐时间有关的上腹部疼痛,又可并发急性上消化道出血。慢性胃扭转发作时常有三大症状:剧烈的呕吐、上腹部局限性疼痛、胃管不能放入胃内。胃扭转并发急性上消化道出血很常见,X线检查能明确诊断。

（7）胃结核:临床少见。患者多为30岁左右的青壮年,此病可并发出血,但大出血少见。

（8）胃血吸虫病:可见于血吸虫病流行区,病变多位于幽门部,常引起幽门梗阻现象,或可触及上腹部包块,或因机械摩擦形成浅表溃疡并引起出血,常表现为黑便或伴有呕血,出血可严重,甚至发生休克。X线钡餐检查常可证明幽门梗阻和龛影。在血吸虫病流行地区,患者有感染血吸虫的病史而无肝硬化的证据时,如出现上腹痛、呕吐、反酸与上消化道大出血,X线钡餐检查诊断为"溃疡病",但按溃疡治疗仍继续出血,应考虑本病出血的可能性。纤维胃镜直视下取组织做病理活检能确诊。

（9）胃嗜酸性肉芽肿:少见,临床症状、X线钡餐检查表现以及内镜下所见均与胃癌相似。胃溃疡、上消化道大出血、幽门梗阻、息肉样变是本病的常见并发症,胃黏膜剥离活检法或深取黏膜下组织做病理检查确诊。

(10)胃肿瘤:胃淋巴肉瘤、胃平滑肌肉瘤和胃霍奇金病,在发生破溃或溃疡形成时,均可引起急性出血,表现为黑便或呕血伴有黑便。这种胃肿瘤在临床上很少见,患者以壮年和中年居多,无特征性临床表现,但常有不规则的上腹痛。X线钡餐检查也难与其他胃恶性肿瘤相鉴别。最可靠的诊断方法为胃内肿瘤组织或病变淋巴结的病理活检。

(11)十二指肠憩室:出血一般少见,临床上与溃疡病出血不易区别,十二指肠憩室疼痛的发生与饮食有关,但有一定的时间性和周期性。上消化道出血患者有类似溃疡病的症状,而X线钡餐检查无其他上消化道器质性病变发现,仅有十二指肠憩室时,应考虑此病出血。诊断主要依靠X线钡餐检查。憩室常位于十二指肠降段,纤维十二指肠镜能观察到。

(12)非特异性十二指肠炎:甚少单独发病,往往与胃炎并发。X线钡餐检查可发现患病肠段痉挛和动力增加(钡剂很快流过十二指肠),以及皱襞纹理粗乱等改变。十二指肠炎引起出血非常少见。纤维十二指肠镜检查诊断价值最大。

(13)十二指肠恶性肿瘤:十二指肠镜的诊断效率甚高,症状为消化道出血、腹痛、体重下降、黄疸和腹部肿块等。

(14)Dieulafoy病:是由于胃肠黏膜下层小动脉瘤破裂所致,由此可引起不同程度的出血。本病患者大多为中老年人,最常见于胃高位,可发生大出血,内镜直视下可呈一个针尖大出血点,或为一个喷血的弯曲小血管。

(15)食管胃底静脉曲张破裂:最突出的主诉常为呕血,呈鲜红色,量多,呕血前大多有上腹部饱胀感。部分病例可呕血少而便血多,或全无呕血仅有黑便。患者多有肝病史,有明显的肝功能异常与门脉高压症的体征,如脾大、腹壁静脉怒张、腹部移动性浊音等。急诊内镜检查可明确诊断。

(16)门脉高压性胃病:门脉高压性胃病可见于任何原因造成的门静脉高压。目前门脉高压性胃病更为常见,近来报道肝硬化患者中50%～60%可有门脉高压性胃病的表现。门脉高压性胃病是肝硬化患者上消化道出血的常见原因之一。门静脉高压时胃循环的系统学研究描述了小动脉和黏膜下、浆膜下静脉的变化。胃黏膜无显著的组织学炎症改变。不必要做内镜下活检。动物模型和肝硬化患者血流动力学研究提示胃黏膜血流增加,因此,这些病变是门静脉高压动力循环的表现之一。门脉高压性胃病造成上消化道出血,其内镜下表现为樱桃红斑或出血性胃炎。

（17）药物所致的上消化道损伤

◈ 肾上腺皮质激素　肾上腺皮质激素治疗可加重原有的胃、十二指肠溃疡的病情,甚至引起出血、穿孔等并发症。肾上腺皮质激素性溃疡发生于长期大剂量肾上腺皮质激素的疗程中,即所谓类固醇性溃疡。与阿司匹林并用时尤易发生。疼痛无明显节律性,常为隐袭性发展。出血常为临床唯一的症状,且量大,可威胁生命。此型溃疡在停用肾上腺皮质激素,改用制酸剂和抗胆碱能药物治疗后,很快愈合。X线钡餐检查常仅有轻度的变形,龛影是诊断的重要根据。

◈ 非甾体抗炎药　非甾体抗炎药(NSAID)特别是阿司匹林(乙酰水杨酸),引起急性胃出血或胃溃疡出血者并非少见。在出血前患者常有胃灼热、反酸与腹部不适或疼痛等症状。阿司匹林对胃黏膜有刺激作用,病变局限于药物接触的胃黏膜及其周围。水杨酸制剂对出凝血机制也有影响,故可引起相当严重的出血。保泰松口服或注射均可引起消化道溃疡,并使溃疡病加重或出血。

◈ 萝芙木制剂　特别是利舍平,不论长期的口服还是注射给药,均可诱发上消化道溃疡或使溃疡病加剧,甚至出血、穿孔。

◈ 抗生素　某些抗生素口服可引起胃肠反应,严重者可引起出血。曾有报道口服青霉素由于过敏性胃黏膜水肿引起上消化道出血,患者可伴有急性腹痛、荨麻疹及紫癜等。曾有报道使用金霉素使溃疡病加重而致出血、死亡。也有报道多黏菌素可引起胃肠道出血。

3. 上胃肠邻近器官疾病

（1）胆道疾病:出血比较少见,多由胆道感染、蛔虫及结石所引起。其他病因为肿瘤、创伤等。主要临床表现是剑突下或右上腹阵发性绞痛,疼痛缓解后出现便血或兼有呕血。呕出的血可混有细长条状小血块,是胆道出血所具有的特征,出血后疼痛即可缓解。症状常呈周期性发作和缓解。胆囊肿大可被触及也是胆道出血的重要体征。确诊需要剖腹探查。

（2）胰腺癌和壶腹周围癌:胰腺癌引起出血者罕见,多为晚期。壶腹周围癌出血比较常见。出血多表现为黑便,但也可伴有呕血。慢性上腹痛、营养不良、梗阻性黄疸等征象,对提示胰头癌与壶腹周围癌有重要意义。纤维十二指肠镜检查可直接观察到乏特乳头并可采取活组织做病理学诊断。B超和CT检查对胰腺癌诊断帮助甚大。

（3）胰管出血、胰管结石出血:胰管出血较为罕见,病程迁延,多为上腹痛反复发作伴柏油样便,可有呕吐咖啡色液体,发作可持续数日。B超检查有诊断意义,可发现胰腺积血或积液的囊肿,也可发现胰腺搏动性包块,CT、内镜检查和经内镜逆行胰胆管造影技术(ERCP)对诊断甚有帮助。胰管结石引起的出血罕见,诊断方法与胰管出血相同。

（4）异位胰腺:也称迷走胰腺,临床上少见,常为单个,也可为多发性。胃十二指肠异位胰腺可在胃肠钡餐检查时发现,异位胰腺有时可发生急性或慢性胰腺炎、囊样扩张、恶性或良性肿瘤而导致出血。

(5)急性胰腺炎:常引起急性胃黏膜病变,可致上消化道出血。

4.全身性疾病

(1)血管瘤:反复的出血是胃肠道血管瘤最常见的症状。胃肠道血管瘤最常发生于小肠,也可弥漫分布于胃肠道或仅局限于结肠,可采用纤维胃十二指肠镜或纤维结肠镜观察。X线钡餐检查有时类似小肠的良性肿瘤,而临床上有类似出血性消化性溃疡的表现。

(2)遗传性出血性毛细血管扩张症

消化道出血是此病的严重症状,且常反复发作,有时可发生急性大出血。在颜面皮肤、口腔、鼻咽部黏膜、上肢皮肤等处发现有多发性毛细血管扩张。家族中往往有同样的病史。钡餐胃肠检查和钡剂灌肠检查结果均为阴性。胃镜检查可以发现高出黏膜表面、色鲜红或深红的毛细血管扩张与出血灶,并有助于除外其他原因的胃与食管出血。

(3)弹性假黄瘤:是一种罕见的、有遗传倾向的全身结缔组织病,主要病变为动脉中层弹性纤维变性及内膜代偿性增厚。患者多为女性。当胃肠道血管受累时可发生上消化道大出血,尤其在妊娠期间。此病的特点是皮肤病变、眼底血管样条纹和视网膜损害,以及内脏广泛性血管病变。皮肤松弛,隐约可见条纹皱起,其中可见淡黄色小点状隆起,沿皮纹排列,国内曾报告1例并发急性上消化道出血。

(4)血液病:各类型紫癜、白血病、再生障碍性贫血、血友病等,均可引起消化道出血。

(5)尿毒症:晚期可由于胃肠分泌液中氮质代谢产物含量增加,其中尿素分解后所产生的氨与胺盐对黏膜的刺激与腐蚀作用,导致消化道黏膜糜烂与溃疡形成,并引起急性出血。血小板减少也有一定作用。常伴有其他器官的出血现象。

(6)腹主动脉瘤向肠腔穿破:出血量可为少量或大量,常反复发作。很少在初次发作时有血呕出。中腹部搏动性肿块常存在,但此并非诊断的必备条件。

(7)心脏病:胃肠道出血曾有报道见于急性心肌梗死合并休克、心律失常、充血性心力衰竭,常为急性或死亡前出血。肺气肿、慢性肺源性心脏病并发胃、十二指肠溃疡的发生率颇高。此型溃疡的特点是隐袭性,无典型的溃疡病症状。

(8)结缔组织病:肠穿孔、栓塞与出血,作为系统性红斑狼疮、皮肌炎与结节性多动脉炎的胃肠道并发症,可出现于肾、心或肺的临床症状出现之前。

(9)钩端螺旋体病:可引起胃肠道出血,但同时尚有其他器官的出血现象。

(10)应激性溃疡:是浅表性溃疡,通常为多发性,大多发生于外伤后、败血症或低血压状态,往往合并黄疸、肾衰竭和呼吸衰竭。最常见的临床表现是无预兆的出血,出血量大,但引起穿孔和梗阻者甚少。大面积烧伤后发生的溃疡称 Curling 溃疡,由于颅内损伤、脑瘤或颅脑手术后发生的溃疡称 Cushing 溃疡。应激性溃疡主要应与各种药物或乙醇所致的糜烂性胃炎相鉴别。

5. 下消化道出血 下消化道出血是 Treitz 韧带以下的消化道出血。其特征性的临床表现为便血,也可表现为黑便或柏油样便,贫血和粪便隐血阳性。下消化道出血的发病率与上消化道出血相比相对较低。下消化道出血主要包括直肠、肛管疾病引起的出血,结肠、小肠疾病引起的出血,以及全身疾病累及肠道引起的出血。下消化道出血可引起便常规中出现红细胞,在便红细胞检查中已描述,本节不再一一介绍。

(赵　磊)

第四节　其他体液检测

● 胃液隐血试验

一、概述

1. 基本概念　生理状况下,消化道无出血。当消化道出血量小于 5ml,特别是上消化道的出血,红细胞被消化破坏,肉眼和显微镜均不能证实出血,需用化学法、免疫法等才能证实出血,称为隐血。检查胃液潜血的试验称为胃液隐血试验。

2. 检验方法　胃液隐血的检测方法与大便隐血相同,主要有化学法、免疫学法、转铁蛋白法等方法。免疫学方法采用人血红蛋白的单克隆抗体或多克隆抗体,特异地针对粪便中人血红蛋白而设计,特异性强、敏感性高,在临床中被广泛应用。其他方法在此不再赘述。

3. 参考值　阴性。

4. 适应证　与大便隐血大致相同,主要应用于以下方面。

（1）协助诊断消化道出血。

（2）消化道恶性肿瘤的筛查。

（3）胃黏膜损伤药物治疗的监测。

二、胃液隐血阳性的常见原因（表1-24）

表1-24　胃液隐血阳性的常见原因

食管癌	胃癌（包括残胃癌）
食管炎（反流性食管炎、食管憩室炎）	胃息肉
食管消化性溃疡	胃血管异常（血管瘤、Dieulafoy病）
食管损伤	胃其他肿瘤（淋巴瘤、平滑肌瘤/肉瘤）
胃溃疡、胃手术后吻合口溃疡	胃黏膜脱垂伴溃疡
急性胃黏膜病变	急性胃扩张
胃扭转	十二指肠溃疡
胃血吸虫病	十二指肠憩室
胃克罗恩病	十二指肠非特异性炎症
胃结核	十二指肠肿瘤
胆系结石、胆囊或胆管癌	肝脓肿或肝动脉瘤破入胆道
急性胰腺炎并发脓肿溃破累及十二指肠	胰腺癌
主动脉瘤	肝及脾动脉瘤破裂入胃肠道
纵隔肿瘤或脓肿	肝癌
胆道蛔虫病	吻合口或残胃黏膜糜烂
食管胃底静脉曲张破裂	门脉高压性胃病
血液系统疾病（白血病、血友病等）	急性传染病（流行性出血热、伤寒等）
风湿性疾病（SLE、白塞病等）	尿毒症
药物（如阿司匹林、吲哚美辛等）性胃炎	邻近恶性肿瘤或脓肿侵入胃肠道

三、临床思路

胃液隐血阳性主要反映上消化道有出血，上消化道出血的临床表现主要取决于病变性质、部位、出血量与速度。既往病史、临床症状及体征可为出血的病因提供重要线索，但确诊出血的部位与病因尚需要必要的辅助检查。患者临床上可出现发热、呕血、黑便、头昏、心悸、乏力、突然直立性低血压或昏厥等失血性周围循环衰竭症状。

病史是诊断的基础。①慢性、周期性、节律性上腹痛多提示消化性溃疡出血，尤其是出血前疼痛加剧，而出血后疼痛减轻或缓解；②有服用非甾体抗炎药等损伤胃黏膜的药物史、酗酒史及过度劳累、严重创伤及手术者,可能是急性胃黏膜损害;③过去有病毒性肝炎、血吸虫病,或慢性酒精中毒、肝硬化或肝癌,并有肝病与门静脉高压的临床表现者,消化道出血的可能原因是食管胃底静脉曲张破裂;④慢性隐匿性消化道出血,伴有慢性失血性贫血者,胃肠道出血伴有食欲缺乏、消瘦者,应警惕胃肠道肿瘤的可能。胃镜检查是目前诊断上消化道出血病因的首选诊断方法。胃液隐血阳性的诊断思路参见图 1 – 14 中上消化道出血的诊断思路。所涉及的疾病主要包括食管疾病,胃部疾病及十二指肠疾病,胃肠邻近器官疾病,包括肝、胆、胰腺、主动脉肿瘤、纵隔肿瘤等疾病,以及血管性疾病、血液病、结缔组织病、急性感染、尿毒症等全身性疾病。具体参见便隐血部分,在此不再赘述。

● 腹水检测

一、概述

1. 基本概念　正常人腹腔内有少量液体,一般不超过 200ml。由于各种原因引起腹腔内游离液体过量积聚,称为腹水。腹水是临床上常见的临床表现。少量腹水不一定会有明显的症状与体征,可经超声探查测出。一般腹水多至 1000ml 以上才会表现出明显的症状与体征,腹部可叩出移动性浊音。症状出现的早晚和轻重存在个体差异。腹水的病因很多。腹水可单独存在,亦可作为全身性水肿的表现之一。根据产生的原因及性质不同,腹腔积液分为漏出液和渗出液。

(1)漏出液:漏出液为非炎性积液,形成原因有:①血管内胶体渗透压下降,常见于低蛋白血症、肝硬化、肾病综合征,当血浆白蛋白 <25g/L,可致血浆外渗形成积液;②毛细血管静脉压增高,常见于充血性心力衰竭、缩窄性心包炎,由于血容量增加,上腔静脉回流受阻所致;③淋巴管阻塞,常见于肿瘤压迫或丝虫病引起的淋巴液回流受阻所致。

(2)渗出液:渗出液为炎性积液。形成原因有:①细菌感染。感染时由于病原微生物的毒素、缺氧及炎症介质的作用,使血管内皮细胞受损,血管通透性增加,以至白蛋白、球蛋白,甚至纤维蛋白原及各种血细胞都能通过血管渗出,常见于细菌性、结核性腹膜炎。②恶性肿瘤。恶性肿瘤细胞能产生血管活性物质,使浆膜毛细血管通透性增加,大量血浆蛋白及红细胞渗出,同时由于癌细胞的浸润,引起糜烂性出血,故容易引起血性浆膜腔积液,若发生癌性淋巴管阻塞,淋巴引流受阻,可促进积液的形成,常见于转移性肺癌、乳腺癌、淋巴瘤及卵巢癌等。③其他原因:可见于风湿热、系统性红斑狼疮及外伤等。

(3)血清-腹水白蛋白梯度(SAAG):SAAG为血清白蛋白浓度与腹水白蛋白浓度之差,若大于11g/L,则诊断门静脉高压的准确率达97%,如SAAG<11g/L,则患者无门静脉高压。高SAAG和低SAAG已用来替代漏出液和渗出液的概念。漏出液是指高SAAG,肝硬化是高SAAG最常见的病因;渗出液是指低SAAG,腹膜癌肿是低SAAG最常见的病因。肝硬化患者休克时SAAG很低,是门静脉低压所致。

2. 检验方法

腹水的实验室检查对确定腹水的病因有重要的价值,尤其是在鉴别良、恶性腹水时不可缺少,同时,有助于了解腹水有无感染。

(1)肉眼外观:漏出液常为淡黄、清亮;渗出液常深黄、混浊或为脓性,但病因不同,可呈其他颜色。乳糜性腹水外观乳白、混浊;血性腹水外观暗红或淡红。

(2)生化检查:常用检测指标有黏蛋白定性实验(Rivalta试验)、蛋白定性、葡萄糖测定、乳酸测定、酶活性测定(乳酸脱氢酶、淀粉酶、溶菌酶、腺苷脱氨酶等)。腹水淀粉酶测定对坏死性胰腺炎有诊断价值。腹水腺苷脱氨酶测定对结核性腹膜炎的诊断具有非常重要的参考价值。SAAG在判断腹水的性质方面有较大意义。

(3)细胞学检查:除检查普通炎性细胞外,细胞学检查亦是诊断癌性腹水的重要依据。所取腹水量要足够多,需反复多次抽取腹水找癌细胞,但阳性率不太高,故阴性不排除恶性肿瘤。

(4)腹水细菌学检查:一般要进行细菌培养,必要时要加做厌氧菌培养。阳性结果对感染性腹水有确诊意义,同时做药物敏感试验以供临床用药参考。腹水中找抗酸杆菌和(或)结核杆菌培养,对结核性腹膜炎有诊断价值,但阳性率低,临床实际应用价值有限。

(5)染色体核型分析:腹水中细胞染色体数目和形态变异若以超二倍体为主,且属非整倍体,有染色体结构异常,则恶性腹水可能性大。

3. 参考值　健康人腹腔仅有少量腹水(<50ml)起润滑作用,无色、无味、清澈、透明、久置不凝。

4. 适应证

(1)各种不明原因腹水的病因诊断。

(2)腹腔内注射药物。

(3)拟行腹水回输。

二、腹水的常见原因(表1-25)

表1-25 腹水的常见原因

肝硬化	克山病
原发性及继发性肝癌	限制型心肌病
病毒性肝炎	下腔静脉阻塞综合征
慢性心功能不全	肝小静脉闭塞症
心包炎	门静脉阻塞
慢性肾小球肾炎(肾病型)	结核性腹膜炎
肾病综合征	自发性细菌性腹膜炎
血液透析相关性腹膜炎	急性腹膜炎
胰腺炎(尤其是急性重症胰腺炎)	多发性浆膜炎
胰腺假性囊肿	阿米巴肝脓肿破裂
胰管结石	真菌性腹膜炎
胰腺肿瘤	腹膜转移瘤
恶性营养不良	腹膜间皮瘤
蛋白质丢失性胃肠病	系统性红斑狼疮
黏液性水肿	卵巢刺激综合征

三、临床思路(图1-15)

(1)肝硬化腹水:各种类型肝硬化是引起腹水最常见的原因。据报道,国内约80%的肝硬化患者是由慢性乙型肝炎及丙型肝炎发展而来。在血吸虫病流行区,血吸虫性肝纤维化所致腹水可占较大比例。近年来,也有部分酒精性肝硬化患者。肝硬化患者出现腹水作为肝功能失代偿的标志,常在上消化道大出血之后出现或加重。患者常有肝炎史,最常见症状为纳差、腹胀等,体检常有肝功能减退及门静脉高压症表现;化验检查有肝功能异常、凝血酶原时间(PT)延长、病毒标志物阳性等;B超可显示肝脏大小、外形改变,脾大及门静脉内径增宽;X线食管钡餐检查或胃镜检查可见食管或胃底静脉曲张征象。对疑难病例可行经皮肝穿刺活组织检查或腹腔镜检查,一般可明确诊断。复杂情况下,肝硬化合并原发性肝癌或自发性感染性腹膜炎应注意鉴别。

(2)肝癌:起病隐匿,早期缺乏典型症状。临床症状明显者,病情大多已进入中晚期。中晚期临床表现主要有:肝区疼痛、肝大、黄疸、肝硬化征象,进行性消瘦、发热、食欲缺乏、乏力、营养不良和恶病质等全身性表现,也可表现为伴癌

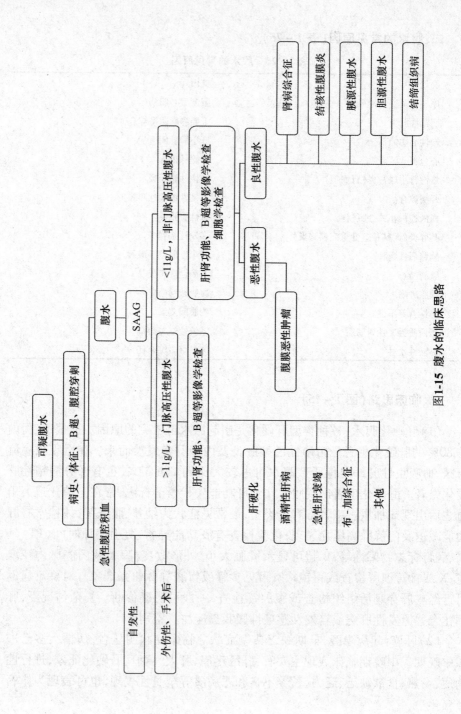

图1-15 腹水的临床思路

综合征。国际上广泛使用的肝癌诊断标准为:①具有两种典型影像学(超声、增强 CT、MRI 或选择性肝动脉造影)表现,病灶 >2cm;②一项典型的影像学表现,病灶 >2cm,AFP >400ng/ml;③肝脏活检阳性。满足上述标准中的任一项,即可诊断肝癌。

(3)病毒性肝炎:主要见于重症肝炎,临床上常急性起病,胆红素水平明显升高。

2. 心血管疾病

(1)慢性充血性心力衰竭:主要见于右心衰竭,常有颈静脉怒张、下肢水肿、肝大及慢性肺病病史。

(2)心包炎

◈ 渗出性心包炎　可出现腹水,并伴有颈静脉怒张、肝大、肝颈反流征阳性、静脉压升高、下肢水肿等,酷似心力衰竭。但患此病时心尖搏动消失、心音遥远,大量渗液时心脏向两侧增大,心浊音均呈绝对浊音,常有奇脉,与右心衰竭不同。

◈ 慢性缩窄性心包炎　主要症状为呼吸急促、腹胀腹水、下肢凹陷性水肿、颈静脉怒张、肝大、静脉压升高、脉压变小、奇脉、心音遥远等。腹水的程度与全身性水肿不相平衡,且常出现较早且较明显。部分患者可无全身水肿而以腹水为主要表现,易误诊为肝硬化。其主要的鉴别点是肝硬化无静脉压升高和奇脉,且失代偿肝硬化有明显肝功能异常。本病无相应的心脏杂音、心脏增大与心肌肥厚的体征,X线透视可见肺野异常清晰、心脏搏动减弱,有时心脏边缘可见钙质沉着,可与慢性右心衰竭相鉴别。外周静脉压的测定、心脏B超及CT检查具有诊断价值。

(3)克山病:起病隐袭,患者由于慢性充血性心力衰竭,逐渐出现咳嗽、咳痰、呼吸困难、发绀、腹胀、肝大与下肢水肿等症状和体征。胸水和腹水是较晚期症状。患者常有低血压。体检可见:颈静脉充盈;心脏向两侧扩大,尤以左侧较明显;心律不齐也常见,心电图提示心肌病变的表现。此病主要应与脚气病性心脏病、风湿性心脏病等相鉴别。

(4)布 - 加(Budd-Chiari)综合征:急性型主要表现为急性腹痛、肝大、腹水和轻度黄疸。慢性型发展较慢,先出现上腹痛、肝大和消化不良症状,继而在上腹部及下胸部近剑突处出现静脉曲张、脾大和腹水。腹水为漏出液,量多,增长迅速,治疗效果不佳。急性型布 - 加综合征与急性右心衰竭、渗出性心包炎相似。慢性型布 - 加综合征与慢性缩窄性心包炎及肝硬化的临床表现相似。肝静脉阻塞时心脏正常、无颈静脉怒张、肝颈反流征阴性、无奇脉,可与右心衰竭与心包炎相鉴别。此病与肝硬化的鉴别主要根据有:①突发性肝区疼痛及进行性肝大,脾通常不大或稍大,而肝硬化则肝缩小,常伴有脾大和脾功能亢进。②腹水生长迅速且疗效不佳。③常伴有下腔静脉血栓形成,可出现明显的侧胸腹壁静脉曲张,且下腹壁静脉血流方向自下而上,一般无脐周静脉曲张。④肝功能检查提示无明显改变,而肝硬化伴有腹水时均有明显的肝功能异常。⑤B超、CT检查发现肿大的肝脏尾叶等改变对本综合征有重要的诊断价值。

(5)肝小静脉闭塞症:临床表现与布-加综合征相似,但在肝静脉造影时,布-加综合征有肝静脉梗阻现象,而本病则无。

(6)门静脉血栓形成:急性型主要表现为急性腹痛、腹胀、呕吐、呕血和便血,但腹水不常见。一旦出现腹水,则量多、生长迅速,为漏出液。慢性型以门静脉高压症状为主,表现为腹水、静脉侧支循环形成、脾大和脾功能亢进。此病肝脏很少肿大,而脾大显著,可与肝静脉阻塞相鉴别。脾门静脉造影是诊断本病的主要方法。部分患者需经手术探查才能确诊。

(7)下腔静脉阻塞综合征:阻塞发生在肝静脉入口以上者的临床特点是:①急性型有剧烈腹痛、恶心、呕吐、休克及进行性肝大,有时有腹水。②慢性型腹水量多,穿刺放液后迅速再渗出,常伴有下肢水肿及下肢静脉曲张,肝大较脾大显著。上腹部、下胸部,尤其侧胸腹壁静脉呈索条状曲张,且下腹壁静脉血流方向自下而上,与肝静脉阻塞和肝硬化的下腹壁静脉血流方向不同是本综合征较突出的特征;下肢静脉压比上肢静脉压增加显著。下腔静脉造影检查对本病的诊断有重要意义。可显示阻塞部位。

(8)原发性限制型心肌病:临床表现与慢性缩窄性心包炎相似,可有腹胀、肝大、腹水、足肿、心悸、气急等,但X线胸片上有心影增大、心内膜线状钙化影。心脏造影或放射性核素扫描见心室腔狭小或血液流动缓慢、心电图呈心室肥厚表现或有异常Q波,有助于两者的鉴别。

3.腹膜疾病

(1)渗出性结核性腹膜炎:渗出性结核性腹膜炎可并发腹水。大多发生于40岁以下,以青壮年最多见,女性比例相对较高。常合并肠系膜淋巴结结核、肾结核、肠道结核、女性输卵管结核等,少数可合并有结核性浆膜炎、粟粒型结核、结核性脑膜炎等。腹水以少量至中量居多,一般起病缓慢,症状较轻。本病的诊断依据:①青壮年患者,有结核病史,伴有其他器官结核病证据。②主要临床表现为低热、腹胀、腹痛、腹水和(或)腹部肿块及腹部压痛。③腹腔穿刺获得腹水为渗出性,少量为血性,偶为乳糜性,腹水细胞以淋巴细胞为主。④血细胞沉降率显著上升,结核菌素试验(PPD试验)呈强阳性。⑤有游离腹水者腹腔镜直视下取腹腔活组织检查有确诊价值。⑥腹水浓缩找结核杆菌及结核菌培养可为阳性,但阳性率很低;腹水腺苷脱氨酶(ADA)测定也有诊断价值。⑦抗结核试验性治疗效果良好。

（2）急性胰腺炎并发腹膜炎：常提示病情严重。

（3）肺吸虫性腹膜炎：临床上有腹痛、腹水等症状，鉴别诊断上需与结核性腹膜炎相鉴别。肺吸虫病患者均有相应的流行病学史及肺内肺吸虫病变，痰多呈铁锈色，痰内常可发现肺吸虫卵，肺部 X 线检查可见肺吸虫囊肿征象，腹膜炎症经过比较急，常在数月之内自愈，与结核性腹膜炎不同。

（4）系统性红斑狼疮并发腹膜炎：系统性红斑狼疮并发腹膜炎也可引起腹水，腹水呈浆液性渗出液，量一般不多。

（5）胆固醇性腹膜炎：腹水呈黄色或淡黄色，混浊并可见浮游发亮的结晶，比重多在 1.020 ~ 1.030，黏蛋白定性试验（Rivalta 试验）大多阳性，镜检可见大量扁平、长方形或梭形的胆固醇结晶，细胞计数为 $(0.1 ~ 2.3) \times 10^6/L$，普通细菌培养阴性，血清胆固醇显著升高。

（6）多发性浆膜炎：多发性浆膜炎是指各浆膜（包括腹膜、胸膜、心包膜等）先后或同时发生渗出性炎症。病因以结核多见。此外，也可见于风湿热、结缔组织病等。临床表现取决于原发疾病，腹水为渗出液。

（7）糖衣肝：本病的特点是由于严重慢性肝周围炎，肝脏表面覆盖一层厚而发亮的坚韧纤维膜，类似冰糖。本病多发生于中年，早期可无症状，晚期出现重度腹水及类似肝硬化腹水期体征，腹水一般较顽固，但通常无明显恶病质，也罕有黄疸和上消化道出血，这与一般的肝硬化不同，也是提示本病的诊断线索。腹腔镜检查对本病的诊断有帮助，常因腹水而不宜肝穿刺活检。

（8）嗜酸性粒细胞性腹膜炎：腹水为渗出液，腹水中有大量嗜酸性粒细胞，血中嗜酸性粒细胞也增多，慢性经过，ACTH 静脉滴注可缓解病情，但不能阻止病变的发展和复发。

（9）腹膜肿瘤——癌性腹水：主要是原发肿瘤的临床表现及实验室检查发现，但也有患者原发病灶隐匿，开始表现为腹水。因腹水检查常为渗出液，又可伴有低热、乏力等非特异性症状，常易误诊为结核性腹膜炎。但癌性腹水量较大且增长迅速，多为血性。肝癌性腹水常伴有肝硬化，除肝功能异常外，多有甲胎蛋白（AFP）升高，结合 B 超及 CT 等肝影像学检查多数可以确诊，必要时行经皮肝穿刺活组织检查。大便隐血阳性常是胃癌或大肠癌的重要线索。对女性患者，要注意盆腔肿块，做妇科检查除外宫颈癌。腹腔镜直视下活检可确诊。腹膜间皮瘤主要临床表现是腹部肿块、腹水（常呈血性）及恶病质，诊断主要根据腹水中发现间皮瘤细胞，腹腔镜下或剖腹探查病理活检诊断更有价值。

4. 肾脏疾病　慢性肾炎肾病型和肾病综合征可有明显的腹水，为全身性水肿的局部表现。腹水为漏出液，常伴有大量蛋白尿、低蛋白血症、血清胆固醇升高等。

5. 胰源性腹水 胰源性腹水多发生在慢性胰腺炎的基础上,患者多有酗酒史,少数有腹部外伤史,极少数有急性胰腺炎史。主要症状为逐渐加重的腹胀,伴食欲缺乏、乏力、消瘦等。血清淀粉酶低于腹水或正常。腹水蛋白大多升高。经内镜逆行胰胆管造影技术(ERCP)可发现胰管瘘口。

6. 营养障碍性疾病 各种原因的营养障碍均可引起全身性水肿,严重时出现腹水。腹水为漏出液,营养改善后腹水可迅速消失,主要由于低蛋白血症或同时伴有维生素 B_1 缺乏所致。但部分患者外周血白蛋白并不降低,由此可见腹水产生的机制还不甚清楚。

7. 其他

(1)乳糜性腹水:可为丝虫病性肉芽肿、淋巴结结核、肿瘤、外伤或手术后瘢痕形成等阻塞或压迫胸导管与乳糜池所致。乳糜液为乳白色液体,比重1.012~1.018,酸碱度为 pH7.4 左右,总蛋白3.0~8.0g/L,加入苏丹Ⅲ酒精溶液呈红色,加入乙醚可变澄清。假性乳糜性腹水可见于慢性腹腔化脓性感染。

(2)腹腔脏器的恶性淋巴瘤:患者常有不同程度的发热,呈不规则热或弛张热。肿瘤压迫静脉分支也可引起腹水,腹水为漏出液,借此可与结核性腹膜炎相鉴别。本病腹水一般不呈血性,而腹膜癌腹水大多为血性。

(3)胆汁性腹水:胆汁性腹水是指腹腔内胆汁样积液,而不伴有典型腹膜炎的症状和体征。病因为胆石症、胆道系统手术后、肝硬化腹水伴黄疸、肝胆系损伤等。

(4)甲状腺功能减退症:有时可出现腹水,量可较大,伴有胸腔和心包积液,临床上易误诊为结核性腹膜炎。甲状腺制剂治疗后,甲状腺功能减退症状缓解,腹水则完全消退。

(5)梅格综合征:有三大病症,即盆腔肿瘤(绝大多数是卵巢纤维瘤)、腹水与胸水。腹水比重1.016~1.020,细胞在 $0.4 \times 10^6/L$ 以下,蛋白质含量常在30g/L 以上。肿瘤出血时腹水呈血性。

(6)POEMS 综合征:即 Crow - Fukase 综合征,主要特征为 P—多发性神经病(polyneuropathy),O—脏器肿大(organomegaly),E—内分泌病(endocrinopathy),M—蛋白(monoclonal gammopathy)和 S—皮肤改变(skin changes),集英文首字母,称为 POEMS 综合征。病因尚未完全明了,可能是由浆细胞产生异常免疫球蛋白血症导致多系统损害。要与多发性周围神经病相鉴别,以感觉运动型神经病突出,下肢受累较上肢早且重,左右可不对称。常有脑脊液压力升高,视盘水肿,大部分有自主神经功能受损。肌电图呈神经性损害,运动、感觉传导速度早期可以减慢。腓肠神经活检,早期可见脱髓鞘,晚期轴索变性。若出现脏器肿大、内分泌异常(高血糖也常见)、M 蛋白和骨髓浆细胞增生、低热、血细胞沉降率增快、体重下降、下肢水肿、杵状指、白甲及渗出性胸腹水、心包积液(三腔积液),则诊断不难。腹水为渗出液,伴有典型的周围神经病变的体征。

(赵　磊)

参考文献

1. 王鸿利. 实验诊断学. 第 2 版. 北京:人民卫生出版社,2010.

2. 乐杰. 妇产科学. 第 7 版. 北京:人民卫生出版社,2008.

3. 陈孝平. 外科学. 第 2 版. 北京:人民卫生出版社,2010.

4. 刘乃丰,孙子林. 临床医嘱手册. 第 5 版. 南京:江苏科学技术出版社,2011.

5. 罗春丽. 临床检验基础. 第 3 版. 北京:人民卫生出版社,2010.

6. 中华医学会. 临床诊疗指南·妇产科学分册. 北京:人民卫生出版社,2007.

7. 中华医学会. 临床诊疗指南·消化系统疾病分册. 北京:人民卫生出版社,2005.

8. 中华医学会. 临床诊疗指南·肾脏病学分册. 北京:人民卫生出版社,2011.

9. 张顺财. 消化系统疾病诊断与鉴别诊断学. 北京:科学出版社,2004.

10. Hollis VS, Holloway JA, Harris S, et al. Comparison of venous and capillary differential leukocyte counts using a standard hematology analyzer and a novel microfluidic impedance cytometer. PLoS One, 2012,7(9):e43702.

11. Kamyab A, Cook J, Sawhney S, et al. The role of a complete blood count with differential for the surgeon. Am Surg, 2012,78(4):493-495.

12. Agarwal R, Light RP. Patterns and prognostic value of total and differential leukocyte count in chronic kidney disease. Clin J Am Soc Nephrol, 2011,6(6):1393-1399.

13. Woo HY, Shin SY, Park H, et al. Current status and proposal of a guideline for manual slide review of automated complete blood cell count and white blood cell differential. Korean J Lab Med, 2010,30(6):559-566.

14. Semmelrock MJ, Raggam RB, Amrein K, et al. Reticulocyte hemoglobin content allows early and reliable detection of functional iron deficiency in blood donors. Clin Chim Acta, 2012,413(7-8):678-682.

15. Geldard AR, Tobin DJ, Cuthbert A. Immature reticulocyte fraction as a useful parameter for blood transfusion assessment in anaemia. Br J Biomed Sci, 2009, 66(2):98-101.

16. Bianchi JV, de Azevedo MR, Jens E, et al. Frequency of human platelet antigens in oncohematological patients with thrombocytopenia and the probability of incompatibility to platelet transfusions. Rev Bras Hematol Hemoter, 2012,34(3):202-205.

17. Waki K, Hayashi A, Ikeda S, et al. Measuring platelet aggregation in dialysis patients with a whole blood aggregometer by the screen filtration pressure method. Ther Apher Dial, 2011, 15(2): 203 – 206.

18. Brass L. Understanding and evaluating platelet function. Hematology Am Soc Hematol Educ Program, 2010: 387 – 396.

19. Gianotti A. Average platelet volume and acute coronary disease. Recenti Prog Med, 2009,100(12): 550.

20. Lyzohub VH, Zavals'ka TV, Abu Sara Kh A, et al. Immunoglobulins of blood serum in patients with stable and unstable angina. Lik Sprava, 2010(5 – 6): 117 – 118.

21. Baclig MO, Gervacio LT, Suarez LA, et al. Flow cytometric analysis of dengue virus-infected cells in peripheral blood. Southeast Asian J Trop Med Public Health, 2010, 41(6): 1352 – 1358.

22. Budak YU, Huysal K. Comparison of three automated systems for urine chemistry and sediment analysis in routine laboratory practice. Clin Lab, 2011, 57(1 – 2): 47 – 52.

23. Bauer M, Pertl B. On targeting cell – free DNA in urine: a protocol for optimized DNA analysis. Clin Chem, 2009, 55(4): 605 – 606.

24. Chen W, Zhu MD, Yan XL, et al. Quality control assessments of feces examination for schistosomiasis in province – level laboratories of Zhejiang Province. Zhongguo Xue Xi Chong Bing Fang Zhi Za Zhi, 2011, 23(3): 318 – 320.

25. Fincher RK, Green RH. High serum albumin ascites gradient ascites – an atypical presentation of metastatic pancreatic cancer. Mil Med, 2012,177(9): 1117 – 1118.

26. Olivar Roldan J, Fernandez Martinez A, Martinez Sancho E, et al. Postsurgical chylous ascites: case report and literature review. Nutr Hosp, 2009, 24(6): 748 – 750.

27. Gines P, Cardenas A. The management of ascites and hyponatremia in cirrhosis. Semin Liver Dis, 2008, 28(1): 43 – 58.

第二章

消化系统疾病的生化检验

第一节　血清转氨酶

一、概述

1. 生化特性及病理生理　肝脏有近千种酶,转氨酶有数十种,其中临床最常检查的是谷氨酸丙酮酸转氨酶,简称谷丙转氨酶(GPT),又称丙氨酸转氨酶(ALT);谷氨酸草酰乙酸转氨酶,简称谷草转氨酶(GOT),又称门冬氨酸氨基转氨酶(AST)。

许多脏器和组织均含有这两种转氨酸,但两者分布的次序大致为:ALT:肝 > 肾 > 心 > 肌肉;AST:心 > 肝 > 肌肉 > 肾。

转氨酶在心肌、肝、脑中以高浓度存在,在骨骼肌、肾中含量较高。但肝内的 AST 绝对值超过 ALT,ALT 在肝内含量最多,总量亦只有 GOT 的 1/3,GOT 80% 存在于肝细胞的线粒体内,细胞质中仅占 20%。而 ALT 只分布在肝细胞质中,其半衰期极短,一般为 2 ~ 6 天。在肝细胞破坏或严重损害时,ALT 即从细胞内逸出而进入血液,使血清 ALT 增高。有学者指出,1500 个肝细胞中只要有 2 个遭到破坏,血清 ALT(SALT)就会升高,故它是肝细胞膜通透性增强和线粒体损伤的极敏感的指标。AST 除在肝细胞破坏损害中增高以外,在心肌病变如急性心肌梗死、骨骼肌严重损害也可升高。血清 ALT 活性增高的幅度与肝细胞损伤的严重程度不一定平衡,血清 ALT 活性增高的绝对值亦与预后无关。ALT 升高可能是肝病本身引起,也可以是非肝脏疾病所致。

2. 血清转氨酶的检测

(1)测定方法:关于 ALT、AST 活性的测定,目前国内主要采用 IFCC,欧洲常用 DGKC 及 ECCLSI 法。三种酶反应均是加入底物到反应混合物中启动反应。最适温度 37℃。测定原理如下：

⊛ 测定 AST 所用的酶反应如下：

L-天冬氨酸 +α-酮戊二酸 $\xrightarrow{\text{JTAST}}$ 草酸乙酸盐 + L-谷氨酸；

草酸乙酸盐 + NADH + H$^+$ $\xrightarrow{\text{MD}}$ L-苹果酸 + NAD$^+$

⊛ 测定 ALT 所用的酶反应如下：

L-丙氨酸 +α-酮戊二酸 $\xrightarrow{\text{ALT}}$ 丙酮酸 + L-谷氨酸；

丙酮酸 + NADH + H$^+$ $\xrightarrow{\text{LD}}$ L-乳酸 + NAD$^+$

通过测定 NADH 吸光度值的变化（下降值）来描述 ALT 和 AST 的活性。

ALT 活性：室温下（20℃）和 4～8℃血清可稳定 7 天。

AST 活性：室温下（20℃）持续轻度降低，4～8℃血清可稳定 7 天。

（2）参考范围

ALT 正常值：男性 9～50U/L，女性 7～40U/L；

AST 正常值：男性 15～40U/L，女性 13～35U/L。

（3）检查指征：以下疾病应检测血清转氨酶，肝胆疾病、心肌梗死（AST）、骨骼肌损伤（AST）、临床用药观察、诊断和鉴别、疾病期的监测和评估治疗反应。

二、血清转氨酶升高常见病因（表 2-1）

表 2-1　血清转氨酶升高常见病因

肝病	急慢性病毒性肝炎	肝硬化
	肝癌	血吸虫病
	肝脓肿	中毒性肝炎
	脂肪肝	EB 病毒和巨细胞病毒引起肝炎
其他消化系统疾病	急性胃炎	消化性溃疡
	消化道出血	慢性结肠炎
	胰腺炎	肝外胆道梗阻
	胆囊炎	胆管炎
传染病	疟疾	流行性脑脊髓膜炎
及感染性疾病	伤寒	上呼吸道感染
	败血症	肺脓疡
	肾盂肾炎	感染中毒性肝炎
	细菌、立克次体、钩端螺旋体感染	
心血管疾病	急性心肌梗死	急性心肌炎

心血管疾病	心力衰竭		休克
肌病	多发性肌炎		肌营养不良症
其他疾病	风湿性疾病		妊娠毒血症
	甲状腺功能亢进		糖尿病
	网织细胞肉瘤		急性血管内溶血
药物	异烟肼	利福平	对氨基水杨酸
	鲁米那	氯丙嗪	呋喃西林
	红霉素	磺胺类	甲基睾酮
	保泰松	他巴唑	环磷酰胺
	安妥明	血脉宁	口服避孕药
	扑米酮	三甲双酮	苯甲异噁唑青霉素
	奋乃静	三氟拉嗪	二甲双胍
	氟烷	丙戊酸钠	苯巴比妥钠
	奎尼丁	苯丙酸诺龙	四环素
	放线霉素 D	丝裂霉素 C	
	对乙酰氨基酚		
	胺碘酮(乙胺碘呋酮)		
	依托红霉素(无味红霉素)		

三、临床思路(图 2 – 1)

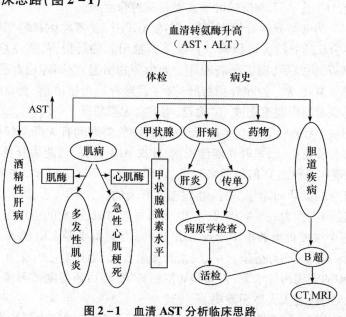

图 2 – 1　血清 AST 分析临床思路

1. 除外非疾病因素

(1)体育活动:剧烈锻炼时,引起细胞膜通透性改变,使肌肉系统释放转氨酶增多,当血清转氨酶超过正常值时,应首先除外剧烈运动后。

(2)溶血可引起的转氨酶升高:由于红细胞内 AST 含量较血浆中高 40 倍,故溶血血清可呈高值,采血后,应尽早分离血清,避免溶血。

(3)巨 AST:AST 和免疫球蛋白之间形成的复合物,尤其是胞质性 AST 和 IgG 共同影响,可导致 AST 活性达到参考上限的 30 倍。巨 AST 能用电泳的方法检测。

(4)血清标本在温室下保持数小时可使活性降低,使结果不准,故应低温下保存,尽早测完。

2. 血清 ALT 病理性升高 整个肝脏内转氨酶含量约为血中的 100 倍,如果释放的酶全部保持活性,只要 1% 的肝细胞坏死,便足以使血清中酶活性增加一倍。又由于肝细胞内转氨酶浓度比血清高 1000 ~ 5000 倍,在肝细胞膜损伤通透性增加时,即使无坏死,细胞内转氨酶也可以由于此种浓度差而泄漏入血中。因此,血中转氨酶活性是肝细胞损伤的敏感指标,除外肝外脏器病变的情况外(如急性心肌梗死、心肌炎和疾病),血清转氨酶升高在一定程度上反映了肝细胞的损害和坏死程度,又由于肝内 ALT 活性超过体内其他任何脏器内该酶的活性,故测定 ALT 比 AST 对反映肝损害更具有特殊性。

(1)ALT 为非特异性肝损害指标:单项 ALT 升高,考虑无黄疸型肝炎、脂肪肝、药物性引起的肝损害等因素。为除外药物引起的肝损害,要注意患者服药史,如抗癌药,化疗后,损害肝脏的药。如为药物引起,立即停用此药使用保肝药,多数可恢复正常。为除外脂肪肝,要注意患者是否超体重,查血脂,是否有高血脂,还要做超声波检查或 CT 检查,明确有无脂肪肝。

(2)肝炎(无黄疸型):当考虑无黄疸型肝炎,要询问有无肝炎病史,消化系统症状,如有肝炎史,原来肝功能已正常,此次 ALT 升高,可能为肝炎在活动;原来 ALT 高现在虽然也高但较原来降低,说明仍然是肝炎在活动,如果无肝炎病史,又无肝炎的症状和体征,要检查病毒性肝炎的抗体(甲、乙、丙、丁、戊、庚);如仍是阴性则应作为观察病例,15 ~ 30 天再复查 ALT,此期间可用保肝药物。

(3)多个或成批患者集体出现 ALT 升高:当集体或多人出现 ALT 升高时,要想到集体被肝炎病毒感染。甲、戊型肝炎患者(可能还有乙肝患者)的粪便中排出相应型的病毒污染水源、食物和周围的环境,然后病毒随被污染的水、食物通过健康人的口进入人体而发病。

如 1988 年 1 月 24 日,甲型肝炎在上海流行,调查表明这次流行并非甲型肝炎病毒变异所致,而是上海居民在短期内有 1/3 的人生吃了来自江苏省启东县所产的毛蚶。毛蚶每天能过滤 40 升水,将水中甲型肝炎病毒在体内浓缩储存,而启东县的水源污染十分严重,上海市部分居民在对甲型肝炎免疫力下降的情况下,生吃了带有大量甲型肝炎病毒的毛蚶造成了甲型肝炎的流行。

又如 1986 年 9 月至 1988 年 4 月,新疆南部地区发生一起戊型肝炎流行,调查表明与水源污染有关,共计 12 万人发病,死亡 707 人。

(4)甲状腺功能亢进导致 ALT 升高:肝脏受累、肝脏免疫损坏、甲状腺激素直接作用以及营养不良或缺氧可使转氨酶升高或发生胆汁淤积性黄疸。

如果怀疑甲状腺功能亢进,除询问有关甲亢病史和检查有关甲亢体征,还应检查血液中甲状腺激素水平(T3,T4,FT3,FT4,γ-T3)。

(5)AST/ALT(GOT/GPT 比值):AST 80% 存在于肝细胞的线粒体内,20% 存在于细胞质中,而 ALT 只分布在肝细胞质中,故正常肝细胞浆的 AST/ALT 比值为 0.6 左右。急性肝炎患者 AST 低于 ALT,比值 <1。这时的肝细胞虽然损伤但线粒体依然保持完整,故释放入血浆的是细胞质内的 ALT。重型肝炎时,线粒体同时遭受严重破坏,AST 从线粒体和胞浆释出,其值明显增高,因而改变了 AST/ALT 的比值,两者的比值可反映肝细胞损伤的严重程度,并可估计患者的预后。AST/ALT 比值在 0.31～0.63,预后良好,0.64～1.19 与预后无明显关系,1.20～2.26 提示有肝坏死,患者可能死亡。

(6)除肝炎病毒之外其他病毒引起的肝炎:EB 病毒和巨细胞病毒都可以引起肝炎,但一般不称为肝炎。传染性单核细胞增多症,本病患者在病程中血清谷丙转氨酶大多升高,部分可有黄疸,很易诊断为急性黄疸型肝炎,但其表现还有高热、咽喉炎、颈淋巴结肿大、血象改变及嗜异性凝集试验阳性。检测除 EB 病毒抗体及病毒外,患者口咽冲洗液或血浆淋巴中可培养到 EB 病毒。典型血象改变为出现各种单核细胞增多(合计可占 50% 以上),其中部分为普通淋巴细胞和单核细胞,部分为异常淋巴细胞,后者比普通淋巴细胞大,而近似单核细胞。2/3 病例血象中粒细胞轻度减少,异常淋巴细胞可分三型。嗜异性凝集试验在病程第 2 天即有改变,或呈阳性,但显著变化一般发生第 1～2 周,嗜异性凝集试验或在数月后升高达到有意义水平,故必须强调多次反复检查的重要性,1～2 次阴性结果不能否定结果。

3. ALT 升高时胆红素升高 这种情况首先考虑急性黄疸型肝炎。病毒性肝炎是由多种肝炎病毒引起的,以肝脏炎症和坏死病变为主的一类传染病。主要通过粪—口、血液或液体而传播。临床上以疲乏、食欲缺乏、肝大、肝功能异常为主要表现,部分病例出现黄疸,无症状感染常见。按抗原分类,目前已发现的病毒肝炎共有6型,其中甲型和戊型主要表现为急性肝炎,乙、丙、丁型主要表现为慢性肝炎,急性肝炎起病后有畏寒、发热、纳差、恶心、呕吐等黄疸前期症状,血清 ALT 明显升高。各型急性肝炎在黄疸出现前3周,ALT 即开始升高,直至黄疸消退后 2 ~ 4 周才恢复正常,而过去无肝炎病史者,先考虑甲型或戊型肝炎的诊断。无黄疸者可临床拟诊为急性无黄疸型甲型肝炎。起病较慢,有乏力、厌食、恶心、肝区痛、肝大、压痛等症状及体征,血清 ALT 升高。而又排除其他原因引起的肝损害,病程在 6 个月以内者,可临床拟诊为急性无黄疸型乙型或丙型肝炎。乙型或丙型肝炎病程超过半年,病情较轻,可有肝区痛和乏力,带有轻度肝功能损害或 ALT 升高,这时考虑慢性迁延型肝炎。血清 ALT 反复或持续升高伴有蛋白功能异常,如 A/G 比值下降或倒置者,可有血清胆红素长期或反复升高,乙型或丙型肝炎病程超过半年,症状较明显,肝大,质地中等以上。可伴有黄疸、蜘蛛痣、肝病面容、肝掌或脾大,这种情况考虑慢性活动性肝炎。对慢性肝炎的诊断,主要是根据炎症活动度,肝功能损伤度和胶原合成度。炎症活动度:ALT 升高 < 正常值 3 倍为轻;3 ~ 10 倍为中度; > 10 倍为重度。

胆红素:正常或稳定不变为轻度;突然明显升高为重度。

症状:一般症状为轻度,突然出现明显的消化道症状为重度。如有肝活检材料则按肝活检判定活动度。

肝功能损伤度:①体征。根据肝病容的轻重,肝掌的程度,蜘蛛痣的多少与大小判断轻、中、重度。②蛋白比值。A/G 比值 < 1.5 ~ 1.0 为轻度;1.0 为中度; < 1.0 为重度。③蛋白电泳。Rg 0.23 ~ 0.25 为轻度;0.26 ~ 0.28 为中度; ≥ 0.29 为重度。④血清总胆红素(mmol/L)。17.1 ~ 34.2 为轻度; > 34.2 但 < 85.5 为中度; ≥ 85.5 为重度。⑤凝血酶原活动值。 < 78 为轻度;60 ~ 78 为中度; < 60 为重度。

胶原合成度:根据以下 4 项检查异常程度综合判断轻、中、重度。①血清Ⅲ型前胶原肽(P-Ⅲ-P)或Ⅲ型前胶原肽 PⅢ;②血清层黏蛋白;③血清透明质酸;④血清Ⅳ型胶原。

要考虑到胆道疾病,胆囊炎、胆道梗阻。正常肝细胞内的转氨酶,一部分透过肝细胞到肝窦状隙进入血液,一部分可通过溶酶体带入毛细胆管,从胆道排泄入小肠。当胆道病变,尤其是胆道梗阻时,尽管此时肝细胞无明显改变仍会引起比血清转氨酶明显增高,且不管梗阻是否存在,24 ~ 48 小时酶活性往往大幅度下降。由于胆石症、胆囊炎时出现黄疸、发热、转氨酶升高,往往被诊断为急性黄疸型肝炎转至传染病专科医院,延误患者的诊断,这样的病例屡见不鲜。其原因,未能认真询问病史和查体,这些患者有腹痛的病史,有右上腹压痛,B

超检查可有胆石或胆道梗阻的表现。

我们曾见到 1 例患者，男性 51 岁，因上腹痛、发热、尿茶色、眼黄 2 天，去某家医院检查，化验检查 ALT 150U/L，血清胆红素 18.4μmol/L(4mg/dl)，其中直接胆红素 42.75μmol/L(2.5mg/dl)，间接胆红素 1.5mg/dl，诊断急性黄疸型肝炎转至传染病院。入院后，右上腹痛，止痛不缓解，急查血清淀粉酶 500U/L，住院治疗 1 个月出院，出院诊断急性胆囊炎、胰腺炎。出院后继续出现血清升高 50~58U/L，B 超检查胆囊无结石，胆总管下端直径 0.77cm，内有强回声，认为胆总管有泥沙样结石，之后半年复查 B 超，胆囊结石 0.5cm 大小，多发，胆管直径 1.5cm。经溶石利胆治疗，ALT 降至正常范围。

4. 酶、胆分离（血清 ALT、胆红素分离）　重症肝炎患者因肝细胞严重坏死与损伤，故血清胆红素升高，其黄疸属于肝细胞黄疸。除重症肝炎早期者外血清胆红素均超过 171μmol/L(10mg/dl)。

急性和亚急性重症肝炎的胆红素是有着显著的差异，这种差异是由于急性肝坏死患者从发病到死亡病程短（急性黄疸型肝炎，起病 10 日以内迅速出现重症肝炎表现者，可诊断为急性重症肝炎）；而亚急性肝坏死者从发病到死亡病程较前者长一倍（病程 10 日以上可诊断为亚急性重症肝炎，在慢性活动性肝炎基础上出现重症肝炎表现者可诊断为慢性重症肝炎）。后者胆红素逸至血清的浓度变高形成了二者的差异。因此，亚急性重症肝炎的胆红素浓度与预后有关。急性重症肝炎者不完全是正相关关系。

由于血清 ALT 的半衰期极短，当肝细胞大量坏死，或肝细胞功能衰竭时，随着病程延长，血清 ALT 则从高水平逐渐下降。与血清 ALT 的下降相反，胆红素却不断升高，因而在某一时期形成重症肝炎特有的酶、胆红素分离现象。

按病程估计，此现象在肝细胞严重坏死 10 天以后始为显著，这一变化是一动态过程。因此，并非全部重症肝炎患者都有此现象，如急性重症肝炎的存活病例和早期死亡病例，多数无酶、胆红素分离现象。亚急性重型肝炎及慢性重型肝炎的早期患者存活病例也无此现象，因此，酶、胆红素分离固然是重症和预后不良的指标，但却不是较早的指标，也不是唯一的指标，判断预后仍需结合临床综合多种因素。

5. 血清 AST 病理性升高　AST 其意义与 ALT 相同，但对肝炎诊断特异性比 ALT 低。急性心肌梗死 AST 升高，但 AST 的特异性差，AST 升高也见于肝脏疾病。急性心肌梗死时 AST 升高幅度大于 ALT，故测定血清 AST 应同时测定 ALT，以判断 AST 升高的意义。

如果考虑心肌梗死应测心肌酶、乳酸脱氢酶(LDH)及其同工酶，α-羟丁酸脱氢酶（α-HBDH）、肌酸激酶（CK）及同工酶（CK-MB）。还应做心电图等有关的心肌梗死相关检查。

AST 升高也见于多发性肌炎和皮肌炎，血清激酶谱的测定是本病最常见的试验，它包括肌酸激酶、醛缩酶、AST、ALT、乳酸脱氢酶等，虽然此时 AST、ALT 升高，但其中以肌酸激酶对肌炎的诊断及活动性判断最敏感且特异。

酒精性肝病是长期饮酒所导致的肝损坏，主要表现有三种形式：酒精性脂肪肝、酒精性肝炎和酒精性肝硬化，这三种形式可单独或混合存在。

考虑酒精性肝病必须有饮酒史，应询问患者饮酒种类、量、时间和方式，并且做实验室检查，酒精性肝炎具有特异性的酶改变，即谷氨酸脱氢酶（GDH），该酶是一种线粒体酶，主要分布于肝内，尤以肝小叶中央区为多。酒精性肝病病变主要在肝小叶中央区，且主要为线粒体损害，故 GDH 活性可以作为酒精性肝损害的指标，如血清 GDH 低于正常的 1/2.5 时，可除外酒精性肝病。另外要查 AST 及 ALT 时，AST 升高比 ALT 升高明显（AST/ALT 常大于 2）。但 AST 和 ALT 很少大于 500U/L，如果大于此值应考虑是否会有其他原因引起的肝坏死，如病毒性、药物性肝损坏等。超声波检查和 CT 检查可提示脂肪肝，有助于酒精性肝病的早期诊断。酒精性肝炎穿刺病理表现，肝细胞坏死、中性粒细胞浸润，小叶中央区肝细胞内出现酒精性透明小体（Mallory 小体）为其特征。根据临床经验，脂肪肝转氨酶升高者经治疗降酶不理想，酒精性肝病发展到酒精性肝硬化时，各项检查发现与其他原因引起的肝硬化相似。

（刘凤奎 贾 玫）

第二节 乳酸脱氢酶

一、概述

1. 生化特性及病理生理 乳酸脱氢酶（LDH）属氢转移酶，是参与糖无氧酵解和糖异生的重要酶，能够催化丙酮酸与 L-乳酸之间还原与氧化反应，在碱性条件下促进乳酸向丙酮酸方向的反应，而在中性条件下促进丙酮酸向乳酸的转化。该相对酶分子质量为 134kD，LDH 广泛存在于人体组织中，主要经肾脏排泄，其活性 50% 来自血浆，22% 来自肾脏及血细胞，其他来源占 3%。LDH 位于细胞质中，几乎存在于机体所有细胞的胞浆中，在肝、心肌、骨骼肌和肾中发现高度组织特异性的酶。其含量由高到低依次为骨骼肌、肝、心、肾、红细胞等。肿瘤组织和血清中也含有此酶。LDH 与转氨酶同为肝细胞损害时在血中增高的逸漏酶。因为它在体内分布广泛,故对器官特异性低。总 LDH 活性升高可见于很多病理情况,故不可作为器官损伤的特异性标志。肝病时血清 LDH 升高敏感性远低于转氨酶,且许多肝外疾病如心肌梗死、肺梗死、溶血时也升高,故对肝病缺乏特异性。

有胸水、腹水的患者,抽取胸、腹水做 LDH 及其同工酶检查,对疾病的诊断和鉴别诊断有一定的参考价值。

2. 乳酸脱氢酶的检测

(1)测定方法:速率法。

测定 LDH 所用的酶反应如下:

$$L - 乳酸 + NAD \underset{LDH}{\rightleftarrows} 丙酮酸 + NADH + H^+$$

通过测定 NADH 吸光值在 340nm 波长的上升速率,即可得出 LDH 的活性。

室温下(20℃)血清可稳定 7 天,由于 LDH_4 和 LDH_5 对冷敏感,故常规分析血清应贮存于室温下。

(2)参考范围:速率法测定血清 LDH 总活力。

乳酸→丙酮酸反应:49～110U/L;

丙酮酸→乳酸反应:200～380U/L。

(3)检查指征:以下情况应检测血清乳酸脱氢酶,心肌梗死的监测、怀疑肺栓塞、区分黄疸类型、怀疑溶血性贫血、恶性疾病的诊断和随访。

二、血清乳酸脱氢酶升高常见病因(表 2-2)

表 2-2　血清乳酸脱氢酶升高常见病因

心脏疾病	心肌梗死	充血性心力衰竭
	心肌炎	亚急性心内膜炎
	心包炎	心脏损伤
	心导管插入术	心瓣膜修复及置换时
肝脏疾病	急性肝炎	慢性肝炎活动期
	肝硬化	中毒性肝炎
	急性酒精性肝炎	
恶性肿瘤	肝、胆道癌	胰腺癌
	肝转移肿瘤	肉瘤
	结肠癌	胚胎细胞肿瘤
	霍奇金病	

续表

血液病	白血病	巨幼细胞性贫血
	溶血性贫血	传染性单核细胞增多症
	血栓性血小板减少性紫癜	
肾脏疾病	肾梗死	肾小管坏死
	肾盂肾炎	
中枢神经系统疾病	脑血管病变	肿瘤的中枢神经转移
	脑脊髓膜炎	
胸腹水	肿瘤的胸膜、腹膜转移	

三、临床思路(图 2 – 2)

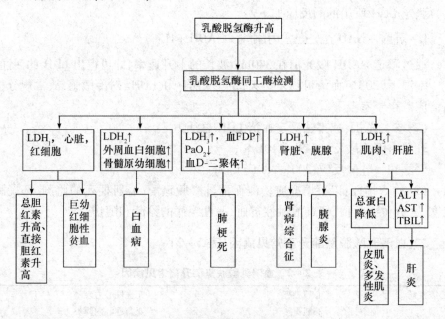

图 2 – 2　乳酸脱氢酶升高的临床思路

1. 除外非疾病因素

(1)体育活动:剧烈锻炼时,引起细胞膜通透性改变,使肌肉系统释放 LDH 增多,使 LDH 活性升高可达参考上限值的 3~5 倍。

(2)妊娠:可导致血清 LDH 升高。

(3)血小板:在肝素、枸橼酸盐或 EDTA 的抗凝血中,需高速离心血浆,否则血浆中仍含有血小板,使 LDH 浓度升高。

(4)年龄:幼儿较成人高,变动幅度也大。出生时约为成人的 2 倍,以后逐渐下降,至 15 岁时接近成人值。

(5)日周期:同一人在一天内可在正常范围内变动,最大的活动范围约为 30%。

(6)巨乳酸脱氢酶:在人群中约 0.03% 可检出巨 LDH,巨 LDH 是由 LDH 与免疫球蛋白(Ig)形成的高分子免疫复合物,相对分子质量一般达 420～490kD。因巨 LDH 比正常生理情况下相应的酶有着高分子团,在常规检测中往往引起酶活性假性升高及同工酶的改变,干扰了酶测定的正确性,极易造成 LDH 测定结果的错误判断和临床误诊。

(7)溶血标本:红细胞内 LDH 含量为正常血清的 150～1000 倍,溶血可引起 LDH 浓度升高,在血浆 LDH 平均活性为 165U/L 时,0.8g/L 的溶血导致 LDH 活性增加 58%,所以血清必须在 2 小时内从血凝块中分离。

(8)草酸盐可抑制 LDH 的活性,故不能用此抗凝剂的血浆测 LDH。

2. 血清 LDH 病理性升高

(1)肝脏疾病:LDH 是一项敏感的肝损害指标,急性肝炎或慢性肝炎活动期患者,LDH 活性常显著增高或中度增高,其临床意义与 ALT、AST 一致。至肝炎恢复期,LDH 为最早恢复正常的酶。如 LDH 活性进行性升高或反复波动,常提示有某种并发症存在,肝硬化患者若血清中 LDH 活力增高,应疑为并发肿瘤。总之,任何原因引起的肝细胞损害均可引起血清 LDH 活性增高。

(2)心脏疾病

◈ 急性心肌梗死　急性心肌梗死患者,发病后 12～24 小时,血清 LDH 总活力开始升高,48～72 小时达高峰,峰值为参考限的 2～6 倍,7～14 天恢复正常。心肌梗死的患者有时在急性发病 48～72 小时后入院,此时 CK-MB 和总 CK 已经恢复正常。在这些病例中,肌钙蛋白 T 和肌钙蛋白 I 的升高及 LDH 和 AST 活性增加都是对梗死诊断的重要判断标准。由于 LDH 和肌钙蛋白一起缓慢下降,其同样为很好的监测指标。LDH 和 AST 的增加提示存在并发症,如心衰引起的肝充血或炎症发生,如肺炎。

◈ 其他心脏疾病和心脏按压　在心肌炎、心功能障碍、心电图异常、心脏损伤、心导管插入术、心瓣膜修复及置换时,酶的升高与心梗时的变化是一致的,在心室心动过速、心电图异常、心导管插入术可伴 LDH 轻微增加。心瓣膜修复及置换后,LDH 水平与红细胞生存时间缩短之间紧密相关。LDH 的测定可作为判断溶血程度的可靠方法,大约 60% 患者在心瓣膜修复后 LDH 水平会升高,二尖瓣膜修复后 LDH 的水平要比主动脉瓣膜修复后高。

◈ 溶血性疾病　任何原因引起的溶血性疾病均可导致 LDH 升高。

LDH/AST 比值应用于由溶血或红细胞生成异常引起的肝前性黄疸与肝性黄疸的区分。

比值 >12(25℃时酶测定) 或 >5(37℃时酶测定) 表明溶血性黄疸,低于此值为肝性黄疸,在转移性肝病和传染性单核细胞增多症也会发生比值 >12(5) 的情况。在肝前性黄疸中,除了严重的溶血性危象,如镰刀形细胞贫血外,胆红素浓度一般低于 $100\mu mol/L(6mg/dl)$。

对于溶血性贫血,根据红细胞破坏的程度,急性获得性血管内溶血性贫血可导致 LDH 升高、球蛋白降低、胆红素升高、高铁白蛋白症(棕色的血清)、血红蛋白尿和含铁血黄素尿。$LDH/AST > 12$(在 25℃)或 > 5(在 37℃)表明发生急性溶血性贫血,而此时其他指标检测不到。

◈ 肾脏疾病 在急腹症时如果总 LDH 和 LDH_1、LDH_2 均升高,应考虑肾梗死的可能性。另外,肾小管坏死和肾盂肾炎也可引起 LDH 升高。

◈ 骨骼肌疾病 骨骼肌损伤同样也可引起 LDH 升高,这主要是由于同工酶 LDH_1 ~ LDH_3 的升高。

◈ 恶性肿瘤 LDH 广泛分布于细胞中,一旦受到肿瘤侵袭,LDH 就从细胞中释放出来,作为一种肿瘤标志酶已被众多学者所认可,有肝转移的肿瘤患者 70% 及无肝转移的肿瘤患者 20% ~ 60% 有血清 LDH 水平升高。霍奇金病、腹部及肺部肿瘤,胚胎细胞肿瘤(畸胎瘤、睾丸精原细胞瘤、卵巢无性细胞瘤)等亦可有血清 LDH 升高。白血病患者血清 LDH 水平高于正常人,其 LDH 活性高低与骨髓内及外周血白血病细胞的含量呈正相关。

3. LDH 同工酶

(1)LDH 同工酶的组成:LDH 同工酶由两个亚基组成,由 H(心型)和 M(肌型)两个亚基组成四聚体,形成 5 种同工酶,即 HHHH(LDH_1)、HHHM(LDH_2)、HHMM(LDH_3)、HMMM(LDH_4)和 MMMM(LDH_5)。不同部位组织所含的 H 亚基和 M 亚基不同,分析血清 LDH 同工酶有助于病变定位,LDH_5 主要存在横纹肌和肝组织内,肝病时 LDH 升高以 LDH_5 为主($LDH_5 > LDH_4$),反映肝损害往往比转氨酶还敏感。LDH_1 主要存在于心肌组织内,心肌梗死时 LDH_1 升高。恶性肿瘤组织自身分泌的 LDH 以 LDH_5 为主。LDH_6 在正常人血清中不存在,而见于伴有酸中毒、败血症和休克的患者,其一旦出现提示预后凶险。

(2)LDH 同工酶升高的疾病见表 2 – 3。

表2 – 3 引起 LDH 同工酶升高的疾病

LDH_1、LDH_2 升高	心肌梗死	肾梗死
	血管内溶血	恶性贫血
	溶血性贫血	肌肉营养不良
LDH_2 或 LDH_2、LDH_3 升高	白血病($LDH_2 > LDH_3$)	肺梗死
	淋巴肉瘤、癌	
LDH_5、LDH_3、LDH_4 升高	转移癌	

续表

LDH$_5$升高	急性肝炎	脂肪肝
	原发性肝癌	肝脏瘀血
	肌肉营养不良	皮肌炎
	癌	

（3）LDH 同工酶的病理改变

◈ 急性心梗时，发病后 12 ~ 24 小时有 50% 的患者、48 小时内有 80% 的患者血清 LDH$_1$、LDH$_2$ 均升高，以 LDH$_1$ 升高更显著，LDH$_1$/ LDH$_2$ 比值常大于 1。LDH 同工酶与 CK-MB、AST 联合测定有助于判断急性心梗的病程。病毒性心肌炎、风湿性心肌炎、克山病心肌损害时，患者血清 LDH 总活力和 LDH$_1$、LDH$_2$ 呈轻度或中度升高。充血性心力衰竭伴肝脏受累时，LDH$_1$、LDH$_5$ 均升高，以 LDH$_1$ 和 LDH$_2$ 升高为主，但在心肌梗死早期，以 LDH$_1$ 升高最显著，故 LDH$_1$/LDH$_2$ 比值增加。LDH$_1$ 和 LDH$_2$ 升高也可见于某些溶血性疾病、恶性贫血及肾梗死。

◈ LDH$_5$ 升高主要见于肝病及各种恶性疾病。肝病时以 LDH$_5$ 升高为主，LDH$_5$ 升高率：急性黄疸型肝炎 84.4%，急性无黄疸型肝炎 66.7%，慢性肝炎中、重度 82.5%，慢性肝炎轻度 50.8%。急性黄疸型肝炎在黄疸前期即开始升高，出现黄疸时渐为正常。肝癌时 LDH$_4$、LDH$_5$ 显著上升，原发性肝癌 LDH$_5$ > LDH$_4$，转移性肝癌 LDH$_4$ > LDH$_5$，但不是必定出现的结果。

◈ LDH$_3$ 升高主要见于肺梗死、肺炎等。

◈ 各种癌患者可见 LDH$_2$、LDH$_3$、LDH$_4$ 部分或全部升高。癌症患者的肿瘤组织本身可以分泌 LDH，释放入血液及体液中的 LDH 同工酶以 LDH$_5$ 为主，约占 LDH 总活力的 1/3，而患者患有非恶性疾病时，病灶组织释放入血液的 LDH 同工酶以 H 亚基为主，LDH$_2$ 占优势，这有助于疾病的诊断。

（4）胸腹水 LDH 活性与胸腹水 LDH/血清 LDH 比值：胸腹水的 LDH 活性最初源于肿瘤细胞或中性粒细胞，因此在感染和肿瘤时，也许会同时出现 LDH 升高。癌症患者的肿瘤组织本身可以分泌 LDH，导致血清及胸腹水中 LDH 活性进一步升高，癌性胸腹水中的 LDH 总活力一般较炎性胸腹水高，LDH 同工酶以 LDH$_5$ 升高为特点，根据这一特点可进行鉴别诊断。

肝硬化患者的 LDH 平均水平接近血清参考范围上限的一半，远低于癌性胸腹水中的 LDH 活性，当发生伴有腹膜转移的恶性疾患（除肝细胞癌），其值会升高近 4 倍。

结核性胸腔积液患者 LDH 总活力高于正常人血清 LDH 总活力，其同工酶 LDH$_4$、LDH$_5$ 均高于血清 LDH$_4$、LDH$_5$，但低于癌性胸腹水 LDH 活力，可通过培养出结核杆菌,来确诊结核性积液,或通过腹膜活检以证实分枝杆菌生长或发生肉芽肿性腹膜炎,来确诊结核性腹膜炎。

化脓性腹膜炎患者的胸腹水 LDH 总活力有时可高于恶性疾病,究其原因可能是化脓性腹膜炎的病灶直接在胸腹壁上,LDH 的释放无需经过血液循环而直接进入胸腹水中,可通过血清 LDH 总活性及其同工酶的测定加以区分。

腹水 LDH/血清 LDH 比值与 LDH 活性相比,腹水 LDH/血清 LDH 比值提高不能区分是否为肝硬化腹水或恶性疾患腹水。如果比值 >0.6,在鉴别非恶性和恶性疾患中,腹水 LDH/血清 LDH 比值的临床敏感性为 70%,特异性 86%,阳性预测值 78%,阴性预测值 80%,在由心力衰竭引起的腹水中,LDH 无明显升高。在自发性细菌性腹膜炎中 LDH 活性升高近 4 倍。在继发性细菌性腹膜炎中可见腹水 LDH 活性高于血清参考范围上限。各种渗出液的鉴别按 LDH 活性升高比较:化脓性积液 > 癌性 > 结核性。

对应于血清参考范围上限的判断值,可以区分非恶性疾患和恶性疾患,其临床敏感性为 85%,特异性 89%,阳性预测值 85%,阴性预测值 89%。

（贾　玫）

第三节　碱性磷酸酶

一、概述

1. 生化特性及病理生理　碱性磷酸酶(alkaline phosphatase, ALP)是一组在 pH 9～10.5 的碱性环境中催化有机磷酸酯水解的酶,并且有转磷酸基作用。ALP 由肝细胞合成分泌,自胆道排泄,存在于人体的骨、肝、肠、胎盘等组织中,ALP 在临床上主要反映肝功能和骨质发育状况及骨骼疾病的诊断和疗效的生化指标。在健康人群的血清或血浆中测得的总 ALP,小儿主要来自于骨骼,成人主要来自肝脏系统。血液中 ALP 主要以游离形式存在,极少量与脂蛋白、免疫球蛋白结合存在。在肝脏 ALP 主要分布于肝细胞的血窦侧和毛细胆管侧的微绒毛上,经胆汁排入小肠,当胆汁排泄不畅,毛细胆管内压升高时,可诱发 ALP 产生增多,因而 ALP 也是胆汁淤滞的酶学指标。由于肝细胞内 ALP 浓度比血中 ALP 浓度仅高 5～10 倍,其浓度梯度差远低于转氨酶,加之 ALP 是一种膜结合酶,在肝细胞内与脂性膜紧密结合而不易释放,故肝病时血清 ALP 往往升高不明显。但 ALP 对干扰肝胆汁流动的肝内、外因素却很敏感,胆汁酸凭借其表面活化作用,可将 ALP 从脂性膜上溶析下来,使血清 ALP 明显升高。ALP 对肝内占位性及浸润性病变的诊断也有参考价值,但反映肝细胞损害并不敏感。

在骨组织中 ALP 由造骨细胞产生,骨疾患(尤其是新骨生成)时血 ALP 增高。血清 ALP 亦被认为是成骨细胞活性的一个标志物,但由于 ALP 是由多种同工酶组成的一组专一性较低的酶,所以缺乏特异性,而血清中骨型 ALP(BALP)来源于成骨细胞,是反映成骨细胞活性和骨形成的敏感指标之一,用于评价骨形成和骨转化特异性强。

总 ALP 增加可以是生理性的,也可以由肝脏和(或)骨骼疾病引起。

2.碱性磷酸酶的检测

(1)测定方法:国内应用较多的是以 IFCC 推荐的方法,即以对硝基苯磷酸为基质的速率法。

测定原理:测定 ALP 所用的酶反应如下

$$\text{对硝基苯磷酸盐} + H_2O \underset{}{\overset{\text{ALP}}{\longleftrightarrow}} \text{对硝基苯酚} + \text{磷酸盐}$$

黄色的对硝基苯酚在 405nm 波长吸光度增加的速率即可测定 ALP 的活性。

ALP 在室温下 3 天,活性下降 3%(20℃)。4~8℃条件下,稳定 1 周。

(2)参考范围

◈ 血清(浆)中的总 ALP(表 2-4)。

表 2-4 血清(浆)中的总 ALP 参考范围(速率法)

年龄	年龄	参考区间/(U/L)
男/女	0~15	42~390
	16~18	52~171
男	≥19	42~25
女	19~49	35~102
	≥50	50~135

◈ 血清(浆)中的骨碱性磷酸酶:IFCC 方法,37℃。

成年男性:60U/L;

成年女性:50U/L。

(3)检查指征

◈ 肝胆疾病的诊断和监测:梗阻性黄疸、胆汁性肝硬化、肝细胞性疾病、原发性肝肿瘤、肝转移瘤。

◈ 骨病的诊断和监测:①原发性骨病,如变形性骨炎、多发性骨髓瘤、甲状旁腺功能亢进、肢端肥大症、甲状腺功能亢进、肾功能不全,多骨性纤维性发育不良,维生素D中毒症,原发性骨髓瘤。②继发性骨病,如骨转移瘤、多发性骨髓瘤,甲状旁腺功能亢进、肢端肥大症、甲状腺功能亢进、肾功能不全、骨折愈合、异位性骨化、结核病、骨结核。

二、ALP 升高的常见病因(表 2 -5)

表 2 -5　引起 ALP 升高的常见病因

肝胆疾病	急性肝炎	细菌性胆管炎
	慢性病毒性肝炎	自身免疫性肝炎
	酒精性肝炎	化脓性肝脓肿
妊娠性肝内胆汁淤积梗阻性黄疸		
药物诱发的肝损害	脂肪肝	
原发性肝细胞型肝癌	肝硬化	
肝脏淀粉样变性	原发性胆汁性肝硬化	
	其他肝肿瘤及肝转移瘤	
骨骼疾病	骨折	肾性骨营养不良症
变形性骨炎	高转换性骨营养不良症	
骨软化	骨质减少或骨质疏松性骨紊乱	
	佝偻病	
	可引起佝偻病/骨软化的肾小管缺陷	
恶性肿瘤	前列腺癌	霍奇金病
乳腺癌	恶性非霍奇金淋巴瘤	
骨肉瘤	肿瘤的骨转移	
	多发性骨髓瘤	
其他	肾移植	肢端肥大症
	原发性甲状旁腺功能亢进	

不同疾病血清 ALP 活性强度变化见表 2 -6

表2-6　不同疾病血清ALP活性强度变化

肝胆疾病	骨骼疾病	其他
梗阻性黄疸↑↑↑	变形性骨炎↑↑↑	妊娠后期↑
胆汁性肝硬化↑↑↑	骨肉瘤↑↑↑	儿童生长期↑
肝内胆汁淤滞↑↑↑	骨软化症↑↑	
占位性病变(肉芽肿、脓肿、转移癌)↑↑	骨转移癌↑↑	
传染性单核细胞增多症↑↑	佝偻病↑↑	
病毒性肝炎↑	甲状旁腺功能亢进↑↑	
酒精性肝硬化↑	骨折愈合↑	

注:↑,增高;↑↑,较明显增高;↑↑↑,明显增高。

三、临床思路(图2-3)

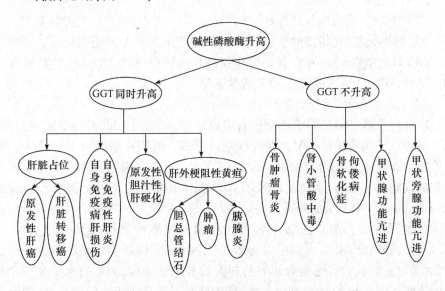

图2-3　碱性磷酸酶升高的临床思路

(一)除外非疾病因素

1. ALP活性的生理性增高

(1)妊娠:妊娠3个月时胎盘即可产生ALP,9个月时达高峰,可为同龄妇女的3~4倍,分娩后1个月左右即恢复正常;绝经期后妇女血清ALP水平有所上升。

(2)年龄与性别:不同年龄与性别者,血清ALP活性不同。新生儿、儿童、青少年骨骼生长期比成人要高。1~5岁时有一个高峰,为成人的2~4倍;10~

18 岁时出现第 2 个高峰,为成人的 4~5 倍。

(3)饮食:进食高脂或高糖饮食后,血清 ALP 活性升高,高蛋白饮食血清 ALP 活性下降。餐后 2 小时(尤以高脂餐)小肠分泌的 ALP 进入血中,可升高 1.5~2 倍,持续 6 小时。因此,在采血用于 ALP 分析之前患者应空腹 12 小时。

(4)运动:剧烈运动后,血清 ALP 略有上升。

(5)药物可使总 ALP 活性升高或下降:①使 ALP 活性增高的药物包括别嘌呤醇、安吖啶、卡马西平、复方增效磺胺、环磷酰胺、丙吡胺、红霉素、金盐、异烟肼、酮康唑、6 - 巯基嘌呤、甲氨蝶呤、甲氧氟烷、α - 甲基多巴、甲睾酮、新青霉素 Ⅱ、酚丁、罂粟碱、青霉胺、哌克昔林、苯巴比妥、保泰松、苯妥英、去氧苯巴比妥、丙硫氧嘧啶、雷尼替丁、甲氧苄啶、磺胺甲噁唑、柳氮磺胺吡啶、丙戊酸、维拉帕米。②引起 ALP 活性下降的药物包括安妥明、口服避孕药。

2. 干扰因素引起的 ALP 升高

(1)胆红素:当浓度 >257μmol/L(15mg/dl)。干扰 ALP 吸光度测定法。

(2)样本采集:在枸橼酸盐、EDTA 和草酸盐血浆中 ALP 受到抑制。

(3)溶血和脂血症:在全自动生化仪测定系统中,标本溶血或乳糜,将导致 ALP 活性下降,这将造成假性 ALP 活性下降。

(二)血清 ALP 的病理性升高

1. 肝脏疾病　ALP 为胆汁淤积的经典标志,肝病时 ALP 升高程度:胆汁淤积 >肝癌 >肝细胞损伤。ALP 在肝细胞内形成。肝胆疾病时由于 mRNA 的翻译增加从而使 ALP 的合成增加。增加的 ALP 结合在细胞膜上,磷脂酶 D 可使 ALP 从细胞膜上分离,从而使血浆中 ALP 水平升高。约 60% 的肝脏或胆管疾病的患者中,总 ALP 呈病理性升高。它与 AST、ALT 和 GGT 联合检查可鉴别诊断胆汁淤积状况。ALP 的临床敏感性在胆汁淤积性肝脏疾病中是 80% ~ 100%,而在酒精性肝脏疾病中仅为 25%。因此,在 GGT 活性增高的肝脏疾病中,对于区分胆汁淤积性疾病和酒精相关性肝损害来说,ALP 的水平是一个很好的诊断标准。与 GGT 升高相关的 ALP 水平不升高或相对轻度升高,提示有酒精引起的肝损害。

(1)肝外胆管阻塞:血清 ALP、GGT 是较为敏感的指标。胆管内压增高可使肝脏合成增加,胆道排泄障碍,故血清 ALP 活性升高,ALP 增高可先于黄疸出现,其增高幅度与胆管梗阻的程度、时间有关。在胆管持久而完全梗阻的病例(多为恶性,如胆管癌、胰头癌),ALP 活性显著升高。而由胆管结石或炎症所致的梗阻(一般为不完全性或波动性),ALP 增高的程度比癌性梗阻时为低。血清 ALP 与胆红素增加一般多呈平行关系,但有时两者可发生解离。

（2）实质性肝病：如病毒性肝炎、慢性肝炎、肝硬化时 ALP 大多正常或微增，如同时伴有肝内胆汁淤积时，则 ALP 活力可见升高。

（3）肝内胆汁淤积：如原发性胆汁性肝硬化，药物所致的肝内胆汁淤积或胆汁淤积性肝炎，以血清 ALP、GGT、5 - 核苷酸酶的酶活力升高为主，常超过正常值的 5 倍，ALT、AST 有轻度的升高，但很少超过正常值的 5 倍以上。血清胆红素在肝内胆汁淤积早期一般正常，当疾病进行时，约 60% 患者会有黄疸，特别在原发性胆汁性肝硬化和原发性硬化性胆管炎时，ALP 增高比黄疸先出现，且增高甚为显著。临床上常常选择以 ALP 3 倍于正常值，来区分胆汁淤积性和肝细胞性黄疸，因为胆汁淤积症患者有 3 倍于正常值以上的血清 ALP 水平占 90%，而肝细胞性黄疸血清 ALP 水平在 3 倍于正常值以下的亦有 90%。肝外或肝内胆汁淤积鉴别单从实验室证实，通常能鉴别 90%～95% 的胆汁淤积症患者。如强烈怀疑是肝外阻塞，可做经十二指肠逆行或经肝脏的胆道造影。如疑为肝内淤积患者可做肝活检确诊。应用雌激素、口服避孕药和合成类固醇制剂引起的胆汁淤积患者血清 ALP 为正常值的 1～3 倍。因此，根据 ALP 测定，结合临床和其他肝功能试验，对于鉴别阻塞性或肝细胞性黄疸有一定参考价值。

（4）肝内占位性病变：如原发性肝癌、转移性肝癌、肝脓肿等。肝内占位性病变范围越广泛，酶活力增高越明显。

（5）肝内肉芽肿或浸润性病变：如肝结核、结节病、肉芽肿性肝炎、淀粉样变性、肝内恶性淋巴瘤和恶性组织细胞病浸润时，ALP 活力可见增高。

2. 胆红素/ALP 比值减小

（1）梗阻性黄疸：血清内直接胆红素能经肾小球滤过而排出，但 ALP 不能从肾小球滤出。

（2）胆汁淤积：血清 ALP 增加是因为肝细胞的过度合成，而血清胆红素升高系胆管内直接胆红素反流入血所致，两者的升高机制不同。

（3）原发性或继发性肝癌：ALP 活性也明显升高，肿瘤组织压迫附近胆小管使之阻塞，肿瘤组织或炎症可刺激周围肝细胞过多产生 ALP。如果肝脏疾病患者 ALP 持续轻度升高应考虑肝脏占位性病变。

3. 胆红素/ALP 比值增大

（1）肝炎或肝硬化：ALP 活性可轻度增高，很少超过正常上限的 3 倍。

（2）急性黄疸型肝炎和中毒性肝损伤：多数有 ALP 轻度增加，很少超过参考值的 2.5 倍。

（3）无黄疸和良性肝病：ALP 一般不升高，如慢性肝炎和肝硬化等，若有升高，应警惕有无癌变发生。

(4)严重肝坏死时:若黄疸增加而 ALP 不增加,是预后不良的指征,如黄疸减退而 ALP 升高,表示肝细胞恢复和再生。

4. ALT/ALP 比值　各型肝炎均在 5 以上,梗阻性黄疸及原发性肝癌均在 2 以下。ALP 与 ALT 及胆红素同时测定有助于黄疸的鉴别诊断(表2-7)。

表2-7　黄疸鉴别诊断

	梗阻性黄疸	肝细胞性黄疸	溶血性黄疸	肝癌
ALP	↑↑↑	正常或↑	正常	↑↑↑
BIL	↑↑↑	↑↑	↑~↑↑	↑或正常
ALT	↑	↑↑↑	正常	

注:↑,增高;↑↑,较明显增高;↑↑↑,明显增高。

5. 判断结果时需注意

(1)肝内和肝外胆汁淤积 ALP 均可明显升高,无助于两者的鉴别。

(2)由于 ALP 升高是肝、胆细胞在胆汁诱导下合成增加所致,需要一定时间。因此,在急性化脓性胆管炎早期血清中该酶活性可不升高。

(3)肝癌和某些浸润性肝病时血清 ALP 升高,系局限性胆道梗阻诱导酶合成所致,但在霍奇金病、肾细胞癌等肿瘤时,虽无肝受累也可升高。

(4)败血症、艾滋病伴全身感染时 ALP 可显著升高,原因不明。

(5)ALP 活性降低可发生于甲状腺功能减退、恶性贫血、锌缺乏和先天性低磷酸酶血症。有报道 Wilson 病合并暴发性肝炎和溶血时 ALP 可暂时性降至不能测出的水平,其原因可能是酶的辅助因子锌被铜替代,酶活性丧失。应用电泳、加热或免疫学方法可分离出 ALP 同工酶。

6. 骨骼系统疾病　ALP 和骨 ALP 是评价骨形成和骨转化的常用指标之一。成骨细胞功能旺盛和增生活跃时 ALP 和骨 ALP 生成增多,如成骨细胞瘤、骨折恢复期、变形性骨炎、佝偻病、转移性骨肿瘤(前列腺癌、膀胱癌、乳腺癌、原发性肝癌)等均可致 ALP 活性有不同程度的升高。

破骨细胞吸收骨质,而成骨细胞发挥成骨作用,在成骨细胞/破骨细胞比率未减小的疾病中才会出现骨 ALP 水平升高。因此,ALP 升高常见于伴有成骨转移瘤的恶性疾病中,如前列腺癌,而在伴有溶骨作用转移瘤的疾病中,ALP 水平依赖于代偿性成骨作用的活性程度。在骨质疏松等疾病中,骨 ALP 水平下降,这是由于成骨细胞/破骨细胞比率减小,引起骨重吸收增加,骨形成下降或两者均下降所致。

在一些骨疾病,如:变形性骨炎、维生素 D 缺乏性佝偻病、转移性骨病,只要不合并慢性肝脏疾病,总碱性磷酸酶的升高提示成骨细胞活性良好。否则必须测定骨碱性磷酸酶。

在一些代谢性骨疾病,如甲状旁腺功能亢进和骨质减少或骨质疏松,总碱性磷酸酶仅偶尔升高。在这种情况下测定骨碱性磷酸酶具有更大的价值,尤其是对疾病进程的监测。

7. 恶性肿瘤 产生碱性磷酸酶的肿瘤分为两类:导致同工酶升高的肿瘤,通常是由涉及的组织产生(正位表达)。导致一种或更多同工酶升高的肿瘤,通常不是由涉及的组织产生(异位表达)。

8. ALP 同工酶的分类、脏器来源和临床意义

(1) ALP 同工酶的分类及脏器来源:ALP 是一组同工酶,正常人血清中可检出各种 ALP 的同工酶,基本是 ALP_2 和 ALP_3,以来自肝和骨为主,各占 ALP 的 50% 左右。大约 25% 的健康人也产生肠 ALP(APL_5),占空腹总 ALP 的 10%。ALP 具有三个等位基因:①非组织特异型 ALP,该基因编码三种同工酶异构体,分别分布于肾脏、骨骼、肝脏(肾—ALP,骨—ALP 和肝脏—ALP)等组织器官,仅在翻译后获得的碳水化合物支链方面不同。②胎盘型 ALP,来自妊娠期胎盘组织,编码胎盘同工酶。③肠型 ALP,来自小肠,编码小肠同工酶。ALP 同工酶具有类似的氨基酸结构,抗原性无差异,由于合成后的修饰不同而致电泳迁移率速度不同。琼脂糖凝胶电泳可将 ALP 分为 6 条区带,从阳极向阴极,泳动速度快慢依次为 ALP_1 ~ ALP_6。ALP_1 是细胞膜组分和 ALP_2 的复合物;ALP_2 来自肝脏;ALP_3 来自骨骼;ALP_4 来自妊娠期胎盘;APL_5 来自小肠;APL_6 是 IgG 和 ALP_2 的复合物。

ALP 同工酶的测定有助于区别不同来源的 ALP。骨骼的 ALP 位于 α_2 ~ β 球蛋白带,有时常可与肝 ALP 连在一起,小肠的 ALP 位于 β ~ γ 球蛋白区带。根据温度和一些化学物质对 ALP 活力的影响亦可区别同工酶。如将血清于 $56^\circ C$ 灭活 10 分钟,肝病患者酶活力保存 43% ±9%,均在 34% 以上;骨病患者酶活力则保存 17% ±9%,大都低于 26%,据此可鉴别 ALP 增高是由于肝胆疾病或骨骼疾病引起。

(2) ALP 同工酶的临床意义

⊛ 肝脏疾病诊断:在电泳上,肝脏的 ALP 主要分布在 α_1 ~ α_2 球蛋白区带,肝炎和肝硬化等患者 ALP_2 罕有明显升高,因肝细胞内仅比血清高 5 ~ 10 倍,远较 ALT 为少。44% 的肝硬化患者可出现小肠型 ALP_5,考虑其来自肝的纤维母细胞,酒精性肝硬化 ALP_5 阳性率更高(74%),重度慢性肝炎和脂肪肝时也有 15% ALP_5 阳性。肝内胆汁淤积、急性肝炎、原发性肝癌主要为肝型 ALP 升高。肝外梗阻性黄疸、转移性肝癌、肝脓肿和胆道结石患者除有肝型 ALP 增高外,还可检出胆汁型 ALP。

◈ 骨病的诊断:骨转移时,主要见于前列腺癌的成骨性转移和乳腺癌的溶骨性转移,可引起骨 ALP 升高。在前列腺癌骨转移时,骨 ALP 的升高大大超过具有同等骨转移程度的乳腺癌,后者 ALP 的浓度很少大于 $80\mu g/L$。病理性成骨或破骨时,血清中骨型 ALP 明显升高。因此,骨型 ALP 不能用于鉴别良、恶性骨病及有无恶性肿瘤骨转移。

◈ 肿瘤的诊断:可作为肿瘤标记的碱性磷酸酶是胎盘 ALP 和生殖细胞 ALP。约有 25% 的原发性肝癌可检出 ALP_1 同工酶,可看作是癌胚蛋白的一种,由肝癌细胞产生。ALP_1 诊断肝癌特异性达 98.6%,但敏感性差,仅 24.8%,肝硬化仅 3.3% 阳性。肝外淤胆时出现高分子 ALP(HMAP),肝内型仅 ALP_2 增高。约 50% 的卵巢癌和 60% 的睾丸癌患者中存在这两种同工酶。结肠癌、乳腺癌、肺癌、肝细胞癌和肾细胞癌及女性生殖系统肿瘤组织往往有胎盘型 ALP 的过度表达,称为 Kasahara 同工酶。这是一种复合性 ALP,从生化角度来看,它是胎盘 ALP 和肠 ALP 形成的一种异二聚体。

ALP 同工酶的分类、临床意义见表 2 - 8。

表 2 - 8 ALP 同工酶的分类、临床意义

琼脂电泳	淀粉胶电泳	脏器来源	升高的临床意义
ALP_1	Ⅶ	肝细胞或胆管上皮	肝外梗阻性黄疸、局限性肝损害
	Ⅰ	肝癌细胞	肝癌
ALP_2	Ⅱ	肝	正常血清中成分、肝胆疾病
ALP_3	Ⅲ	成骨细胞或软骨细胞	儿童发育期、成骨性疾病
ALP_4	Ⅳ	胎盘、癌	妊娠期、癌(Rogon 及 Nagao)
ALP_5	Ⅴ	小肠绒毛上皮	脂餐后、O 和 B 血型分泌型
		成纤维细胞	肝硬化
ALP_6	Ⅵ	肝(ALP_2 与 IgG 复合物)	溃疡型结肠炎活动期

9. 高分子 ALP(HMAP) 胆汁淤积时血清中出现 HMAP,HMAP 是一种病理性同工酶,淀粉胶电泳为 ALP Ⅶ,在正常人血清中不出现,相对分子质量大($>5\times10^9$)。血清 HMAP 在新生儿梗阻性黄疸的诊断中有较高的敏感性与特异性,并在其早期诊断中有重要价值。临床上将新生儿及婴儿持续性梗阻性黄疸分为肝外胆道闭锁(BA)和新生儿肝炎(NH)或肝炎综合征两大类,二者虽然皆有黄疸和肝大,但病变过程和治疗方法却截然不同。BA 在 3 个月内行手术治疗可获得生存希望;而 NH 通过药物保守治疗多获得痊愈。因此,临床上对胆道闭锁做出早期诊断,并与新生儿肝炎加以鉴别,显得尤为重要。BA 和 NH 的患儿 HMAP 阳性率分别为 93.3% 和 12.5%,差异有显著意义。而新生儿非梗阻性黄疸患儿和健康儿 HMAP 阴性。

(贾 玫)

第四节 γ-谷氨酰转肽酶

一、概述

1. 生化特性及病理生理 γ-谷氨酰转肽酶(Gamma glutamyl transpeptidase, GGT)是一种将 γ-谷氨酰基转移至其他多肽或 L-氨基酸、在氨基酸吸收中参与 γ-谷氨酰基循环的一个重要的酶。GGT 具有很重要的生理功能,对于氨基酸和蛋白质的吸收、分泌和合成都是必需的。

GGT 是一种膜结合酶,在细胞膜处含量最高,提示与分泌、吸收、合成等作用有关。根据对哺乳动物的研究,GGT 在肾内含量最高,胰腺次之,肝脏又次之。但在胚胎期,肾脏内含量低,仅为成年动物的 1/10 或以下;肝脏则相反,胚胎期内 GGT 含量为成年期的 30 倍左右。在肝脏中分布在肝细胞的微粒体、细胆管、毛细血管等处,经胆道排出。根据脏器 GGT 同工酶的分析,肝胆汁及血液中的 GGT 具有同一性质,故血清 GGT 主要来源于肝脏。GGT 在体内分布较广,其含量活性强度依次为肾 > 胰 > 肝 > 脾。胚胎时 GGT 在肝脏中的合成率最高,出生后肾脏中活性最高,胰及肝脏只有肾脏的 1/30～1/10,脾、小肠、脑中仅有少量存在,但肝癌和胎肝组织具有高度组织特异性,如果肝脏合成量增加,出现"返祖现象",血清 GGT 明显升高时,应考虑肝脏可能有恶性疾病发生。GGT 可作为肝胆疾病的敏感指标,是胆道疾病最敏感的标志,在肝病时其应用价值相当于 ALP,作为一个诊断试验,GGT 主要用途限于 ALP 升高患者,但骨病患者除外,骨病时 GGT 不升高。测定 GGT mRNA 有助于肝细胞癌的诊断。

临床上 GGT 在各种梗阻性黄疸、肝癌、酒精性肝损害、慢性活动性肝炎时增高,故对肝脏、胆道疾病有很高的特异性。由于 GGT 向胆道排泄受阻,而向血中转移,或因慢性活动性病变时在受损的肝组织内生成增加等机制使其在血中增高。酶诱导剂如乙醇、苯妥英钠可诱发 GGT 合成增加,因此该酶特异性差。

2. γ-谷氨酰转肽酶的检测

(1)测定方法:关于 GGT 活性的测定,目前国内主要采用 IFCC 和欧洲常规 Szasz 法。二者均是以 γ-谷氨酰-3-羧基-4-硝基苯胺和双甘肽为底物的速率法。

测定 GGT 反应如下。

γ-谷氨酰－3－羧基－4－硝基苯胺 ＋ 甘氨酰甘氨酸 $\xrightarrow{\text{GGT}}$ γ-谷氨酰甘氨酰甘氨酸 ＋ 5－氨基－2－硝基苯甲酸

通过生成的 5－氨基－2－硝基苯甲酸在 410nm 处的吸收峰增加的速率即可测出 GGT 的活性。

血清在室温(20℃)下,酶活性 1 周内稳定。

(2)参考范围

男性:10～60U/L;

女性:7～45U/L。

(3)检查指征:胆管疾病、肝胆管疾病鉴别、诊断和监测、进行性慢性酒精中毒(长期酗酒)的监测。

二、GGT 升高常见病因

(一)肝胆疾病血清中 GGT 升高

1. 急、慢性病毒性肝炎

2. 急性酒精性肝炎

3. 肝硬化

4. 脂肪肝

5. 胆汁淤积

6. 肝外胆汁淤积

(1)胆总管结石;

(2)胰头癌;

(3)胆管炎;

(4)急性胰腺炎。

7. 肝内胆汁淤积

8. 原发性肝癌、肝转移癌

9. 急、慢性肝灌注紊乱

(二)其他疾病

1. 酒精中毒

2. 药物导致 GGT 升高

3. 慢性胰腺炎

4. 急性心肌梗死

5. 长期服用抗癫痫药

三、临床思路(图2-4)

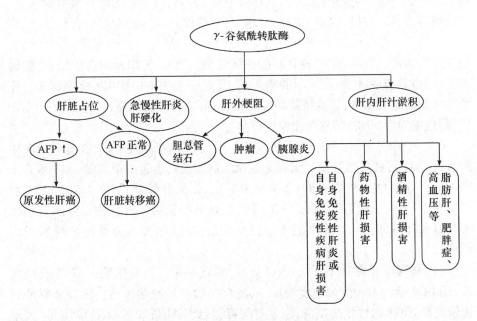

图2-4 γ-谷氨酰转肽酶的临床思路

(一)除外非疾病因素

1. 血液采集　枸橼酸盐、草酸盐或氟化物为抗凝剂,会抑制酶活性10%~15%,故不能使用抗凝剂,否则引起假性降低。

2. 溶血　游离血红蛋白溶液≥2g/L或更高时,可导致GGT活力下降。

3. 性别　成人男性较女性增多,随着年龄增长也有逐渐增高的倾向。

4. 饮酒　有经常饮酒习惯者,较不饮酒者其GGT明显增高。

5. 药物　服用某些药物可使GGT升高。

(二)血清GGT病理性升高

许多疾病均可导致血清GGT水平升高,但以肝、胆疾病最为常见。GGT增高程度:肝外胆道梗阻＞原发性肝癌＞肝内胆汁淤积＞急性肝炎＞肝硬化＞中、重度慢性肝炎＞正常对照。

GGT增高的主要机制:①肝炎时坏死区邻近肝细胞内酶合成亢进。②梗阻性黄疸时由于胆道排泄障碍,酶向血液逆流。③肝癌时癌细胞的逆分化,类似胚胎期,酶的生成增多,同时癌肿亦刺激其周围的正常肝细胞,使其GGT合成亢进。

GGT/ALT 比值正常人为 1.53,各型肝炎均小于 1;梗阻性黄疸时可升至 10 以上,有利于黄疸的鉴别;原发性肝癌时平均 12.98,特别在无明显黄疸的病例,其比值越大,原发性肝癌的可能性也越大;酒精性肝病其比值常大于 5。

1. 肝胆疾病 GGT 升高主要考虑肝胆疾病。是否有胆道梗阻、不全梗阻,检查胆红素是否升高,同时做 B 超检查胆管是否增宽,梗阻原因有胆结石、胆道炎症、胆道肿瘤或肝、胆道周围肿瘤压迫,需进一步做 CT、MRCP 检查证实。还要做肿瘤标志物检查,寻找排除肿瘤的依据,肝癌时升高明显,可达正常人的 10 倍,阳性率约为 90%,转移性癌时也升高。

6% ~20%(平均 14%)的肝胆疾病患者仅有 GGT 浓度升高,在这些患者中最常见 GGT 活性单独升高。无临床症状的肝胆疾病患者中单独的 GGT 酶升高患者的百分率也是相当高的(20%~30%)。如果肝特异性酶如 ALT、AST 和 CHE 升高同样为病理的,那么 GGT 升高也是肝损伤的一种标志。肝胆疾病患者转氨酶升高,但 GGT 活性正常是极少见的,通常出现在慢性迁延性肝炎病例中。

(1)病毒性肝炎:急性病毒性肝炎时,邻近坏死区的肝细胞内 GGT 合成亢进,使 GGT 活性常轻度或中度增加,其变化一般与转氨酶平行。急性病毒性肝炎恢复期,GGT 活性恢复正常,恢复时间可能迟于 ALT;如 GGT 持续增高(大于 100U/L),提示发展为迁延性肝炎。慢性肝炎和肝硬化非活动期,此酶活性大多正常,而活动期大多增加,因此,GGT 可作为反映慢性肝病的活动性指标之一。急性肝炎时血清 GGT 轻度升高,其变化一般与 ALT 平行,但升高幅度较低,这时应做肝功能检查,病情好转后其恢复较转氨酶晚。若在恢复期其他肝功能指标都已正常,而 GGT 仍未复原,提示肝炎尚未痊愈,如反复波动或长期维持在较高水平,则应考虑肝炎有慢性化趋势。慢性肝炎时 GGT 轻度升高或正常,如长期持续升高则预示病情在进展。

(2)原发性或转移性肝癌:正常人血清内 GGT 主要来自肝脏。原发性肝癌时 GGT 改变颇为突出,可达正常水平的十几倍至几十倍。60% ~90%患者的酶活力升高,其阳性率一般略大于 ALP。有人比较了原发性肝癌时 GGT、ALP、LDH、ALT、AST 5 种酶,其中 GGT 与 ALP 呈相关性($P<0.05$),而与其他 3 种酶无明显相关性。GGT 对于诊断转移性肝癌也有价值,但也有报道阳性率仅为 50%。GGT 和 AFP 同样具有癌胚蛋白的性质,特别是在结节性增生时出现强活性,是反映肝内占位性病变的一个指标,敏感性优于 AFP,但特异性较差。95% 的肝癌患者血清中 GGT 活性增高。由于癌细胞逆分化,具有胚胎期肝细胞性质而产生过多 GGT,肿瘤组织或周围炎症的刺激也使肝细胞合成 GGT 增加,加上

肿瘤压迫引起局部胆道梗阻,胆汁排出受阻,酶逆流入血,致使血中 GGT 明显增高,常大于正常时的几倍或几十倍,癌组织的大小及范围和 GGT 升高程度有关,如肿瘤超过一叶,GGT 将 100% 升高。肿瘤切除后 GGT 可下降至正常,复发时则又升高。故监测血中 GGT 的浓度可判断肿瘤疗效和预后。GGT 还可用于观察乳腺癌、直肠癌、睾丸癌是否发生肝转移。

(3)胆汁淤积:在胆汁淤积患者中,GGT 常明显升高,可达正常值的 10 倍以上。由于 GGT 在体内分布范围广,且易受药物诱导,所以其特异性不如 ALP。血清 GGT 活性在肝外胆道梗阻时明显高于肝内胆汁淤积时。GGT 大于 150U/L,一般仅见于肝外胆道梗阻。近来发现,某些急性肝内胆汁淤积患者的血清 GGT 不升高,这可能与肝脏释放 GGT 障碍有关。原发性或转移性肝癌,GGT 都可显著升高,达参考值的 10 倍或更高,其原因既有生成亢进的因素,也有胆道受阻的因素。

在肝内胆汁淤积中 GGT 活性升高有以下特征:①大于 98% 的肝转移、胆管炎、原发性胆管硬化患者,GGT 活性大于正常值上限 3 倍。②中毒性肝损害,GGT 活性大于正常上限 3 倍左右。③85% 的慢性肝炎和 99% 的脂肪肝患者,GGT 水平不超过正常值上限 3 倍。如果 GGT 和其他酶类及 LDH 正常的黄疸患者,应考虑胆红素代谢失调。④GGT 作为酒精中毒指标,可单独测定 GGT,其他氨基酸转移酶和 GGT 可单项升高,平均血细胞压积(MCV)可作为乙醇过量消耗的指标。

(4)急、慢性酒精性肝炎:长期饮酒可引起肝细胞线粒体损伤,使 GGT 生成增加,GGT 活性升高,至酒精性肝损伤时,GGT 可中度升高,戒酒后下降较快。乙醇能诱导微粒体生物转化系统,使血液 GGT 升高。但 GGT 升高幅度与饮酒量无明显相关性。急性酒精性肝炎患者 GGT 可达 1000U/L 以上,慢性酒精性肝炎患者血清 GGT 活性一般在 100U/L 左右。

(5)肝硬化:肝硬化代偿期 GGT 多正常,肝硬化失代偿期 GGT 虽然增高,但不如转氨酶敏感。进行性肝纤维化时则 GGT 可升高,其升高程度与纤维化成正比。

(6)胰腺疾病:急性胰腺炎、胰腺肿瘤(尤其伴有肝胆梗阻)患者,GGT 升高可达正常值上限 5~15 倍。

(7)心肌梗死:GGT 水平通常在正常范围,如果 GGT 升高,一般发生在发病后第 4 天,且在第 8 天达高峰,此可能提示有继发于心功能不全的肝脏损害发生。

(8)前列腺肿瘤:前列腺组织含有 GGT,故前列腺肿瘤患者血清中升高的 GGT 可能来源于前列腺。

血清总胆红素/GGT 比值,可作为肝硬化预后指标。其比值 >1.0 时存活率仅为12%，<1.0时存活率可达66%。

2.其他　系统性红斑狼疮、传染性单核细胞增多症、急性心肌梗死、胰腺炎，以及常服抗癫痫药物、某种神经系统疾病和酗酒等患者血清GGT均可轻度增高。

（三）评价

1.ALP、GGT同时测定有助于鉴别ALP的来源　GGT与ALP同时增高常见于肝脏疾患；ALP升高而GGT正常，常见于肝外疾患，如骨骼系统疾病等。

2.诱导肝微粒体生物转化系统的药物均可致GGT升高　如抗癫痫药（扑癫酮）、镇静药（巴比妥、苯妥英钠）、三环类抗抑郁药、对乙酰氨基酚等。停药后血中GGT水平可降至正常。

3.GGT单独升高

（1）由于药物相关诱导的GGT合成。如：抗惊厥药物治疗的患者，单独的GGT升高与不接受有关治疗的患者相比，常高于正常参考值上限3倍以上。

（2）脂肪肝、亚临床胆管阻塞、肝占位性病变、心脏病伴肝脏慢性充血。

4.GGT与酸性磷酸酶（ACP），前列腺特异性抗原（PSA）联合测定　有助于判断升高的GGT是否来源于前列腺。

（四）GGT同工酶

1.GGT同工酶的分类　GGT有四种同工酶，正常时$GGT_3 > GGT_2 > GGT_1$，约半数仅见GGT_3，正常人在后白蛋白和α_2球蛋白区带有弱的活性，急性肝炎时后白蛋白区带的活力增强，酒精性肝硬化时前白蛋白和白蛋白区带均有活力，前者尤为显著。肝癌和胰头癌时在白蛋白和α_2球蛋白区带均有活力，但以α_2球蛋白区带活力较强，据此可协助鉴别良性或恶性疾病。

2.GGT同工酶的病理性改变　肝实质病变时GGT_1升高，肝外胆道病GGT_2升高，部分出现GGT_4。GGT_2在正常人和孕妇全部阴性，而在原发性及继发性肝癌患者血清GGT_2带的检出率达90%以上，GGT_2在原发性肝癌早期（甚至在扫描尚未检出占位性病变，AFP低于$400\mu g/L$时）即出现，阳性率55%～90%，在AFP阴性的肝癌中阳性率达38%～84%，与AFP联合诊断肝癌阳性率可达94.4%。表明GGT_2是肝癌相对特异性的区带。除肝癌外，肝硬化及梗阻性黄疸患者，血清有时也可出现GGT_2，其他GGT同工酶的临床意义尚不明确。非癌肝病和肝外肿瘤时假阳性率低于5%。因此，认为同工酶测定有助于鉴别诊断。

四、病例分析

（一）病例1：梗阻性黄疸

患者，女性，71岁。已婚，汉族，黑龙江籍。主因"皮肤瘙痒、尿黄20余天，发现皮肤、巩膜黄染 1 周余,白陶土样便 3 天"于 2006 年 5 月 23 日经门诊以"黄疸原因待查"收入院。

老年女性,亚急性病程。

患者 20 余天前无明显诱因出现皮肤瘙痒,同时出现尿色发黄,自述为橘黄色,伴有食欲缺乏、厌油,晨起恶心明显,无呕吐,无发热、寒战,无皮疹、出血点出现,无尿急、尿痛,无腹痛、腹泻,随后患者皮肤瘙痒及尿黄症状逐渐加重。1周前发现全身皮肤、巩膜黄染,3 天前发现大便颜色变浅,为陶土样糊状便,每日3~4 次。腹部超声示:肝外胆管梗阻(考虑胆总管占位),胆囊大,胆汁淤积,脂肪肝。胆总管中下端壁厚腔窄,胆囊张力大并胆汁淤积,双肾结石。腹部 CT示:肝门结构欠清,胆囊扩大,胆总管扩张。患者自发病以来,睡眠可,食欲缺乏,厌食油腻,饭后偶有反酸,无发热,无腹痛、腹胀、腹泻。近 3 年来大便每日3~4次,间断为黄色成形软便及糊状便,无黏液脓血便,近 3 个月来有便不净感,体重近 3 个月下降 5kg。

既往史,个人史:"肾结石"11 年。8 年前锁骨骨折。高血压 5 年。4 年来间断出现口干、眼干,伴双手指间关节肿痛,与天气变化无明显关系。冠心病 2年。青霉素过敏。

查体:36.6 ℃,脉搏 80 次/分,呼吸 20 次/分,血压 130/80mmHg,全身皮肤及巩膜黄染,可见散在抓痕,全身浅表淋巴结未触及,双肺呼吸音粗,未闻及干湿啰音,心界左大,心率 80 次/分,律齐,各瓣膜听诊区未闻及病理性杂音。剑下偏右可触及肿大胆囊,表面光滑。肝、脾肋下未及。Murphy's 征(-)。肝区和脾区叩痛阴性,移动性浊音阴性,肠鸣音 4 次/分。未闻及血管杂音。右肋脊角叩痛阳性。双下肢无水肿。

辅助检查:腹部 B 超:肝外胆管梗阻(考虑胆总管占位),胆囊大,胆汁淤积,脂肪肝,左右肝内胆管扩张 1.5cm,胆总管中下端变窄 0.6cm,壁增厚0.4cm,界限不清,胆囊大小 12.4cm×4.7cm,壁厚 0.4cm,不光滑,腔内见胆汁淤积回声;双肾结石。腹部 CT:肝门结构欠清,胆囊扩大,囊内未见异常密度,胆总管扩张,腹腔内未见肿大淋巴结。

实验室检查:ALT 94U/L, AST 132U/L, GGT 670U/L, ALP 292U/L, DBIL63.0μmol/L, TBIL 96.5 μmol/L, TG 4.02mmol/L, LDL 4.45mmol/L, HDL 0.24mmol/L, 白蛋白/球蛋白 1.4;CEA、AFP、CA199、CA242 正常,CA12539.21U/ml,铁蛋白 878.4ng/ml;抗 HIV(-);便常规隐血(-),可见脂肪球;心电图大致正常;血常规提示 WBC 12.9×10⁹/L,中性 71.37%,HGB 147.3g/L,PLT 276.1×10⁹/L,RET 2.47%。尿常规示胆红素 8.6μmol/L,尿胆原 33μmol/L。

胸片双肺未见活动性病变,T12、L1 椎体略变扁。乙肝指标:HBeAb(+),HB-cAb(+);抗 HCV(-);CRP 28.8mg/L,免疫球蛋白正常;ESR 52mm/h,抗体过筛(-),干燥4项示 AaFA(+)。

（二）病例2:酒精性肝硬化

患者,男性,36 岁。主因"间断鼻出血4个月,右上腹胀痛、尿黄伴乏力2个月"门诊以"酒精性肝病"收入院。

现病史:患者4个月前晨起时间段出现鼻出血,多于擤鼻涕后出现,量3～5ml,出血可自行停止,偶有恶心,与刷牙有关,无牙龈出血,无头晕、乏力、心悸,无皮肤瘙痒,无呕吐,无呕血、黑便,无行为异常,每周发作1～2次,未引起注意。2个月前出现持续肝区胀痛,可以忍受,无放射性,右侧位时稍有好转,与进食、饮酒无关,无嗳气、反酸,无便秘、腹泻,无恶心呕吐,无咳嗽、咳痰,无活动后胸闷憋气。同时出现尿色发黄,为深黄色,无尿频、尿急、尿痛,无排尿困难,尿量无明显变化。近2个月患者自觉乏力,无食欲缺乏,无厌食油腻,饭量无明显变化,无胸闷憋气,无头晕、头痛。腹部 B 超示中度脂肪肝,肝内胆管结石,胆囊增大,胆囊泥沙样结石,脾大,脾门处静脉迂曲扩张。

既往史:否认冠心病、高血压、糖尿病、肾病等病史。否认结核等传染病病史及接触史。否认手术外伤史,无输血史。否认药物、食物过敏史,预防接种史不详。

个人史:出生并生活于北京,无疫区居留史,无毒物及放射线接触,吸烟15 年,10 支/天,饮酒10 年,平时每日饮啤酒3～4瓶,近8个月饮酒量增加,每日5～6瓶,38 度白酒每天 0.25kg。

查体:T 36.7℃,P 75 次/分,BP 140/90mmHg,R18 次/分,一般情况可,神清,巩膜黄染,皮肤黏膜轻度黄染,可见肝掌,颈部、前胸及双上肢可见较多蜘蛛痣,双肺呼吸音清,未闻及干湿啰音,心界不大,心率75 次/分,律齐,未闻及异常心音及病理性杂音。腹部膨隆,双侧对称,腹壁未见静脉充盈,未见胃肠型及蠕动波。无压痛,无反跳痛、肌紧张,Murphy's 征(-),肝肋下 1cm,质软,轻度触痛,脾未及,未及包块,移动性浊音阴性,双下肢无可凹性水肿,双侧病理征未引出。

实验室检查:WBC 4.08×10⁹/L,RBC 3.84×10¹²/L,Hb 134g/L, PLT 17×10⁹/L。生化示:ALT 84U/L,AST 249U/L,总蛋白84.1g/L,白蛋白35.2G/L,ALP 162U/L,GGT 504U/L,总胆红素 73.8μmol/L,直接胆红素 37.1μmol/L,LDH 242U/L,白蛋白/球蛋白 0.7。PⅢNP 2ng/ml,Ⅳ型胶原 108ng/ml。

（三）病例3:原发性胆汁性肝硬化

患者,女性,68 岁。主因"口干眼干30 年,发现肝功能异常20 年"于2005

年4月6日入院。现病史:患者30年前无明显诱因出现口干,吃馒头等干食时不喝水咽下困难,讲话时需频频饮水,眼睛干涩,少泪,无口腔溃疡,无龋齿,无牙齿脱落,无腮腺肿痛,无发热,无舌痛、舌干,无皮肤紫癜、红疹,无少尿、泡沫尿、肉眼血尿,无干咳、呼吸困难、憋气,无咽痛及咳嗽、咳痰,无光过敏,无外阴溃疡,无腹痛、腹胀、腹泻,无反酸、胃灼热、嗳气,无乏力。泪液分泌测定,考虑诊断为"干燥综合征",未予特殊治疗。20年前体检发现肝功能异常,转氨酶升高,查多种病毒指标阴性,未特殊处理。此后多次复查生化均提示转氨酶升高,患者偶有刷牙时牙龈出血,无皮肤黄染,无肝区隐痛,无厌食纳差,无腹痛腹胀,无呕血黑便。腹部B超:肝硬化,脾大,少量腹水。

实验室检查:ANA1:40,斑点,ENA:抗RNP(-),抗SSA(-),抗SSB(-),抗Sm(-),抗Scl-To(-),抗Jo-1(-),抗α-胞衬蛋白抗体、(抗α-fodrin)(-),抗RF(-)。免疫球蛋白:IgA4.62g/L,IgG 25.4g/L。腹部B超:肝硬化,脾大,少量腹水。血清蛋白电泳:ALB 47.3%↓,Gamma 35%↑,Alpha$_2$ 6.9%↓。血常规:WBC 3.88×10^9/L,RBC 3.44×10^{12}/L HGB 10^{9}g/L,HCT 27.8% PLT 143×10^9/L。血生化:三酰甘油0.74mmol/L,AST 43.8U/L,ALT 43.6U/L,a羟丁酸脱氢酶87U/L,乳酸脱氢酶97U/L,碱性磷酸酶403.5U/L,转肽酶245U/L。血沉67mm/h。免疫球蛋白:IgA 3.86g/L。PⅢP,Ⅳ型胶原,CEA,CA199,CA242,AFP,CA19-9,CRP,ASO,RF,正常。乙肝表面抗原,梅毒抗体,抗HIV,抗HCV,阴性。

(四)病例4:原发性胆汁性肝硬化

患者,女性,76岁。主因"乏力、纳差、发现肝大、肝功能异常6年"以"原发性胆汁性肝硬化"收入院。患者6年前无明显诱因出现乏力、纳差,无恶心、呕吐,无腹泻、腹痛,无呕血、黑便,无皮肤、巩膜黄染,无皮肤瘙痒,于外院体检时发现肝功能异常,ALT轻度升高(具体数值不详),B超发现"肝大",未明确诊断。2年前患者在我科住院,查白细胞3.82×10^9/L,生化20:ALT 41U/L,AST 51U/L,ALP 351U/L,GGT 687U/L,抗M2抗原亚型(±),ANA1:20,抗M抗原亚型:M2抗原亚型(+)。腹部CT示肝硬化,脾大,核素心肝血流比:H/L 0.87,SI 0.46,PVP 35mmH$_2$O,胃镜提示胃窦毛细血管扩张,上消化道造影示胃底外压性改变(肝脏压迫),肝穿病理示肝细胞水肿,可见点灶状坏死,伴有灶片状淋巴细胞浸润,间质纤维结缔组织增生明显,诊断为原发性胆汁性肝硬化,门脉高压,脾大。

(贾 玫)

第五节　胆碱酯酶

一、概述

(一)生化特性及病理生理

人体有 2 种胆碱酯酶(chlolinesterase，CHE)，乙酰胆碱酯酶和酯酰胆碱酯酶，都能水解乙酰胆碱，但生成组织和生理功能各有不同。

1.酯酰胆碱酯酶(acylcholinesterase，EC:3.1.1.8)　又称拟或假胆碱酯酶(psuedocholinesterase，PCHE 或 CHEⅡ)，分布于血清或血浆中，是一种糖蛋白，由肝脏粗面内质网合成，临床一般测定的 CHE 即指此酶。由于其合成与蛋白质合成代谢相平行，且酶活性变化比蛋白质质量的改变更为敏感，故可用来作为了解肝细胞蛋白合成功能的指标，是肝脏合成蛋白功能标志物之一。PCHE由肝细胞合成后以一定速度释放入血中，并受血中酶水平的反馈性调节，保持较稳定的含量，已成为血白蛋白固有组分。

血清 CHE 活性水平是衡量肝脏合成储备的敏感指标，其升降幅度与白蛋白相互平行，但比白蛋白能更准确地反映肝脏的储备能力，对了解慢性肝炎的进展和预后有重要意义，因此在肝脏疾病的诊断中被广泛应用，CHE 活性始终低于正常水平者，转为肝硬化的可能性加大。

2.乙酰胆碱酯酶(acetylcholinesterase，ACHE；EC:3.1.1.7)　又称红细胞胆碱酯酶、真性胆碱酯酶或 CHE－I。它分布于中枢神经系统的灰质，交感神经节、肾上腺髓质、血小板和红细胞中。功能是水解神经递质乙酰胆碱为乙酸和胆碱，保证神经传导的兴奋和抑制的平衡。ACHE 占全血 CHE 的 80%。测定全血 CHE 即指此酶。

ACHE 主要用于诊断有机磷农药中毒和神经性化学武器中毒。中毒后，ACHE 被抑制，使乙酰胆碱蓄积，引起乙酰胆碱样中毒症状，实验室检测此酶，可以判断中毒轻重，指导治疗及判定疗效。病情严重时，ACHE 活力可降至"0"；治疗有效时，酶活力可迅速恢复。此酶升高还见于精神分裂症、溶血性贫血和巨幼细胞贫血等。ACHE 活性在孕育神经管缺陷胎儿的羊水中显著增高。

(二)胆碱酯酶的检测

1.测定方法

CHE 测定:Ellman 法，基质为乙酰胆碱。

测定 CHE 反应如下：

丁酰硫代胆碱 + H_2 $\xrightarrow{\text{CHE}}$ 硫代胆碱 + 丁酰根

硫代胆碱 + 5,5′二硫代 - 2 - 硝基苯甲酸──→5 - 硫代 - 2 - 硝基苯甲酸

目前最常用的检测方法是将 CHE 作用于丁酰硫代胆碱,生成黄色的 5,5′二硫代 - 2 - 硝基苯甲酸,动态检测 410nm 处吸光度的变化,而测出血清 CHE 的活性。

CHE 非常稳定,在 4 ~ 8℃可稳定 1 周,冷冻状态(- 25℃)可稳定 1 年。

2. 参考范围

CHE:130 ~ 310U/L(比色法);

　　　5000 ~ 12000U/L(酶法)。

3. 检查指征　可疑肝实质受损,并有器官功能受损。在使用琥珀胆碱类肌肉松弛药物之前,提示胆碱酯酶变异体的存在。术后呼吸抑制延长、农药中毒及接触农药工人的监护。

二、PCHE 异常的常见原因

(一)PCHE 降低常见原因

1. 肝脏疾病

(1)急、慢性肝炎;

(2)肝硬化;

(3)急性肝衰竭,暴发性肝损伤;

(4)肝肿瘤,肝转移瘤;

(5)肝移植。

2. 其他疾病

(1)休克、危重患者;

(2)败血症休克;

(3)慢性炎性肠病;

(4)进行性肌营养不良,肌强直症;

(5)心肌梗死,恶性贫血,旋毛虫病;

(6)药物中毒。

(二)CHE 升高常见原因

1. 糖尿病

2. 冠心病

3.高脂蛋白血症

4.脂肪肝

5.肾病综合征

6.渗出性肠炎

7.甲亢

8.严重肥胖

三、临床思路(图2-5,2-6)

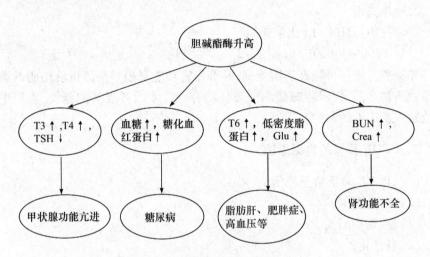

图2-5　胆碱酯酶升高的临床思路

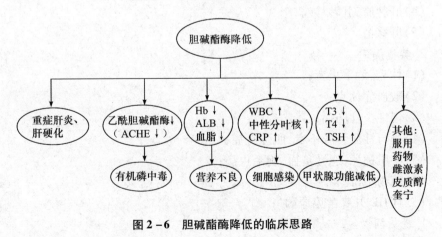

图2-6　胆碱酯酶降低的临床思路

（一）除外非疾病因素

1.年龄 在新生儿时期和随后的几周内，CHE 在血清中浓度仅约为成人的 50%，然后逐渐增加，在 6 岁时达到成人水平，约在青春期趋于稳定，在此后终生保持不变。

2.个体差异 血清值的个体间差异在于体重、身高和性别的不同而有差异。

3.绝经期妇女 据报道，绝经期后的妇女，其血清的 CHE 水平比绝经期前的妇女高 15%。

4.妊娠 在怀孕初期 3 个月内，CHE 活性下降 20% ~ 30%，在整个怀孕期间会保持下降水平，在产后几周内恢复正常。

5.避孕药 使用口服含有炔雌醇的避孕药可以导致 CHE 活性下降 20%。

6.溶血 测定 PCHE 时标本不能溶血，以免红细胞内的真性胆碱酯酶逸出，使结果假性增高。

（二）血清 CHE 活性病理性下降

1.肝脏疾病 血清内的非特异性或假性胆碱酯酶，主要由肝脏合成，因此大量地贮藏在肝内，并且和白蛋白的合成代谢相平行，所以在肝炎、肝硬化及肝肿瘤时 CHE Ⅱ活性常下降。在肝实质损害时，由于肝内合成减少，酶活力可能降低。在肝硬化失代偿期或大块肝坏死时，酶活力常显著下降，而在肝性脑病时最为显著。但本酶对于诊断肝炎或其他肝病的敏感性远低于转氨酶或其他肝功能试验。而对于评估肝脏的储备功能和肝病的预后有帮助。CHE 水平下降并不是原发性肝病引起的，任何类型严重疾病的分解代谢状态均可引起 CHE 水平下降。因此，CHE 的测定仅被推荐与 ALT 与 GGT 结合，用于肝病的诊断。

当肝实质损害如急性肝炎、慢性活动性肝炎、肝硬化活动期时，血清 CHE 总活力降低，降低程度与肝功能损害的严重程度相平行。脂肪肝患者的血清 CHE 活力增高，可能是 CHE 的降解减慢所致。肝病时营养不良、急性感染，全身消耗性疾病，甲状腺功能低下，进行性肌营养不良、重症肌无力、皮肌炎等，血清 CHE 活力降低。

德国内科学会年会曾提出 ALT、GGT、CHE 三种酶作为肝脏疾病酶的过筛试验。ALT 增高说明肝实质细胞损伤；GGT 增高反映肝脏胆汁淤积；CHE 反映肝脏蛋白质合成功能。通过对 13000 例肝胆疾病患者检测结果的统计发现：95% 病例 GGT 升高；83% 病例 ALT 升高；74% 病例 CHE 有变化，其中 CHE 63% 活性下降，11% 活性上升。如同时检测此三种酶，阳性率可达 99%。

（1）急性肝炎：无并发症的病毒性肝炎不会引起 CHE 水平下降,坏死型时,活性可能会随着病情严重程度而下降。在急性病毒性肝炎时,CHE 一般正常。

（2）慢性肝炎：在慢性活动性肝炎中,CHE 活性可以反映肝实质功能和蛋白合成,CHE 的主要意义在于监测。在非活动性炎症反应的病例中,ALT 和 GGT 可能会恢复到正常,而 CHE 会下降或维持在参考范围内较低水平,可能是唯一反映肝损伤的病理性标志。

（3）肝硬化：肝硬化是最常见的 CHE 低水平疾病,CHE 正常可以大概排除肝硬化,但 CHE 不适于作为肝硬化的过筛试验。

（4）急性肝衰竭、暴发性肝损伤：由于 CHE 半衰期长,有 12～14 天,在急性状态下,CHE 的水平可能导致错误的评价,此值经常仍在参考范围内,并且与疾病的活动性无关。

（5）慢性肝充血：CHE 轻微下降,GGT 可能有轻微升高或不增加。

（6）肝肿瘤、肝转移瘤：在肝转移瘤和原发性肝肿瘤时,CHE 随肿瘤变化过程延长而下降。

（7）肝移植：在几天内 CHE 快速升高,说明移植肝脏发挥作用。

（8）肝内白蛋白和 CHE 的合成是偶联的：与肝无关的原因引起的 CHE 改变时,白蛋白浓度不会出现相同的变化,血清中白蛋白和 CHE 变化的组合可以提供一些诊断信息（表 2-9）。

表 2-9　CHE 和白蛋白测定的鉴别诊断意义

CHE	白蛋白	肝损伤	鉴别诊断
↓	↓	是（ALT↑）	肝硬化,慢性活动性肝炎,病毒性肝炎（1/3）
↓	参考范围内	否（ALT 正常）	CHE 受抑制,如农药所致
↓	↓	否（ALT 正常）	白血病,霍奇金病,癌症、术后,胃肠疾病,蛋白缺乏,胰腺炎,肾衰竭和分解代谢异常的一些疾病
↑	参考范围内	否（ALT 正常）	高脂蛋白血症,糖尿病
↑	参考范围内	是（ALT 轻微↑）	脂肪肝,如由于酒精引起
↑	↓	否（ALT 正常）	严重肾性蛋白丢失,如肾病综合征
正常	正常	否（ALT 正常）	可大半排除肝硬化,预期值 >99%

注：↑,增高；↓,降低。

2. 有机磷农药中毒　含有机磷的杀虫剂能抑制血清中的 CHE 和红细胞内 ACHE,使血清 CHE 减低。在有机磷中毒时 CHE 可作为诊断和治疗监测的指标。

接触农药可以引起调节神经冲动的 CHE 受抑制。通过检出血浆内 CHE 活性下降可检测出接触农药的程度。有机磷农药对硫磷、马拉硫磷、乐果、敌敌畏、敌百虫、内吸磷等,与 CHE 活性中心结合,使其丧失催化能力。当 CHE 活力降至 20% ~ 50% 时,出现多汗、恶心、呕吐等症状,活力降至 10% ~ 20% 时,出现瞳孔缩小、肌肉痉挛;活力低于 10% 时,出现意识模糊,瞳孔对光反射消失,肺水肿。

急性中毒的临床表现为瞳孔缩小,恶心,呕吐,肌肉震颤增加和出汗,但 CHE 需下降到参考范围下限 60% 以下,此症状才会出现。根据 CHE 的活性,可以将有机磷中毒分为以下几类:

(1)轻度(CHE 为下限的 40% ~ 60%),主要临床症状如上所述。

(2)中度(CHE 为下限的 20% ~ 40%),除了以上症状外,胸部和肌肉疼痛加强。

(3)重度(CHE 为下限的 20% 以下),伴有呼吸困难为主要临床特征。从 CHE 被完全抑制到回复到正常范围内需要 30 ~ 40 天。

(4)长期农药接触:可以无症状或者有非特异性症状,如腹泻、体重下降、肌肉无力和精神症状。

3. 其他遗传性血清 CHE 异常病、营养不良、口服雌激素或避孕药时,血清 CHE 可降低。

(三) CHE 活性升高

CHE 活性升高,远比 CHE 下降少见,常见于以下疾病。

1. 糖尿病　糖尿病曾被认为是最常引起 CHE 活性增加的疾病。

2. 冠心病　是第二常见的引起 CHE 水平增加的疾病。

3. 脂肪肝　脂肪肝的患者 CHE 水平的增加经常伴有 ALT 和(或)AST 或 GGT 水平的增加。肝脏内脂肪的浸润,其继发性的表现为 ALT 的升高,并伴随有 CHE 和 GGT 的轻微升高。

4. 肾病综合征　在肾病综合征中,CHE 和白蛋白在肝内的合成是偶联的。

5. 高脂蛋白血症 Ⅳ 型　高脂蛋白血症 Ⅳ 型的患者,CHE 活性增加者占 6%。

(贾　玫)

第六节　胆红素

一、概述

(一)生化特性及病理生理

1. 胆红素(bilirubin)的来源　胆红素是一种四吡咯色素,是各种含血红素蛋白中血色素的分解产物,其中大部分来自于衰老的红细胞的血红蛋白,在脾、肝和骨髓内由血红蛋白降解而成,占胆红素总量的70%~80%。少部分来源于血红蛋白以外的肌红蛋白、细胞色素P450、过氧化物酶等的血红素辅基的分解。极小部分胆红素来自造血过程中在骨髓部位破坏的未成熟红细胞。

2. 胆红素的生成　红细胞被单核-巨噬细胞(网状内皮细胞)吞食后数分钟内即被溶解。血红蛋白的珠蛋白分子释放进入蛋白代谢池,血红素在微粒体血红素氧合酶、还原型辅酶Ⅱ(NADPH)、细胞色素C还原酶的作用下,形成胆绿素,再由胆绿素还原酶作用形成胆红素。胆红素能在内质网膜进行葡萄糖醛酸的酯化,整个过程在1~2分钟内即可完成。上述胆红素为间接胆红素(unconnect bilirubin, UCB),又称为非直接胆红素,在循环血中与白蛋白结合转运。间接胆红素的两个侧链丙酸未离子化,故仅溶于脂溶剂中而不溶于水,具有脂溶性,极易透过细胞膜,是间接胆红素最突出的理化特性。间接胆红素在体内积累过多会出现严重的毒性。由于它的亲脂性使它极易透过血脑屏障,进入脑细胞中,将一些神经核团染黄,从而干扰脑细胞的正常代谢与功能,引起胆红素脑病(核黄疸),产生极其严重的后果。在新生儿血浆内,如果非结合胆红素过高,可进入脑组织,发生不可逆的胆红素脑病(核黄疸)。而结合胆红素即使在血浆中浓度很高,也不进入脑组织。

3. 胆红素在血浆中的运输　游离胆红素(非结合胆红素)不溶于水,通过与血浆白蛋白结合,运载至肝脏。白蛋白与胆红素结合不仅作为运输载体,还可阻止胆红素透过细胞,保护免受胆红素的细胞毒作用。胆红素与白蛋白结合牢固,不会排泄至尿中。正常血浆白蛋白分子浓度平均为600μmol/L(500~700μmol/L),远超过正常胆红素分子浓度(3~17μmol/L)。当血清胆红素浓度超过白蛋白浓度时,两者结合不牢固。只要血浆pH少许变动或白蛋白浓度降低,胆红素就被置换而释出,即使量很小,也可通过血-脑屏障和肝窦的肝细胞膜等,对组织造成损伤。这在新生儿黄疸中很重要。一些阴离子物质,如磺胺药、非甾体抗炎药、胆道造影剂、游离脂肪酸等,与白蛋白竞争结合胆红素,使胆红素与白蛋白分开而游离出来,透过血-脑屏障和脑细胞膜,进入脑组织,导致脑损害,如核黄疸。在有明显胆汁淤积的病理状态下,结合胆红素仍可与血浆蛋白结合,未结合部分很少,由于其水溶性高,可从肾小球滤过,进入尿液。

4. 胆红素在肝内的代谢过程 胆红素在肝内的代谢过程包括肝细胞对血液内胆红素的摄取、结合胆红素的形成、结合胆红素从肝细胞排泄入胆道,这是三个互相衔接的过程,其中任何一个过程发生障碍都可使胆红素积聚于血液内而出现黄疸。

(1)肝细胞对胆红素的摄取:与白蛋白结合的胆红素,穿越肝窦内皮细胞的窗孔和内皮细胞之间的空隙,直接与肝细胞表面接触。肝细胞膜为类脂膜,可能依赖特殊的转运机制将胆红素摄入肝细胞内。有证据表明肝细胞膜有一种阴离子转运体作为载体,可能为有机阴离子转运体(OATP)。此外,胆红素与肝细胞膜的磷脂层接触后,通过一种翻转机制,将胆红素从白蛋白结合中释出,快速进入细胞内,然后与细胞内的 Y 和 Z 载体蛋白(Y 和 Z 蛋白)结合,将胆红素运载至滑面内质网,在酶作用下,很快形成结合胆红素。Y 蛋白又称配体蛋白(ligandin),是一种碱性蛋白,由 2 个多肽亚单位 Ya 和 Yc 构成,相对分子质量分别为 22kD 和 27kD,约占肝细胞中胞质液蛋白总量的 5% ,对胆红素的结合能力比 Z 蛋白强。它具有谷胱甘肽巯基转移酶(GSTs)的活力,与其他有机阴离子、固醇类、磺溴酞钠和某些致癌物质也有结合力,其酶的活性参与谷胱甘肽的生物转化作用。新生儿出生后,肝内 Y 蛋白含量低下,7 周后才达到成人水平。胆红素一旦与 Y 蛋白结合后,就不能返回越出细胞膜。Z 蛋白是一种酸性蛋白,是一种脂肪酸结合蛋白(FABP),它与胆红素的亲和力较弱,而是优先结合游离脂肪酸,在胆红素摄取中的重要性次于 Y 蛋白。

(2)结合胆红素(直接胆红素)的形成:间接胆红素在肝脏被肝细胞摄取,肝细胞将摄取的胆红素在滑面内质网(肝微粒体处),通过一系列酶反应,形成结合胆红素〔胆红素单葡萄糖醛酸酯(BMGA)和双葡萄糖醛酸酯(BDGA)〕,这是使胆红素能够从胆汁排泄的一个必不可缺的过程。胆红素与 Y 蛋白或 Z 蛋白结合的复合物运至内质网,由尿苷二磷酸葡萄糖醛酸(UDPGA)提供葡萄糖醛酸,在微粒体的胆红素尿苷二磷酸葡萄糖醛酸转移酶(BUGT)作用下形成结合胆红素,即直接胆红素(connect bilirubin),结合胆红素能溶于水,因此很容易通过胆汁从肠道排泄。它不能透过类脂膜,从而不会在肠黏膜处吸收,而有利于从粪便排泄。同时也不透过血-脑屏障和脑细胞膜,从而不会造成脑细胞的损害。结合胆红素可被肾小球滤过。

（3）肝细胞对胆红素的排泄：肝细胞将结合胆红素通过毛细胆管排入胆汁内是一种克服浓度梯度差耗能（ATP）的主动分泌作用。在毛细胆管膜上有多种特异有机阴离子转运体（MOAT），亦称多耐药相关蛋白（MRP2），可将胆红素和其他有机阴离子（胆汁酸除外）主动排出。

5. 胆红素的肝肠循环 直接胆红素随胆汁进入肠腔后，被肠道细菌作用还原成尿胆原，大部分随粪便排出，少部分经门静脉回肝，其大部分被肝细胞摄取再转变为直接胆红素并再排入肠腔（此即胆红素的肝肠循环），另一部分从门静脉入体循环，进入肾脏，随尿排出。血清总胆红素（serum total，STB）为间接胆红素和直接胆红素的总量。

胆红素是胆汁的重要成分之一，

（二）胆红素的检测

1. 测定方法

（1）血清总胆红素测定方法：包括改良 Jendrassik – Grof 法（J – G 法），胆红素氧化酶法，矾酸法等，其中 J – G 法为 IFCC 推荐方法。

（2）血清直接胆红素测定方法：使用重氮反应（J – G 法和 DPD）方法。

（3）间接胆红素测定方法：从总胆红素中减去直接胆红素。

若强烈的日光照射，会使胆红素下降，1 小时后下降可达 30%，室温条件下避免光照可稳定 3 天。

2. 参考范围

总胆红素：新生儿 0 ~ 1 天：34 ~ 103 μmol/L；

1 ~ 2 天：103 – 171 μmol/L；

3 ~ 5 天：68 ~ 137 μmol/L；

成人 3.4 ~ 17.1 μmol/L。

直接胆红素：0 ~ 6.8 μmol/L。

间接胆红素：1.7 ~ 13.7 μmol/L。

3. 检查指征 诊断、鉴别诊断、黄疸病因的评价等。

二、胆红素增高的常见病因

1. 总胆红素增高的常见病因（表 2 – 10）

表 2 – 10　引起 TBIL 升高的疾病

肝前性黄疸	溶血性贫血	新生儿黄疸
	输血反应	烧伤
	自身免疫性溶血	疟疾
肝细胞性黄疸	急慢性病毒性肝炎	酒精性肝损伤
	细菌性与寄生虫性肝炎	肿瘤肝转移
	药物性肝损伤	胆汁性肝损伤
	自身免疫性肝损伤	
肝后性黄疸	原发性胆汁性肝硬化	
	药物及其他原因所致胆道梗阻	

2. 直(间)接胆红素升高的常见病因

(1) 以直接胆红素升高为主

◈ 肝细胞损伤　急慢性病毒性肝炎、自身免疫性肝炎、药物性肝炎、急性酒精性肝炎。

◈ 肝硬化　肝炎后肝硬化、原发性胆汁性肝硬化、酒精性肝硬化、肝癌。

(2) 以间接胆红素升高为主

◈ 细胞性溶血性贫血:地中海贫血、镰状红细胞贫血、遗传性球形红细胞贫血、G – 6 – PD 缺乏症。

◈ 细胞外溶血性贫血:输血反应、自身免疫性溶血、异常红细胞贫血、药物引起贫血。

◈ 新生儿黄疸。

◈ Rh 血型不符。

◈ ABO 血型不符。

◈ 胆红素脑病。

◈ 早产儿输血。

三、临床思路(图 2 – 7)

(一)除外非疾病因素

1. 新生儿生理性黄疸　新生儿出生后 2 ~ 5 天可出现不同程度的高胆红素血症,以间接胆红素升高为主。主要是由于新生儿生理性溶血加之肝脏摄取、转化及排泄功能尚未成熟所致。出生 2 周内血清胆红素可恢复正常。

2. 剧烈运动　在长距离跑步后,胆红素会轻度升高。

3. 饥饿　空腹 72 小时,胆红素会轻度升高。

4. 妊娠　过度呕吐的妊娠妇女,胆红素可高达 120μmol/L,以直接胆红素升高为主,良性反复发作的胆汁淤积,在妊娠 6 周后发作,但总胆红素很少超过 109μmol/L,黄疸在产后 2 周内痊愈。

5. 标本必须新鲜,避免光照　若强烈的日光照射会使总胆红素氧化成胆绿

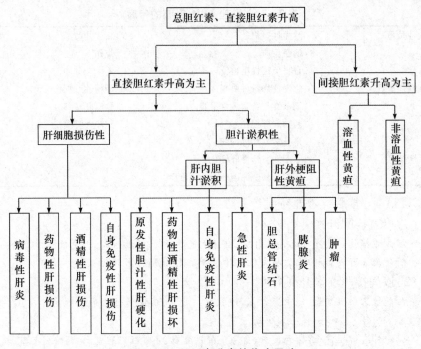

图 2-7　胆红素升高的临床思路

素,1 小时可使总胆红素下降达 30%。

（二）血清总胆红素病理性升高

肝在胆红素代谢中具有摄取、结合和排泄功能,如其中一种或几种功能障碍,均可引起黄疸。检查胆红素代谢情况对于判断肝功能和黄疸鉴别均有重要意义。测定血清总胆红素的主要价值在于发现隐性黄疸。胆红素每日生成量少于 50mg,但正常肝每日能处理胆红素达 150mg。由于肝处理胆红素的储备能力大,因此,血清总胆红素并非肝功能的敏感指标。虽然肝病时胆红素浓度明显升高常反映了较严重的肝损害,但并非完全如此。例如,暴发性肝炎时,血清胆红素可仅轻、中度升高;胆汁郁积性肝炎时,尽管肝细胞受累相对较轻,血清胆红素却可显著升高。血清直接胆红素测定可能有助于早期诊断某些肝胆疾病。病毒性肝炎黄疸前期或无黄疸型肝炎、代偿期肝硬化、胆道部分梗阻时,30% ~50% 的病例显示血清直接胆红素升高,而总胆红素仍在正常范围内。有些病例总胆红素恢复正常后,直接胆红素仍可升高,临床上测定血清直接胆红素的主要用途在于诊断高非直接胆红素血症,该症时总胆红素升高,而直接胆红素正常。尿胆红素和尿胆原测定对于黄疸早期诊断和鉴别诊断有一定价值,且方法简便,可立即得出结果,仍应列为常规检验方法。

1. 不同类型黄疸的特点

(1)溶血性黄疸——胆红素产生过多:临床常有乏力、皮肤黏膜苍白、脾大,血液检查可有红细胞和血红蛋白降低,网织红细胞明显增加,骨髓检查红细胞系增生,肝生化检查非结合胆红素轻、中度增高,结合胆红素轻、中度增高,ALT/AST、ALP 基本正常。最主要原因是由于溶血,红细胞破坏过多,使胆红素形成的量超过肝脏的负荷。如为母婴 Rh 或 ABO 血型不合引起的新生儿溶血,于生后 24 小时内即可出现,且胆红素明显增高。如不治疗,过多的脂溶性间接胆红素穿过血 - 脑屏障可引起核黄疸,即胆红素脑病。胆红素 > 342μmol/L 为初生儿换血指标。主要是间接胆红素升高,而直接胆红素基本正常,直接胆红素/血清总胆红素比值小于 0.2。溶血性黄疸还可见于自身免疫性溶血和骨髓无效红细胞生成(恶性贫血)。有时也可见于运动损伤引起的肌肉组织出血,横纹肌溶解症等。在代偿性轻度溶血,红细胞和血红蛋白可正常,但网织红细胞仍可增高。新生儿或婴儿的溶血性疾病,胆红素常显著增高。

(2)肝细胞性黄疸——肝细胞对胆红素摄取、结合和排泄障碍:临床表现因不同病因而异,通常有厌食、乏力、肝区或上腹不适,尿色深,肝大,慢性肝病有脾大或腹水。生化检查为非结合和结合胆红素均增高,ALT/AST 增高的幅度大于 ALP。病毒性肝炎时可测到血清病毒标志。多为轻、中度黄疸,直接胆红素/血清总胆红素比值为 0.4 ~ 0.6。肝细胞受损,肝性黄疸最常见原因是肝实质病变,如急性病毒性肝炎,肝硬化,药物、毒物或乙醇引起的肝病,先天性遗传性肝病等。主要原因为肝细胞对胆红素处置障碍,影响了肝脏对胆红素的摄取、结合、分泌这三个过程导致直接与间接胆红素均有不同程度升高。

◈ 急性病毒性肝炎,在转氨酶升高之后才有胆红素的升高,胆红素升高平均持续 3 周,在黄疸发生的第 2 周胆红素水平最高,较轻的患者则在第 1 周,儿童比成人少,伴随黄疸时疾病的治疗通常比非黄疸性肝炎要好。

总胆红素中度升高,很少大于 342μmol/L(20mg/dl)

总胆红素显著升高,约 20% 的患者大于 342μmol/L(20mg/dl)

约 25% 的患者有黄疸,总胆红素 85 ~ 257mol/L(5 ~ 15mg/dl)

近期有乙肝感染,病程与乙型病毒性肝炎类似。

胆红素随时间的改变与甲型病毒性肝炎相似,严重病例胆红素持续大于 342μmol/L(20mg/dl)

◈ 先天性缺陷。如①Gilbert 综合征(体质性肝功能不良):因先天缺乏 Y 蛋白和轻度的胆红素 - UDP - 葡萄糖醛酸转移酶缺乏而致胆红素摄取和转化异常。在男性中占 2% ~ 3%,是女性的 2 ~ 7 倍,无症状,轻度胆红素升高(常)小于 50 ~ 85.5μmol/L。②Grigler Najjar

综合征:微粒体中胆红素－UDP－葡萄糖醛酸转移酶活性极低,婴幼儿多见,胆红素可达256～684μmol/L,有核黄疸,预后不良。以上两者均为间接胆红素增高。③Dubin－Johnson综合征和Rotor综合征:直接胆红素进入胆小管的转运机制有缺陷。见于青少年。其中前者尿粪卟啉正常,后者则升高。此二者均为直接胆红素增高。

(3)胆汁淤积性黄疸——胆红素排泄障碍:各种病因的临床表现不同,可有瘙痒、大便色浅、尿色深。肝生化检查以ALP、γ-谷氨酰转肽酶(GGT)增高为特点,ALT/AST轻中度增高,尿胆红素阳性,粪内尿胆原减少。梗阻性黄疸是指从毛细胆管到胆总管不同水平胆汁流动的障碍,使胆汁分泌受阻,胆红素反流入血,引起黄疸。其原因包括:①毛细胆管分泌缺陷,药物、性激素、内毒素和遗传缺陷。②小胆管病变,原发性胆汁性肝硬化。③肝内胆管阻塞,结石、肿瘤、寄生虫、免疫性硬化性胆管炎、先天性肝内胆管囊性扩张。④肝外胆管阻塞,结石、壶腹周围癌(胰腺癌、胆总管癌、壶腹癌)和胆囊癌。多为中、重度黄疸,直接胆红素/血清总胆红素比值大于0.6,在疾病恢复期,总胆红素降低,直接胆红素/总胆红素的比值反可增高,甚至达到0.8～0.9。这也可能是有些患者尿胆红素已呈阴性,而血清胆红素尚未恢复正常的原因。如直接胆红素不超过0.4,可排除梗阻性黄疸。

几种急性黄疸的特点比较见表2－11

表2－11　几种急性黄疸的特点

	急性病毒性肝炎	胆总管结石	壶腹周围癌	药物性胆汁淤积
临床				
病史	接触、注射、输血史或无	上腹痛,过去病史	－	服药史
腹痛	肝区不适	上腹痛,胆绞痛,可无	持续性或背部,可无	－
瘙痒	短暂或无	有或无	有	有
黄疸发展	快	慢或较快	慢	快
黄疸波动	上升快,逐渐恢复	波动或持续	通常进行性,但也可波动	可变,常轻中度
体重减轻	轻或无	轻,中	进行性	轻或无
黄疸深度	轻、中为主,深	中	深	可变
腹水	一般无,重型可有	－	少(转移可有)	
肝大小	肿大,可有压痛	肿大	肿大	轻度肿大
扪及胆囊	－	－	有时有	
胆囊触痛		可有		
发热	前驱期可有	有		
实验室				
白细胞	↓或正常	↑或正常	正常或↑	正常

续表

	急性病毒性肝炎	胆总管结石	壶腹周围癌	药物性胆汁淤积
实验室				
分类	淋巴↑	多形核	-	初起可有嗜酸性粒细胞↑
粪颜色	正常或浅色	间歇灰白	灰白	浅色或灰白
潜血	-	-	±	-
尿内尿胆原	+	+	-	-
血清胆红素	可变,轻→重	50~170μmol/L	持续↑250~500μmol/L	可变
ALP(XULN)	<3倍	>3倍	>3倍	>3倍
ALT(XULN)	>10倍	<5倍	<5倍	>5倍
超声或CT	胆道正常	胆结石±胆管扩张	胆管扩张±肿块	正常

注:↑,增高;↓,降低。

2. 反映肝细胞损害程度和判断预后 血清总胆红素明显升高常反映肝细胞损害严重。

(1)病毒性肝炎:肝细胞损害愈严重,血清总胆红素愈高,直接胆红素可持续升高。

(2)暴发性肝炎:血清总胆红素仅中度升高。

(3)胆汁淤积性肝炎:虽肝损害较轻,但血清总胆红素却可明显升高。

(4)成人溶血性黄疸:血清总胆红素很少超过85.5μmol/L,超过此值常提示有肝损害或胆道梗阻。

(5)急性酒精性肝炎:如血清总胆红素超过85.5μmol/L,提示预后不良。

(6)肝衰竭:由于肝细胞严重损伤,胆小管阻塞及破裂等原因,血清总胆红素明显升高(>171μmol/L)或在短期内迅速升高,直接和间接胆红素均有升高。

(7)自身免疫性肝炎:血清胆红素显著升高,伴转氨酶明显上升,可高于正常5~10倍。

3. 协助黄疸性疾病的诊断 连续测定血清总胆红素,观察其动态变化,有利于鉴别黄疸。①血清总胆红素高达342μmol/L以上,但粪便仍呈黄色,或血清总胆红素迅速升高,2~3天后即达171~256μmol/L以上时,为肝细胞性黄疸。②梗阻性黄疸时,血清总胆红素显著升高,常与血清胆固醇、ALP、GGT等增高相平行。③结石引起黄疸者,血清总胆红素很少大于171μmol/L,且波动幅度很大。④癌性梗阻性黄疸(除外Vater壶腹乳头癌)时,血清总胆红素持续性增高,达256.5~513μmol/L,且很少波动。

黄疸类型的鉴别诊断见表 2 – 12。

表 2 – 12　临床黄疸类型的实验室鉴别诊断

黄疸类型	血清 直接胆红素	血清 间接胆红素	尿胆原	尿液 胆红素	粪便颜色
溶血性黄疸	↑	↑↑↑	↑↑	–	深棕色
肝细胞性黄疸	↑↑	↑↑	↑↑	+ ~ + +	棕黄色
梗阻性黄疸	↑↑↑	↑	↓ / –	+ + ~ + + +	浅黄或灰白色

注：↑,增高；↑↑,较明显增高；↑↑↑,明显增高。

（三）黄疸鉴别诊断的要点

在临床和实验室检查后,绝大多数的病因可以确定,但有时有一定困难,甚至做了很多检查,仍未明确,鉴别诊断步骤如下：

（1）对黄疸患者,首先要排除溶血性黄疸,其特点见前。

（2）对轻度持续黄疸而临床表现良好的患者,在排除溶血性疾病基础上,可根据血清总胆红素和结合胆红素检测加以鉴别几种先天性高胆红素血症。

（3）病毒性肝炎诊断不难,但有时因试剂及操作问题,可能出现误差,导致病毒血清免疫指标出现假阳性和假阴性。

（4）慢性肝炎服用草药、西药或秘方时的药物性肝病常被忽视,误认为系慢性肝炎活动或恶化。

（5）自身免疫性肝病或遗传性肝病,由于临床少见而在鉴别诊断中未加考虑。

（6）在原有肝病基础上伴发其他肝胆系统疾病,黄疸系由后者引起而常被忽略。例如,急、慢性肝炎合并胆道结石,慢性肝炎或肝硬化合并肝癌。

（7）肝脏的浸润性疾病,如霍奇金和非霍奇金淋巴瘤、肉芽肿、淀粉样变是一个难点。

（8）肝内胆道疾病,如肝内胆管结石、肝门区肿瘤、硬化性胆管炎、Caroli 综合征,做 ERCP 或肝内胆道造影(PTC)可确诊。

（9）慢性胰腺炎偶可造成梗阻性黄疸。

（10）在流行区,胆道内华支睾吸虫感染可引起类似胆道感染或胆汁性肝硬化的表现。

总之,黄疸鉴别有时可能遇到困难,但只要仔细观察其进程,反复推敲,辅助以必要的检查,是可以明确诊断的。

（贾　玫）

第七节 淀粉酶及脂肪酶

一、概述

(一)生化特性及病理生理

在临床检验中,胰腺最主要有三种胰酶,即胰蛋白酶、脂肪酶、淀粉酶(α-Amylase)。正常情况下,有一部分胰酶可移行至血液中,然后再从尿液中排泄。胰腺有病变时,胰酶在血液及尿液中均增加。其中最常用于临床检验的是淀粉酶。淀粉酶能将淀粉、直链淀粉、淀粉粒纤维素等多糖类分解为糊精,再作用使其变为麦芽糖、异酶麦芽糖、葡萄糖。淀粉酶不仅在胰腺疾患、非胰腺疾患、唾液腺疾患的诊断中有价值,而且是腹部疾患、巨淀粉酶血症等诊断上的重要指标。但是淀粉酶升高不是胰腺炎等胰腺疾病诊断的特有依据。

血清淀粉酶来自胰腺、腮腺和肝脏组织,由肝肾代谢、排泄,上述几个器官病变可以影响血清淀粉酶活力,血清淀粉酶在血中 8~12 小时开始升高,48 小时后下降,3~5 日后恢复正常。持续高至 1 周以上者,常表示病变的继续、扩大、进展或复发。病程中数值波动很大,在早期进行多次测定甚为重要。

尿淀粉酶 12~24 小时开始升高,可高出参考范围 1 倍,较为不规则,且不灵活,不如血清可靠,有的医院已经不开展尿淀粉酶检查。

脂肪酶(lipase)血清正常值为 28~280U/L,3 日后才开始增高,维持较久,早期诊断帮助不大。非胰腺疾患,如肺脂肪栓塞、骨折(脂肪细胞坏死)、腹部手术等,脂肪酶活性也增高。

腹痛患者疑为胰腺炎时,即便是发病小于 8 小时,也可查血清淀粉酶。如不能除外急性胰腺炎,可作为对比检查的基础,待超过 8 小时后再进行复查,明确诊断。除做血清淀粉酶检查外,还要做 B 超、腹腔镜、CT 检查。

(二)血清淀粉酶的检测

1. 测定方法 测定血清淀粉酶方法很多,目前提倡采用 EPS-PNPG$_7$ 法,即 P-硝基苯酚-麦芽七糖淀粉酶法。

血清淀粉酶活性在 4~8℃或 25℃保存 1 周,在 -28℃可保存至少 1 周;尿淀粉酶活性在 4℃可保存至少 1 天,在无菌条件下,可保存 1 个月,但是尿标本不可以冷冻。

2. 参考范围 血清淀粉酶:20~160U/L;

尿淀粉酶:0～900 U/L。

二、引起淀粉酶升高的原因(表2－13)

表2－13 引起淀粉酶升高的原因

胰腺	胰腺炎、胰腺外伤、胰腺管阻塞、逆行胰导管造影、巨淀粉酶血症
	胰腺癌
胆	胆囊炎、胆石症、胆管梗阻
腹	腹膜炎、消化性溃疡穿孔(因大量含淀粉酶的十二指肠液漏至腹腔被腹膜吸收)、腹部手术后(主要是上腹部手术)、肠系膜血栓形成或血管栓塞
肝	急性肝病
其他	唾液腺疾患、流行性腮腺炎、细菌性腮腺炎、原发性甲状旁腺功能亢进、肾功能不全(滤过减少)、肺癌、肺脂肪栓塞、骨折(脂肪细胞坏死)、卵巢疾患、酒精中毒、有机磷中毒
	药物:吗啡、可待因、甲硝唑
	腹膜透析

三、临床思路(图2－8)

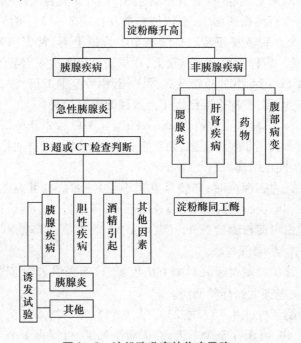

图2－8 淀粉酶升高的临床思路

（一）淀粉酶变化

1. 血、尿淀粉酶测定结果升高 同时根据患者发病因素,症状体征,如上腹痛、恶心呕吐、发热、上腹压痛等表现,应考虑急性胰腺炎的诊断。重要的是寻找病因和及早发现重症胰腺炎以便给予及早处理。

2. 淀粉酶升高持续时间长 持续性淀粉酶轻度升高时,须考虑胰腺囊肿继发感染,向慢性胰腺炎过渡,若明显降低则预后不良。

3. 淀粉酶升高持续时间短且变化大 慢性胰腺炎不如急性胰腺炎时淀粉酶升高显著,多为一过性,日差变化也大。为此应反复测定淀粉酶,更重要的是在晚饭后 2 小时测定尿淀粉酶,连续检查 3 天,从慢性胰腺炎发展为胰腺萎缩、胰腺硬化时,淀粉酶活性则呈现低值。胰腺癌患者的淀粉酶活性并不一定经常出现异常,一般在早期升高到晚期则降低。

若症状减轻致使酶释放减少或因病情变化胰腺实质受到破坏,淀粉酶可正常或降至正常值以下。考虑急性胰腺炎但血清淀粉酶不高见于:①起病 8 小时内或 3~5 天后查淀粉酶。②曾患过性胰腺炎,已将胰腺腺泡细胞大量破坏。③急性大块腺泡细胞破坏。

4. 淀粉酶的值与急性胰腺炎的严重程度不相平行,甚至有的急性胰腺炎患者血清淀粉酶正常 有一组报道 49 例急性酒精性胰腺炎患者的 68 次发作,住院时血清淀粉酶正常者有 22 人,占 32%。急性胰腺炎时正常淀粉酶乃属常见现象,不能单独依赖于酶值的增高而确定本病诊断。

血清淀粉酶升高程度并不反映病情严重程度,有的重症胰腺炎、全胰坏死,淀粉酶不高。有报道 3 例猝死患者,2 例睡前无任何症状,次日晨突然死在床上;1 例饮酒呕吐后 2 小时死亡。尸检均为胰腺水肿、出血、坏死,心、肺、肝、肾、肾上腺不同程度瘀血、出血。我们也曾见到 1 例,白天结婚饮酒,新婚之夜后次日凌晨已死亡,经尸体解剖才发现为急性重症胰腺炎。

5. 胆石症、胆源性胰腺炎 急性胰腺炎的病因诸多,国外半数以上与酒精有关,而国内则以胆道疾患为主。近 90% 急性胰腺炎患者粪便中可找到胆结石,也有的对反复发生急性胰腺炎患者做手术探查发现胆道有细小结石存在。故对检查血清淀粉酶升高者应注意胆道检查是否有结石存在。

6. 肝脏病胰淀粉酶升高 肝硬化失代偿患者肝肾代谢功能低下,血、尿淀粉酶代谢慢,排泄不畅,体内积累增多,造成血、尿淀粉酶升高。肝癌患者术前因肝硬化等慢性肝病存在而致淀粉酶升高,所增高的淀粉酶多为胰型,部分为混合型。淀粉酶增高发生率为 35%。术后淀粉酶进一步升高与手术时间、术中血液丢失而导致胰腺炎有关。

（二）脂肪酶升高

急性胰腺炎、胰管阻塞等胰腺疾患时,脂肪酶上升达正常值的 10 倍至数十倍,一般与淀粉酶升高呈平行,但脂肪酶活性上升的持续时间长。非胰腺疾患时如肺脂肪栓塞、骨折(脂肪细胞坏死)、腹部手术后等,脂肪酶活性也上升。

（三）淀粉酶同工酶

要区别淀粉酶升高是来自哪个脏器,就要做淀粉酶同工酶检查。血液、尿液及其他体液中淀粉酶活性升高,除胰腺疾患外,也见于其他非胰腺疾患疾病,如做淀粉酶同工酶分析,可以协助鉴别淀粉酶来自哪个脏器。体液中的淀粉酶用电泳分离及酶染色后,S 型主要成分是唾液淀粉酶;P 型主要成分是胰腺淀粉酶。以 P 型区带为主和亚区带增加,见于胰腺炎及与胰腺相关的疾患。S 型及其亚区带上升,见于唾液腺疾患、肾功能不全、肺癌、卵巢疾患等,各种外科手术后也一过性上升。

（四）血清酶诱发试验

临床诊断疑为胰腺疾患,血液及尿液中淀粉酶活性并不见增高,这时给予患者胰腺刺激剂,做血清酶诱发试验以明确诊断。做血清酶诱发试验多与 P-S 试验同时进行,在 P-S 试验前后做血清淀粉酶测定,其活性增加和胰型同工酶增加对于胰腺疾患的诊断有价值。

（五）病例分析

1. 肠系膜血栓致淀粉酶升高

患者,男性,30 岁。以腹痛 3 天,急性胰腺炎由一家医院转来。患者腹痛以脐周为主,持续隐痛伴恶心、呕吐,呕吐物为胃内容物,体温正常,3 天未排大便转来我院。查体:神清,BP 120/70mmHg,P 86 次/分,R 22 次/分,心肺(-),腹胀膨隆,全腹压痛、反跳痛(-)。血常规:WBC $12.5 \times 10^9/L$,N 82%,L 18%,Hb 112g/L。立位腹平片示腹胀气,血清淀粉酶 820U/L。经检查后诊断急性胰腺炎并给予治疗,经治疗 8 小时病情无好转,观察患者排血便一次,结合患者既往有左下肢深静脉血栓史,考虑为肠系膜血栓,经手术治疗证实该诊断。

2. 胃穿孔致淀粉酶升高

患者,男性,85 岁。阵发性腹痛 4 小时,无恶心、呕吐来诊,查体:神清,BP 140/80mmHg,P 80 次/分,腹肌紧张,上腹部压痛。腹泻 4 次,既往有胆石症、帕金森病等病史。血常规:WBC $702 \times 10^9/L$,Hb 124g/L,N 86.1%。立位腹平片示:急性肠梗阻。血清淀粉酶 490U/L,诊断急性胰腺炎。后经做 CT 及立位腹平片证实上消化道穿孔,转手术治疗。

（刘凤奎）

第八节 血清总胆汁酸

一、概述

（一）病理生理和生化特性

胆汁酸（bile acid）是胆汁中固体物质含量最多的一种，是胆固醇代谢最终产物，是一大类胆烷酸的总称。在正常人的胆汁中，胆汁酸有两种形式：初级胆汁酸（primary bile acid）和次级胆汁酸（secondary bile acid）。初级胆汁酸在肝细胞内由胆固醇转化而来，主要成分为胆酸（cholic acid，CA），鹅脱氧胆酸（chenodeoxycholic acid，CDCA）。初级胆汁酸储存于胆囊中，并在餐后通过胆囊收缩素（cholecytokikin）的调节使胆囊收缩随胆汁分泌到肠道。在肠道中，一部分初级胆汁酸通过细菌的分解代谢成次级胆汁酸，主要成分为脱氧胆酸（desoxycholic acid，DCA），少量的石胆酸（lithcholic acid，LCA）及微量的熊脱氧胆酸（ursodesoxycholic acid，UDCA）。

人体每天合成胆固醇 1~1.5g，其中 0.4~0.6g 在肝内转变成胆汁酸，而消化脂类食物每天需 12~32g 胆汁酸，所以不能满足机体生理需要。机体主要通过肝肠循环将排入肠道的胆汁酸吸收再加以利用。人体每天进行 6~12 次肝肠循环，从肠道重吸收入肝的胆汁酸总量可达 12~32g。每次由肝排入肠道的胆汁酸约 95% 为肠壁重吸收，仅小部分随粪便排出。

健康成人胆汁酸贮存量为 3~4g，每餐后约 2 倍于此数的胆汁酸进入肝肠循环，而每天经肝处理的胆红素不足 300mg，就肝负荷而言，胆汁酸是胆红素的 100 倍，因此当肝功能损害时，虽然胆汁酸和胆红素都是从胆汁中排泄，但血清胆汁酸升高往往比胆红素早而明显，即胆汁酸比胆红素能更敏感地反映肝损害。而且血清胆红素受着生成率、器官灌注等因素影响，因此不一定能直接反映排泄器官的功能；而胆汁酸代谢主要受排泄器官所控制，因此能特异地反映有关排泄器官的功能。

（二）胆汁酸的检测

1. 测定方法 循环酶法：血清中的胆汁酸被 3α-羟类固醇脱氢酶（3α-HSD）及 β-硫烟酰胺腺嘌呤二核苷酸氧化型（Thio-NAD）特异性氧化，生成 3-酮类固醇，同时 Thio-NAD 被还原成 β-硫烟酰胺腺嘌呤二核苷酸还原型（Thio-NADH）。新生成的 3-酮类固醇在 3α-羟类固醇脱氢酶（3α-HSD）及

β-硫烟酰胺腺嘌呤二核苷酸还原型(NADH)存在下,还原成胆汁酸,同时NADH 氧化成 β-硫烟酰胺腺嘌呤二核苷酸氧化型(NAD)。这样,血清中微量的胆汁酸在多次酶循环的过程中被放大,同时可生成的 Thio-NADH 扩增。在405nm 处测定 Thio-NADH 吸光度的变化值,可求得血清中胆汁酸的含量。

血清中胆汁酸在冰箱中保存(4℃)时 1 周以内稳定,冷冻保存(-20℃)可稳定 3 个月。

2. 参考范围　循环酶法:0~10μmol/L。

二、常见疾病

1. 肝脏疾病
(1)急性肝炎;
(2)慢性肝炎;
(3)肝硬化;
(4)肝癌;
(5)酒精性肝炎;
(6)肝瘀血。

2. 其他疾病
(1)胆汁淤积综合征;
(2)肺心病急性期;
(3)心衰;
(4)节段性肠炎;
(5)溃疡性结肠炎。

三、临床思路(图 2-9)

(一)除外非疾病因素
(1)血清胆汁酸的浓度在饭后上升,因此应注意采血时间。不进行负荷实验时,应严格遵守早晨空腹时采血的要求。
(2)胆红素 >85.5μmol/L(5mg/dl),乳糜 >3000 浊度,溶血 >500g/L,维生素 C >100g/L 对测定结果有影响。

(二)空腹血清胆汁酸测定的意义
1. 急性肝炎　肝炎时,肝细胞损伤,不能有效地摄取经肠道回吸收的胆汁酸,致使胆汁酸池变小,血中胆汁酸升高。急性肝炎早期,血清中胆汁酸含量增高。与 ALT 进行比较,急性肝炎两项指标都较敏感,但哪项更敏感,意见尚不一

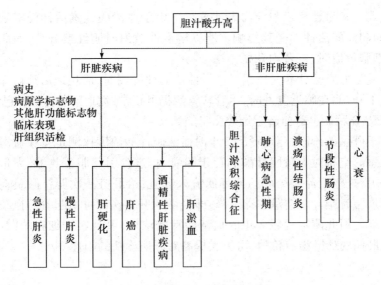

图 2-9　胆汁酸升高的临床思路

致。有人认为胆汁酸对于评价急性肝炎恢复期优于常规肝功能试验,因观察恢复期患者时发现常规肝功能试验已恢复正常时,血清胆汁酸仍异常,且与组织学观察相一致。

2.慢性肝炎　血清胆汁酸可用于区分慢性活动性肝炎和非活动性肝炎。当血清胆汁酸 >20μmol/L 时应考虑慢性活动性肝炎,而血清胆汁酸 <20μmol/L 时考虑慢性迁延性肝炎。有研究表明,对慢性乙肝患者而言,随着病情的加重,胆汁酸含量呈增加的趋势,病情中度以上患者组,异常率达到93.6 % ~100 %。

3.肝硬化　肝硬化时尽管胆汁酸合成总量下降,但由于肝实质细胞数量减少或功能下降,处理胆汁酸能力下降,因此,血中胆汁酸水平升高。而且由于门静脉系统分流,门 - 腔静脉旁路形成,胆汁酸不再局限于肝肠循环中,而直接进入腔静脉,使血清胆汁酸进一步升高。胆汁酸的测定对肝硬化的诊断有较高价值,且较常规试验敏感,肝硬化时胆汁酸阳性率高达95%,而 ALT 阳性率仅为20%。肝硬化不同时期胆汁酸均可升高,即使在肝硬化早期,胆红素、丙氨酸氨基转移酶、碱性磷酸酶等肝功能指标正常时胆汁酸仍可见升高。晚期血清胆汁酸升高更为明显。肝硬化时血清胆汁酸常 >30μmol/L。

4.胆汁淤积综合征(cholestatic syndrome)　肝癌、妊娠肝内胆汁淤积症(ICP)、婴儿肝炎综合征时,由于肝脏排泄和从门静脉摄取胆汁酸的功能障碍,使得胆汁淤积,血清胆汁酸明显升高。

5. 鉴别溶血性黄疸和肝细胞性黄疸　由于血清胆红素活性受红细胞破坏影响,而胆汁酸活性不受其影响。所以溶血性黄疸时胆红素升高,而胆汁酸正常,肝细胞黄疸时,二者均升高。

6. 慢性肝炎估计和判断预后　慢性活动性肝炎时,成功地治疗后血清胆汁酸浓度下降,而在临近复发时,尽管转氨酶仍可正常,而血清胆汁酸却已升高。

(三)餐后 2 小时血清胆汁酸测定的意义

对于肝病的诊断,测定餐后 2 小时血清胆汁酸浓度比测定空腹血清胆汁酸浓度敏感。空腹时大量胆汁酸储存于胆囊内,进食引起胆囊收缩,大量胆汁酸进入肠道,这些胆汁酸经肝肠循环回流入肝脏,给肝脏一次胆汁酸负荷。肝细胞轻度损害时胆汁酸清除率即下降,即轻微的肝损伤即可引起餐后血清胆汁酸明显升高。因此测定餐后 2 小时血清胆汁酸浓度,可观察肝细胞的微小变化,对早期肝病的诊断极有价值,可大大提高对肝病诊断的阳性率。

(葛艳玲)

第九节　肝纤维化标志物

一、概述

肝纤维化(hepato fibrosis)是多种原因引起的慢性肝损害的共同病理学改变,是慢性肝病发展到肝硬化(liver cirrhosis)的必经阶段。肝纤维化时肝脏沉积的纤维结构组织包括细胞成分及细胞外间质两大部分。细胞外成分包括:胶原、非胶原性糖蛋白、蛋白多糖,这三者统称为细胞外基质(extracellular matrix, ECM),系不溶性蛋白质,分布于肝脏间质、肝细胞及血管的基底膜上。在肝脏损害过程中,ECM 合成量增多,各组分的比例与分布也发生变化。

(一)反映胶原蛋白代谢改变的指标

正常肝脏胶原(collagen)含量较少,肝纤维化时,肝实质细胞减少,间质细胞和细胞外间质,尤其是胶原明显增加。胶原的基因结构非常复杂,可长达 38kb,每个外显子(exon)均为 54bp,编码 6 个重复的 Gly – X – Y 肽;其间有 80～2000bp 的内含子(intron);不同型别的胶原基因定位于不同的染色体上。根据其基因顺序,到目前为止将胶原分为 14 型,在肝脏中主要有 5 型,即 I、III、IV、V、VI型,其中含量最多的是 I 型和III型,各占肝内胶原的 40% 左右。胶原纤维的形成是先在细胞内合成前胶原,再分泌到细胞外。随着胶原纤维的形成,这些被切下的肽链以游离片段的形式出现于外周血中,其血中含量与肝脏纤维化形成的活动程度密切相关,因此检测血清中这些末端肽链的浓度,在早期诊断肝纤维化方面有重要作用。

1. Ⅲ型前胶原肽(procollagen Ⅲ peptide, P-Ⅲ-P) 肝细胞及间质细胞分泌的Ⅲ型前胶原(procollagen Ⅲ)在细胞外基质中沉积前,经肽酶切下非球形伸展部即为前胶原肽而游离入血,在此过程中Ⅲ型前胶原肽与Ⅲ型前胶原呈等克分子浓度产生。因此,测定血中P-Ⅲ-P活性可作为了解Ⅲ型前胶原生成或分泌情况的指标。人P-Ⅲ-P相对分子质量约42kD,等电点pH3.1,由130个氨基酸组成,直径60nm。P-Ⅲ-P有两个抗原决定基因,一个为构象决定基因,位于P-Ⅲ-P分子$C_0 1_1$段;另一个为结构序列决定基因,位于还原的单股多肽上。

临床常规测定方法为RIA法,其参考范围为$0.3 \sim 0.6 \mu g/L$。

2. Ⅳ型胶原(procollagen Ⅳ, C-Ⅳ) Ⅳ型胶原是细胞外基质的一部分,可形成基底膜的核心部分,是构成肝基底膜的主要成分。在正常情况下,肝脏的窦状隙无基底膜,但随着肝损害,特别是肝纤维化的进展,Ⅳ型胶原的合成和降解均处于较高水平,与层黏连蛋白(板层素)共同沉积于Disse间隙导致肝窦毛细血管化,并形成基底膜,影响肝细胞与血液间的物质交换,导致肝功能减退。所以血Ⅳ型胶原主要是反映肝窦周围Ⅳ型胶原的沉积,血中Ⅳ型胶原的水平与肝纤维化程度呈正相关。

Ⅳ型胶原的常规测定方法为ELISA法,其测定结果的参考范围为$13 \sim 74 \mu g/L$。

(二)层黏连蛋白(laminin, LN)

层黏连蛋白又称板层素、层黏素,相对分子质量为850kD的糖蛋白,由一个400kD的α链和两条200kD左右的β链组成,这三条链是不同基因的产物,主要由肝细胞和内皮细胞产生。它和Ⅳ型胶原一起构成基底膜的主要成分,分布在汇管区及中央静脉的血管、胆管基底膜上,对于维持细胞的分化状态有重要意义。正常情况下肝窦无基底膜,只可见不连接Ⅳ型胶原,而无LN。肝纤维化时,肝窦壁的Ⅰ型、Ⅲ型胶原增加,Ⅳ型胶原转变成连续性,同时开始出现LN。LN和Ⅳ型胶原相结合沉积在Disse间隙形成内皮基底膜,此即所谓的肝窦毛细血管化。这样既妨碍了肝细胞与肝窦之间营养物质的交换,又产生门脉高压,在肝硬化形成过程中起重要作用。

LN的临床常规测定方法为ELISA法,其参考范围为$2 \sim 115 \mu g/L$。

（三）血清透明质酸（hyaluronic acid，HA）

HA 是一种直链糖胺多糖，是由葡萄糖醛酸（GICUA）和 N－乙酰氨基葡萄糖（N－AG）以 β1→3 或 β1→4 糖苷键连接的重复二糖直链高分子聚合体，相对分子质量 100 ~ 10000kD。由成纤维细胞（fibroblast）和间质细胞（mesothelial cell）合成，是结缔组织基质的主要成分。结缔组织中，HA 少部分经淋巴通路进入血循环，成为血中 HA，HA 在血中的半衰期为 2 ~ 5 分钟。除少数滞留于脾、淋巴结、骨髓外，多数在肝脏内皮细胞摄取，并在溶酶体（lysosome）内被透明质酸酶（hyaluronidase）水解为乙酸和乳酸。循环中的小分子 HA 主要通过肾脏排出。

HA 的临床常规测定方法为 ELISA 法，其参考范围为 48 ~ 114μg/L。

（四）血清单胺氧化酶（monoamine oxidase，MAO）

单胺氧化酶，为一组催化多种单胺类化合物氧化脱氨反应的酶，作用于一级胺及其甲基化的二、三级胺，也作用于长链的二胺，对所谓生物胺，即酪胺、儿茶酚胺、5－羟色胺、去甲肾上腺素、肾上腺素等也有作用。此酶多见于脊椎动物的各种器官，特别是分泌腺、脑、肝脏，但在无脊椎动物及豆类的芽等植物中也存在。在细胞内存于线粒体外膜上，是不溶性酶，含黄素腺嘌呤二核苷酸（flavin adenine dinucleotide，FAD）。1－异烟酰－2－异丙基肼（iproniazid）、β－苯基异丙基肼（pheniprazine）等药物对此酶有强烈的竞争性的阻抑作用，称为 MAO 抑制剂，但如果给动物，则可提高脑中去甲肾上腺素和 5－羟色胺等单胺的浓度，造成行动的刺激。所以认为 MAO 具有调节生物体内胺浓度的功能。

MAO 为反映肝纤维化的酶，大致可分为两类：一类存在于肝、肾等组织的线粒体中，以 FAD 为辅酶，对伯、仲、叔胺均能氧化，参与儿茶酚胺的分解代谢。另一类存在于结缔组织，是一种细胞外酶，无 FAD 而含有磷酸吡哆醛，只对伯胺起作用，受山豆素及 β－氨基丙腈的抑制，催化胶原分子中赖氨酰或羟赖氨酰残基的末端氧化成醛基。血清中 MAO 和结缔组织中的 MAO 性质相似，能促进结缔组织的成熟，在胶原形成过程中，参与胶原成熟的最后阶段架桥形成，使胶原和弹性硬蛋白结合。临床上测定血清 MAO 主要用于诊断肝硬化。肝硬化时，血清 MAO 活性常明显增高，阳性率可高达 80% 以上。

血清 MAO 的检测。

1. 测定方法　MAO 催化单胺氧化脱氨，产生醛、氨和 H_2O_2。MAO 活性测定，可根据产物氨建立谷氨酸脱氢酶偶联速率法；根据产物醛建立醛苯腙法。

2. 参考范围（各实验室仪器方法不同，参考区间有所区别）　单胺氧化酶

（MAO）：<36U/L。

3.检查指征　肝脏疾病的诊断和监测：肝炎、肝硬化和肝癌等。

二、引起肝脏纤维化标志物改变的常见疾病

（一）P-Ⅲ-P升高的疾病

1.肝脏疾病

（1）肝硬化；

（2）慢性肝炎；

（3）肝癌；

（4）脂肪肝。

2.其他疾病

（1）骨髓纤维化；

（2）变形性骨炎；

（3）妊娠末期。

（二）C-Ⅳ升高的疾病

1.肝脏疾病

（1）慢性活动性肝炎；

（2）肝硬化；

（3）肝癌；

（4）重症肝炎；

（5）酒精性肝炎。

2.其他疾病

（1）肾纤维化；

（2）中晚期糖尿病；

（3）结缔组织病；

（4）硬皮病。

（三）LN升高的疾病

1.肝脏疾病

（1）慢性活动性肝炎；

（2）肝硬化；

（3）肝癌；

（4）酒精性肝炎。

2. 基底膜相关的疾病

（1）先兆子痫孕妇；

（2）糖尿病；

（3）肾小球硬化。

3. 其他疾病

（1）恶性肿瘤；

（2）胰腺疾病。

（四）透明质酸升高的疾病

1. 肝脏疾病

（1）急性肝炎；

（2）慢性肝炎；

（3）肝硬化；

（4）肝癌。

2. 结缔组织疾病

（1）全身性硬皮病；

（2）类风湿关节炎；

（3）自发性骨髓纤维化；

（4）结节病。

3. 其他疾病

（1）恶性肿瘤；

（2）尿毒症；

（3）呼吸窘迫综合征；

（4）器官移植排异反应。

（五）单胺氧化酶升高的疾病

表 2-14　引起单胺氧化酶升高的常见疾病

肝脏疾病	肝硬化
	暴发性肝炎
肝脏外疾病	甲状腺功能亢进
	糖尿病合并脂肪肝
	充血性心力衰竭
	肢端肥大症

三、肝纤维化指标升高的临床思路(图2-10)

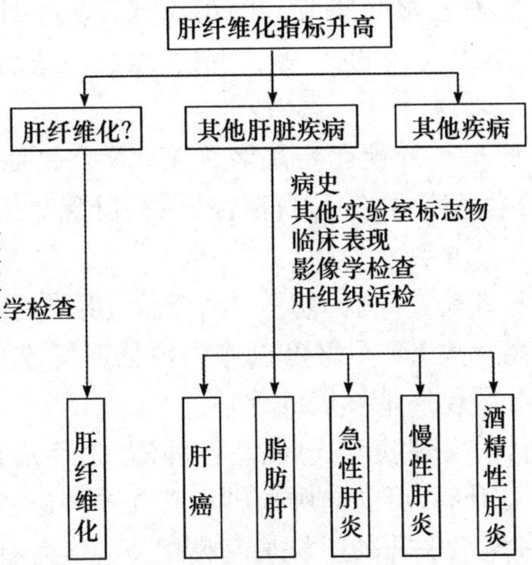

图2-10 肝纤维化指标升高的临床思路

（一）P-Ⅲ-P升高

1.血清P-Ⅲ-P升高是肝纤维化的早期指标 早期肝硬化,肝组织内以Ⅲ型胶原增生为主,血清中P-Ⅲ-P含量增高与肝纤维化程度呈正相关。慢性活动性肝炎、活动性肝硬化患者血清P-Ⅲ-P含量显著高于正常人群;原发性或转移性肝癌,血清P-Ⅲ-P含量均明显高于其他慢性肝病患者;慢性迁延性肝炎、脂肪肝时P-Ⅲ-P含量常不增高或仅轻度增高。活动性肝纤维化患者血清P-Ⅲ-P含量显著高于无纤维化活动者和正常人,升高幅度与组织病理学评定的纤维化活动度平行,且在形态学观察到纤维增生之前亦已升高。说明血清P-Ⅲ-P是肝纤维化的早期诊断指标,也是反应慢性肝病纤维活动性和程度的指标。

2.疗效观察 动态观察P-Ⅲ-P含量对判断肝脏纤维化的转归及观察抗纤维化药物的疗效具有较大价值。

3.其他 除肝脏纤维化引起血清P-Ⅲ-P含量增高外,其他组织或器官纤维化,如骨髓纤维化和变形性骨炎,妊娠末期妇女血清中P-Ⅲ-P含量也升高。儿童生长发育各年龄段血清P-Ⅲ-P含量差异很大,可高出成人数十倍以上。

（二）C-Ⅳ升高

1.了解慢性肝脏疾病进展程度 由于Ⅳ型胶原的合成和沉积更为明显,更能说明胶原生成增加,所以反应肝纤维化程度比P-Ⅲ-P更敏感。慢性活动性肝炎、肝硬化、肝细胞肝癌患者血清Ⅳ型胶原浓度依次增加。重症肝炎、酒精性肝炎Ⅳ型胶原也明显增加。

2.其他　在富含血管基底膜成分的组织器官发生纤维化时,如肾纤维化、中晚期糖尿病、结缔组织病、硬皮病等,血清Ⅳ型胶原浓度也可明显增加。

(三)层黏连蛋白增高

1.慢性活动性肝炎和肝硬化　患者血清 LN 水平明显高于慢性迁延性肝炎,且肝硬化 > 慢性活动性肝炎。酒精性肝炎、肝癌患者血清 LN 水平也明显升高。

2.估计门静脉压力改变　血清 LN 水平较高、肝硬化患者门静脉压力越大,食管静脉曲张越明显。故 LN 不仅可以作为评估肝纤维化非损伤性指标,而且可以用于临床上对肝硬化病情发展的评估。

3.肿瘤转移　目前发现胰腺疾病、恶性肿瘤,尤其是有肿瘤浸润、转移的患者,血清 LN 水平也可升高,可能与肿瘤转移首先要突破基底膜有关。

4.其他　血清 LN 水平升高还与基底膜相关的疾病有关,如先兆子痫孕妇、糖尿病、肾小球硬化等疾病血清 LN 也可升高。

(四)血清透明质酸升高

1.判断肝脏损伤程度和纤维化发展变化　急性肝炎、慢性活动性肝炎、肝硬化、肝癌各组患者的 HA 依次升高。

2.恶性肿瘤　肾胚细胞瘤、成纤维细胞和网状细胞瘤、间皮瘤等患者血清 HA 浓度升高。

3.结缔组织病(connective tissue disease)　全身性硬皮病、类风湿关节炎、自发性骨髓纤维化、结节病等患者血清 HA 浓度升高。

4.其他　尿毒症、呼吸窘迫综合征及器官移植排异反应等患者血清 HA 浓度升高。

(五)血清单胺氧化酶升高常见病因(图 2 - 11)

1.除外非疾病因素　由于生物个体血清 MAO 活性易波动,应多次测定以防偏差。若 MAO 活性超过检测线上限,应将样品稀释后重新测定。肾上腺素、去甲肾上腺素等也有作用。

2.血清单胺氧化酶病理性升高　MAO 为广泛分布于肝、肾、胃、小肠及脑组织中的酶,在细胞内定位于线粒体膜外。器官纤维化患者血清 MAO 活性升高与结缔组织代谢亢进有关,暴发性肝炎患者血清 MAO 活性升高与 MAO 从坏死的肝细胞线粒体上脱落有关。因此,暴发性肝炎、重症肝细胞坏死时,由于线粒体破坏,线粒体的 MAO 释放,血清中该酶活性增高,阳性率可达73%以上。

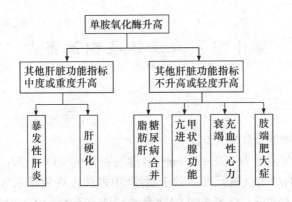

图 2 – 11　单胺氧化酶升高临床思路

血清 MAO 的活性高低能反映肝纤维化的程度,是诊断肝硬化的重要指标。肝硬化患者血清 MAO 活性升高的阳性率在 80% 以上,最高值可超过参考区间上限的 2 倍,而且血清 MAO 活性升高与肝表面结节形成的进程相平行。纤维化发生在汇管区之间或汇管中心区之间时,MAO 活性明显升高,阳性率在 80% 以上;在假小叶周围有广泛纤维化形成时,则几乎全部升高,且升高幅度最大。纤维化病变侵入肝实质内时,升高率仅为 30%。各型肝炎急性期患者血清MAO 活性并不升高。另外,MAO 活性升高还可见于甲状腺功能亢进、糖尿病合并脂肪肝、充血性心力衰竭、肢端肥大症等疾病。

(六)评价

由于用于检测肝纤维化的单一指标只能反映肝纤维化的一个方面,并且因结缔组织易受到全身代谢的影响,导致对肝纤维化诊断的特异性下降,但以上几个指标联合应用,可提高其特异性和敏感性。

近些年有观点认为:总体上来说,在活检标本中这些肝纤维化指标与炎症的活动度有着非常密切的相关性,但与纤维化的程度相关性很差。与 ALT 这样相对价格低廉的活性指标相比,他们只能提供非常有限的价值。在纤维化程度相关性方面,他们比凝血酶原时间(prothrombin time,PT)这样的功能试验提供的价值最小。

(葛艳玲　岳志红)

第十节　血清铜及铜蓝蛋白

一、概述

(一)生化特性及病理生理

铜在人体内含量为 100～150mg,血清铜正常值 100～120μg/dl,是人体中含量位居第二的必需微量元素。对于血液、中枢神经和免疫系统,头发、皮肤和骨骼组织,以及脑和肝、心等内脏的发育和功能有重要影响。铜是许多酶的重要组成成分,含铜的酶有酪氨酸酶、单胺氧化酶、超氧化酶、超氧化物歧化酶、血铜蓝蛋白等。铜对血红蛋白的形成起活化作用,促进铁的吸收和利用,在传递电子、弹性蛋白的合成、结缔组织的代谢、嘌呤代谢、磷脂及神经组织形成方面有重要意义。

铜主要从日常饮食中摄入。由于人体所需的铜不能从体内合成,人们必须保证通过日常膳食和饮用水摄入足够的铜。世界卫生组织(WHO)推荐成人每天应摄入 2～3mg 的铜。许多天然植物中含有丰富的铜,如坚果类(核桃、腰果)、豆类(蚕豆、豌豆)、谷类(燕麦、黑麦)、蔬菜、动物的肝脏、肉类及鱼类等。通常 10 片全麦面包约含铜 1mg。一般肉类食物平均含铜 2.5mg/kg,动物肝脏及贝类含铜量高,平均超过 20mg/kg。

一般情况下,铜的摄入量婴幼儿期为 0.4～1.0mg/d,成人为 1.5～3.0mg/d,吸收率 30%～40%。胃、十二指肠和小肠上部是铜的主要吸收部位,其在肠的吸收是主动吸收过程。膜内外铜离子的转运体为 ATP 酶,依靠天冬氨酸残基磷酸化供能,能将主动吸收的铜与门静脉侧支循环中的白蛋白结合,运至肝脏进一步参与代谢。铜主要通过胆汁排泄,胆汁中含有低分子和高分子的铜结合化合物,前者多存在肝胆汁中,后者则多在胆囊胆汁中。铜可以通过溶酶体的胞吐作用或 ATP 酶的铜转移作用而进入胆汁内,胆汁中的铜也可是肝细胞溶酶体对存在于胆汁中铜结合蛋白分解的结果。

血浆中铜大多与铜蓝蛋白结合或存在于肾细胞内,很少滤过肾小球,正常情况下尿液中含铜量甚微。当铜的排泄、存储和铜蓝蛋白合成失衡时会出现铜尿。铜为人体不可缺少的微量元素之一,人体含铜过多或过少均可导致体内器官的生化紊乱、生理功能障碍及多种病理变化。缺铜会引起各种疾病,可以服用含铜补剂来加以补充。

铜蓝蛋白(ceruloplasmin, CER)又称铜氧化酶,是一种含铜的 α_2 糖蛋白,相对分子质量为 120～160kD,不易纯化。目前所知为一个单链多肽,每分子含 6～7 个铜原子,由于含铜而呈蓝色,含糖约 10%,末端唾液酸与多肽链连接,具有遗传上的基因多态性。一般认为铜蓝蛋白由肝脏合成,一部分由胆道排泄,尿中含量甚微。血清中铜的含量有 95% 为非扩散状态的 CER,而有 5% 呈可透析状态由肠管吸收而运输到肝,在肝中渗入 CER 载体蛋白,后又经唾液酸结合,最后释入血循环。

CER 作用为调节铜在机体各个部位的分布、合成含铜的酶蛋白,在血循环中 CER 可视为铜的没有毒性的代谢库。细胞可以利用 CER 分子中的铜来合成含铜的酶蛋白,如单胺氧化酶、抗坏血酸氧化酶等。CER 具有氧化酶的活性,对多酚及多胺类底物有催化其氧化的能力。CER 可催化 Fe^{2+} 氧化为 Fe^{3+}。近年来另一研究结果认为 CER 起着抗氧化剂的作用。在血循环中 CER 的抗氧化活力可以防止组织中脂质过氧化物和自由基的生成,特别在炎症时具有重要意义。CER 也属于一种急性时相反应蛋白。血浆 CER 在感染、创伤和肿瘤时增加。

铜蓝蛋白测定对某些肝、胆、肾等疾病的诊断有一定意义。其最特殊的作用在于协助 Wilson 病的诊断,即患者血浆 CER 含量明显下降,而伴有血浆可透析的铜含量增加。大部分患者可有肝功能损害并伴有神经系统的症状,如不及时治疗,此病是进行性和致命的,因此宜及时诊断,并可用铜螯合剂 – 青霉胺治疗。血浆 CER 在营养不良、严重肝病及肾病综合征时亦往往下降。

(二)血清铜、铜蓝蛋白的检测

1. 测定方法 血清铜的测定方法有原子吸收分光光度法和比色法。原子吸收分光光度法是基于从铜的空心阴极灯发出的光在空气 – 乙炔火焰中被铜的基态原子所吸收,在 324.5nm 处光吸收的强度与溶液中铜的浓度成正比的原理。比色法是使用各种显色剂与铜离子反应生成有色络合物,用比色法测定。临床上使用较多的是双环己酮草酰二腙(Cuprizone)比色法。

铜蓝蛋白的测定方法有散射免疫比浊法和透射免疫比浊法。

2. 参考范围 (各实验室仪器方法不同,参考区间有所区别)

血清铜

男:11.0～22.0μmol/L(70～140μg/dl);

女:12.6～24.4μmol/L(80～155μg/dl);

儿童:12.6～29.9μmol/L(80～190μg/dl)。

铜蓝蛋白

新生儿:10～300mg/L(1～30mg/dl);

6 个月 ~1 岁:150 ~500mg/L（15 ~50mg/dl）；

1 ~12 岁:300 ~650mg/L（30 ~650mg/dl）；

>12 岁:150 ~600mg/L（15 ~60mg/dl）。

（三）检查指征

儿童或青春期肝炎标志物阴性的肝病,怀疑 Wilson 病;浓染小红细胞、铁难治性贫血,怀疑营养性铜缺乏者,婴幼儿时期的神经退行性症状和结缔组织病,怀疑 Menkes 综合征。

二、血清铜,铜蓝蛋白异常常见病因

（一）血清铜病理性升高

1. 内分泌疾病　生长激素缺乏症、艾迪生病等。

2. 精神、神经疾病　抗痉挛剂的使用、偏食症等。

3. 骨肌肉疾病　骨形成不全症、风湿性关节炎等。

4. 消化系统疾病　肝脏疾病、胆道闭锁症、原发性硬化性胆管炎、毛细胆管性肝炎、原发性胆汁性肝硬化等。

5. 血液及恶性肿瘤疾病　白血病、恶性淋巴瘤、骨肉瘤、镰状细胞性贫血、卵巢癌等。

6. 感染性疾病

7. 其他　糙皮病、急性心肌梗死、原发性肺动脉高压症、老年性黄斑变性症等。

（二）铜蓝蛋白病理性升高

1. 重症感染　炎症、肝炎、骨膜炎、肾盂肾炎、结核病、尘肺等。

2. 恶性肿瘤　白血病、恶性淋巴瘤、各种癌。

3. 胆汁淤积　原发性胆汁淤积性肝硬化、肝外梗阻性黄疸、急性肝炎、慢性肝炎、酒精性肝硬化。

4. 其他　甲状腺功能亢进、风湿病、类风湿关节炎、再生障碍性贫血、心肌梗死、手术后、结核、矽肺、甲状腺功能亢进、恶性肿瘤（如白血病、霍奇金病、肝癌等）等。

（三）血清铜病理性降低

1. 先天性　Wilson 病即肝豆状核变性。

2. 摄取不足　动物性蛋白质缺乏的饮食食品加工中铜丢失（粉乳）、苯丙氨酸牛奶治疗中苯丙酮酸尿症、完全静脉高营养法（不含铜）、精神性厌食症等。

3. 吸收障碍　①先天性铜吸收障碍:卷发综合征（kinky hair syndrome）。

②脂肪泻、慢性腹泻、蛋白漏出性胃肠症、儿童脂肪泻。

4.过度丧失 从尿中排泄过多,肾病综合征、库欣综合征、使用类固醇等。

(四)铜蓝蛋白病理性降低

1.先天性 Wilson 病即肝豆状核变性。

2.营养不良 肾病综合征、吸收不良综合征、蛋白漏出性胃肠症、低蛋白血症等。

3.原发性胆汁性肝硬化、原发性胆道闭锁症等

4.严重的低蛋白血症、肾病综合征等

三、临床思路(图2-12,2-13)

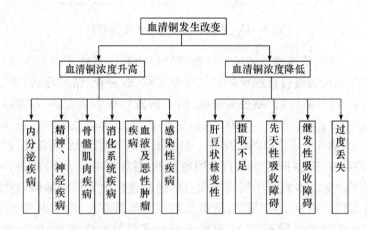

图2-12 血清铜分析临床思路

(一)除外非疾病因素

妇女妊娠期、口服避孕药时血清铜和铜蓝蛋白含量有明显增加。使用雌激素也可导致血清铜含量增加。

由于铜的内环境稳定及铜营养的生化指标受多种因素影响,故评价生化检查或诊断时需多加注意。例如,血浆铜与铜蓝蛋白水平受年龄及生理状态的影响较大,新生儿血浆或脐血中铜蓝蛋白浓度很低,足月儿于生后4~6个月时逐渐增高至成人水平,直至6岁前仍升高,此后则降至成人水平。早产儿于生后12周内,其血浆铜呈持续低水平,而其脐血铜水平随着胎龄增加而增高。

(二)血清铜、铜蓝蛋白病理性降低

1.肝豆状核变性(hepatolenticular degeneration,HLD) 又称 Wilson 病(Wilson's disease),常染色体隐性遗传的铜代谢障碍疾病。由 Wilson 首先报道

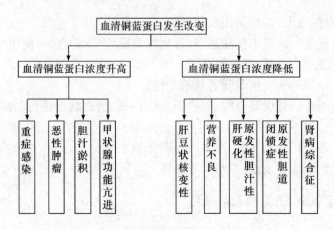

图 2-13　血清铜蓝蛋白分析临床思路

和描述,是一种遗传性铜代谢障碍所致的肝硬化和以基底节为主的脑部变性疾病。临床上表现为进行性加重的锥体外系症状、肝硬化、精神症状、肾功能损害及角膜色素环(K-F环)。欧美流调统计,本病发病率为0.2/10万人口,患病率为1/10万人口,杂合子为1/4000人口。在日本,患病率为1.9~6.8/10万人口,杂合子高达6.6~13/1000人口。中国虽缺乏本病的流调资料,但1976年10月至2000年10月间收治来自全国各地的HLD患者已近3000例,可见本病在我国并不少见。本病已明确属常染色体隐性遗传性铜代谢障碍,造成铜在体内各脏器尤以大脑豆状核、肝脏、肾脏及角膜大量沉着,而由于铜离子在各脏器沉积的先后不同和数量不一,临床出现多种多样的临床表现,如震颤、扭转痉挛、精神障碍、肝脾大、腹水等。

HLD不仅发病年龄悬殊、起病缓急与病情进展速度不一,而且各脏器受损的顺序和程度也存在差异,导致初发症状多种多样,临床表现复杂多变,造成临床诊断困难。一般而言,儿童期大多以肝脏症状、肌张力障碍为主的神经症状为首发;青壮年期常以震颤为主的神经症状首发,也有部分患者以舞蹈-手足徐动症、肌阵挛、投掷运动等神经系统表现为首发症状;还有少数患者以血液、骨关节、肌肉、肾脏、内分泌方面的症状起病。如果对此不熟悉,或未能与可能出现上述首发症状的其他疾病仔细鉴别,则十分容易误诊。临床上主要表现为神经精神症状与肝脏症状两大方面。欧美约70%的HLD患者以神经症状为首发症状,肝脏症状次之。但统计近7年1011例患者以神经症状起病者480例(47.48%),肝脏症状起病者404例(39.96%),其次为骨关节及肾脏损害症状。

临床分型可分为:①潜伏型(亚临床型):一般为先证者的一级亲属,在进行铜代谢筛选检查时发现。②显性型(临床表现型):临床表现多样。主要诊断条件包括:角膜色素环阳性、血清铜蓝蛋白 < 200mg/L、肝铜含量 > 250μg/g(干重)、尿铜排泄量 > 100μg/24h。

2. 铜缺乏症综合征 又称卷发综合征(kinky hair syndrome)即毛发灰质营养不良(trichopolio dystrophy),又称缺铜卷发综合征、钢丝样头发综合征、Menkes 综合征(Menkes steely hair syndrome)等。本病是由于各种原因导致铜的缺乏而致的营养缺乏性病症。①摄入不足:主要见于以牛奶为主喂养儿,牛奶含铜极少(平均浓度 135μg/L),长期服牛奶,且有营养不良或久泻或肠外营养缺乏铜等。经肠道外供给营养时,采用无铜溶液可致铜缺乏症。②储存不足:早产、低体重儿从母体获铜不足,致体内铜储存少。因此,以牛奶喂养的早产儿易发生铜的缺乏。③吸收障碍:锌可影响铜的吸收,有报道小儿或成人每天服用 150 ~ 200mg 锌,可致铜的缺乏。有报道接受 Scholl 液治疗肾小管酸中毒后可发生铜缺乏,因为碱治疗可改变胃与近端小肠内容物 pH 值和减少铜的吸收。先天性肠吸收铜障碍与先天性遗传缺陷有关,为 X 性连锁隐性遗传,属先天性铜酶活性降低,致肠吸收铜障碍。④排泄增加:长期使用增加尿铜排泄的螯合物制剂,可导致体内铜缺乏。

此病主要表现为白细胞减少、中性粒细胞减少和对铁治疗无效的低色素性贫血。其次为皮肤及毛发色素减少、苍白、类似皮脂溢出性皮炎样皮疹,皮肤呈特有的苍白干厚。特征性的毛发异常,头发卷曲,色淡质脆,易断,显微镜下可见毛发膨大与狭窄部交替出现,称为念珠毛(monilethrix)。浅表静脉扩张、厌食、腹泻、肝脾大及生长发育停滞。小婴儿可有呼吸暂停,中枢神经系统变性表现,精神运动发育迟钝,生后 1 ~ 2 个月即出现进行性智力减退、癫痫样发作,还可表现视力减退、失明、反复感染及顽固性贫血等。先天性肠吸收铜障碍仅男孩发病,主要表现为生长发育不良、毛发卷曲、惊厥发作及低体温等。典型病例诊断不困难。凡遇有白细胞减少与中性粒细胞减少,且伴有难以解释的贫血而骨骼的放射学改变提示矿物质供给障碍的病例,应考虑铜缺乏。若血清铜与铜蓝蛋白水平低,而补充铜后迅速出现网状细胞反应,则可初步诊断。若需进一步确诊,应进行肝穿刺活检,测定肝铜含量。血清铜及血浆铜蓝蛋白含量降低,含铜酶活性降低,血清铜的吸收减少,脑电图异常等有诊断价值。

激素对铜的内环境稳定有较大的影响。据动物实验观察,垂体切除后会引起肝铜浓度升高,如补充生长激素,肝铜浓度则恢复正常。因此,推测生长激素的作用可能是通过增加正常排泄途径所必需的蛋白合成而进行调节。肾上腺切除后胆汁产生减少,同时伴随胆汁内铜浓度下降,而给予可的松后胆汁内铜浓度又恢复正常。肾上腺功能不全患者的血浆铜水平升高,这是由于肝细胞通过增加铜蓝蛋白合成及分泌铜到血管间隙,以维持细胞内环境的稳定。甲状腺激素对铜的内环境稳定有何作用,尚不清楚。在人类,甲状腺功能亢进患者血浆铜升高,而甲状腺功能减退患者血浆铜水平降低。

(岳志红)

第十一节　腹腔积液生化

一、概述

人体浆膜分为脏层浆膜和壁层浆膜,两层浆膜间的腔隙称为浆膜腔。正常时人体的浆膜腔如胸腔、腹腔、心包腔等处仅有少量液体,起滑润作用,以减轻两层间相互摩擦,一般采集不到液体。在病理情况下,浆膜腔内液体的产生和吸收平衡受到破坏,生成过多的液体并积存于浆膜腔,称为浆膜腔积液。这些液体因产生部位的不同而分为胸腔积液(胸水)、腹腔积液(腹水)、心包腔积液等。由于病因不同,浆膜腔积液又被分为漏出液(transudate)和渗出液(exudate)两类。前者多为非炎症性的,后者多为炎症性的。

(一)漏出液和渗出液形成机制

1.漏出液为非炎性积液,形成机制为以下几种

(1)血管内胶体渗透压下降:常见于低蛋白血症、肝硬化、肾病综合征。当血浆白蛋白 <25g/L,可致血浆外渗形成积液。

(2)毛细血管静脉压增高:常见于充血性心力衰竭、缩窄性心包炎,由于血容量增加,上腔静脉回流受阻所致。

(3)淋巴管阻塞:常见于肿瘤压迫或丝虫病引起的淋巴液回流受阻所致。

2.渗出液为炎性积液,形成机制为以下几种

(1)细菌感染:感染时由于病原微生物的毒素、缺氧及炎症介质的作用,使血管内皮细胞受损,血管通透性增加,以致白蛋白、球蛋白甚至纤维蛋白原及各种血细胞都能通过血管渗出,常见于细菌性、结核性胸腹膜炎。

(2)恶性肿瘤:恶性肿瘤细胞能产生血管活性物质,使浆膜毛细血管通透性增加,大量血浆蛋白及红细胞渗出,同时由于癌细胞的浸润,引起糜烂性出血,故容易引起血性浆膜腔积液,若发生癌性淋巴管阻塞,淋巴引流受阻,可促进积

液的形成,常见于转移性肺癌、乳腺癌、淋巴瘤及卵巢癌等。

(3)其他原因:可见于风湿热、系统性红斑狼疮及外伤等。

(二)实验室检查

1. 样本采集(表 2 - 15)

表 2 - 15 腹水样本采集

检测项目	样本处理	取样量(ml)
细胞计数(如 WBC、RBC)	EDTA 抗凝腹水	2
血生化试验(如 ALB、AFP、CEA、LDADA、胆固醇、葡萄糖等)	自然腹水	5
测定乳酸盐	氟化钠腹水	2
检测肿瘤细胞	肝素腹水	200
革兰和抗酸染色	自然腹水	5
分枝杆菌培养检测	自然腹水	20

2. 检验指标及临床诊断(表 2 - 16)

表 2 - 16 腹水检查常用指标评价

检查指标	鉴别诊断
物理学检查	
外观	漏出液多为透明淡黄色,一般不发生凝固; 渗出液多浑浊,可呈不同颜色,可有凝块形成
比重	漏出液多小于 1.018;渗出液一般大于 1.018
凝固性	漏出液一般不易凝固;渗出液易发生凝固或出现凝块
化学检查	
pH	漏出液的 pH >7.4;渗出液的 pH 则偏低,化脓性感染时可能 pH <7.0,同时伴有糖浓度降低
蛋白定量	一般认为漏出液蛋白含量小于 25g/L;渗出液常大于 30g/L。
葡萄糖定量	漏出液葡萄糖含量比血浆葡萄糖略低;渗出液中葡萄糖含量较血糖明显降低,积液糖低于血糖 50% 时,支持有细菌感染,如化脓性积液通常低于 1.12mmol/L
细菌学检查	腹腔感染时,70% 的病例是革兰阴性细菌感染,通常是大肠杆菌(30% ~ 50%);20% 是革兰阳性球菌;10% 与厌氧菌有关
脂类	腹腔积液胆固醇水平以 1.2mmol/L 为界,恶性积液胆固醇大于 1.2mmol/L,而肝硬化腹腔积液胆固醇小于 1.2mmol/L
酶学检查	
LD	漏出液中 LD 活性和正常血清相近,当其活性 >200 和(或)腹水 LD/血清 LD >0.6 为渗出液。腹水 LD/血清 LD >1,常见于胸、腹膜肿瘤和转移癌
CA199	CA199 >30U/ml 时,一般为由恶性病因引起的腹水
CEA	CEA >2.5μg/L,一般为由恶性病因引起的腹水

检查指标	鉴别诊断
CEA 溶菌酶(Lys)	Lys 在正常浆膜腔中含量为 0～5mg/L。94%结核性积液 Lys＞30mg 或与血清 Lys 活性比值＞1.0,癌性积液 Lys 与血清 Lys 比值一般小于 1
腺苷脱氨酶(ADA)	结核性积液 ADA 活性常大于 40U/L,癌性积液 ADA 活性常小于 20 U/L,漏出液中 ADA 活性最低
淀粉酶(AMY)	积液中 AMY 活性增高,可认为和胰腺疾病有关,常见于:急性胰腺炎引起的腹腔积液、食管破裂、恶性肿瘤
碱性磷酸酶(ALP)	积液中 ALP 活性增高常见于:小肠扭转穿孔,腹腔积液与血清 ALP 活性比值＞2.0;浆膜表面癌性积液与血清 ALP 活性比值＞1.0,其他癌性积液该比值＜1.0

(三)检验结果评价

为了检出经常在临床上表现为隐匿过程的自发性细菌性腹膜炎,每个诊断穿刺术应该包括细胞计数、细胞分类计数和腹水细菌学检查,细菌学检查除了怀疑结核病时都须直接接种于血培养瓶中。

1. 腹水常规检查

(1)外观:漏出液多为透明淡黄色,一般不发生凝固,渗出液多浑浊,可呈不同颜色,渗出液由于含有较多的纤维蛋白原和细菌、细胞破坏后释放的凝血活酶,故可有凝块形成。

◈ 红色　穿刺损伤所致多见,先清后血的情况是血管损伤,且常常腹水静置后可凝固,非血管性损伤则相反。20%恶性肿瘤、10%腹膜癌腹水是血性的,肝硬化伴肝癌50%为血性,结核病的急性期亦可血性。

◈ 深黄色脓样　由于大量细菌和细胞所致,见于化脓性细菌感染。

◈ 乳白色　系含三酰甘油所致,见于淋巴管阻塞。

◈ 绿色　可能是铜绿假单胞菌感染所致。

◈ 茶色　茶色样外观的腹水为胰源性,出血性胰腺炎的腹水往往呈黑色。

(2)细胞计数:细胞计数和鉴别的目的是测定 EDTA 抗凝腹水中的中性粒细胞。如果存在血性腹水,则须检查:①红细胞/白细胞比例类似于血中比例,是否存在医源性污染和出血。②检出腹水中白细胞比例相对偏高,可能是存在自身炎症。在健康人群中,间皮细胞和巨噬细胞占到所有细胞的70%,而淋巴细胞＜18%,多叶核粒细胞＜7%。某些非典型的或活动性间皮细胞与肿瘤细胞的鉴别存在困难,所以要尽可能地进行进一步的细菌学检查。漏出液中细胞数为 20～100/μl,其中大多数细胞是内皮细胞、淋巴细胞、中性粒细胞和嗜酸性粒细胞。中性粒细胞计数＞250/μl,可以被认为是感染。

2. 腹水的生化检查

(1)腹水中的蛋白测定,必须用免疫散射比浊法和免疫透射比浊法,因为溴甲酚

绿法在浓度 >7g/L 时会使结果明显偏高,所以此法不适合用于腹水中白蛋白测定。

◈ 白蛋白水平和 SAAG 应用:血清 – 腹水白蛋白梯度(SAAG)(血清白蛋白 – 腹水白蛋白),与门脉高压密切相关,SAAG≥11g/L,97% 以上为门脉高压。高 SAAG 疾病有肝硬化、酒精性肝炎、肝细胞癌、暴发性肝衰竭、心源性腹水、黏液性水肿、Budd – Chiari 综合征、门静脉栓塞、肝静脉阻塞性疾病。低 SAAG(≤11g/L)的疾病有腹膜癌、结核性腹膜炎、胰源性腹水、胆汁性腹水、结缔组织病、肠梗阻或穿孔和淋巴管破裂等。

◈ 腹水总蛋白:腹水中总蛋白作为诊断漏出液与渗出液的准确率只有 55.6%,但可做相关的鉴别诊断。高总蛋白腹水的疾病有腹膜癌、结核性腹膜炎、心源性腹水、Budd – Chiari 综合征、黏膜性水肿、淋巴管破裂、肠穿孔、胆汁性和胰源性腹水。蛋白质在 25 ~ 30g/L,则难以判明性质,蛋白电泳有助于两者的鉴别:①漏出液白蛋白高,α_2 球蛋白和 γ 球蛋白低于血浆;②渗出液蛋白电泳谱与血浆相近似,其中大分子蛋白显著高于漏出液;③腹水中铁蛋白浓度,判断值≥160μg/L 时,可以区分良性和恶性疾患,有 97% 的临床敏感性和 100% 的临床特异性,若为良性疾患,铁蛋白水平为(64 ±44)μg/L。浓度 >30g/L 提示为渗出物,其临床敏感性为 86%、特异性为 83%。

(2)葡萄糖:腹水中葡萄糖浓度与血清相近,只在肠穿孔时大量细菌消耗葡萄糖,腹水中浓度明显降低,对鉴别继发性腹膜炎有用。

(3)腹水中 LD 活性比较:各种渗出液的鉴别按 LD 活性升高比较:化脓性积液 >癌性 >结核性。肝硬化和(或)肝细胞癌患者的平均水平接近血清参考范围上限的一半,当发生伴有腹膜转移的恶性疾患(除肝细胞癌),其值会升高近 4 倍。

(4)乳糜微粒不一定呈现乳糜状:如果出现乳糜状腹水,则需要检测三酰甘油和脂蛋白电泳。

(5)溶菌酶(Lys):主要用于结核性与癌性胸腹水的鉴别。正常浆膜腔中含量为 0 ~5mg/L。94% 结核性积液溶菌酶 >30 mg/L,与血清 Lys 活性比值 >1.0,癌性积液与血清比值一般小于 1。

(6)腺苷脱氨酶(ADA):对结核性积液诊断及疗效观察有重要价值。临床上,腹水 ADA >40U/L 为结核性积液,腹水 ADA <20U/L 为非结核性积液。

(7)癌胚抗原(CEA):尽管 CEA 可以在 80% 癌性腹水中检出,如肺癌中,但在扩散性恶性间皮瘤中仅 1%~9% 的病例可检出 CEA,所以腹水中测出 CEA 不能提示该病的诊断。腹水中的 CEA 在 2.5μg/L 的定义值下,对鉴别良性和恶性疾患有 100% 的临床特异性和阳性预测值。

3. 微生物学检查

(1)怀疑恶性积液时,可用积液离心,沉渣涂片。收集积液中的细胞,做巴氏或 HE 染色镜检,还可结合免疫组织化学检查。

(2)培养:应用时做需氧和厌氧菌培养,将新鲜腹水直接接种于有氧和无氧的血培养瓶中,每个瓶内加 10~20ml 腹水,做双份,阳性率可达 90%。最常见感染为埃希杆菌(属大肠杆菌),链球菌(多为肺炎链球菌),只有 1% 为厌氧菌。分枝杆菌检测需要浓缩 20ml 的腹水,这可以通过离心样本来完成,离心速度至少 3000 转,时间至少 20 分钟。实验室中,在离心前加入 2~3 滴含 5% 吐温 80 的蒸馏水可以提高浓缩的效果。

二、腹水的常见病因

(一)腹水漏出液和渗出液形成病因(表 2-17)

表 2-17 腹水漏出液和渗出液形成病因

漏出液	充血性心力衰竭	缩窄性心包炎
	三尖瓣关闭不全	腔静脉闭塞
	肝硬化低白蛋白血症	肾病综合征
	蛋白丢失性肠病伴水肿的严重营养不良(SAAG <11g/L)	
渗出液	感染	肿瘤
	结核	肝癌
	原发性细菌性腹膜炎	转移性肿瘤
	继发性细菌性腹膜炎	淋巴瘤
	真菌性腹膜炎	间皮瘤
其他	内脏破裂	乳糜性积液
	尿性积液	胰腺炎
	胆汁性腹膜炎	女性盆腔炎
	卵巢疾病	肠炎或肠梗阻
	黏液性水肿(SAAG >11g/L)	

(二)腹水形成的良、恶性病因

1. 腹水的良性病因　占 83%:①肝硬化占 92%,其中 79% 为滥用酒精,12% 为病毒性肝炎。②心力衰竭占 3%,有的文献认为占 5%。③其他疾病占 5%,如结核病 1%、胰腺炎 <1%、肾功能不全 <1%、巴 - 奇综合征 <1%、系统性红斑狼疮 <1%。④肝硬化和腹水(自发性细菌性腹膜炎),住院患者中感染性腹水占 20%。

2. 腹水的恶性病因　占 17%,其中 80% 的恶性肿瘤伴有腹膜转移:①胃肠道癌症包括结肠癌在内占 34%。②卵巢癌占 27%。③乳腺癌占 14%。④淋巴瘤和白血病占 4%。⑤间皮瘤占 3%。⑥肉瘤、肾癌、子宫癌及性质不明的原发性肿瘤占 18%。20% 的恶性肿瘤无腹膜转移,如肝细胞癌,或有肝转移而无腹膜转移。

三、临床思路(图2-14)

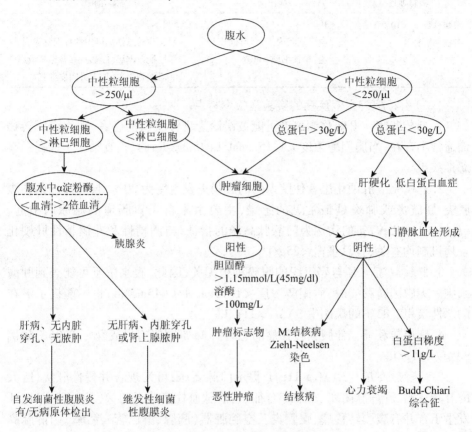

图2-14　腹腔积液检查的临床思路

(一)漏出液和渗出液的鉴别(表2-18)

表2-18　漏出液和渗出液的鉴别

检验项目	漏出液	渗出液
外观	清晰,透明或微混浊、淡黄色	多混浊深黄或血性,脓样,乳糜样
比重	<1.015	>1.108
凝固性	不易凝固	常有凝固
总蛋白量(g/L)	<25	>30
积液与血白蛋白比值	<0.5	>0.5
LD(U/L)	<200	>200
积液与血清LD比值	<0.6	>0.6

续表

检验项目	漏出液	渗出液
细胞总数/($\times 10^6$/L)	<100	>500
有核细胞分类	以淋巴细胞为主,偶有间皮细胞,单核细胞>50%	一般炎症的急性期以中性粒细胞为主,慢性期以淋巴细胞为主,恶性积液以淋巴细胞为主,伴大量间皮细胞

（二）引起腹腔积液疾病的实验室检查特点

1. 肝转移瘤　肝转移瘤患者可能被误诊为良性疾患的患者,因为腹膜转移瘤通常不存在,当胆固醇浓度<1.15mmol/L（45mg/dl）时,检查结果不能提示有恶性疾患。

2. 肝硬化　肝硬化患者住院期间的腹膜炎发生率为20%,自发性细菌性腹膜炎、膀胱炎或肺炎是最常见的感染,主要由来自于胃肠道的病原菌引起。SAAG>11g/L,97%的病例为门静脉高压的指征,与酒精性和非酒精性肝硬化发病机制均有关,且总蛋白<25g/L。

3. 肝细胞癌　其与癌组织的腹膜种植无关,因此,腹水中不可能查到肿瘤细胞。无腹膜转移瘤时,胆固醇浓度<1.15mmol/L（45mg/dl）也不能提示潜在的恶性疾患。83%的病例中SAAG>11g/L。

4. 腹膜转移瘤　伴腹膜转移瘤的患者有11%同时有肝硬化。有96%病例SAAG<11g/L。

5. 门静脉高压　SAAG>11g/L提示门脉高压,可发现合并慢性肝病,巨大的肝转移瘤、肝静脉闭塞、布加综合征、门静脉血栓形成及心衰。SAAG<11g/L发生于合并有腹膜转移瘤、腹膜炎及空腔脏器（胰腺、淋巴管）渗漏。门静脉高压者,即使同时存在炎症,仍常有总蛋白浓度<25g/L。

6. 门静脉血栓形成　实验室诊断结果与中性粒细胞计数<250/μl的非恶性疾患相同,总蛋白浓度<30g/L,可能由门静脉系统的漏出液导致。

7. 心力衰竭　由于心脏泵血量减少导致的动脉后负荷降低,以及静脉系统压力升高,均可能在心源性腹水的病理发生中起关键作用。心力衰竭时很少产生腹水;只在外周水肿已出现的情况下才发生。但缩窄性心包炎早期导致的腹水例外。心源性腹水的铁蛋白浓度可能小于200mg/L,LD的腹水/血清比值可小于0.6,总蛋白>25g/L。

8. 系统性红斑狼疮　在系统性红斑狼疮（SLE）,伴蛋白浓度>30g/L的腹膜性浆膜炎只是偶尔发生。

9. 肾病综合征　若患者患肾病综合征或依赖透析,可能存在肾源性腹水。

10. 胰腺炎 若中性粒细胞计数 >250/μl 及中性粒细胞数量超过淋巴细胞,鉴别诊断应考虑细菌性腹膜炎或胰腺炎的存在。发病机制上,腹水是胰液从瘘管、胰脏破裂处或假性囊肿或通过发炎的胰腺组织直接流出胰腺进入腹腔而致胰源性腹水,以突发为特征;大多数病例,腹水中高 α 淀粉酶和脂酶活性伴腹水/血清比值 >1 是确诊性依据。若腹水中 α 淀粉酶活性为血清最高参考值的 2 倍,可确诊。总蛋白浓度一般大于 20g/L,且通常大于 30g/L。

11. 甲状腺功能减退 如果甲状腺功能减退患者发生腹水,腹水是黏液性。

12. 腹膜炎——卡氏肺囊虫性腹膜炎 艾滋病患者可因卡氏肺囊虫的肺部感染而表现为腹膜炎。除特征性肾损伤外,患者实验室诊断为:低白蛋白血症(9~14g/L),低蛋白血症(34~52g/L),漏出性腹水,WBC 计数为(44~100/μl),RBC 计数为 1150~12850/μl,总蛋白 <10g/L,腹水/血清白蛋白比值 <0.24,腹水/血清 LD 比值 <0.6。

13. 继发性细菌性腹膜炎 继发性细菌性腹膜炎在感染性腹水中仅占 1.5%(另有文献提到为 15%)。可由腹内原因触发,如空腔脏器的穿孔(肠穿孔)或肾上腺脓肿。一般可查到几种病原菌,主要为厌氧性微生物。1/3 患者尽管进行抗生素治疗,在治疗开始后 48 小时,其中性粒细胞仍不能够降至开始的基础水平。与自发性细菌性腹膜炎不同,继发性细菌性腹膜炎一般需外科治疗。67% 的继发性细菌性腹膜炎至少符合 2~3 条下述诊断指标。

(1)腹水中性粒细胞计数:腹水中性粒细胞计数 >250/μl 的患者,要诊断为继发性细菌性腹膜炎,需有下列腹水指标为基础:总蛋白 >10g/L,葡萄糖 <2.8mmol/L(50mg/dl)。

(2)腹水总蛋白浓度:继发性细菌性腹膜炎的总蛋白浓度一般高于 30g/L。与自发性相比,腹水中乳酸盐浓度高而其 pH 低。

(3)腹水中查到病原体:如经血培养瓶培养等,革兰染色可查到病原体,约 40% 病例培养阳性。53% 病例存在涉及不同致病菌的混合感染。胆囊穿孔一般导致单一感染,如大肠杆菌或肺炎球菌,与自发性细菌性腹膜炎相反,继发性细菌性腹膜炎经充分的抗菌治疗,腹水培养结果一般为阴性。

(4)提示腹内感染病因的指征:肠穿孔、肾上腺脓肿,新近的外科过程或持续性扩散,如合并急性阑尾炎。

(5)LD 活性:腹水 LD 浓度高于血清最高参考极限。

14. 自发性(原发性)细菌性腹膜炎 自发性细菌性腹膜炎占感染性腹水的 10%~20%,与继发性患者不同,其一般只能查到一种病原体,若加上病原体阴性的病例,其发生率可达 26%。自发性细菌性腹水通常临床病程隐匿;1/3 以上的患者无发热、腹痛、肠鸣音亢进或减弱。因为病情危重,死亡率达50%,因此早期诊断特别重要。潜在病因除肝硬化外,还包括布加综合征、失代偿性心衰、肾病综合征、SLE及风湿性关节炎。腹水总蛋白浓度低被认为是感染发展的危险因素,感染过程中蛋白浓度无变化。

(1)常见致病菌:①革兰阴性杆菌占67%,特别是埃希杆菌占43%,克雷伯杆菌占12%,肠杆菌、枸橼酸菌、变形杆菌占12%。②革兰阳性球菌占27%,特别是链球菌18%,肠球菌占4.5%,葡萄球菌占4.5%。③厌氧菌和微需氧菌占5%。④其他微生物占1%,如类白喉杆菌,产单核李斯特菌、念珠菌、奈瑟菌和芽孢杆菌。自发性细菌性腹膜炎患者中92%为单一病原菌感染,仅8%为几种微生物的混合感染

(2)自发性细菌性腹膜炎的诊断依据包括:①腹水中性粒细胞计数 > 250/μl,有些腹水中性粒细胞计数 < 250/μl,但伴肝硬化的患者中有8%可于腹水中查到细菌。②不存在感染的腹内原因,如无肠穿孔、无肾上腺脓肿。③腹水中查见病原体,可经血培养瓶培养等。

若符合前两条标准而第三条标准不符,培养阴性的自发性细菌性腹膜炎可确定诊断。抗生素治疗7天内无效,需考虑胰腺炎、结核、腹膜转移瘤和出血存在。腹水中性粒细胞计数一开始可达(8509 ± 1782)/μl。革兰染色查病原菌的阳性率仅为7%。而培养检查的阳性率达89%,即所有病例涉及单一感染。④腹水中 IL – 6 的平均浓度为(171 ± 57)mg/L,而无菌性腹水中的浓度为(5.4 ± 1)mg/L。当其水平 > 9.5mg/L 时提示为细菌性腹膜炎。敏感性为90%,特异性为80%,阳性预测值为90%,阴性预测值为85%。⑤腹水中 INF-α 的浓度为(400 ± 123)ng/L,而无菌性腹水中的浓度为(36 ± 6)ng/L。以 67ng/L 为判别值:临床敏感性为93%,特异性为92%,阳性预测值为85%,阴性预测值为90%。

15. 结核性腹膜炎

(1)结核患者的结核性腹膜炎发生率高达2%,男女比例为 1:1.4 或 1:2.3。临床上,3/5 的女性患者和 1/3 的男性患者不仅有腹水而且存在双侧胸腔积液。

(2)同时伴肝硬化的患者占43%,若通过腹膜活检证实了分枝杆菌生长或发生肉芽肿性腹膜炎,可确诊为结核性腹膜炎。只有通过培养才能进行细菌的特异性检查。

(3)草黄色腹水占91%,血性腹水占9%。

(4)从实验室诊断看,其检查结果同良性疾患:①白蛋白梯度 < 11g/L;②胆固醇浓度 > 1.15mmol/L(45mg/dl);③80% 患者腹水红细胞计数 < 1000/μl,白细胞和间皮细胞计数为 50 ~ 2000/μl,淋巴细胞比例为 40% ~ 91%;④镜检不能

查到抗酸杆菌,但培养阳性率可达83%。

四、注释

可以引起渗出液的疾病很多,虽然胸腔积液、腹腔积液的性质有很大的鉴别诊断意义,但应注意绝不能仅靠积液检查一项做出诊断。例如,在炎症时,间皮细胞形态的多样变化,有时和恶性肿瘤细胞相似,很易造成误诊。其他指标也可能有所出入,所以,必须结合临床和其他检查结果进行综合分析后才有可能做出正确诊断。

(贾 玫)

第十二节 蛋白质测定

● 血清总蛋白测定

一、概述

(一)生化特性及病理生理

血清总蛋白(total protein,TP)由100多种已知结构的蛋白质组分组成。其中已知其生理功能的大约有50多种。血浆蛋白相对分子质量为69kD,由550个氨基酸残基组成。肝脏是机体蛋白质合成的主要器官,肝脏合成的蛋白质约占人体每天合成蛋白质总量的40%以上。白蛋白、α_1 球蛋白、α_2 球蛋白和 β 球蛋白是由肝实质细胞合成。γ 球蛋白即免疫球蛋白是由浆细胞合成。蛋白质的半衰期少至几小时,如急性时相反应蛋白;而长的可达3周,如 IgG 和白蛋白。分子生物学研究表明,肝细胞内合成蛋白质的部位是粗面内质网上的多核蛋白体和游离的多核蛋白体。蛋白质的一级结构(即氨基酸的排列顺序)决定其生物学功能。

1. 血浆蛋白功能

(1)维持血浆胶体渗透压。

(2)作为代谢产物、激素、离子等转运的载体,起运输作用。

(3)作为组织修复与合成蛋白质的营养来源。

(4)是酸碱缓冲系统的组成部分。

(5)免疫球蛋白及补体组成体液免疫防御系统。

(6)凝血与纤维蛋白溶解。

(7)一些蛋白质本身是酶,具有催化化学反应的功能。

2. 蛋白质的合成　肝脏旺盛的蛋白质代谢,不仅表现在它自身结构性酶的迅速更新,还表现在它不断地合成与分泌多种血浆蛋白。与肝脏关系密切的血浆蛋白主要有白蛋白、球蛋白、凝血因子和其他一些微量蛋白质(表2-19)。用来合成蛋白质的原料是氨基酸。其来源主要有:①食物中蛋白质的分解吸收进入体内;②机体组织内蛋白质分解后再利用;③肝细胞自身合成部分氨基酸等。其中由食物摄入的氨基酸占主导地位,所以长期营养不良的患者其血浆蛋白质呈减少趋势。肝脏合成蛋白质的能力很强,成人肝脏每日合成15g总蛋白,12g白蛋白,占合成蛋白总量的1/4。血浆蛋白在体内不断更新,球蛋白半衰期为3~5天,白蛋白为17~21天,在维持血浆胶体渗透压中起着重要作用。因此,当肝脏疾患时,其合成血浆蛋白的质和量发生改变,影响人体的正常生理功能。

表2-19　肝脏合成的血浆蛋白

	正常浓度/活性		正常浓度/活性
白蛋白	40~50g/L	补体成分(C3、C6和C1Q)	C3:0.79~1.52g/L C6:7.1~12.8mg/dl(RID) C1Q:109~242μg/ml(RID)
α_1 抗胰蛋白酶	2~4g/L	纤维蛋白原	2~6g/L
甲胎蛋白	0~10ng/ml	血色素结合蛋白	0.8~1.0g/L
α_2 巨球蛋白	2.2~3.8g/L	转铁蛋白	2~3g/L
血浆铜蓝蛋白	0.2~0.4g/L	凝血酶原(FⅡ:C)	(97.7±16.7)%

3. 蛋白质分解　肝脏在血浆蛋白质分解代谢中亦起重要作用。肝细胞表面有特异性受体可识别某些血浆蛋白质(如铜蓝蛋白、α_1 抗胰蛋白酶等),经胞饮作用被吞入肝细胞,再被溶酶体水解酶降解。生成的氨基酸一部分被机体再利用,合成人体新的蛋白质,一部分经脱氨基作用生成氨参与鸟氨酸循环生成尿素排出体外,还有一部分氨基酸通过特殊的代谢途径直接合成其他含氮物质。而蛋白质所含氨基酸可在肝脏进行转氨基、脱氨基及脱羧基等反应而进一步分解。体内大部分氨基酸,除支链氨基酸在肌肉中分解外,其余氨基酸特别是芳香族氨基酸主要在肝脏分解。当肝脏功能发生异常时,鸟氨酸循环不能正常进行,导致血氨升高(包括肠道细菌作用与不完全分解的蛋白质和氨基酸经脱氨作用生成氨吸收入血),是导致氨中毒和肝性脑病的诱因之一。因此,肝病时测定血浆内各种蛋白质的含量对肝病的诊断和预后具有重要意义。

（二）蛋白质的检测

1. 测定方法　双缩脲比色法,主要用于血清中总蛋白的定量。考马斯亮蓝法,主要用于尿液和脑脊液中总蛋白的定量。比浊法,主要用于尿液和脑脊液中总蛋白的定量。

样本存放在封闭试管内,室温可保存 1 天,4～8℃可保存 1 周,冷冻状态可保存 1 年以上。

2. 参考范围

（1）血清总蛋白(双缩脲法)

新生儿:46～70g/L

1 周:44～76g/L

7 个月～1 岁:51～73g/L

1～2 岁:56～75g/L

3 岁以后:60～80g/L

成人:60～80g/L

（2）尿液蛋白:定量试验＜0.1g/L 或＜0.15g/24h。

（3）脑脊液蛋白

儿童:0.2～0.4g/L;

成人:0.15～0.45g/L。

3. 检查指征　①红细胞沉降率异常;②蛋白尿、水肿、多尿、慢性肾病;③慢性肝病;④慢性腹泻;⑤恶性肿瘤;⑥骨痛、部位不明的风湿症状;⑦内出血和外出血,急性血红蛋白降低的观察;⑧术前期和术后期;⑨严重创伤、休克、烧伤、重症监护者;⑩妊娠。

二、血清总蛋白异常的常见病因

（一）引起高蛋白血症的常见病因

1. 肿瘤

（1）浆细胞瘤;

（2）Waldenstrom 巨球蛋白血症。

2. 严重的慢性炎症　由 γ 球蛋白升高而引起高蛋白血症,包括以下疾病。

（1）自身免疫性肝炎;

（2）活动性结节病;

（3）某些类型的肺结核病;

（4）某些脓毒血症;

（5）梅毒；

（6）麻风；

（7）疟疾；

（8）血吸虫病；

（9）黑热病。

3. 肝硬化

4. 脱水

（1）腹泻；

（2）呕吐；

（3）出汗；

（4）糖尿病尿崩症；

（5）急性肾衰竭多尿期。

（二）引起低蛋白血症常见病因

1. 合成障碍　如：抗体缺陷综合征。

2. 血白蛋白缺乏症

（1）肾病综合征；

（2）营养不良性蛋白缺乏；

（3）蛋白质吸收障碍。

3. 严重肝脏损害

（1）病毒性肝炎的暴发期；

（2）肝脏受到毒物的损害。

4. 蛋白缺乏性营养不良

（1）神经性厌食；

（2）胃肠道肿瘤；

（3）营养不良导致的儿童生长发育障碍。

5. 吸收障碍综合征

（1）慢性腹泻引起蛋白质吸收障碍；

（2）慢性腹泻引起的肠道蛋白质的丢失。

6. 蛋白质丢失综合征

（1）肾小球肾炎；

（2）不同病因的肾病综合征。

7. 蛋白丢失性胃肠病

（1）溃疡性结肠炎；

（2）克罗恩病；

（3）巨襞性胃炎；

（4）结肠息肉；

（5）肠憩室症。

8. 皮肤病

（1）烧伤；

（2）渗出性湿疹；

（3）大疱性皮肤病。

9. 胸水、腹水渗出液

10. 慢性溶血性贫血

11. 出血性贫血

12. 假性低蛋白血症

（1）输液；

（2）妊娠。

三、临床思路（图2-15,2-16）

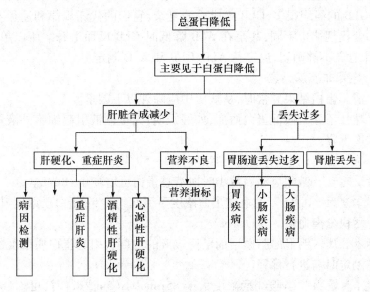

图2-15　蛋白质降低的临床思路

总蛋白（TP）是血液蛋白的总和,是多种蛋白的混合溶液,按结构分为两大

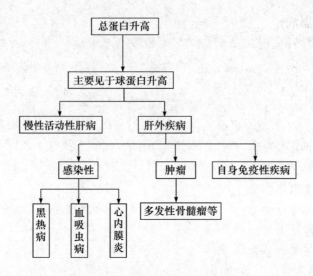

图 2 - 16 蛋白质升高的临床思路

类,即白蛋白(ALB)和球蛋白(GLB),二者的增减必然伴随 ALB 和 GLB 的变化。ALB 全部由肝细胞合成和分泌,相对分子质量约 65kD,半衰期为 20 天左右;合成 GLB 的组织很多,GLB 组成成分复杂,它们的代谢规律和途径不同,在血清中的变化规律也不同,甚至在 ALB 降低时 GLB 反而上升。所以单纯测定 TP 的临床意义不够确切,应进行 ALB、GLB 和 A/G 测定。

(一)除外非疾病因素

当血清总蛋白结果异常时,从病史中应除外以下因素。

1. 生理性下降　假低蛋白血症,如妊娠期;大量输液引起细胞外液量增加,使蛋白浓度下降。

2. 体位　卧位比直立位总蛋白浓度低 3~5g/L。

3. 激烈运动　激烈运动后数小时血清总蛋白可增高 4~8g/L。

4. 标本溶血　0.8g/L 的血红蛋白浓度可引起约 1.5g 蛋白质浓度升高。故采血后应尽快分离血清。

5. 标本乳糜　明显的脂血增加了反应液的浊度会引起蛋白质浓度的升高。这些样本测定时需进行稀释。

6. 标本黄疸血　当胆红素浓度大于 85μmol/L(5mg/dl)时,可引起蛋白质浓度的假性上升,此类标本测定时,须做样本空白。

(二)血清总蛋白病理性降低

血清总蛋白和白蛋白测定是反映肝功能的重要指标,多种情况均可引起蛋白浓度的改变。但由于肝脏有很大的代偿能力,故血浆蛋白对肝病的诊断不灵敏、无特异性,对肝病鉴别诊断价值不大。只有当肝脏损伤达到一定程度才能出现血清总蛋白和白蛋白变化。因而,急性或局灶性肝损伤时,血清总蛋白多为正常。急性重症肝炎多数病例总蛋白不下降,但 γ 球蛋白增加,此时肝功能已有损害。亚急性重症肝炎总蛋白常随病情加重而减少,若呈进行性减少,应警惕肝坏死。肝硬化、慢性肝炎、肝癌等患者多有总蛋白减少现象,但无特异性。

1. 低蛋白血症 血清总蛋白 <60g/L 称为低蛋白血症。最常见的是由于白蛋白含量减少。多见于各种原因引起的蛋白丢失过多,如:①各型肾炎、肾病综合征;②大面积烧伤;③大出血;④长期溃疡性肠炎等。慢性消耗性疾病,如:①严重结核病;②甲状腺功能亢进;③恶性肿瘤;④胰腺功能不良;⑤婴儿乳糜泻、小肠吸收不良等。明显的低蛋白血症临床症状包括进行性水肿和体腔积液。

2. 特发性低蛋白血症 各种原因引起的血液稀释及营养不良均可引起总蛋白降低。

3. 血浆蛋白异常 提示存在异常蛋白血症或机体内水平衡失调两方面病因,需通过血清蛋白电泳和血细胞比容这两个附加项目的测定以鉴别。

(1)电泳方面:异常蛋白血症患者伴血清蛋白电泳区带图形的异常迁移而血细胞比容无变化。

(2)血细胞比容:机体内水平衡失调的患者,不论其血浆蛋白质的含量是否变化,电泳结果区带图形无异常改变,而血细胞比容异常。

4. 蛋白紊乱血症 人体许多器官的异常变化会引起血浆蛋白质组分的改变,但一般不会导致蛋白质浓度的异常。

5. 血容量变化 血容量变化引起的蛋白质浓度的变化,如过度输液和严重的腹泻,可以通过同时测定血细胞比容和蛋白质浓度加以区分。

6. 血浆蛋白质浓度绝对值变化 由于白蛋白的下降或免疫球蛋白浓度的升高或下降引起的,血清蛋白电泳时,α_1 区带、α_2 区带、β 区带和球蛋白的变化不会导致明显的高蛋白血症或低蛋白血症。

(三)血清总蛋白病理性升高

高蛋白血症远比低蛋白血症少见,这是由于一旦球蛋白增高,白蛋白会相应调节性减少,因此,高蛋白血症患者总蛋白浓度可以长时间保持在参考范围内。只有明显的单克隆丙种球蛋白病、严重的慢性炎症和一些自身免疫性疾病会引起明显的高蛋白血症,见以下病例。

1. 浆细胞瘤、Waldenstrom 巨球蛋白血症 这类疾病可以发生明显的高蛋白血症。但是血浆蛋白质浓度的升高相对出现较晚。浆细胞瘤患者仅20%在做出诊断的同时伴有蛋白质浓度的升高。浆细胞瘤患者可伴有低于正常的总蛋白浓度。

2. 慢性炎症　由于γ球蛋白的升高引起高蛋白血症,但浓度很少大于90g/L。这些疾病包括自身免疫性肝炎、活动性结节病、某些类型的肺结核病、某些脓毒血症、梅毒、麻风、疟疾、腹股沟淋巴肉芽肿、血吸虫病、黑热病。

3. 肝硬化　有些肝硬化患者在疾病的代偿期会发生总蛋白的升高,这主要是由于γ球蛋白升高的程度大于白蛋白代偿性降低的程度。在肝硬化的发展期,总蛋白会逐渐降低,在失代偿期,逐渐发生低蛋白血症,标志着腹水和水肿的发生。

4. 脱水引起的假高蛋白血症　蛋白质数量不变的同时发生了水的丢失而引起血浆容量减少。血细胞比容经常也同时升高。引起脱水的原因有腹泻、呕吐、摄水量不足、出汗、糖尿病尿崩症、急性肾衰竭多尿期。

● 白蛋白及球蛋白测定

一、概述

(一)生化特性及病理生理

白蛋白(albumin, ALB)相对分子质量为66.3kD,是人体内最重要的结合和转运蛋白,为正常人体血清中的主要蛋白质组分,占血浆中蛋白的40%～60%。半衰期15～19天,白蛋白由肝实质细胞合成,通过肝静脉进入循环。合成的白蛋白从细胞内被分泌到细胞间质,再通过淋巴管重新被回输,每天的循环量约为蛋白质合成量的10倍。

1. 白蛋白合成及功能

(1)维持血浆胶体渗透压。

(2)作为载体与代谢产物、金属离子、胆红素、游离脂肪酸、激素、药物等结合而被运输。

(3)作为外周组织蛋白质合成的氨基酸库。

(4)为血浆中主要的抗氧化剂。

白蛋白合成除取决于肝脏本身外,尚受营养状态、激素平衡和渗透压的影响。在某一时间白蛋白水平不仅取决于肝合成速率,还受体内分布、分解代谢等诸多因素影响,高γ球蛋白血症可由于增加血浆总渗透压而抑制白蛋白合成。在分析测定结果时要注意除外肝外因素。

2. 球蛋白合成与功能 球蛋白是一组来源、结构、氨基酸组成不同,功能各异的不均质蛋白的混合体。正常情况下,电泳呈较宽、幅度中等的区带,着色有时不均,若有些组分含量较高,可在球蛋白区出现峰形。由于球蛋白成分复杂,单纯从单一波峰分析往往缺乏诊断的特异性。一般免疫球蛋白因成分多为多克隆蛋白,从 α 区带就可有 IgA、IgM、IgG 出现,90% 以上的 IgG 在 γ 区带。将在 G 区带出现的锐利高耸的峰,用免疫电泳鉴定,最常见的是 IgG 型,然后依次是 IgA 和轻链型、IgM、IgD、IgE 型。

当身体遭受各种组织损伤、炎症,如手术、组织坏死、细菌感染等,血白蛋白浓度发生变化,还可出现新的或某些固有区带蛋白升高,如急性相血浆蛋白反应升高,将升高的蛋白称为阳性急性相反应物或蛋白,包括 α_1 抗胰蛋白酶、α_1 酸性糖蛋白、结合珠蛋白、C 反应蛋白(CRP)、纤维蛋白原、铜蓝蛋白和补体等。

(二)白蛋白及球蛋白的检测

1. 测定方法

(1)白蛋白测定方法:溴甲酚绿或溴甲酚紫测定法。

(2)球蛋白测定方法:目前,临床通常同时测定血清总蛋白和白蛋白浓度,两者之差即为血清球蛋白浓度,因此,影响测定血清总蛋白或白蛋白的各种因素均可影响血清球蛋白的测定值。

样本存放在封密试管内,室温可保存 1 天,4 ~ 8℃可保存 1 周,冷冻可保存 1 年。

2. 参考范围

白蛋白

新生儿:28 ~ 44g/L;

14 岁前:38 ~ 54g/L;

成人:35 ~ 50g/L;

60 岁后:34 ~ 48g/L。

球蛋白

成人:20 ~ 30g/L。

白蛋白/球蛋白:1.5 ~ 2.5。

3. 检查指征 急性肝病的监测指标、肝硬化的诊断和监测指标、水肿状况的临床观察、老年和住院患者的预后指标。

二、白蛋白及球蛋白降低常见病因

(一)白蛋白降低

1. 白蛋白合成降低

(1)肝脏疾病引起的肝细胞损害;

(2)肝硬化;

(3)营养不良(低蛋白饮食)。

2. 白蛋白消耗增多

(1)恶性肿瘤;

(2)甲状腺功能亢进;

(3)重症结核。

3. 白蛋白丢失增多

(1)肾病综合征;

(2)严重烧伤;

(3)急性大失血;

(4)水肿或腹水。

4. 炎症,慢性感染

(1)肿瘤诱导的炎症反应;

(2)炎症的急性反应期。

5. 单克隆和多克隆丙种球蛋白血症

(二)血清球蛋白异常的病因

1. 球蛋白浓度增高

(1)慢性肝脏疾病:如慢性活动性肝炎、肝硬化、慢性酒精性肝炎等。

(2)慢性炎症和慢性感染:如结核病、疟疾、黑热病、麻风病及血吸虫病等。

(3)自身免疫性疾病:如系统性红斑狼疮、风湿热、类风湿关节炎及自身免疫性慢性肝炎等。

(4)M蛋白血症:如多发性骨髓瘤、淋巴瘤、巨球蛋白血症等。

2. 球蛋白浓度降低　　主要是合成减少,见于:

(1)免疫功能抑制,如肾上腺皮质激素过多或应用免疫抑制剂。

(2)低 γ 球蛋白血症。

三、临床思路(图 2 – 17)

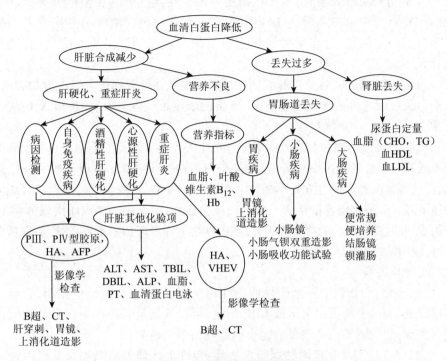

血清白蛋白降低
肝脏合成减少／丢失过多
肝硬化、重症肝炎／营养不良／胃肠道丢失／肾脏丢失
病因检测／自身免疫疾病／酒精性肝硬化／心源性肝硬化／重症肝炎／营养指标
血脂、叶酸维生素B₁₂、Hb
胃疾病／小肠疾病／大肠疾病
尿蛋白定量血脂（CHO，TG）血HDL血LDL
PIII、PIV型胶原、HA、AFP／肝脏其他化验项
ALT、AST、TBIL、DBIL、ALP、血脂、PT、血清蛋白电泳
胃镜上消化道造影
小肠镜小肠气钡双重造影小肠吸收功能试验
便常规便培养结肠镜钡灌肠
影像学检查
B超、CT、肝穿刺、胃镜、上消化道造影
HA、VHEV
影像学检查
B超、CT

图 2 – 17 白蛋白减低的临床思路

(一)除外非疾病因素

1. 白蛋白生理性下降 ①妊娠:由于血管外液白蛋白量的增加超过了肌体白蛋白量的升高,因此妊娠期的白蛋白浓度会比妊娠前低 20% 左右。②体位:如果测试者不是处于仰卧状态或站立时间大于 15 分钟,由于血液浓缩的原因,白蛋白的浓度会有 5% ~ 10% 的上升。

2. 球蛋白生理性减少 球蛋白在出生后至 3 岁,生理性减少。

(二)血清白蛋白病理性降低

1. 肝脏疾病 血清白蛋白是测定肝合成功能最重要的指标。在肝硬化患者,不管有无腹水存在,血清白蛋白的水平与预后之间均具有相关性。但白蛋白的半衰期长达 20 天,因此,肝脏疾病时,血清白蛋白的改变,不能反映急性肝病患者肝细胞损伤,即使白蛋白的产生完全停止,在 8 天以后血清白蛋白浓度仅降低 25%,因此,血清白蛋白测定不是反映肝脏损害的一个灵敏指标,往往在肝脏慢性和严重损害时才有所反映。另一方面,其浓度可反映肝实质的储备功能。在急性肝炎,尤其相当严重时,血清白蛋白浓度常在正常范围内。同样在急性早期的胆道阻塞时,也往往是正常的。在慢性肝病如慢性肝炎和肝硬化时的特点为白蛋白降低,γ球蛋白增高。血清白蛋白浓度与肝病患者的临床情况有一定的联系,在某种意义上可反映有功能的肝实质细胞数,有助于估计预后。

(1)急性肝脏疾病:急性肝脏损伤早期或局灶性肝脏损伤等轻度肝损害时,血中白蛋白浓度可正常或轻度下降,球蛋白浓度可轻度升高。TP 和 A/G 均可正常。

(2)慢性肝脏疾病:血浆免疫球蛋白的升高引起渗透压增高,白蛋白从血管内漏入到腹腔使血浆白蛋白显著下降,如果白蛋白减少到 25g/L 以下则易发生腹水,肝功能状况和白蛋白浓度不相关。在这些患者中,酒精会引起白蛋白合成的快速下降。肝硬化患者常常会发生低白蛋白血症,随着病情加重而出现 A/G 比值倒置,此时提示肝功能严重损害,白蛋白持续下降者多预后不良,治疗后白蛋白上升,说明治疗有效。

2. 肝外疾病

(1)炎症:白蛋白是一个阴性的急性相反应蛋白,在急性反应相期,它会代偿性降低,通过血清蛋白电泳或 CRP 测定,可以确定是否存在炎症导致的低白蛋白血症,肿瘤诱导的炎症反应也会引起低白蛋白血症。

(2)多克隆和单克隆丙种球蛋白血症:慢性炎症伴多克隆和单克隆丙种球蛋白血症会引起低白蛋白血症。例如,浆细胞瘤(单克隆),白蛋白下降常提示浆细胞瘤预后不良。

(3)慢性营养障碍:通过对一些老年患者的研究和对某些发展中国家人群的流行病学研究,发现白蛋白、视网膜结合蛋白和甲状腺激素运载蛋白可视作蛋白质营养缺乏的指标。一项研究中发现白蛋白浓度低于 16g/L 是监测濒死状态的最好的预测指标。由于白蛋白的半衰期为 19 天,在被限制饮食至少 1 周后,白蛋白浓度才会低于正常参考值的下限,在蛋白质营养不良的状况下,水肿的程度和白蛋白浓度的关系不大。

(4)白蛋白的丢失:白蛋白如果发生明显向体外的丢失,将会引起合成速率的代谢性增加,如肾病综合征患者。同时由于白蛋白的合成与胆碱酯酶的合成有关,会引起血清中胆碱酯酶活性增加。

(三)球蛋白病理性异常

测定血清球蛋白,主要是 γ 球蛋白,可间接反映肝窦网状内皮细胞移除和处理肠源性抗原的功能。肝病患者血清 γ 球蛋白升高 3 个月以上,提示已进展为慢性。酒精性肝硬化时 γ 球蛋白升高,在电泳上出现 β-γ 桥,有特异性诊断意义。

1. 急性肝炎早期 白蛋白量可不变或稍低,γ 球蛋白轻度增多,所以血清总蛋白量可以不变。此时白蛋白的量仍高于球蛋白,因此 A/G 仍可正常。

2. 严重肝脏损害和 M 蛋白血症 在慢性中度以上持续性肝炎、肝硬化、原发性肝癌,血清白蛋白减少,A/G 比值减低,若球蛋白量增多,可出现 A/G 倒置,病情好转时白蛋白回升,A/G 也趋于正常。影响测定总蛋白或白蛋白的各种因素均可影响 A/G 比值。

3. 自身免疫性肝炎 血清白蛋白在正常下界,除非在病程末期,一般不会太低。但 γ 球蛋白极度升高,因此,A/G 下降甚至倒置。

● 血清蛋白电泳

一、概述

血清蛋白电泳(serum protein electrophoresis,SPE)是利用蛋白质的等电点和分子大小的不同,在同一 pH 值缓冲液中所带电荷的差异性,在电场中泳动速度和方向不同,使不同的蛋白质分子具有不同的电泳迁移率,从而把血清蛋白分为不同的区带,然后进一步对其定量分析。血清蛋白电泳主要用于蛋白质紊乱血症的诊断,蛋白质被分离的主要目的是有助于医学诊断。

1. 方法介绍 血清蛋白电泳方法很多,有 Tiselius 自由电泳、醋酸纤维素电泳、琼脂糖凝胶电泳、淀粉胶电泳、聚丙酰胺凝胶圆盘电泳、浓度梯度板状胶电泳、微型双向电泳等。电泳方法不同,分离血清蛋白的能力则有很大差异,如聚丙酰胺凝胶电泳可把血清蛋白分为 20 条左右区带,浓度梯度板状胶电泳可分为 30 条左右。目前,常采用醋酸纤维素膜电泳和琼脂糖凝胶电泳。

2. 血清蛋白电泳分类 把血清蛋白分为五条主要区带,从阳极到阴极依次命名为白蛋白带、α_1 球蛋白带、α_2 球蛋白带、β 球蛋白带、γ 球蛋白带。α_1 球蛋白多为糖蛋白,包括 α_1 抗胰蛋白酶蛋白、α_1 脂蛋白、类黏蛋白、α_1 易沉淀糖蛋白、低色氨酸 α_1 糖蛋白等。在肝细胞内生成,在肝实质细胞病变时,其浓度下降,与血浆白蛋白浓度平行。α_1 球蛋白属急性炎症时相反应蛋白,在急性细菌性感染和广泛癌肿时增高。α_2 球蛋白包括 α_2 巨球蛋白、触珠蛋白、α_2 热稳定性糖蛋白、α_2 脂蛋白等。β 球蛋白包括前 β 和 β 脂蛋白,在肝内和肝外胆汁淤积,特别是慢性胆汁淤积并伴高脂血症时,可有明显增高。急性肝衰竭时,α_2 球

蛋白和 β 球蛋白可能降得很低。γ 球蛋白为免疫球蛋白,由 B 淋巴系统的浆细胞生成,肝胆疾病时,γ 球蛋白增高。

3. 参考范围　血清蛋白电泳成人参考范围见表 2－20。

表 2－20　血清蛋白电泳成人参考范围

染色	白蛋白（kD）	球蛋白（kD）			
		α_1	α_2	β	γ
氨基黑	60.6 ~ 68.6	1.4 ~ 3.4	4.2 ~ 7.6	7.0 ~ 10.4	12.1 ~ 17.7
丽春红 S	55.3 ~ 68.9	1.6 ~ 5.8	5.9 ~ 11.1	7.89 ~ 13.9	11.4 ~ 18.2

4. 检查指征　作为下列患者的疾病监控和诊断。

（1）急、慢性感染性疾病;

（2）蛋白丢失综合征（肾、胃肠道、皮肤、渗出液和漏出液）;

（3）单株丙球蛋白血症;

（4）在常规实验室可以观察到的异常结果。红细胞沉降率加快,蛋白尿,血清总蛋白浓度增高或降低。

二、血清蛋白电泳异常常见疾病

1. 低蛋白血症型　如营养不良、吸收不良、非选择性蛋白漏失。

2. 重症肝脏损伤型　如重症肝炎、肝硬化。

3. 急性炎症　如急性感染。

4. 慢性炎症　如慢性感染、风湿病。

5. 蛋白丢失　如肾病综合征。

6. 单克隆或多克隆高球蛋白血症型　如恶性、良性 M 蛋白血症,多发性骨髓瘤,重链病。

7. 无 γ 球蛋白血症　如 IgG 缺乏症。

（一）除外非疾病因素

1. 必须采用血清　如果采用血浆可在 β 球蛋白区形成一条额外的纤维蛋白质区带。

2. 避免标本溶血　溶血的标本在 α_2 ~ β 之间产生一条额外的游离血红蛋白区带。

3. 血清标本须新鲜　在陈旧血清标本中,免疫球蛋白降解产物也会引起额外的条带。

（二）病理性电泳图型

血清蛋白组分、质或量的变化导致的蛋白质紊乱血症与许多疾病相关。因此在某些疾病时呈现互相有关联的某一蛋白质或一组蛋白质受损，血清蛋白电泳是对异常蛋白血症的主要检测辨认技术。在一些疾病存在时，某一蛋白质或某一组蛋白质呈现反应性增高或降低。这些蛋白质包括前白蛋白、白蛋白、急性相蛋白、转甲状腺素—转铁蛋白组和免疫球蛋白。

1. 白蛋白　任何情况下白蛋白含量降低均与球蛋白（α、β、γ）绝对值上升有关联，总蛋白通常保持在参考范围内。

2. 急性时相蛋白　迁移在 α_1 和 α_2 球蛋白间，急性炎症时可升高 50% ～ 300%。急性肝炎、慢性活动性肝和蛋白丢失综合征时呈降低。

3. 免疫球蛋白　γ 球蛋白的意义在于区分急性肝炎（其值正常或稍高）和肝硬化（其值增高明显），它随肝炎慢性化而增加，可帮助认识从急性肝炎向肝硬化转变。在慢性肝炎活动期和失代偿的肝炎肝硬化期，γ 球蛋白增高最显著，在慢性血吸虫病和酒精性肝硬化失代偿期，也常增高，而在各种原因的代偿期肝硬化时则常正常。在急性肝炎时，γ 球蛋白正常或暂时性轻度增高，如持续性增高，提示向慢性发展。

肝胆疾病时，γ 球蛋白增高可由于：①肝内炎症反应，特别是慢性炎症反应，在组织病理学上有浆细胞浸润。②自身免疫反应，自身抗体形成过多。③从肠道内吸收过多的抗原（如细菌抗原），刺激 B 淋巴细胞，形成过多的抗体。④血浆白蛋白降低，γ 球蛋白相对地增高。

免疫球蛋白具有抗体功能，呈现在 γ 球蛋白区，也有部分出现在 β 球蛋白区。免疫球蛋白的增高可被视为丙球蛋白血症。

4. 单克隆或多克隆丙球蛋白血症　是由于某些疾病激活了人体免疫系统，在 γ 球蛋白区形成一种宽基准型的为丙球蛋白血症；在球蛋白区形成一条细而窄 M 区带，通常称为 M 成分或 M 蛋白或 M 带，M 带与骨髓瘤、巨球蛋白血症和单克隆丙球蛋白血症有关，是由单一浆细胞株过度增殖所产生的一种型、一种亚型或一种轻链型的免疫球蛋白或免疫球蛋白片段所致。在临床上主要见于单发或多发性骨髓瘤，Waldenstrom 巨球蛋白血症。

（三）血清蛋白电泳图型分析

主要疾病的血清蛋白电泳变化见表 2 - 21，特征的图型见图 2 - 18 和图 2 - 19。

表 2 –21　主要疾病血清蛋白电泳变化表

电泳图型	总蛋白	白蛋白	α1球蛋白	α2球蛋白	β球蛋白	γ球蛋白	主要疾病
低蛋白血症型	↓↓	↓↓	N,↑	N,↓	↓	↓(N)	营养不良,吸收不良,非选择性蛋白漏失
选择性蛋白漏失型	↓↓	↓↓		↑↑	↓(N,↑)	N,↓	蛋白漏失综合征
重症肝脏损伤型	↓,N	↓↓	↓	↓	↓	↑	重症肝炎
肝硬化型	↓,N,↑	↓↓	↓		β-γ桥	↑,↑↑	肝硬化
急性炎症型	↓,N	N,↓	↑	N	↑,N	N,↑	急性感染
慢性炎症型	↓,N,↑	↓	↑	↑	↑,↓	↑↑	慢性感染,风湿病
多克隆高球蛋白血症型	↓, N,↑	↓			↑	↑↑	慢性感染,风湿病
单克隆(M)高球蛋白血症型					M蛋白峰		恶性、良性M蛋白症,多发性骨髓瘤,重链病
高β脂蛋白血症型	N	N	↑	↑	↑	N	高脂血症
妊娠	↓	↓			↑	↑	妊娠
无白蛋白血症	↓↓↓	↓↓↓	N	N	N	N	无白蛋白血症
无α1球蛋白血症	N		↓	N	N	N	α1球蛋白缺乏症
无β球蛋白血症	N,↓				↓↓		β球蛋白缺乏症
无γ球蛋白血症	↓↓	N	N	N	N	↓↓↓	IgG缺乏症

注:N,正常;↓,下降;↑,升高;↑↑,较剧烈升高;↓↓,较剧烈下降;↓↓↓,剧烈下降。

琼脂糖电泳

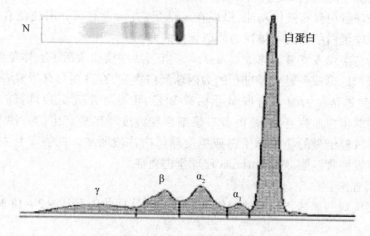

图 2 –18　正常人血清蛋白电泳示意图

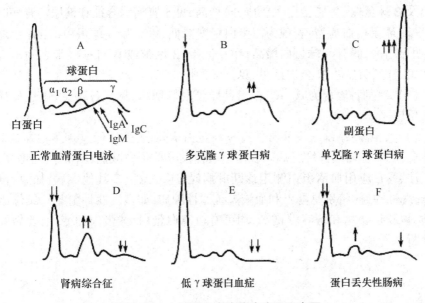

图 2-19 血清蛋白电泳临床病理示意图

（四）血清蛋白电泳病理性异常

1. 肝脏疾病

（1）急性肝炎早期或病变较轻时：电泳结果多无异常。但随病情加重和时间延长，电泳图型可改变，表现为白蛋白减少；α_1 球蛋白、α_2 球蛋白和 β 球蛋白有减少倾向（高血脂时 β 球蛋白亦可增高）；γ 球蛋白增高，因为受损肝细胞作为自身抗原刺激淋巴系统，使 γ 球蛋白生成增加，A/G 比值倒置，提示肝功能损伤比较严重。

（2）肝硬化：血清蛋白电泳可有明显的变化，白蛋白中度或重度减少，α_1 球蛋白、α_2 球蛋白百分比减低，γ 球蛋白明显增加。并可出现 β-γ 桥，即从 β 区到 γ 区连成一片难以分开，扫描时两区间峰谷很浅。β-γ 桥出现的原因系由多克隆性 IgA、IgM、IgG 同时增加，特别当 IgA 明显升高所致，有研究认为 IgA 增高到正常的 3 倍以上时患者 100% 可出现 β-γ 桥。

（3）肝癌：此类患者血清蛋白电泳均有改变，α_1 球蛋白、α_2 球蛋白百分比明显增高，有时可见于白蛋白和 α_1 球蛋白的区带之间出现一条甲胎蛋白区带，具有诊断意义。

2. 肝外疾病

（1）肾病型：由于尿中排出大量白蛋白而使血清中白蛋白明显下降，α_2 球

蛋白及 β 球蛋白(为脂蛋白主要成分)增高,见于肾病综合征和糖尿病肾病时。

(2)M 蛋白血症型:表现为白蛋白轻度减低,单克隆 γ 球蛋白(亦有 β 球蛋白)明显增高,偶有 α 球蛋白增高;在 γ 区带、β 区带或 β 与 γ 区带之间出现致密浓集、峰型明显的 M 蛋白区带,见于多发性骨髓瘤、原发性巨球蛋白血症等。

(3)炎症型:表现为 α_1、α_2、β 三种球蛋白均增高,见于各种急、慢性炎症和应激反应。

(4)其他型:结缔组织病常伴有 γ 球蛋白增高;先天性低 γ 球蛋白血症时 γ 球蛋白减低;蛋白丢失性肠病表现为白蛋白及 γ 球蛋白减低,α_2 球蛋白增高。

注意:在应用血清蛋白测定诊断肝病时,应注意很多其他疾病,如急、慢性感染,恶性肿瘤(特别是淋巴和血液系统恶性肿瘤,如多发性骨髓瘤),结缔组织疾病,胃肠道疾病和营养不良等,均可有血清白蛋白/球蛋白的变化,要做好鉴别诊断。

(贾 玫)

第十三节 凝血功能

一、概述

机体的凝血系统由凝血与抗凝两方面组成,正常生理状态下,两者维持着动态平衡,血液在血管中维持流动状态。当血管损伤后,由凝血机制快速形成凝块止血,而凝血只局限于血管内皮受损发生出血的部位,不会弥散至其他部位血管,这正是抗凝血系统在发挥作用。纤溶系统的作用主要是溶解凝血过程中产生的过多的纤维蛋白,纤溶亢进时则引起出血,纤溶活性不足时则易形成血栓。故凝血与抗凝及纤溶系统这三大机制相互作用,相互制约,精细地调节着人体的出凝血功能。

(一)凝血机制

目前为多数人所接受的是 1964 年提出的瀑布学说,其后随着研究的深入又有一些更新。这一假说将凝血过程分为内源性凝血途径、外源性凝血途径及共同通路等部分(图 2 - 20)。

1. 外源性凝血途径 血管内皮细胞受损后,血液中成分即可与内皮下的胶原、组织因子(TF)等结合从而启动凝血。TF 进入血液后活化Ⅶ因子,并与之形成 TF – Ⅶa – Ca^{2+} 复合物,进而激活 X 因子,同时又能激活 Ⅸ 因子促进内源性凝血过程。

2.内源性凝血途径　通常由血液中的成分与带负电荷的异物表面接触而启动,如白陶土、胶原等。血管损伤时,内皮下胶原暴露,Ⅻ 因子与之接触激活为 Ⅻa,Ⅻa 激活 Ⅺ 因子,Ⅺa 激活 Ⅸ 因子,Ⅸa、Ⅷa、PF3 在 Ca^{2+} 存在条件下,形成酶复合物激活 X 因子。

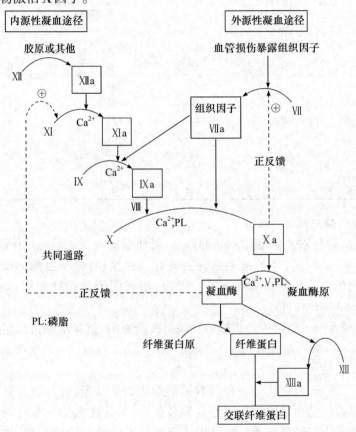

图 2 – 20　凝血机制示意图

3.共同途径　X 因子被内外源途径激活后,在 Ca^{2+} 存在条件下具有对凝血酶原的催化活性,但必须有 Ⅴa 因子及膜磷脂的参与,催化活性大大提高。凝血酶原即可活化为凝血酶,发挥止血作用。

凝血酶活化后可裂解纤维蛋白原,使之转变为纤维蛋白。同时凝血酶又可激活 Ⅻ 因子,使纤维蛋白单体相互交联,形成不可溶的纤维蛋白凝块。各凝血因子相关特性见表 2 - 22。

表 2 - 22　凝血因子特点

因子	相对分子质量/kD	半衰期/h	生成部位	血浆浓度/(mg/L)
I	3410	72 ~ 108	肝	2000 ~ 4000
II	72	96	肝	100
III	45	—	组织内皮细胞、单核细胞	—
V	330	15 ~ 36	肝	50
VII	50	4 ~ 6	肝	0.5
VIII	330	15	肝	0.1
IX	57	24	肝	5
X	56	30 ~ 50	肝	10
XI	125	52	肝	4
XII	76	48 ~ 60	肝	2.9
XIII	320	48 ~ 122	肝、血小板	10
Pk	85 ~ 88	—	肝	35 ~ 40
HMWK	120	144	肝	70 ~ 90

（二）抗凝机制

抗凝机制是对血液凝固系统的调节，可使凝血因子的活化水平下降，纤维蛋白的形成减少。人体的抗凝系统主要有三种途径，抗凝血酶（antithrombin，AT），活化蛋白 C（active protein C，APC），组织因子途径抑制物（tissue factor pathway inhibitor，TFPI）。

1. 抗凝血酶　血浆中最重要的物质是抗凝血酶，抗凝活性占血浆总抗凝活性的 50% ~ 70%。当肝素与 AT 结合后，AT 作用于凝血因子丝氨酸蛋白酶的位点暴露出来，使凝血酶和凝血因子立即失活。

2. APC 系统　PC 是另一种具有抗凝作用的血浆糖蛋白，由肝脏产生。凝血酶生成后，激活血管内皮下的血栓调节蛋白，形成凝血酶 - 血栓调节蛋白复合物，使血浆中以丝氨酸蛋白酶原形式存在的蛋白 C 有限地酶解，生成活化蛋白 C。APC 在蛋白 S 的辅助下达到抗凝血、抗血栓功能。

APC 可直接灭活 Va 和 VIIIa。使 Xa 与血小板的结合受到阻碍，激活凝血酶原的作用大为减弱。APC 能刺激纤溶酶原激活物的释放，从而增强纤溶活性。

3. TFPI　TFPI 是人体内的一种天然抗凝活性物质，是外源性凝血途径的主要抑制物。一旦组织受损，TFPI 就会从血小板中释出，在 Ca^{2+} 参与下，TFPI 可与 X 结合，灭活 TF、VII 因子，从而发挥抗凝作用。

（三）纤溶机制

纤溶系统的主要作用是溶解凝血过程中产生的纤维蛋白（原）使血管再通。

血管内皮及组织损伤时，组织型纤溶酶原激活物（t-PA）、尿激酶 PA（u-PA）和链激酶（SK）释放入血，裂解纤溶酶原，使之转变为纤溶酶。

纤溶酶为一种丝氨酸蛋白酶，可作用于纤维蛋白（原），使之降解为 X、Y、D、E 等不同相对分子质量的肽段，这些降解片段的总合称为纤维蛋白（原）降解产物（FDP）。而纤溶酶作用于交联纤维蛋白的特异降解产物是 D - 二聚体（D-dimer），被认为是继发性纤溶的标志。

二、常用检测指标

（一）凝血系统的检测

1. 凝血酶原时间（prothrombin time，PT） PT 是外源性凝血途径的筛查指标。是指将组织因子和 Ca^{2+} 加入到枸橼酸钠抗凝的乏血小板血浆中血浆凝固的时间。

PT 的报告方式为：①PT s，参考范围 11～14 秒，与正常对照相比超过 3 秒以上有意义。但每个实验室需根据各自使用仪器及试剂等相关因素提供相对应的参考范围。②PT %。即凝血酶原时间活动度，参考范围 80%～120%，主要用于肝细胞损伤程度的估计。③PT INR，即 PT 的国际标准化比值，是口服抗凝剂的监测指标。

INR =（PT 患者/MNPT）ISI

式中 INR——凝血酶原时间国际标准化比率；

ISI——国际敏感指数；

MNPT——20 个健康对照人群的几何平均值。

PT 延长的主要临床应用有：①外源性凝血因子的筛查；②口服抗凝剂的监测；③维生素 K 缺乏相关疾病的筛查；④肝脏疾病患者的肝功能指标；⑤DIC 的筛查及诊断指标。PT 缩短主要见于机体处于高凝状态等。

2. 活化部分凝血活酶时间（activated partial thromboplastin time，APTT） APTT 是内源性凝血途径的筛查指标。是指将含部分凝血活酶的试剂及激活剂加入到枸橼酸钠抗凝的乏血小板血浆中 37℃ 孵育后再加入适当浓度的 Ca^{2+}，测得的血浆凝固所需要的时间。

APTT 参考范围一般为 26～36 秒，各实验室应根据各自仪器、试剂等相关条件建立各自实验室的参考范围。一般认为超过正常对照 10 秒以上有意义。

APTT 延长的临床应用主要有：①内源性凝血因子的筛查；②肝素抗凝治疗

的监测;③循环中抗凝物质的存在,如狼疮抗凝物、Ⅷ抗体等;④血管性血友病(VWD)的辅助检查;⑤DIC 的筛查及诊断指标。APTT 缩短主要见于机体处于高凝状态等。

3. 凝血酶时间(thrombin time,TT)　TT 是指将标准浓度的凝血酶加入到枸橼酸钠抗凝的乏血小板血浆后血浆凝固所需的时间。TT 主要用于筛查纤维蛋白原的含量及结构有无异常,循环中肝素样抗凝物有无增多等。

TT 的参考范围为 16~18 秒,与正常对照相比延长 3 秒以上有意义。

TT 的主要临床应用有:①原发性纤溶亢进时,显著延长,可用于 DIC 的诊断;②肝素治疗时或肝素样抗凝物增多时可显著延长;③低或无纤维蛋白原血症时可显著延长。

4. 纤维蛋白原(fibrinogen,FIB)　FIB 为将高活性凝血酶加入到乏血小板血浆中使纤维蛋白原转变为纤维蛋白。国际血栓与止血委员会(ICTH)和国际血液学标准化委员会(ICSH)推荐实验室将 Clauss 法作为 FIB 检测的参考方法,取消基于 PT 的衍算法,使得结果更为准确。

FIB 是血浆当中含量最高的凝血因子,参考范围为 2~4g/L。

FIB 增高多见于机体处于高凝状态,如处于妊娠期等;而减低多见于有出血风险的疾病,如 DIC 等。

5. 单个凝血因子活性测定　当凝血功能筛查异常时,可根据 PT、APTT 及相关病史来决定检测内源性、外源性或共同途径的哪些因子。主要用于出血性疾病的诊断。

(二)抗凝系统的检测

1. 抗凝血酶(antithrombin,AT)　AT 检测方法为发色底物法。血浆中加入过量的凝血酶,使 AT 与凝血酶 1:1 形成复合物,剩余的凝血酶作用于底物释放出显色基团。显色深浅与剩余凝血酶呈正相关,与 AT 呈负相关。

AT 活性的参考范围为 70%~120%

AT 主要反映机体的抗凝活性,减少多见于先天性和获得性 AT 缺乏症。

2. 蛋白 C(protein C)　蛋白 C 是依赖维生素 K 合成的蛋白,具有抗凝和促进纤溶的作用。蛋白 C 主要作用是灭活 Va 和Ⅷa,可促进纤溶酶原激活物的释放,抑制 X 因子结合到血小板。

蛋白 C 活性测定一般使用发色底物法,而含量测定则是免疫火箭电泳法。

蛋白 C 的参考值为 70%~120%。

蛋白 C 的临床应用为减低见于 PC 缺乏症。可用于易栓症的诊断。另外还多见于 DIC、肝病、口服抗凝药等状态或疾病。

3. 蛋白 S(protein S)

蛋白 S 的作用在于促进活化蛋白 C 结合于磷脂,加速活化蛋白 C 灭活凝血因子。

蛋白 S 在血浆中有两种形式存在,60% 以非共价键结合于补体,可介导补体的激活。40% 以游离形式存在,只有游离的蛋白 S 才能参与活化蛋白 C 的活化。

蛋白 S 的检测为凝固法。血浆中加入乏蛋白 S 基质血浆,纤维蛋白形成所需时间与受检血浆中游离蛋白 S 的量呈正相关。从标准曲线中计算出游离蛋白 S 的含量。

蛋白 S 的参考值为 65% ~ 140%。

蛋白 S 的测定主要用于蛋白 S 缺乏的筛查、易栓症的诊断等。获得性缺乏可见于肝病、口服抗凝剂等。

4. 组织因子途径抑制物(tissue factor pathway inhibitor,TFPI) TFPI 可与 X a 因子结合,再作用于 Ⅶa,使之灭活。TFPI 主要用于凝血机制的调节,可有效灭活外源性凝血途径,如其含量减低易患血栓性疾病。

(三)纤溶系统检测

1. 纤维蛋白(原)降解产物 (fibrin or fibrinogen degradation products,FDP) FDP 是纤维蛋白原和纤维蛋白被纤溶酶降解的产物的总和,是纤溶系统筛选指标之一。

FDP 的正常参考值为 0 ~ 5mg/L。

血浆 FDP 增多表示纤溶活性增强,多见于原发性纤溶亢进、DIC 的诊断、溶栓治疗等。

2. D – 二聚体(D-dimer) D-dimer 是纤溶酶降解交联的纤维蛋白所产生的特异碎片,其水平与纤溶活性及血栓溶解密切相关。D-dimer 是继发性纤溶的指标。

D-dimer 的正常参考范围为 0 ~ 250ng/ml。

D-dimer 增高可见于多种疾病及状态,如肿瘤、炎症、发热、风湿性疾病、外科创伤、化疗、骨科手术、DIC、急性心肌梗死等。因而其用于临床疾病的判断敏感性较高,特异性较差,需结合临床综合分析。目前认为其阴性意义较大,可基本排除大、中血管新生血栓的可能性。而 D-dimer 阳性表明纤溶活性增强,可用于 DIC 的诊断,溶栓治疗的监测。研究发现,溶栓治疗时,D-dimer 首先升高,继而达到峰值后,缓慢下降,随着溶栓治疗效果的发挥而回落。故此类治疗患者可多次监测以反映溶栓的效果。

D-dimer 在原发性纤溶时可正常,而在继发性纤溶时则显著增高,可依此进行鉴别。

目前基于试剂的局限性,因 D-dimer 多采用免疫比浊法检测,有些类风湿因子阳性的患者,其 RF 会干扰本实验的检测,造成 D-dimer 出现假阳性,且含量较高。需引起临床科室的注意,所以 D-dimer 指标的分析必须结合临床才能对患者的诊疗起到应有的作用。

3. 组织型纤溶酶原激活物(t-PA)与纤溶酶原激活物抑制物(PAI) t-PA 与 PAI 主要由内皮细胞产生,调控纤溶酶原转变为纤溶酶的过程。t-PA 含量测定为 ELISA 法,包被抗 t-PA 抗体与待测血浆中的 t-PA 结合,加入酶标抗体后形成复合物,与底物作用后显色,显色深浅与血浆 t-PA 含量成正比。

PAI 含量测定为 ELISA 法,包被抗 PAI 抗体与待测血浆中的 PAI 结合,加入酶标抗体后形成复合物,与底物作用后显色,显色深浅与血浆 PAI 含量成正比。

三、凝血检测诊断思路

(一)出血性疾病的实验筛查

二期止血的异常可通过过筛实验 PT、APTT 等来完成。首先需根据患者情况,详细询问病史后,给出检测意见(图 2 – 21)。常规检查 PT、APTT、FIB 等。①PT、APTT 均正常时,如果未发现有明显出血状况,患者可能体现为凝血功能无异常,或是继发于其他原因的血栓与止血问题;如伴有出血的发生,则要考虑可能为Ⅷ因子的缺乏或异常所致。②PT 或 APTT 延长时,首先要考虑血浆纠正实验,如果患者血浆能够得到纠正,则表明该患者是由于凝血因子缺乏所导致的凝血时间延长,只需测定相应的凝血因子即可明确诊断。如为甲型血友病的Ⅷ因子缺乏仍需排除血管性血友病(VWD)的存在。如果患者血浆不能得到纠正,则要考虑狼疮抗凝物的检测(LAC)。如 LAC 阴性,还要考虑一些特异性的凝血因子抑制物的存在。如为 LAC 阳性则基本确定狼疮抗凝物的存在。③PT、APTT 均延长,则通常考虑为共同通路凝血因子的缺乏,如 V 和 X。

因多数凝血因子均由肝脏产生,故肝病患者凝血因子水平相比正常人群会有一定程度的下降,需综合考虑做出分析是由于肝脏功能减低造成的影响还是确实凝血功能有缺陷。

另外,肝素治疗及相应抗凝及溶栓药物的使用须加以注意,通常纤维蛋白原的缺乏会导致出血,故先天性无/低纤维蛋白血症时,FIB 较低,会对 PT、APTT 的检测产生影响。

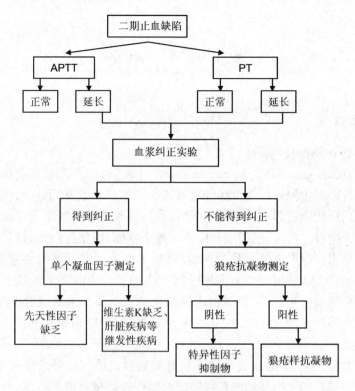

图 2 - 21 二期止血缺陷实验思路

(二)纤溶系统检测思路

纤溶系统常用指标为 FDP 和 D-dimer,操作简便,可在较短时间内得到实验结果,比起影像学检测等其他检测手段,创伤小,便于临床应用,检测方法为免疫比浊法,其结果须结合临床进行分析,排除假阳性及假阴性,对患者的病情做出正确分析(表 2 - 23)。D-dimer 是继发性纤溶的指标,可根据病情进一步做其他分子标志物的检查。

表 2 - 23 纤溶系统实验结果分析

检测结果	结果分析
FDP 阴性、D-dimer 阴性	纤溶活性正常;出血与原发纤溶无关
FDP 阳性、D-dimer 阴性	FDP 假阳性
FDP 阴性、D-dimer 阳性	FDP 假阴性
FDP 阳性、D-dimer 阳性	继发性纤溶,如 DIC、溶栓治疗等

(赵精忠)

第十四节　血氨

一、概述

（一）生化特性及病理生理

血氨（blood ammonia，plasma ammonia，serum ammonia）：体内各组织各种氨基酸分解代谢产生的氨以及由肠管吸收进来的氨进入血液，形成血氨。人体内的氨是蛋白质代谢过程中通过氨基酸脱氨基，肾脏使谷氨酰胺分解和肠道内细菌的作用而生成。此外，组织细胞中有多种脱氨酶，能使蛋白质、核苷酸脱氨而生成氨。体内代谢产生的氨称为内源性氨，主要来自氨基酸的脱氨基作用，部分来自肾小管上皮细胞中谷氨酰胺分解产生的氨。由消化道吸收入体内的氨称为外源性氨。它包括：①肠道内未被消化的蛋白质和未被吸收的氨基酸，经肠道细菌作用产生的氨。②血中尿素扩散到肠道，经细菌尿素酶作用水解生成的氨。

在正常情况下，氨的主要去路是在肝脏通过鸟氨酸循环合成尿素。此外，脑和肾脏等器官的氨与谷氨酸作用生成谷氨酰胺后被运输到肝脏，在肝脏转变成尿素或其他含氮化合物后由肾脏排出体外，或形成铵盐随尿排出。

人体内血氨含量极微，但氨对人体有毒，能影响神经细胞的新陈代谢。血氨的来源增加和去路减少，都会引起血氨增高。

血氨的测定主要用于肝性脑病（肝性脑病）的诊断及疗效观察。肝衰竭时，肝合成尿素能力下降，或因门体侧支循环，肠道产氨增多直接进入体循环，使血氨增高。目前氨中毒学说是肝性脑病发病机制的主要假说。

（二）血氨的检测

1. 测定方法　血氨的测定方法主要有酶法、微弥散法等。其中酶法以其简单、特异性高而被广泛应用。血浆氨的酶法测定基于下列反应：

$$\alpha\text{-酮戊二酸} + NH_4^+ + NAD(P)H \xrightarrow{\text{（GLDH）}} \text{谷氨酸} + NAD(P)^+ + H_2O$$

在过量 α-酮戊二酸、NAD(P)H 和足量谷氨酸脱氢酶（GLDH）条件下，酶促反应的速率，即 NAD(P)H 转变成 NAD(P)$^+$ 使 340nm 吸光度下降的速率与反应体系中氨的浓度呈正比关系，根据吸光度速率的变化，求出标本中氨的浓度。酶法测定血浆氨具有特异、简便、快速等优点，且可上自动分析仪。二磷酸腺苷

（ADP）可稳定 GLDH,增强反应速率。NADPH 作辅酶较 NADH 作辅酶可缩短反应时间,但前者价格更贵。

微弥散法(染料结合比色法)采用干化学方式,可以缩短检测时间,并提高检测准确性。干片分为扩散层、反应层、屏障层、指示层、支持层五层。其基本反应原理是:将血液标本滴入扩散层,血液标本沿层面的条理均匀分散,只有血浆成分进入反应层内。在加入缓冲液碱化后的反应层上,氨离子转化为氨气。产生的氨气随后通过疏水性的多孔膜进入指示层内。在含有溴酚蓝(BPB)和亲水性多聚体的指示层上,氨气被吸收并与 BNB 发生反应产生蓝色染色剂(600nm 有最大吸收)。光线从支持层的外面射入指示层 2 分钟后,可以在 600nm 波长处检测反射后的光密度。

2. 参考范围(各实验室仪器方法不同,参考区间有所区别) 18 ~ 72μmol/L。

3. 检查指征 神经肌肉与脑部疾病所致的临床症状,如肝病、侵袭性化疗。

二、血氨升高常见病因

引起血氨升高的原因有:重症肝病时尿素生成功能低下、门静脉侧支循环增加、先天性鸟氨酸循环的有关酶缺乏、肠道蛋白质腐败等。

先天性高氨血症及婴儿暂时性高氨血症。

三、临床思路(图2-22)

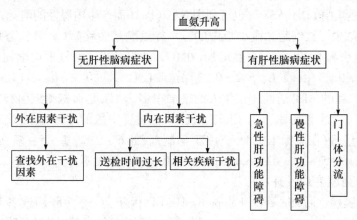

图 2-22　血氨分析临床思路

（一）除外非疾病因素

血氨测定的干扰是很严重的，主要体现在两个方面：一是外在因素干扰，如含氨的抗凝剂、未去氨材质做的试管、分析过程中受到氨的污染等。二是标本放置中氨的逸出，即内在因素干扰，血样离体后血浆中谷氨酰胺和多肽易水解释放出氨；红细胞比血浆中氨含量高 2.8 倍，放置会释放出氨，故导致氨的急剧升高。要克服这两方面的干扰因素后才能谈血氨的正确测定。

1. 要解决外在因素的干扰，很大程度上取决于标本的留取和收集是否符合要求

（1）血氨测定不能用血清做标本。应用抗凝血做标本，抗凝剂可用非铵盐的肝素、EDTA 和草酸盐三种。而抗凝剂的纯度高低对血氨检测结果有很大影响，高纯度的抗凝剂不会使血氨升高。

（2）血氨含量甚微，要防止环境及所用各种器皿中氨的影响。试管等容器必须是除氨材质的合格容器，否则血氨检测会受到干扰。最好是使用合格的除氨的真空抽血针和试管采集血样。

2. 要想把内在因素的影响减少到最低，使检测值离血氨的真值最近，时间是关键

（1）最好是采集好血样后，立即检测，30 分钟内检测完毕。如需运送检测，用冰袋或冰桶保存和运送。即使在这种情况下，也必须在 2 小时内检测完毕。如不能立即测定，取血浆 2~4℃可保留 2 小时，-20℃可稳定 24 小时。

（2）血标本放入试管中后轻轻颠倒混匀几次，不要剧烈混匀，以免造成溶血。显著溶血者不能用。

（3）血浆中 LDH、AST 等也可利用 NAD(P)H 而产生内源性的消耗，直接影响血氨测定结果。红细胞和血小板中的 γ-谷氨酰基转移酶（γ-GT）、谷丙转氨酶（ALT），可引起血氨浓度的自然增加，在 0℃、20℃、37℃时，氨平均增加的比率分别是(3.9±0.23)μmol/L、(5.2±0.23)μmol/L、(25.2±0.59)μmol/(L·h)，在肝病时 γ-GT 和的 ALT 活性比正常人的增加很多，γ-GT 是血氨测定引起标本氨浓度增加的一个主要因素。为了降低血标本在放置中氨的增加，测定出标本中真实的氨含量，可在血标本中加入 γ-GT 抑制剂，如 6-二氨基-5-氧-L-己氨酸(6-diazo-5-oxo-L-norleucin)或硼砂加丝氨酸等。

（二）血氨病理性升高

肝性脑病(hepatic encephalopathy HE)是由于急、慢性肝病或各种原因的门-体分流(porto-systemicvenous shunting)所引起的，以代谢紊乱为基础的神经精神方面的异常。临床表现可以是仅仅用智力测验或电生理检测方法才能

检测到的轻微异常,也可表现为行为异常、意识障碍,甚至昏迷。过去所称的肝性昏迷只是肝性脑病中程度严重的一期。仅用心理学检测方法才能检测到的轻微异常的肝性脑病又称为亚临床型肝性脑病(subclinical hepatic encephalopathy, SHE)或轻微肝性脑病(minimal hepatic encephalopathy, MHE)。

本病主要是以意识障碍为主的中枢神经功能紊乱。最根本的病因是急、慢性肝功能障碍或(和)门 - 体分流,使从肠道来的毒性物质不能被肝脏解毒或清除,或通过侧支循环绕过肝脏直接进入体循环,透过血脑屏障到达脑组织中而引起大脑功能紊乱。常常是在急慢性肝衰竭、肝硬化、自发或人为造成的门 - 体分流基础上发生,也可发生在原发性肝癌、妊娠急性脂肪肝、严重胆道感染的基础上。

当血氨增高时,氨能降低大脑内的 ATP 水平,进而影响神经元的功能。Huizenga 对 44 例急性肝衰竭(ALF)动脉血氨浓度和脑疝形成的关系进行了研究,14 例急性肝衰竭脑水肿形成脑疝患者动脉血氨水平为$(230 \pm 58)\mu mol/L$,30 例无脑疝形成患者动脉血氨浓度为$(118 \pm 48)\mu mol/L$,明显低于有脑疝形成者$(P < 0.01)$;而半乳糖、胆红素、肌酐和凝血酶原水平两组无明显差异。急性肝衰竭患者动脉血氨浓度为$(148 \pm 73)\mu mol/L$,较肝静脉血氨浓度$[(203 \pm 108)\mu mol/L]$明显降低$(P < 0.01)$;而急慢性肝病 9 例动脉血氨水平是$(91 \pm 26)\mu mol/L$,比肝静脉氨的水平$[(66 \pm 18)\mu mol/L]$低。

(岳志红)

第十五节 尿素

一、概述

(一)生化特性及病理生理

尿素(Urea)是哺乳动物蛋白质分解代谢的终产物。以二氧化碳、水、天冬氨酸和氨等化学物质合成尿素。促使尿素合成的代谢途径是一种合成代谢,叫作尿素循环。此过程耗费能量,却很必要。因为氨有毒,且是常见的新陈代谢产物,必须被消除。由于尿素的相对分子质量小又易于溶解,扩散力极大,故脑脊液、浆膜腔积液、唾液、汗液中的尿素浓度基本一致。

尿素氮是人体蛋白质代谢的主要终末产物。氨基酸脱氨基产生 NH_3 和 CO_2,两者在肝脏中合成尿素,每克蛋白质代谢产生尿素 0.3g。尿素中氮含量为

28/60,几乎达一半。尿素在肝脏通过鸟氨酸循环合成,最后通过肾脏由尿排出。少量尿素由汗排出。通常肾脏为排泄尿素的主要器官,尿素从肾小球滤过后在各段小管均可重吸收,但肾小管内尿流速越快重吸收越少。

血尿素浓度主要受肾功能和蛋白质摄入量和分解代谢情况的影响。较易受饮食、肾血流量的影响,如有蛋白质分解因素——感染、肠道出血、甲状腺功能亢进等可使尿素增高。各种肾实质性病变,如肾小球肾炎、间质性肾炎、急慢性肾衰竭、肾内占位性和破坏性病变均可使血尿素增高。和血肌酐一样,在肾功能损害早期,血尿素在正常范围。当肾小球滤过率下降到正常的50%以下时,血尿素的浓度才迅速升高。许多肾外因素也可引起血尿素升高,如能排除肾外因素尿素 > 21.4mmol/L(60mg/dl)即为尿毒症诊断指标之一。

血肌酐(Scr)和尿素(Urea)两者分别为肌酸和蛋白质代谢的终末产物,在肾功能正常的情况下,这些小分子物质从肾小球滤出,故可用作肾小球滤过功能的诊断和过筛指标。当肾小球滤过功能减低时,血肌酐和尿素因潴留而增高。一般情况下血尿素与血肌酐的比是10:1,比值升高的原因有胃肠道出血、溶血、心功能不全和组织分解增强(烧伤、高热、肾上腺皮质激素治疗等),多为肾前因素引起,比值降低见于蛋白质摄入过少,严重肝肾功能不全等。

(二)血清尿素的检测

1.测定方法 早期一直使用非蛋白氮(NPN)的测定来反映肾功能。后来发展到用量气法、滴定法等方法测定尿素分子中的氮含量,用铵盐做标准物,结果以氮浓度表示,为了与之前的 NPN 相区别,称之为尿素氮(BUN)。随着测定方法学的改进(二乙酰-肟法、尿素酶法等),已能直接测定标本中尿素含量。尿素分子中含有两个氮原子,因此,1mmol/L 尿素 =2mmol/L 尿素氮。世界卫生组织推荐用尿素(mmol/L)表示浓度,但国内仍习惯用尿素氮表示,应该注意的是,卫生部医政司 1997 年颁布的《全国临床检验操作规程》中明确要求"不论在临床检验报告中,还是在质量控制工作中一律使用尿素,不再使用尿素氮一词"。

目前临床实验室测定尿素最常用的方法大体可归纳为两大类:一类是化学方法,被认为是直接测定法,尿素直接和某试剂作用,测定其产物,最常见的为二乙酰-肟法;另一类是尿素酶法,被认为是间接测定法,用尿素酶将尿素变成氨,然后用不同的方法测定氨。此外,尿素酶水解尿素产生氨的速率,也可用电导的方法进行测定,其电导的增加与氨离子浓度有关,反应只需要很短的时间。

（1）二乙酰－肟法：尿素不能直接与二乙酰－肟反应，加入二乙酰－肟和强酸的目的是生成能与之反应的二乙酰。尿素可与二乙酰作用，在强酸加热的条件下，生成粉红色的二嗪化合物（Fearom 反应），在 540nm 比色，其颜色强度与尿素含量成正比。二乙酰－肟法操作简单，试剂低廉，但要用强酸并需煮沸，不适于自动化，精密度较差。现已很少使用。

（2）尿素酶法：尿素酶法利用尿素酶催化尿素水解生成铵盐，铵盐可用酚－次氯酸盐显色、纳氏试剂直接显色或酶偶联反应显色。

（3）酚－次氯酸盐显色法：尿素酶水解尿素生成氨和酚及次氯酸盐，在碱性环境中作用形成对－醌氯亚胺，亚硝基铁氰化钠催化此反应：对－醌氯亚胺同另一分子的酚作用，形成吲哚酚，它在碱性溶液中产生蓝色的解离型吲哚酚。此反应敏感，血清用量少（10μl），无需蛋白沉淀，一般用于手工操作测定。

（4）纳氏试剂显色法：尿素经尿素酶作用后生成氨，氨可与纳氏试剂（HgI 2.2KI 的强碱溶液）作用，生成棕黄色的碘化双汞铵。尿素酶法的优点是反应专一，特异性强，不受尿素类似物的影响，缺点是操作费时，且受体液中氨的影响。

（5）尿素测定目前多采用酶偶联速率法：用尿素酶分解尿素产生氨，氨在谷氨酸脱氢酶的作用下使 NADH 氧化为 NAD^+ 时，通过 340nm 吸光度的降低值可计算出尿素含量。此反应是目前自动生化分析仪上常用的测定方法。

2. 参考范围（各实验室仪器方法不同，参考区间有所区别） 2.0 ～ 7.1mmol/L。

3. 检查指征 根据尿素/肌酐比，鉴别肾前性和肾后性氮质血症；评价肾功能障碍患者，尤其是氮质血症期的肾功能指标。

二、血清尿素升高常见病因（表 2 - 24）

表 2 - 24 引起尿素升高的常见疾病

肾性因素	急性肾炎
	慢性肾炎
	肾病综合征
肾前性因素	上消化道大出血
	大面积烧伤
	严重创伤
	甲状腺功能亢进
	高蛋白饮食
肾后性因素	尿路梗阻

三、临床思路(图2-23)

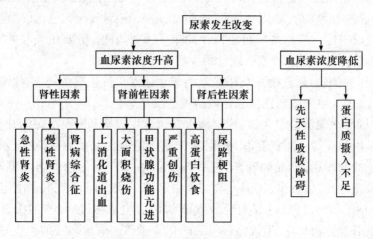

图2-23 尿素分析临床思路

(一)除外非疾病因素

(1)血浆(清)尿素含量与进食的蛋白质含量有密切的关系。在高蛋白饮食时,血浆(清)中的尿素含量可明显升高,而低蛋白饮食时,则含量显著降低。

(2)单纯的尿素升高可以因为饮食中摄入过多的蛋白质类食物引起,改变饮食结构,平衡蛋白质、含糖类食物和蔬菜的搭配,很快就可以恢复正常。所以,必须先明确病因后再决定治疗手段。

(二)血清尿素病理性升高

1.肾性因素 肾性因素见于各种肾脏疾病如急性肾炎、慢性肾炎、中毒性肾炎、严重肾盂肾炎、肾结核、肾血管硬化症、先天性多囊肾和肾肿瘤等引起的肾功能障碍。

肾功能轻度受损时,尿素可无变化,肾小球滤过率下降至50%以下,尿素才能升高。因此,尿素测定不能作为早期肾功能受损的指标,但对肾衰竭,尤其是尿毒症诊断有特殊价值,并可判断病情,估计预后。其增高程度与病情严重性成正比,如氮质血症期尿素超过9mmol/L,至尿毒症期尿素可超过20mmol/L,有助于病情的估计。根据尿素测定结果可判断肾衰竭的程度。①肾衰竭代偿期:肌酐清除率下降,血肌酐正常。尿素正常或轻度升高(<9mmol/L)。②肾衰竭失代偿期(氮质血症期或尿毒症前期):肌酐清除率明显下降(<0.83ml/s),血肌酐增高(>90μmol/L),尿素中度升高(>9mmol/L)。③尿毒症期:肌酐清除率<0.33ml/s,血肌酐>445μmol/L,尿素>20mmol/L。

2.肾前性因素 肾前性因素见于体内蛋白质分解或摄入过多,如急性传染病、高热、上消化道大出血、大面积烧伤、严重创伤、大手术后和甲状腺功能亢进、高蛋白饮食等,但血肌酐一般不升高。以上情况矫正后,血尿素可以下降。剧烈呕吐、腹泻引起的严重脱水、大量腹水、心脏循环功能衰竭、肝肾综合征等导致的血容量不足、肾血流量减少灌注不足导致少尿。此时尿素升高,但肌酐升高不明显,尿素/肌酐大于10:1,称为肾前性氮质血症。经扩容尿量多能增加,尿素可自行下降。

3.肾后性因素 见于因尿路结石、前列腺肥大、肿瘤等引起的尿路梗阻。尿路梗阻增加肾组织压力,使肾小球滤过压降低,引起尿量显著减少或尿闭时,如前列腺肥大、肿瘤压迫所致的尿道梗阻或两侧输尿管结石等。此时尿素增高,而其他肾功能试验结果大致正常。

(三)血清尿素病理性降低

临床较少见。主要系肝实质受损,生成减少,如急性黄色肝萎缩、肝硬化、中毒性肝炎、严重贫血等。肝脏是人体重要的代谢器官,肝衰竭造成营养物质不能正常吸收。另一个原因是患者蛋白质摄入不够,再加上因肝功能不正常而大量消耗蛋白质。

(岳志红)

第十六节 N-乙酰-β-D-氨基葡萄糖苷酶

一、概述

(一)生化特性及病理生理

N-乙酰-β-D-氨基葡萄糖苷酶(N-acetyl-β-D-glucosaminidase,NAG)是细胞溶酶体中的酸性水解酶,相对分子质量为130～140kD,参与结缔组织基质的降解与胶原的分解。它广泛存在于各脏器内,以肾脏含量最高,在肾单位中相对集中分布于近曲小管上皮细胞。NAG存在多种同工酶,大多数组织中含有A型和B型同工酶。肾组织中含有NAG-A、NAG-B及NAG-I三种同工酶。肾组织损害时主要是NAG-B同工酶升高。血中NAG半衰期仅5分钟,故血清中NAG含量甚微。由于NAG是高分子蛋白酶,血中NAG不能通过肾小球滤过膜,故尿中 NAG 主要来源于近曲小管溶酶体。肾小管损伤时尿中 NAG 排出增多,尿中 NAG 活性测定对肾损伤的早期发现和病程观察是一项有效指标。

(二)血清 NAG 的检测

1. 测定方法　对硝基酚比色法。

原理:底物对硝基酚 – N – 乙酰 – β – D – 氨基葡萄糖苷,在 NAG 作用下水解,释放出游离的对硝基酚(PNP)。加入碱性溶液,使游离对硝基酚呈现黄色。在分光光度计 401nm 波长比色,吸光度变化与酶活性呈正比。

最好选用新鲜尿液,必要时 2 ~ 8℃可保存 1 周。不可冷冻,不能添加防腐剂。

2. 参考范围　尿液: < 18U/L;血清: < 4U/L。

(三)检查指征

1. 肝胆疾病

2. 肾脏早期损害

二、临床思路(图 2 – 24,2 – 25)

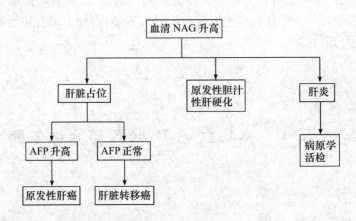

图 2 – 24　血清 NAG 分析临床思路

(一)除外非疾病因素

中晚期妊娠时血清 NAG 活性升高。

(二)血清 NAG 病理性升高

血清 NAG 在慢性肝炎、肝硬化、原发性肝癌、急性肝炎中均有显著升高,其中以肝硬化、肝癌患者的升高最为显著。而且 NAG 与肝功能炎症活动指标有相关性。这可能与肝脏早期纤维化、造成一些细胞因子(如 TGF-β、TNF-α、IL-1

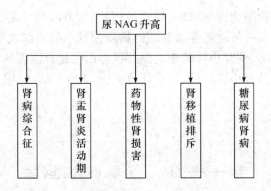

图 2-25 尿 NAG 分析临床思路

等)激活和肝脏溶酶体的代谢旺盛,同时诱发了肝细胞生成 NAG 的增加有关。另一原因是肝细胞损害降低了肝脏对 NAG 的清除作用,从而致使血清中 NAG 含量升高。再者慢性活动性肝炎 NAG 活力增高,这可能是肝中网状内皮系统受到破坏,溶酶体受损或通透性增加,释放出大量的 NAG,使血清中浓度增加。另外 NAG 除了在肝癌患者中显著升高以外, 还与 AFP 有相关性,可以作为早期发现、监测肝癌进展的一个辅助肿瘤标志。

（三）尿液 NAG 病理性升高

1. 尿 NAG 活性反映肾实质的病变 是肾小管损害的较灵敏的指标,主要用于早期肾损伤的监测和病情观察。肾小管疾患、重金属(镉、汞、铅等)、烧伤、缺氧、失血、休克等均能引起尿 NAG 排出增加。

2. 肾病综合征 尿 NAG 常明显增加,缓解期下降,复发时迅速回升,可作为临床观察指征。

3. 尿路感染的定位诊断 急慢性肾盂肾炎活动期,尿 NAG 活性升高。下尿路感染和尿路结石时,尿 NAG 正常。

4. 药物肾毒性的早期诊断 应用氨基糖苷类抗生素时,尿 NAG 升高有助于早期发现其肾损害;NAG 用于监测某些抗肿瘤药物(顺铂、甲氨蝶呤等)所致的肾损害。

5. 肾移植排斥反应的早期发现 NAG 检测较尿蛋白、血肌酐、肌酐清除率更敏感,有助于早期发现排斥反应,一般在临床出现各种排斥指征前 1~3 天即有尿 NAG 升高。

6. 糖尿病肾病的早期诊断 糖尿病肾病时尿 NAG 水平明显升高,且改变远早于尿蛋白及肾功能异常的变化。糖尿病患者 NAG 酶活性升高是由于长期的高血糖使非酶糖酰化速率增加,导致组织缺氧,血液黏滞度增高。同时,内皮细胞释放内皮素和一氧化氮等血管活性物质使肾小管毛细血管张力变化,引起肾血流动力学改变,使肾小球处于高滤过状态而引起肾损害。

7. 其他　急性肾小管坏死、肾小球肾炎、梗阻性肾病时,尿 NAG 也升高。

(裴　林)

第十七节　谷氨酸脱氢酶

一、概述

(一)生化特性及病理生理

谷氨酸脱氢酶(glutamate dehydrogenase, GDH)是存在于人体细胞内线粒体中的酶,由 6 种相同的亚基组成的六聚体结构,相对分子质量约 336kD。GDH 主要分布在肝脏、胃、胰腺、肠、脑等机体重要器官中。GDH 活性以肝细胞线粒体内最高,在肝内氨基酸的分解与合成代谢中起重要作用。GDH 催化 L-谷氨酸脱去氢形成相应的亚氨基酮酸,并自发水解成 α-酮戊二酸。肝内 GDH 的特异活性是其他器官,如肾脏、脑、肺的 10 倍左右,是骨骼肌内的 80 倍左右。血浆内 GDH 活性升高主要源于肝脏。GDH 仅在细胞坏死时,其血清浓度升高,是实质细胞坏死的指标。

(二)血清谷氨酸脱氢酶的检测

1. 测定方法　GDH 检测常采用 DGKC 动力学法(37℃)。GDH 在 NADH 存在下,转移氨到 2-氧化谷氨酸上,形成谷氨酸和 NAD^+。在 334nm、340nm 或 366nm 处用分光光度计检测单位时间内 NADH 的吸光度下降,吸光度下降与反应体系中 GDH 的活性成正比。

酶反应原理如下:

$$2-氧化谷氨酸 + NADH + NH_4^+ \xrightleftharpoons{GDH} L-谷氨酸 + NAD^+ + H_2O$$

氟化钠可使 GDH 活性降低。

室温(20℃)24 小时内 GDH 活性下降 10% ;4℃保存,3 天内下降 5%。

2. 参考范围　DGKC 法(37℃):成年男性≤7.0U/L;成年女性≤5.0U/L。

(三)检查指征

1. 评估肝细胞坏死的严重性和急性实质性肝损害的程度

2. 肝病的鉴别诊断

二、临床思路(图 2 - 26)

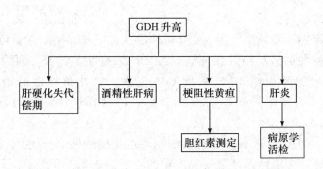

图 2 - 26　谷氨酸脱氢酶分析临床思路

血清 GDH 病理性升高原因有以下几种。

1. 病毒性肝炎　GDH 是肝特异性酶,但由于其对肝胆疾病的诊断敏感性 < 50% ,故不适于肝胆疾病的筛查。在无并发症的病毒性肝炎时,GDH 升高,但升高幅度不及转氨酶。慢性肝炎时,GDH 与转氨酶升高幅度相近(升高 4 ~ 5 倍)。急性肝炎活动期时明显升高,由于其相对分子质量较大,血中半衰期较长,故恢复至正常较慢。在重症肝炎特别是坏死性肝炎由于肝细胞广泛受损或坏死,特别是后期不可逆转的肝细胞受损或坏死,导致肝细胞绝对值下降,肝细胞受损或坏死相对减少,从而 GDH 活性迅速下降,预后极其凶险。

GDH 连同转氨酶测定对肝病的鉴别诊断有重要作用。GDH 单独位于线粒体内,ALT 仅存在于细胞质内,而 AST 位于细胞质和线粒体内。急性肝炎时,GDH 因属线粒体酶故释放较少,而 ALT 因属胞浆酶故释放较多,ALT/GDH 增加;若 ALT/GDH 下降,表明细胞坏死严重,线粒体中 GDH 释放增加。GDH 主要分布于肝小叶中央区域,在门静脉周围区较少,而 ALT 分布正好与之相反,因此,肝小叶中央坏死时 ALT/GDH 下降。同时,(ALT + AST)/GDH 比值亦有助于肝胆疾病的诊断:当急性黄疸性肝炎时,该比值 > 50;慢性肝炎和活动性肝硬化时,比值为 30 ~ 40;梗阻性黄疸时,比值为 5 ~ 15;肝内转移癌时,比值 < 10;肝内阻塞时,ALT/GDH 比值为 1.5 ~ 10;急性肝实质性黄疸时,比值 > 10,酒精中毒伴肝细胞坏死时,GDH 升高,且较其他酶敏感。

2. 肝硬化　肝硬化代偿期,GDH 活性较正常人无显著性差异,损伤累及线粒体时才升高,故可作为判断肝硬化是否活动的指标。

3. 酒精性肝炎　GDH 在肝小叶中央区活力比周围区高 1.7 倍,而酒精性肝病的病变部位主要位于肝小叶中央区,且主要为线粒体损害,故 GDH 活性升高是反映酒精性肝病的良好指标。

4. 黄疸的鉴别诊断　GDH 作为肝细胞较特异的金属结合酶,检测其血清浓度有助于鉴别诊断黄疸类型,尤其对梗阻性黄疸及非梗阻性黄疸有重要鉴别意义。肝细胞性黄疸及梗阻性黄疸时,GDH 浓度明显增高,而溶血性黄疸及非梗阻性黄疸患者血清 GDH 浓度基本正常。急性黄疸性肝炎时,(ALT + AST)/GDH >50;梗阻性黄疸时,(ALT + AST)/GDH 为 5 ~ 15;肝内阻塞时,ALT/GDH 为 1.5 ~ 10。

5. 其他　GDH 显著升高通常是细胞严重受损的标志,常见于急性右心衰、长期的脓毒性 – 中毒性循环衰竭和严重的呼吸衰竭等。据报道,平均活性最高的见于肺栓塞引起的肺源性心脏病。

（裴　林）

第十八节　5′-核苷酸酶

一、概述

（一）生化特性及病理生理

5′-核苷酸酶(5′-nucleotidase,5′-NT)全名为 5′-核糖核苷酸水解酶,是一种特殊的水解酶,能特异性催化核糖核酸 – 5′-磷酸盐生成腺苷与无机磷酸。5′-NT 对四种核苷酸(5′-AMP、5′-GMP、5′-CMP 和 5′-TMP)均能水解,但对 5′-脱氧核糖核苷一磷酸不能水解。其最适 pH 为 6.6 ~ 7.0,受 Mg^{2+} 激活,受 Ni^{2+} 抑制。

5′-NT 有两个相同的亚单位,每一个亚单位相对分子质量为 70kD,在胞浆膜表面外部有疏水区和酶催化活性中心。5′-NT 有三种同工酶:NTP1、NTP2 和 NTP3。

5′-NT 是一种膜糖蛋白,在人体广泛分布于各组织,尤以内分泌和生殖器官及动脉壁内活性最强。以总含量计,心、肝、脑、肌肉、肾和肺含量最多,但能释放入血循环的 5′-NT 仅来源于肝胆组织。因 5′-NT 需经肝胆系统内高浓度胆汁酸去垢处理后才能释放入血,故血清中 5′-NT 的水平变化很少受到肝外其他疾病的影响。

5′-NT 的生理功能有:①酶的水解;②核苷酸的清除;③腺苷的产生;④结合腺苷。

(二)血清 5′-核苷酸酶的检测

1. 测定方法　5′-NT 活性的检测方法有:测磷酸法、测氨法和酶偶联速率法等,目前国内主要采用酶偶联速率法自动化测定。

酶偶联速率法最适温度 37℃,检测原理如下:

$$一磷酸腺苷 + H_2O \xrightarrow{5'-NT} 腺苷 + Pi$$

$$腺苷 + H_2O \xrightarrow{腺苷脱氨酶} 次黄苷 + NH_3$$

$$NH_3 + \alpha - 酮戊二酸 + NADH \xrightarrow{谷氨酸脱氢酶} L - 谷氨酸 + NAD^+$$

在波长 340nm 处监测吸光度下降速率,下降速率与 5′-NT 活性成正比。

因 ALP 亦催化一磷酸腺苷水解,利用 5′-NT 被 Ni^{2+} 抑制而 ALP 不被抑制的特点可去除 ALP 的干扰。

分离血清后,5′-NT 于 4℃可稳定 4 天, -20℃可稳定数月。

脂血对结果有影响,应避免脂血。

2. 参考范围　2 ~ 17 U/L。

(三)检查指征

肝胆疾病的诊断和监测:肝炎、肝硬化、肝癌、梗阻性黄疸等。

二、临床思路(图 2 - 27)

(一)除外非疾病因素

(1)溶血可使 5′-NT 活性升高,应避免溶血。

(2)检测方法操作不当:血清标本在室温下保存数小时活性即降低,故应及时检测,无法及时检测时须低温保存。

(二)血清 5′-核苷酸酶病理性升高

5′-NT 反映胆汁淤积情况,活性升高主要见于肝胆疾病,升高程度为肝癌 > 梗阻性黄疸 > 肝硬化 > 慢性肝炎 > 急性肝炎。

1. 肝胆肿瘤　恶性肿瘤是以细胞过度增殖及异常分化为特征,而细胞的增殖是以大量核苷酸的合成为基础。5′-NT 是嘌呤核苷酸代谢的关键水解酶,在肿瘤的发生和发展过程中,蛋白质和核酸合成代谢增强,分解代谢减少,5′-NT 的需求也减少,因而 5′-NT 在肿瘤的发生和发展过程中聚集增加,浓度就会增高。5′-NT 主要来自于肝胆系统,因而肝胆系统的肿瘤中 5′-NT 活性比其他系统肿瘤要明显增高。肝癌、胆囊癌发病早期,许多生化指标升高不显著时,

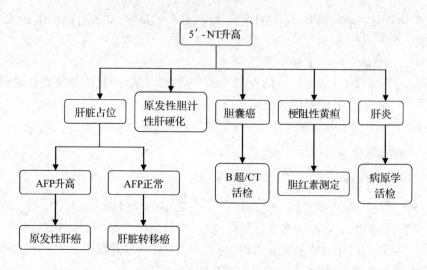

图 2 − 27　5′-核苷酸酶分析临床思路

5′-NT 活性便有所升高。对肝癌、胆囊癌术后放疗及化疗后患者动态观察中发现, 5′-NT 与 ALP 均有明显下降, 可作为肝癌、胆囊癌患者判断病情严重程度及化疗观察的指标。20 世纪 90 年代国内外肯定 5′-核苷酸二酯酶同工酶对诊断肝细胞癌的特异性及敏感性均较高, 常与甲胎蛋白(AFP)联合检测, 原发性肝癌阳性率为 80% , 转移性肝癌阳性率为 80% ~ 90% 。此酶可弥补 AFP 的不足, 尤其是 AFP 阴性病例, 它与 AFP 互补诊断肝癌的阳性率高达 94% 。

2. 胆汁淤积　影响胆汁分泌的肝胆疾病时, 5′-NT 可升高至正常水平的 2 ~ 6 倍, 影响胆汁分泌的因素可能是肝内原因, 如氯丙嗪引起的胆汁淤积, 肝恶性肿瘤浸润或胆汁性肝硬化; 也可能是肝外原因如结石或肿瘤引起的胆管阻塞。肝外胆道梗阻时, 5′-NT 活性一般与 ALP 平行, 但短期梗阻时 5′-NT 活性一般不升高, 当较长的梗阻解除后, 5′-NT 活性的下降较 ALP 快。胆汁淤积并发胆管炎、原发性和继发性胆汁性肝硬化和慢性重症肝炎时, 5′-NT 升高程度高于 ALP。妊娠期肝内胆汁淤积 5′-NT 较 ALP 敏感。

3. 重症肝炎和梗阻性黄疸的鉴别诊断　5′-NT 联合 ALP 有助于重症肝炎和梗阻性黄疸的鉴别诊断。肝实质细胞损伤严重, 如重症肝炎时, ALP 多数升高, 5′-NT 正常; 梗阻性黄疸时两者都升高, 且 5′-NT 升高更为明显。

4. 骨骼疾患的鉴别诊断　骨骼疾患, 如肿瘤骨转移、畸形性骨炎、佝偻病、甲状旁腺功能亢进等, 通常 ALP 升高, 而 5′-NT 正常, 因此, ALP 和 5′-NT 同时测定有助于骨骼系统疾病的鉴别诊断。

5. 其他　对于诊断儿童肝病,5′-NT 较 ALP 敏感性和特异性均高,可用于鉴别 ALP 升高原因是肝胆功能障碍还是生理性升高。肝肉芽肿时,5′-NT 升高的敏感性高于 ALP。实质性肝细胞损害,如传染性肝炎早期,血清 5′-NT 活性正常或仅轻度升高。酒精性肝硬化时,5′-NT 一般不升高。肝功能衰竭时,5′-NT 正常。

（裴　林）

第十九节　心肌损伤标志物

● 肌酸激酶及其同工酶

一、概述

1. 生化特性及病理生理　肌酸激酶（Creatine Kinase, CK）（EC2.7.3.2）,相对分子质量 86kD,广泛存在于细胞质和线粒体中,该酶催化 ATP 与肌酸之间高能磷酸键转换生成磷酸肌酸和 ADP 的可逆反应。肌酸激酶存在于需要大量能量供应的组织,除人体三种肌肉组织（骨骼肌、心肌和平滑肌）中含量最高外,还常见于肾脏、脑组织等,但肝脏、胰腺和红细胞等 CK 的含量极少。肌酸激酶在为细胞直接提供能量供应、神经中枢系统及其他许多组织增生的过程中起决定性作用。CK 主要在肝脏进行灭活、清除。

胞质 CK 的酶蛋白部分由是两个亚基组成的二聚体——M（肌肉）亚基和 B（脑）亚基。M 亚基的基因位点在 19 号染色体长臂,B 亚基的基因位点在 14 号染色体长臂。不同亚基的组合将 CK 分为 CK-MM,CK-MB,CK-BB 三种同工酶。骨骼肌里几乎都是 CK-MM,仅有少量 CK-MB（<3%）。脑组织中 CK-BB 含量明显高于其他组织,占总 CK 的 20% ~75%;胎儿肌肉组织和富含平滑肌的器官,如结肠、膀胱、子宫等,CK-BB 含量相对较高,超过总 CK 的 75%;心肌是唯一含 CK-MB 较多的器官,约占总 CK 的 45%,CK-MM 占 55%。心肌不同部位 CK-MB 含量也不尽相同,前壁 > 后壁,右心室 > 左心室。

线粒体中的 CK 称为线粒体 CK（CK-MiMi）,CK-MiMi 同工酶指的是 S – MtCK（存在于肌肉纤维中）和 U – MtCK（普遍存在）,也是二聚体。

人类器官中 CK 同工酶大概分布见表 2－25。

表 2－25　人类器官中 CK 同工酶大概分布

组织	含量/(U/g)	CK-MM	CK-MB	CK-BB	CK-MiMi
骨骼肌	800～4000	>75%	<5%	<5%	5%～25%
心肌	240～800	20%～75%	25%～50%	<5%	25%～50%
脑	≤550	无	无	20%～75%	25%～50%
膀胱	≤135	无	无	>75%	<5%
结肠	≤200	无	无	>75%	<5%
前列腺	≤135	无	无	>75%	无
子宫	≤400	无	无	>75%	无
静脉壁	≤60	无	无	>75%	<5%

　　CK 水平受到性别、年龄、种族、生理状态的影响。男性高于女性。新生儿出生时，由于骨骼肌受到损伤和短暂的缺氧可引起 CK 释放，故血清 CK 水平为成人的 2～3 倍；出生后 7 个月可降至成人水平。儿童和成人的血清 CK 会随着年龄的增长而发生变化：女性的平均 CK 值在最初 20 年中会呈下降趋势，以后变化不大，而男性的平均 CK 值在 15～20 岁会出现生理性的高峰，其他时间变化不大。老人和长期卧床者由于肌肉容量减低可能低于正常成人水平。白种人的 CK 活性通常为黑种人的 2/3。

　　在正常人群中，所测到的总 CK 活性主要是 CK-MM，其他 CK 同工酶和变异体仅微量或不易测出。若总 CK 活性增加，尤其是某一型同工酶活性增加，其酶型可提供有关器官受损的信息。组织受损后出现血液内总 CK 活性升高，需要具备以下条件：①CK 必须能够顺利进入血液；②器官必须含有充足的 CK，使损伤后有一个可检测的活力升高。通常，急性胆囊炎、肺、前列腺、非妊娠子宫和静脉损伤后血液中的总 CK 活性不升高。

　　2. 肌酸激酶的检测

　　(1)标本采集：血清或肝素抗凝血浆。避免溶血。

　　(2)检测方法：酶促反应速率法，反应方程式见下。

$$\text{磷酸肌酸} + \text{ADP} \xrightarrow{\text{肌酸激酶}} \text{肌酸} + \text{ATP}$$

$$\text{ATP} + \text{葡萄糖} \xrightarrow{\text{己糖激酶}} 6-\text{磷酸葡萄糖} + \text{ADP}$$

$$6-\text{磷酸葡萄糖} + \text{NAD}^+ \xrightarrow{\text{G-6-PDH}} 6-\text{磷酸葡萄糖醛酸} + \text{NADH} + \text{H}^+$$

测定 340nm 吸光度上升的速率，其与 CK 活性成正比。

（3）参考区间：见表 2 - 26。

表 2 - 26　CK 在不同年龄和性别人群中的参考区间（单位：U/L）

	25℃	30℃	37℃
新生儿	192 ~ 494	300 ~ 770	468 ~ 1200
≤5 天	80 ~ 288	125 ~ 450	195 ~ 700
<6 个月	17 ~ 136	27 ~ 212	41 ~ 330
>6 个月	10 ~ 94	15 ~ 147	24 ~ 229
成年男性	10 ~ 80	15 ~ 125	24 ~ 195
成年女性	10 ~ 70	15 ~ 110	24 ~ 170

3. 肌酸激酶同工酶 MB 的检测

（1）标本采集：同总 CK 测定。

（2）检测方法。

◈ 免疫抑制法　同总 CK 活性测定，但测定前，先用抗 M 亚基的多克隆抗体封闭 M 亚基活性，再测定总 CK 活性，则测得的残余活性为 B 亚基活性。血液中 CK-BB 亚基的活性被忽略，故认为 CK 活性来自于 CK-MB，将测得的 B 亚基活性乘以 2，得到 CK-MB 活性。

下列两种情况血液内的 CK-BB 活性不能被忽略。①血液内含有巨 CK（主要为 CK-BB 与免疫球蛋白的复合物，发生率在测定 CK 的样本中占 1% ~ 2%），则实际测得的 B 亚基活性为 CK-MB 和 CK-BB 的总和，再乘以 2 可能超过总 CK 活性；即便未超过总 CK 活性，也非 CK-MB 活性。②当存在脑组织损伤或较严重的平滑肌损伤时，也可出现上述现象。应了解免疫抑制法的缺陷，避免临床误诊或漏诊。

◈ 免疫化学发光法　通常采用双抗体夹心法，利用 CK-MB 的一个特异性抗体（捕获抗体）捕获血液中的 CK-MB，再与另一个特异性抗体（标记抗体，标记物依检测原理而异）结合，洗脱后依发光强度确立 CK-MB 的含量。该法测量的是 CK-MB 的绝对质量（CK-MB-mass），与活性单位之间无确切换算关系。

免疫化学发光法敏感性高，特异性强，不受溶血的影响，巨 CK 和 CK-BB 不会干扰测定。但是，可能受到嗜异性抗体、类风湿因子等的干扰，引起假性升高或者降低，当检测结果与临床不符时应考虑此类物质的存在。

◈ CK 同工酶电泳　CK 同工酶可通过琼脂糖凝胶电泳分离，然后加入催化底物和显色剂，根据条带染色强度判定同工酶所占比例。因操作复杂，干扰因素较多，敏感性较差，故临床不常用。

（3）参考区间和诊断限

◈ 免疫抑制法

　　CK-MB 活性：10 ~ 24U/L 或 <6% 总 CK 活性；

　　诊断限（cutoff limit）：>25U/L 或 >6% 总 CK 活性。

◈ 免疫化学发光法

男:1.35~4.94ng/ml;

女:0.97~2.88ng/ml;

诊断限:>5ng/ml。

二、CK 升高的常见病因及不同疾病 CK 变化程度

当受损细胞的细胞膜通透性增加时,CK 及其同工酶将被释放出来,如果能够进入血液循环,将出现血液内的活性升高。CK 及其同工酶主要是用来进行骨骼肌和心肌损伤的实验室检查。与肌酸激酶及其同工酶变化相关的消化系统疾病主要包括肝、胰及胃肠道的广泛破坏性疾病及消化系统恶性肿瘤。此外,有机磷农药中毒并发中毒性心肌病时,CK、CK 同工酶及其他心脏相关生化标志物也会发生变化。因约 1/3 的心肌梗死患者 1/3 有消化系统症状,如恶心、呕吐等,故在发生急性腹痛的患者中,需要检测 CK 及其同工酶进行诊断和鉴别诊断(表 2-27)。

表 2-27　CK 升高的常见病因及 CK 及其同工酶变化规律

分类	疾病	CK 及其同工酶变化
心源性	心肌损伤	CK 升高,但常不超过 1000U/L,以 CK-MB 升高为主,CK-MB、CK 活性比常大于 6%。CK 基础活性低者,随病情有明显升高、降低的变化,CK-MB 质量多超过诊断限值。其他心肌标志物,如肌钙蛋白升高
	心肌炎、心包膜炎、心内膜炎	CK 升高幅度随病情变化。心肌炎发病期 CK,CK-MB 多升高,静止期时也可在正常范围内。心包膜炎和心内膜炎时,CK 也依病情变化,建议对 CK 变化进行个体化分析,不仅仅依靠参考区间
	心绞痛	稳定型心绞痛,CK 及同工酶多在正常范围;不稳定型心绞痛时 CK 常轻度超过参考区间,或者较不发病时升高,为细胞膜通透性所致胞浆内 CK 外流。CK-MB 多不升高
	诊断性和治疗性介入	心导管插入和冠脉血管造影时一般 CK 可正常或轻度升高,CK-MB 多不升高。心脏复苏、除颤和胸外伤时 CK 升高,升高幅度与骨骼肌损伤情况呈正比,累及心肌时 CK-MB、心肌肌钙蛋白均可升高。
	心动过速、心衰、瓣膜缺损	较少引起 CK 及同工酶的升高
骨骼肌源性	急、慢性损伤	CK 升高程度与损伤程度呈正比,多大于 1000U/L,甚至可超过 5000U/L。CK-MB 在 CK 轻度升高时多可在正常范围,但当 CK 显著升高时,也可因释放量多而至血液中含量超过参考区间,甚至达每毫升几十纳克,但 CK-MB 升高幅度低于 CK 升高幅度
	各种肌炎	原发性肌炎 CK 可到每升几千甚至上万单位,常可累及其他实质脏器。CK-MB 也显著增加,但需检测心肌肌钙蛋白确认有无心肌损伤。继发性肌炎(甲状腺功能亢进、低钾血症等)一般达不到上述水平,改善原发病后 CK 可至正常范围
	药物	抗心律失常药、抗乙肝药、降血脂药等可致横纹肌溶解,升高幅度与药物剂量和持续时间有关,CK 活性多小于 1000U/L,停药后可自行恢复至正常范围

续表

分类	疾病	CK 及其同工酶变化
其他组织源性	肝、胰、胃肠道	在一些广泛破坏性疾病中,如坏死性胰腺炎、急性肝细胞坏死、肠系膜梗阻等,释放出 CK-BB,出现巨 CK,可致 CK 轻度升高
	严重疾病、恶性肿瘤	肺癌、结肠癌、胃癌、胰腺癌、直肠癌等,血清中出现巨 CK、CK-BB 升高,可引起 CK 增加。有人建议以巨 CK 和 CK-BB 作为治疗监测标志物
	血液病	红细胞、白细胞和血小板内含有 CK-BB,且较容易进入血液,在骨髓异常增生时 CK 活性也升高
	神经性疾病	中枢神经系统急、慢性疾病时,脑脊液内的 CK-BB 和线粒体 CK 增加,当血 – 脑屏障严重破坏时,血中 CK 升高,以 CK-BB 升高为主

三、临床思路(图 2 – 28)

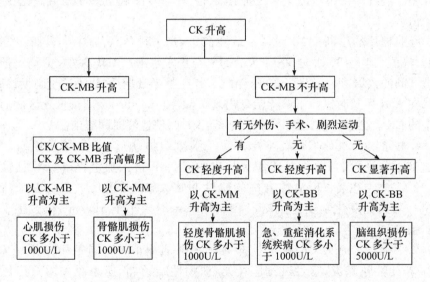

图 2 – 28 肌酸激酶升高的诊断思路

CK-MB 升高是指采用免疫抑制法测定活性时 CK-MB > 25U/L;或采用免疫化学发光法测定质量时 CK-MBmass > 5ng/ml

1. CK 生理性升高 剧烈运动后会导致 CK 一过性升高,运动员 CK 基础值高于非运动员。妊娠、新生儿 CK 也明显高于健康成人。由于升高的 CK 活性主要来自于骨骼肌,故 CK-MB 和 CK-BB 的比例和活性并不升高。

2. 骨骼肌来源的 CK 病理性升高 CK 在骨骼肌中含量最高,少量骨骼肌损伤即可导致 CK 活性的显著升高,可达正常时的 5 ~ 10 倍。由于骨骼肌内也含有少量的 CK-MB,故采用免疫抑制法测定活性时,CK-MB 的活性升高,但 CK-

MB/CK < 6%；采用免疫化学发光法测定 CK-MBmass 时，CK-MBmass 可大于 5ng/ml，但 CK-MBmass 升高的幅度远低于总 CK 活性升高的幅度。见于骨骼肌外伤、外科术后、多发性肌炎、肌营养不良、重症肌无力、横纹肌溶解症（降脂药、治疗乙型肝炎病毒的替比夫定和拉米夫定等）。

3. 心肌来源的 CK 病理性升高　心肌细胞受损后，胞浆中的 CK 释放至血液中导致 CK 活性升高，但一般不超过 7000U/L，超过此值考虑有骨骼肌损伤。以 CK-MB 的升高最为明显，采用免疫抑制法测定 CK-MB 活性时，CK-MB/CK > 6%；采用免疫化学发光法测量 CK-MB 质量时，CK-MBmass > 5ng/ml，常可每毫升达几十至上百纳克，升高的幅度超过总 CK 活性升高的幅度。一些肌肉含量较低的患者因 CK 基础值较低，可在出现心肌损伤时 CK 的活性升高不明显，甚至在整个病程内都不超过参考区间上限，但 CK-MB 多超过诊断限值，甚至数倍于该值。

心肌梗死的诊断：AMI 时，CK 活性在 3～8 小时升高，血中半衰期约为 15 小时，峰值在 10～36 小时，2～4 天后回复至正常水平。AMI 时 CK 升高一般为参考区间的数倍，很少超过 30 倍。由于 CK 生物半衰期短，故不适于晚期诊断。如果在 AMI 后及时进行了溶栓治疗出现再灌注（reperfusion）时，梗死区心肌细胞中的 CK 就会被冲洗出来，导致 CK 成倍增加，使达峰时间提前。

4. 脑组织来源的 CK 病理性升高　脑组织损伤后，如果坏死组织周围的血液循环尚可，可将坏死组织释放出的 CK-BB 带入血液循环，CK 活性升高。通常此类患者 CK 活性升高的幅度非常大，常可达几千至上万个活性单位。采用免疫化学发光法测定 CK-MBmass 时多小于 5ng/ml，可区别于骨骼肌损伤。

5. 平滑肌来源的 CK 病理性升高　平滑肌内的 CK 同工酶主要是 CK-BB。坏死性胰腺炎、急性肝细胞坏死、溃疡性结肠癌、肠系膜梗阻等广泛破坏性疾病；以及结肠癌、胃癌、胰腺癌、直肠癌等严重疾病，发生平滑肌广泛、严重的破坏时，CK-BB 也可释放入血，引起 CK 升高，但升高幅度较低。CK 也不是上述疾病的常规检测项目，对于疾病的诊断、治疗监测和预后判断的价值较小。

实验室不能直接检测 CK-BB，而是根据总 CK 活性、CK-MB 活性或质量、有无骨骼肌损伤来推断 CK-BB 的比例或活性。

6. 有机磷农药中毒并发中毒性心肌病　有机磷农药中毒并发中毒性心肌病可致严重心律失常甚至猝死，有机磷致心脏毒性机制：①有机磷农药能抑制心脏乙酰胆碱酯酶活性，导致乙酰胆碱积聚。乙酰胆碱主要激活心脏中

的 M_2 受体,使心脏收缩力减弱,心率下降;出现房室传导阻滞和窦性、异位心律等,致心输出量下降,严重时引起心力衰竭。②有机磷农药对心肌的直接损伤。③机体的缺氧和农药中的有机溶剂苯、甲苯等对心肌细胞的毒性作用。建议急性有机磷农药中毒不论中毒程度如何,临床有无心脏损害的症状与体征,均应做心电图检查和心肌酶谱(CK 及其同工酶、肌钙蛋白),及时发现心脏损害,并实施个体化治疗(去除或纠正损害因素、控制心律失常、营养心肌等)。

7. 急腹症的鉴别 急性心肌梗死以急腹症、消化道症状发病有增高趋势。患者常伴频繁的恶心、呕吐和上腹痛,多见于下壁心梗,是由缺血或坏死心肌刺激了迷走神经或左心室受体所致,亦与组织灌注不足有关。此外,少数可出现腹泻及梗死刺激膈神经而产生顽固性呃逆。除了用物理手法区分外,检测心肌酶谱(CK 及其同工酶、肌钙蛋白)也可帮助鉴别诊断。

8. 原因不明的转氨酶升高 部分患者出现不明原因的转氨酶持续、轻度升高,肝炎病毒标志物阴性、B 超无显著病变,保肝治疗无效。可检测 CK 活性,判定转氨酶是否为肌肉来源,可见于症状较轻的肌病。

9. 影响 CK 测定的因素 肝脏和白细胞产生的大量腺苷酸激酶可引起假性升高,溶血样本也将引起 CK 明显升高,游离血红蛋白 >2g/L 将引起 >10% 的 CK 活性升高,乳糜、黄疸和维生素 C 类的还原剂对于 CK 活性的检测干扰较小。采用免疫抑制法测量 CK-MB 活性时,可受巨 CK 和 CK-BB 的干扰;若样本内的 CK-MM 发生变异,抗体无法封闭其活性,可能出现无法解释的结果。采用双抗体夹心免疫化学发光法测量 CK-MBmass 时,不受溶血影响,但可受到类风湿因子、嗜异性抗体、人抗鼠抗体等干扰,出现无法解释的结果。

10. 巨 CK 共分 2 型,巨 CK Ⅰ和巨 CK Ⅱ。巨 CK Ⅰ多见 CK-BB 与免疫球蛋白(IgG 或 IgA)的复合物,在年长妇女中发生率为 10%,在风湿病、肌炎患者和一些心脏疾病中也可见到。少见 CK-MM 与 IgG 的复合物。巨 CK Ⅰ可干扰免疫抑制法测量 CK-MB 活性,其对疾病的诊断、治疗并无太大价值。巨 CK Ⅱ为线粒体 CK 的寡聚体,反映疾病的严重程度,仅存在于严重疾病状态,与恶性肿瘤的发生、发展密切相关。

当总 CK 活性持续升高且与病情变化无关;或者 CK-MB 活性高于总 CK 时,可以考虑巨 CK 的存在。检测上述巨 CK 可以采用检测分子量的方法,如凝胶过滤层析、梯度凝胶电泳等。

●肌红蛋白

一、概述

1. 生化特性及病理生理　肌红蛋白(myoglobin, Mb)相对分子质量为17.8kD, 是一个具有153个氨基酸的多肽链和一个含铁血红素辅基组成的亚铁血红素蛋白,存在于所有肌细胞中,是肌肉颜色的来源,主要存在于骨骼肌和心肌细胞内,平滑肌内含量较少。它是一种氧结合蛋白,能可逆地与氧分子结合,亲和力高于血红蛋白,起着转运和储存氧的作用。由于骨骼肌和心肌组织中的Mb免疫学性质相同,因此,用免疫学方法无法将其分辨开。

血液中的Mb水平随年龄、性别和种族不同而有差异,黑种人的Mb高于白种人。

肌红蛋白分子小,易于从受损肌肉细胞中被释放,在损伤发生后2~4小时开始增高,生物半衰期仅10~20分钟,大运动量活动后可迅速升高并且在短时间内下降。Mb在血液中大部分呈游离状态,小部分与血清蛋白质结合,从肾脏滤过后清除,故肾衰竭特别是晚期患者血液肌红蛋白值可出现异常。检测Mb的主要价值在于肌肉损伤的早期诊断和排除诊断。

2. Mb的检测

(1)标本采集:血清、血浆或尿液。

(2)检测方法:双抗体夹心免疫化学发光法。

(3)参考区间或决定限(化学发光法)

　　　男性:20~80μg/L;

　　　女性:10~70μg/L。

　　　诊断限值:

　　　血清或血浆:>100μg/L;

　　　尿液:>17μg/g肌酐。

二、Mb升高的常见病因及不同疾病Mb变化程度

急性心肌梗死(acute myocardial infarction, AMI)、各种原因导致的骨骼肌损伤,以及灾难后的挤压综合征均可出现不同程度的Mb升高。

1. AMI早期诊断　肌红蛋白在AMI发病后1~3小时血中浓度迅速上升, 6~7小时达峰值,12小时内几乎所有AMI患者肌红蛋白都有升高,因此,可以

作为 AMI 的早期诊断指标。

2. AMI 除外诊断　由于 Mb 半衰期短(15 分钟),胸痛发作后 6~12 小时不升高,有助于排除 AMI 的诊断,阴性预测值(>99.5%),是除外 AMI 很好的指标。

3. 溶栓疗效评估　Mb 是溶栓治疗中判断有无再灌注的较敏感而准确的指标。溶栓成功后,肌红蛋白出现快速陡峭的峰或溶栓治疗 90 分钟后增高 4 倍以上表明再灌注成功。

4. AMI 再梗死的判断　由于在 AMI 后血中 Mb 很快从肾脏清除,发病 18~30 小时内可完全恢复到正常水平。在排除了骨骼肌损伤和肾脏病变外,肌红蛋白再次升高证明机体新发生心肌细胞的坏死。故 Mb 测定有助于在 AMI 病程中观察有无再梗死或者梗死再扩展。Mb 频繁出现增高,提示原有心肌梗死仍在延续。

5. 骨骼肌损伤　各种原因导致的骨骼肌损伤均可导致 Mb 不同程度的升高,其升高模式基本与 CK 相同。见于肌肉外伤、肌缺血、冻伤、烧伤、甲状腺功能减退、他汀类降脂药所致横纹肌溶解、电解质混乱、药物或毒素损伤、病毒感染肌肉细胞及酒精中毒等。

6. 挤压综合征的分级　挤压综合征时大量 CK 和 Mb 释放到血液中,根据血液内 CK 水平及尿液内 Mb 水平及其他指标对综合征进行分级,以助选择治疗方案。

一级:肌红蛋白尿试验阳性,CK >10000U/L,无急性肾衰竭等全身反应者。

二级:肌红蛋白尿试验阳性,CK >20000U/L,血肌酐和尿素增高而无少尿,但有明显血浆渗入组织间,有效血容量丢失,出现低血压者。

三级:肌红蛋白尿试验阳性,CK 明显增高,少尿或无尿、休克、代谢性酸中毒、高血钾症或急性肾衰竭者。

7. 急性肾衰竭的评估　复合性创伤或横纹肌溶解时,大量肌红蛋白通过肾小球滤过到肾小管后可堵塞肾小管,甚至形成肌红蛋白管型。若出现较低的肌红蛋白清除率预示可能有急性肾衰竭。

8. 运动医学中评估肌肉挤压　在某种程度上肌红蛋白的释放还可评估骨骼肌系统的锻炼情况,良好锻炼者释放量较少。

三、临床思路(图2-29)

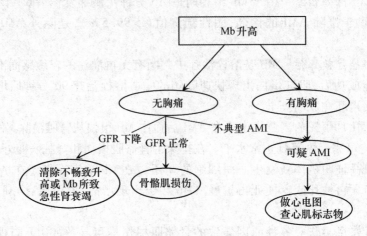

图2-29 肌红蛋白升高的诊断思路

● 心肌肌钙蛋白

一、概述

1. 生化特性及病理生理

肌钙蛋白(troponin)是肌肉收缩的调节蛋白。心肌肌钙蛋白(cardiac troponin, cTn)是由三种不同基因的亚基组成:心肌肌钙蛋白T(cTnT)、心肌肌钙蛋白I(cTnI)和肌钙蛋白C(TnC)。目前,用于实验室诊断的是cTnT和cTnI。

(1)心肌肌钙蛋白T(cTnT):cTnT的基因定位于染色体1q32,相对分子质量37~41kD,它将TnC和cTnI连接到肌动蛋白和原肌球蛋白上共同完成对心肌收缩的调节。95%的心肌肌钙蛋白T(cTnT)以C-T-I的复合物形式存在于细肌丝上,6%~8%以游离的形式存在于心肌细胞质中。在细胞中cTnT的半衰期为3.5天,血液中的半衰期为2~4小时。

(2)心肌肌钙蛋白I(cTnI):TnI的基因位于染色体19p13.2~19q13.2,相对分子质量20kD,心肌肌钙蛋白I(cTnI)与骨骼肌型的氨基酸序列存在40%的差异,并且人类cTnI氨基末端比骨骼肌型多31个氨基酸,使其相对分子质量达到22kD,这种独特的氨基酸顺序使之具有较高的心肌特异性,有助于制备相应的单克隆抗体。cTnI 是以 cTnI-C-T 复合物和游离 cTnI 形式存在于心肌细胞中,心肌损伤时释放到血循环中后,cTnI-C-T 可进一步分解为 cTnI-C 复合物和 free cTnI。故血循环中除 cTnI-C-T、free cTnI 外还有 cTnI-C,而且 cTnI-C 是其在血液中的主要形式。在细胞中 cTnI 的半衰期为 3.2 天,血液中的半衰期为 2 ~ 4 小时。其代谢产物由肾脏排出体外。

(3) cTn 作为心肌标志物的优势

◈ 心肌特异性:由于 cTnT 和 cTnI 与骨骼肌中的异质体分别由不同基因编码,具不同的氨基酸顺序和相对分子质量,有独特的抗原性,故 cTnT 和 cTnI 的心肌特异性要明显优于 CK-MB。

◈ 敏感性:cTn 在正常血清中含量极微,因存在胞浆游离形式,故少量心肌细胞通透性增加时即可在血液检测到浓度升高。cTnT 和 cTnI 由于相对分子质量小,发病后游离的 cTn 从心肌细胞质内迅速释放入血,血中浓度迅速升高,其时间和 CK-MB 相当或稍早。此外,由于在心肌细胞中的含量远高于 CK-MB(cTnT 10.8mg/g 心肌,cTnI 4.6mg/g 心肌,CK-MB 1.4mg/g 心肌),故 AMI 时 cTn 明显增高,且增高倍数远超过总 CK 和 CK-MB 的变化。

◈ 窗口期长:虽然肌钙蛋白半衰期很短(cTnT 2 小时,游离 cTnI 的半衰期据报道为 2 小时 ~5 天不等),但其从肌原纤维上降解的过程持续时间很长,可在血中保持较长时间的升高,故诊断时间窗长。

目前 cTn 升高已被列入心肌梗死的诊断标准。

2. cTn 的检测

(1)标本采集:血清、血浆或全血。

(2)检测方法:采用双抗体夹心的免疫学方法,检测方法则包括酶标、金标、化学发光以及电化学发光,以及 POCT 法等。作为诊断标志物时建议采用敏感的免疫化学或免疫电化学发光法,POCT 法不可作为诊断用途。

(3)参考区间(化学发光法)

cTnT <0.04ng/ml,AMI 诊断限值: 0.1ng/ml(Roche);

cTnI <0.04ng/ml,AMI 诊断限值: >0.50ng/ml(Access)。

注:目前,cTnT 因注册专利,故只有 Roche 公司检测;cTnI 因检测系统较多,故系统间差异较大,不同系统应建立各自的参考区间和诊断限值。cTnI 的标准化工作正在进行中。

二、cTn 升高的常见病因及不同疾病 cTn 变化程度

cTn 被认为是目前用于急性冠脉综合征诊断最特异的生化标志物,它们出现早,最早可在症状发作后 2 小时出现;具有较宽的诊断窗:cTnT(5 ~ 14 天),cTnI(4 ~ 10 天)。在它们的诊断窗中,cTn 增高的幅度要比 CK-MB 高 5 ~ 10

倍。由于在无心肌损伤时 cTn 在血液中含量很低,因此,也可用于微小心肌损伤(MMD)的诊断,cTn 还具有判断预后的价值,对任何冠状动脉疾病患者,即便 ECG 或其他检查(如运动试验)阴性,只要 cTn 增高,应视为具有高危险性。

除了因缺血引起的 cTn 升高,一些其他原因引起的心肌损伤也可引起 cTn 的升高,包括心脏外伤、电击等;另外,原发于其他系统的疾病致心肌受损时,也可出现的 cTn 升高(表 2-28)。

表 2-28　cTn 升高的常见病因

病因	疾病类型	cTn 变化
缺血性心脏病	心肌梗死	发病后 3~6 小时升高,峰值于发病后 10~48 小时左右出现,峰值的 cTn 浓度平均可达参考区间上限的 100 倍,在血液内维持高水平的时间为 5~10 天
	不稳定型心绞痛	可以升高,见于微小梗死,升高幅度较低,通常小于 $0.5\mu g/L$,升高程度与心肌缺血的持续时间有关。治疗后可下降
	稳定型心绞痛	多不升高
非缺血性心脏病	慢性心肌病	可能升高,程度不一
	心肌炎	可能升高,与病程和严重程度有关,非活动期也可不升高
	诊断和创伤性治疗过程	外伤(包括挫伤、切除、心脏电击、心肌活检、心脏手术等),轻度升高,且很快下降
心脏以外疾病	高血压	可能升高,与病程和严重程度有关
	肾衰竭	可以轻度升高,超过 $0.5\mu g/L$ 时考虑合并心肌缺血
	呼吸衰竭	常见轻度升高
	其他	糖尿病,甲状腺功能减退,肺栓塞,脓血症,烧伤,淀粉样变性病,急性神经系统疾病。升高程度不一

三、临床思路(图 2-30)

1. cTn 是诊断 AMI 最好的标志物　AMI 患者于发病后 3~6 小时升高,峰值于发病后 10~48 小时出现,峰值的 cTn 浓度平均可达参考区间上限的 100 倍,发病 1~5 天内检测敏感性达 100%。其升高幅度远高于肌红蛋白和 CK-MB,是诊断心脏创伤和心脏外科手术后伴有小面积心肌梗死的最可靠的标志物。

2. AMI 回顾性诊断　在血液内维持高水平的时间为 5~10 天,出现峰值较晚或峰值较高的患者增高可持续 2~3 周。对于非 Q 波 MI、亚急性 MI 或隐匿性心肌梗死的判断更有意义。

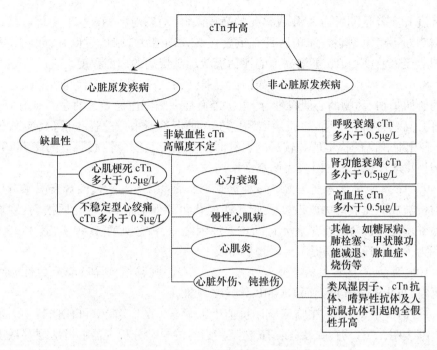

图 2-30　CTn 升高的诊断思路

3. AMI 排除诊断　　如果胸痛发生 8 小时后结果仍在正常范围,或者 24 小时内没有升高、下降的变化,则心肌损伤的可能性很小。

4. cTn 估计心肌梗死面积　　cTn 是从坏死的心肌组织中释放的,心肌梗死后第三四天的 cTn 测定值可用于估计梗死面积。

5. cTn 监测溶栓治疗效果　　接受溶栓治疗的患者心肌梗死后第 1 天血清中的 cTn 值明显不同,早期灌注成功会使 cTn 急剧增加,一般溶栓后 90 分钟 cTn 测定值增加 6~8 倍提示治疗有效。治疗成功病例 cTn 应有 2 个高峰,第 1 个高峰为梗死开通后 cTn 的冲刷效应,第 2 个峰时的出现提示再灌注成功,为坏死心肌释放的 cTn 再入血液循环后积累的结果,多在第 3~4 天。36 小时后的 cTn 值与是否接受过治疗无关。

6. cTn 发现创伤和手术引起的心肌损伤　　由于 cTn 具有高度的心肌特异性,骨骼肌损伤时并不升高。故创伤和手术后 cTn 的持续增高提示心肌坏死。

7. cTn 对不稳定型心绞痛预后的判断　　不稳定型心绞痛患者常有微小心肌损伤的发生,可通过 cTn 的升高得以发现。不稳定型心绞痛患者 cTn 升高幅度小,经治疗后约 2/3 以上转阴,说明心肌细胞为一过性损伤或微小坏死。cTn 持续轻度升高者是发展为 AMI 或猝死的高危人群,动态观察 cTn 水平变化对其诊断与判断不稳定型心绞痛预后具有重要意义,cTn 正常,则预后良好,如 cTn 升高则应严密监视。cTn 不增高不能评估冠状动脉疾病的病变程度。

8. cTn 诊断微小心肌损伤 如钝性心肌外伤、心肌挫伤、甲状腺功能减退患者的心肌损伤、药物的心肌毒性、严重脓毒血症和脓毒血症导致的左心衰时 cTn 也可升高。有研究表明:心肌酶谱测定在心肌炎诊断中敏感性很低(15%),但 cTn 有相对较高的检出值和较长的上升时间。研究表明急性心肌炎的患者 cTn 的阳性率较高(88%),但多为低水平增高。

9. cTn 用于慢性肾衰竭血液透析患者心血管事件预测 慢性肾衰竭患者反复透析造成的血流动力学改变及脂代谢变化可累及心脏,导致心肌损伤,缺血性心脏病是慢性肾衰竭患者死亡的主要原因之一,占总死亡率40%,其中25%表现为 AMI,cTnT 增高提示患者预后不良。

10. cTn 是心脏移植的非介入性标志物 在心脏移植排异反应或急性心力衰竭时,可出现 cTn 增高而 CK-MB 无异常现象。

11. cTnI 和 cTnT 在临床应用价值上无显著差异,实验室可任选其一。最新文献表明,二者均存在缺陷:cTn 在某些型号的自动分析仪器上可出现高浓度样本污染试剂,导致之后检测的低浓度样本假性升高;cTnT 被发现在骨骼肌损伤时也出现某种程度的升高。

(王学晶)

参考文献

1. 徐克成. 肝功能实验的评价. 中华消化杂志,2004,24(1):1-3.

2. 孙荣武,王鸿利. 临床实验诊断学. 上海:上海科学技术出版社,2001:210-225.

3. 朱立华. 实验诊断学. 北京:北京大学医学出版社,2002:277-293.

4. Lothar Thomas. 临床诊断学. 吕元,等主译. 上海:上海科学技术出版社,2004:1-50,166-174,619-657.

5. 陈敏章. 中华内科学. 北京:人民卫生出版社,1999.

6. 迟彦邦. 实用肝胆外科. 石家庄:河北科学技术出版社,1996:744-748.

7. 梁扩寰. 肝脏病学. 北京:人民卫生出版社,1995:571-582.

8. 王继贵. 临床生化检验. 第2版. 长沙:湖南科学技术出版社,1996:449-450.

9. 张乃蘅. 生物化学. 北京:北京医科大学/中国协和医科大学联合出版,1999:450.

10. 张永生,戴虹,资丽琼,等. 260 例肝脏疾病淀粉酶升高分析. 中华实用医学,2004, 6(18):93-94.

11. 刘凤奎,刘贵建. 临床检验与诊断思路. 北京:北京科学技术出版社,2008:62-75.

12. 吕元,朱汉民,沈霞,等主译. 临床实验诊断学—实验结果的应用和评估. 上海:上海科学技术出版社,2004:36-44,74-83.

13. 王德炳主译. 现代医学诊断与治疗. 北京:人民卫生出版社,2001:400-418.

14. Gould MJ, Wilgen U, Carel J, et al. Probing indiscretions: contamination of cardiac troponin reagent by very high patient samples causes false-positive results. Ann Clin Biochem, 2012: 1-4.

15. Jaffe AS. Troponin - past, present, and future. Curr Probl Cardial, 2012,37:209-228.

16. John Bernard Henry. Clinical Diagnosis and Management by Laboratory Methods. W. B SAUNDERS COMPANY, 2001:267-272.

17. Pezzilli R. Serum pancreatic enzyme concentrations in chronic viral liver diseases. Dig - Dig - Sci, 1999,44(2):350-355.

18. Christina Pieper. Where does Serum Amylase come from and where does it go. Gastroenterology Clinics of Noth America, 1990,19(4):793-806.

19. Tsuzuki T. Hyperamylasemia after hepatic resection. Am - J - Gastroenterol, 1993, 88(5):734-736.

20. Miyagawa S. Changes in serum amylase level following hepatic resection in chronic liver disease. Arch Surg, 1994,129(6):634-638.

21. Galus M, Schiffman R, Olkowska D. Massive liver necrosis associated with hyperamylasemia. Liver, 1998,18(3):205-207.

第三章

自身免疫性疾病相关的自身抗体

第一节　抗核抗体

一、概述

（一）生化特性及病理生理

抗核抗体（anti－nuclear antibody，ANA）的经典定义是指针对真核细胞核成分的自身抗体的总称。近年来，随着对抗核抗体认识的深入，抗核抗体的现代定义已不再局限于细胞核内，而是扩展到整个细胞，是指针对核酸和核蛋白抗体的总称。其靶抗原包括细胞核、细胞质、细胞骨架、细胞周期蛋白等全部细胞成分。ANA 的性质主要是 IgG，也有 IgM、IgA、IgD。其无器官和种属特异性。ANA 主要存在于血清中，也可存在于胸腔积液、关节液和尿液中。

按抗原分布部位将 ANA 分为四大类，即抗 DNA 抗体、抗组蛋白抗体、抗非组蛋白抗体和抗核仁抗体。也可分为可提取性核抗原（ENA）抗体、不可提取性核抗原抗体和胞浆抗体。每一大类又因不同的抗原特性再分为许多亚类。

（二）抗核抗体的检测

间接免疫荧光法（indirect immunofluorescence，IIF）被认为是筛查自身抗体有效、敏感和综合性的方法，现仍是应用最多的筛查方法。荧光显微镜下标本的检测不仅可使临床医生了解血清中是否存在 ANA，并可获知不同血清所呈现的荧光模型。阳性荧光模型可提示参与反应的细胞核抗原定位，并有助于鉴别诊断。

1. 标本采集　血清。

2. 检测方法　IIF 检测采用核质丰富的人上皮细胞（HEP－2）和灵长类肝

脏冰冻组织切片两种基质联合检测患者血清中的抗核抗体。这两用基质作为抗原固定于载玻片上,与受检血清反应,血清中 ANA 与相应的抗原结合。此时再加入荧光素标记的抗人抗体与结合在生物基质上的抗体反应,形成荧光显微镜下所观察到的特异性荧光模式。

3. 结果判读

ANA<1∶20:阴性,患者样本中未检出抗核抗体;

ANA>1∶20:阳性。

常见的 ANA 荧光模型分为以下几种。

(1)均质型

HEP-2 细胞:间期细胞核阳性,呈均匀的荧光;分裂期细胞浓缩染色体阳性,呈均匀的荧光,荧光更强。

猴肝:肝细胞核阳性,呈均匀、有时为粗块状荧光,荧光强度与 HEP-2 细胞基本一致。

已知靶抗原:dsDNA、ssDNA、核小体、组蛋白。

(2)颗粒型

HEP-2 细胞:间期细胞核阳性,呈颗粒样的荧光,核仁阴性;分裂期细胞浓缩染色体阴性,染色体周围区域为颗粒样荧光。

猴肝:肝细胞核阳性,呈颗粒样荧光;核仁阴性。荧光强度与 HEP-2 细胞基本一致。

已知靶抗原:nRNP、SSA、SSB 和 SM。

(3)核仁型

HEP-2 细胞:间期细胞核仁阳性;分裂期细胞浓缩染色体阴性。

猴肝:肝细胞核仁阳性,荧光强度较 HEP-2 细胞基本一致。

已知靶抗原:原纤维蛋白、RNA 多聚酶Ⅰ、PM-Scl、Scl-70。

(4)核膜型

HEP-2 细胞:间期细胞核膜阳性或在均一的荧光背景上核周边荧光增强;分裂期细胞浓缩染色体阴性。

猴肝:肝细胞呈现特征性环状荧光。

已知靶抗原:dsDNA。

(5)着丝点型

HEP-2 细胞:间期细胞核中大小、数目、强度均匀的点状荧光;分裂期细胞浓缩染色体区域为点状荧光。

猴肝:肝细胞核点状荧光,荧光强度 HEP-2 细胞弱。

（6）核点型

HEP-2 细胞：间期细胞核中大小、数目、强度不均匀的点状荧光；分裂期细胞浓缩染色体阴性。

猴肝：肝细胞核点状荧光，荧光强度与 HEP-2 基本一致。

（三）检查指征

患者有疑似自身免疫性疾病时，可以首选 ANA 筛查。

二、阳性常见原因

AMA 阳性可见于大多数的自身免疫性疾病，滴度越高，与自身免疫性疾病的相关性越大。在未治疗的系统性红斑狼疮患者中的效价较高。还可见于各种原因引起的肝硬化、自身免疫性肝病、肿瘤及少数正常人，尤其是老年人。

三、临床思路（图 3-1）

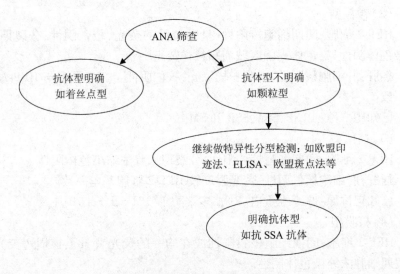

图 3-1　抗核抗体分析临床思路

（一）生理性阳性

健康人群中发现用间接免疫荧光法检测 ANA 阳性检出率可达 5%，并随着年龄增长阳性率增高。所以 ANA 检测阳性对怀疑自身免疫病诊断的帮助作用有限。同时，ANA 滴度一般与病情的严重程度无关。

（二）病理性阳性（图3－2）

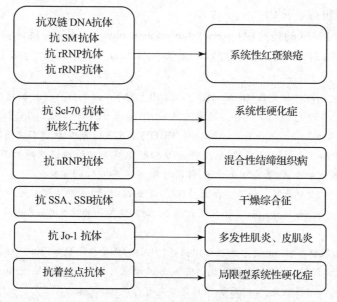

图3－2　标志抗体与相应疾病

ANA分类常用抗体谱如下。

1. 抗DNA抗体　又可分为单链（变性）和双链（天然）DNA抗体。

（1）抗单链DNA（SSDNA）抗体：在多种疾病患者及正常人血清中存在，因此无特异性，临床上价值不大。

（2）抗双链DNA（dsDNA）抗体：对诊断系统性红斑狼疮（SLE）有较高的特异性，尤其在活动期SLE患者血清中有滴度较高的抗dsDNA抗体，随着疾病活动的控制，抗dsDNA抗体滴度可以下降或消失。低滴度的抗dsDNA抗体也可在多种疾病甚至正常人中出现。抗dsDNA抗体除帮助诊断SLE外，尚可判断SLE的活动性及作为治疗的估价，已证明抗dsDNA抗体与DNA结合成为免疫复合物在肾小球基底膜沉积，或抗dsDNA抗体直接作用于肾小球抗原而造成SLE患者的肾损害。

2. 抗组蛋白抗体　组蛋白与DNA一起形成染色质的基本结构核小体。组蛋白可分为五种：H1、H2A、H2B、H3、H4，这五种组蛋白都有各自对应的自身抗体。抗一种或几种组蛋白抗体或抗H2A-H2B复合物抗体在药物（普鲁卡因等）诱导的红斑狼疮中比较常见（阳性率为95%）。另外，在30%～70%的系统性红斑狼疮和15%～50%的类风湿关节炎患者中也可检出抗组蛋白抗体。

3. 抗非组蛋白抗体

（1）抗可提取的核抗原（extractable nuclear antigen，ENA）抗体：此组抗原不含组蛋白，可以溶于盐水而被提取。此类抗体与疾病的严重程度或其活动性无明显相关。

◈ 抗核内的核糖核蛋白（nuclear RNP，nRNP 抗体） 以抗核内的核糖核蛋白而得名。临床上应用较多的是 U1RNP 抗体。通常又把 nRNP 称为 U1RNP。抗 U1RNP 抗体在混合性结缔组织病（Mixed connective tissue diseases，MCTD）中几乎均为阳性，且其滴度很高；在其他结缔组织病中阳性率低且滴度低；它是区分结缔组织病和非结缔组织病的有力指标。抗 U1RNP 抗体阳性的患者，常有双手肿胀、雷诺现象、肌炎和指（趾）端硬化。

由于 Sm 和 RNP 是同一分子复合物（RNA－蛋白质颗粒）中的不同抗原位点，两种抗原具有相关性，故抗 Sm 抗体阳性常伴有抗 RNP 抗体阳性，单一的抗 Sm 抗体或抗 RNP 抗体阳性较少见。

◈ 抗 Sm 抗体 抗 Sm 是系统性红斑狼疮（SLE）的血清标志抗体，30%～40% 的 SLE 患者中抗 Sm 抗体阳性，此抗体阴性不能排除 SLE 的诊断。相对抗 dsDNA，抗 Sm 抗体水平不与 SLE 疾病的活动性相关，治疗后的 SLE 患者也可存在 Sm 抗体。

◈ 抗 SSA/RO 抗体 由于该抗体与干燥综合征（Sjöegren's syndrome，SS）相关，故取名为 SSA，也有人将 SSA 以最早检测到的患者名字 Ro 命名。与各类自身免疫性疾病相关，最常见于干燥综合征（40%～80%）、也见于系统性红斑狼疮（30%～40%）和原发性胆汁性肝硬化（20%）中，偶见于慢性活动性肝炎。此外，在 100% 的新生儿红斑狼疮中抗 SSA 抗体阳性。该抗体可经胎盘传给胎儿引起炎症反应和新生儿先天性心脏传导阻滞。

◈ 抗 SSB/La 抗体 另外还有一种与干燥综合征相关的抗体称 SSB，也有人将 SSB 抗体以患者名字 La 或 Ha 命名。近年来发展的免疫印迹检测中的抗 SSA 与相对分子质量为 60kD 和 52kD 的两条蛋白多肽发生反应。有人认为 60kD 的多肽在 SLE 中较 SS 更为多见。抗 SSB 与相对分子质量为 48kD、47kD、45kD 的三条蛋白多肽反应，但 48kD 更具有特异性。如上所述抗 SSA/Ro 和抗 SSB/La 与 SS 有关。在原发性 SS 患者中，抗 SSA/Ro 和抗 SSB/La 阳性率分别为 60% 和 40%，但在其他结缔组织病中，这两种抗体亦可存在。抗 SSA 和抗 SSB 抗体常与血管炎、淋巴结肿大、白细胞减少、光过敏、皮损、紫癜等临床症状相关。这两个抗体的同时检测可提高对 SS 的诊断率。

◈ 抗 Jo-1 抗体 以患者名字 John 命名。该抗体多见于多发性肌炎/皮肌炎（PM/DM），在其他自身免疫性疾病中为阴性，因而抗 Jo-1 抗体对 PM/DM 的诊断具有特异性。

◈ 抗 Scl-70 抗体 以其抗原相对分子质量为 70kD 命名。抗 Scl－70 抗体几乎仅在系统性硬化症（SSc）中检出，阳性检出率 40% 左右，尤其见于弥散型，局限性硬皮病患者此抗体多为阴性。常把抗 Scl－70 抗体视为该病的标记抗体。在其他自身免疫性疾病患者中极少有阳性检出，正常人均为阴性。

❖ 抗 rRNP 抗体　rRNP(ribosome RNP)与 nRNP 抗原性不同,是主要存在于胞浆中的一种磷酸蛋白。免疫印迹法测得抗 rRNP 抗体主要有 38kD、16kD、15kD 三条蛋白多肽。国外报道近一半的 SLE 患者有抗 rRNP 抗体。我们检测发现,抗 rRNP 抗体在 SLE,RA,PM/DM,SS,MCTD 和 SD 中的阳性率分别为 24%,1.7%,9%,4%,0 和 0。

抗 rRNP 抗体不会随病情的缓解立即消失,可持续 1～2 年后才转阴。对于仅有 rRNP 抗体阳性,而 ANA 阴性的患者,应密切随访,若干年后可能发展为典型的 SLE。

(2)抗着丝点抗体:与局限型进行性系统性硬化症(CREST 综合征)有关,阳性率为 70%～90%。一些仅有雷诺现象的患者亦呈阳性,另外在某些肝病(原发性胆汁性肝硬化等)、干燥综合征患者也可阳性。与国外资料不同,我们发现 5% 的弥漫性硬皮病患者同时具备抗 Scl-70 和抗着丝点抗体。

4. 抗核仁抗体　抗核仁抗体是一组对核仁不同 RNA 成分的抗体。抗核仁抗体主要与系统性硬化症相关,尤其是高效价核仁型对诊断系统性硬化症具有一定特异性,但核仁型也见于雷诺现象患者。

(和　骁)

第二节　抗平滑肌抗体

一、概述

(一)生化特性及病理生理

血清抗平滑肌抗体(anti-smooth muscle antibody,ASMA)是非组织特异性自身抗体,它们直接针对细胞骨架中的肌动蛋白和非肌动蛋白成分(波形蛋白,微管蛋白,骨架蛋白)。当抗体滴度高于 1:80 时,它们被认为是 1 型自身免疫性肝炎(AIH)的敏感指标,阳性率达 80%。

(二)抗平滑肌抗体的检测

1. 标本采集　血清。

2. 检测方法　目前实验室常用间接免疫荧光法。用大鼠胃大弯或小弯的冰冻切片做基质,包被在载片上。将稀释的患者样本与生物载片温育,如果样本为阳性,血清中的 ASMA 与相应抗原结合。在第二次温育时,荧光素标记的抗人抗体与结合在生物基质上的抗体反应,形成荧光显微镜下所观察到的特异性荧光模式。

3.结果判读

ASMA <1∶10：阴性，患者样本中未检出抗平滑肌抗体；

ASMA >1∶10：阳性，在生物薄片中，鼠胃肌膜、黏膜肌层和肌膜腺体间收缩纤维呈现明显的细胞质荧光。鼠肾中可见肾小管细胞内原纤维、肾小球膜细胞及血管肌层的荧光。

（三）检查指征

排除病毒性肝炎，酒精、药物和化学物质的肝毒性作用及遗传性肝脏疾病，不明原因的转氨酶升高，高度怀疑自身免疫性肝病者，需检测 ASMA。

二、阳性常见原因

抗平滑肌抗体常见于自身免疫性肝病患者血清中。对自身免疫性肝炎的诊断有显著意义。酒精性肝硬化、胆管阻塞患者和健康人（发生率2%）中也可以检测到低浓度的 ASMA。

三、临床思路

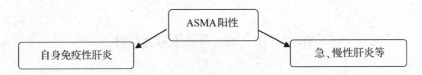

图3-3　抗平滑肌抗体分析临床思路

1.自身免疫性肝炎　自身免疫性肝炎（autoimmune hepatitis，AIH）最主要的组织学改变是界面型肝炎，汇管区大量浆细胞浸润，并向周围肝实质侵入形成界面炎症。患者多为女性，临床表现有胆红素、转氨酶和免疫球蛋白的增高、典型的组织学变化和出现各种自身抗体。AIH 不及时治疗，预后不好，如及早使用免疫抑制剂治疗，并且终生坚持，患者的生存年限可达到正常水平。循环自身抗体的检测对 AIH 的诊断具有很重要的意义。

在自身免疫性肝炎患者，ASMA 主要为 IgG 型，患者血清 IgG 也可以升高。高浓度的 ASMA 提示患有自身免疫性肝炎（AIH），发生率为70%。通常 AIH 患者抗核抗体、抗双链 DNA 抗体和抗粒细胞胞浆抗体、抗平滑肌抗体阳性。此外抗肝抗原谱抗体的检测也十分重要。不仅协助分型，其中的抗可溶性肝抗原 - 肝胰抗原（anti-SLA/LP）对 AIH 有重要的诊断意义。但是这些自身抗体与疾病的活动性或预后与抗体的滴度之间没有明显的相关性。

AIH 根据血清免疫学检测分型如下：

1 型:以抗核抗体(ANA)和(或)ASMA 阳性为特征。ASMA 可能是小儿患者 1 型 AIH 的唯一标准。1 型在 AIH 中最常见,约占 80%。大部分为 40 岁以下女性。

2 型:抗肝肾微粒体抗体(LKM1)和(或)抗 1 型肝细胞溶质抗原抗体(LC1)阳性,仅约 4% 能检测出 ANA 和(或)ASMA。儿童多见,此型约占 AIH 的 4%。可快速进展为肝硬化,复发率高,疗效差。

3 型:抗可溶性肝抗原抗体(anti-SLA)及抗肝胰抗体(anti – LP)阳性。在 ANA、ASMA、抗-LKM1 自身抗体阴性患者中,抗-SLA/LP 可能是唯一的标准。

以上分类方法有些学者认为没有临床意义,也没有治疗和预后意义。

ASMA 能在超过 80% 的 1 型 AIH 患者体内检出,通常滴度高于 1:80,并且常伴有抗核抗体阳性。ASMA 阳性或滴度与 1 型 AIH 患者的临床或预后特点不相一致。

在肝外胆汁阻塞、药物诱发性肝病、急性病毒性肝炎及肝癌患者中,ASMA 的阳性检出率极低,因此该抗体的检测有助于自身免疫性肝炎、原发性胆汁性肝硬化的诊断及与其他肝脏疾病的鉴别诊断。

诊断自身免疫性肝炎的主要标准如下。

(1)肝炎的组织学证据;

(2)检出自身抗体(ANA、ASMA、LKM、SLA/LP);

(3)高胆红素血症;

(4)HBV 和 HCV 血清学阴性;

(5)患者对免疫抑制剂治疗敏感。

2.重叠综合征 自身免疫性肝病是以肝脏为相对特异性免疫病理损伤器官的一类自身免疫性疾病,主要包括自身免疫性肝炎、原发性胆汁性肝硬化和原发性硬化性胆管炎,以及这三种疾病中任何两者之间的重叠综合征。患者常存在多种自身抗体,所以自身抗体动态水平变化有助于评价病情、临床分型及治疗指导。

3.其他在传染性单核细胞增多症和其他病毒感染性疾病、系统性红斑狼疮、乳腺癌、子宫癌和其他恶性肿瘤中可检测到 ASMA,但是无诊断意义。

(和 骁)

第三节　抗肝肾微粒体抗体

一、生理及生化

抗肝肾微粒体抗体(liver-kidney microsomal antibody, Anti-LKM)在慢性活动性肝炎(chronic active hepatitis, CAH)的胞浆中被发现,因为其体外培养的结构与内质网颗粒相同,所以命名为"微粒体"。根据其抗原特异性大致分为 Anti-LKM1、Anti-LKM2、Anti-LKM3 和 Anti-LKM4 四个亚型。Anti-LKM1 与 2 型自身免疫性肝炎相关,其靶抗原是参与药物代谢的重要线粒体酶:细胞色素(cytochrome)P450 IID6(CYP2D6);Anti-LKM2 是在 1982 年被撤市的促尿酸利尿剂——替尼酸导致的肝炎患者中发现,该抗体识别 CYP2C9;Anti-LKM3 则是在部分慢性丁型肝炎患者中发现的,常出现在胰腺外分泌腺和甲状腺上,识别尿苷二磷酸葡萄糖甘酸转移酶(uridine diphosphate glucuronosyl transferase, UGT);Anti-LKM4 识别 CYP1A2H 和 CYP2A6。

二、检测方法

间接免疫荧光法(indirect immunofluorescence, IIF)从 1954 年 Weller 和 Coons 发明以来,一直是筛选自身抗体最主要的一种技术。未经固定、自然风干的组织块与血清混合孵育后,再与标记了抗人免疫球蛋白抗体的荧光染料结合从而显色,用荧光显微镜可观测到其特殊显色模型。2004 年国际自身免疫性肝炎小组自身免疫性血清学委员会指出:IIF 的初筛模块应采用啮齿类动物(通常用大鼠)的新鲜肝、肾、胃组织,通过这三个组织薄片,可以同时检测出肝脏疾病的几乎所有自身抗体,如抗平滑肌抗体(smooth muscle antibody, SMA)、抗核抗体(anti nuclear antibody, ANA)、Anti-LKM1、抗线粒体抗体(anti mitochondrial antibody, AMA)以及抗肝细胞胞浆 I 型抗体(type-1 anti-liver cytoplasmic antibody, anti-LC1)等。初筛推荐的血清稀释方案为成人 1:40,儿童 ANA 和 SMA 为 1:20、抗 LKM1 为 1:10。

在 IIF 中,Anti-LKM1 明显着色于近端肾小管的第三段和肝细胞胞浆中,在胃壁黏膜细胞中则不显色。由于 AMA 也在这两个模块显色,所以 Anti-LKM1 很容易被误认为是 AMA。两者的区别在于:AMA 在肾组织切片中的荧光颗粒比 LKM1 小而亮,因为其主要位于富含线粒体的远端肾小管;在肝组织切片中,

AMA 的荧光强度较弱;在胃组织切片中,AMA 有表达,而 LKM1 没有。另外,由于 AMA 在儿科患者中极罕见,而且 PBC 在儿童阶段也极其罕见,所以如果一个具有 AIH 临床症状和组织学证据的儿童被发现存在 AMA,几乎可以断定这个报告是错误的。必要的时候,可以采用基于 CYP2D6 重组蛋白的酶联免疫吸附法(enzyme linked immunosorbent assay,ELISA)进行确认。

三、临床意义

Anti-LKM1 与 2 型 AIH 相关,常出现在 SMA 和 ANA 缺失的患者中。由于 CYP2D6 和丙肝病毒(HCV)具有基因同源性,所以部分 HCV 患者中也出现 Anti-LKM,考虑到二者的治疗完全不同,Anti-LKM1 阳性的患者应注意除外 HCV 感染。

Anti-LKM3 在 13% 的慢性丁型肝炎患者,8% 的 2 型 AIH 患者和极少数的丙肝患者中会出现。

四、临床思路(图 3 - 4)

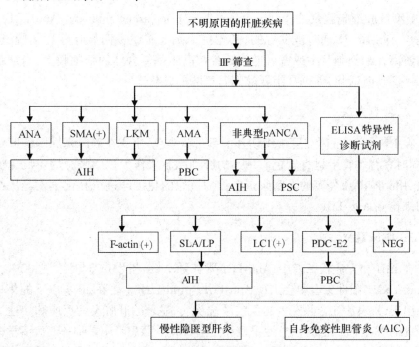

图 3 - 4 不明原因肝脏疾病分析的临床思路

推荐将 ANA,SMA, anti-LKM1,AMA 和 p-ANCA 作为所有疑似自身免疫性肝病的患者的初筛检查。值得注意的是,由于自身抗体的滴度会不断变化,单次血清阴性或低滴度的结果并不能除外自身免疫性肝病,需要重复实验来证实。反之,如果缺乏临床或实验室证据,只依靠单纯的血清学抗体阳性的证据也不能诊断自身免疫性肝病。而且,由于大多数自身抗体都不具备很高的敏感性和特异性,在采用其检测结果时,必须与患者的临床表现及其他实验室证据相结合,才能做出正确的诊断。

(唐素玫)

第四节　抗肝细胞胞浆 I 型抗体

一、生理及生化

1 型抗肝细胞胞浆抗体(type-1 anti-liver cytoplasmic antibody, Anti-LC1),最先是与 Anti-LKM1 同时被发现的,其靶抗原是亚胺甲基四氢叶酸环化脱氨酶。该酶游离在细胞胞浆中或者可逆性结合在高尔基复合体的细胞膜上,当细胞进行分泌活动时活化,促进从组氨酸到谷氨酸的转化。

二、检测方法

在 IIF 中,该抗体在肝组织切片上呈带状染色,富集在静脉窦周围的肝细胞中,同时在肾小管上也有着色。用人的肝细胞胞浆作为抗原来源的对流免疫电泳法、用凝胶电泳分离的人胞浆蛋白作为抗原的免疫印迹法和化学发光法都可以用来检测 Anti-LC1。

三、临床意义

在 AIH 和无症状患者中,Anti-LC1 常伴随 ANA 和 SMA 同时出现,32% 左右的 Anti-LKM1 阳性患者中会出现 Anti-LC1。Anti-LC1 主要在 20 岁以下的年轻患者中出现,常表达在合并发生的免疫系统疾病、显著的肝脏炎症反应和快速进展的肝衰竭患者中。在急性、急性重型和慢性 AIH 儿童患者中是唯一的血清学标志物,在 ANA,SMA 和 Anti-LKM1 表达都缺失的情况下对 AIH 的诊断有重要价值。

Anti-LKM1 和 Anti-LC1 的滴度变化常常反映肝炎的残留情况及疾病严重

程度。在 Anti-LKM1 阳性的患者中,血清 Anti-LC1 阳性或许可以提示该患者存在严重进展性疾病,需要引起重视。但其临床应用受限于与 HCV 抗原的交叉反应,据文献报道,12% 左右的 HCV 患者中存在该抗体阳性。

(唐素玟)

第五节　抗可溶性肝抗原/肝胰抗原抗体

一、生理及生化

抗可溶性肝抗原/肝胰抗原抗体(antibodies against soluble liver antigen/ liver-pancreas antigen, Anti-SLA/LP)和 Anti-LP 分别由两个德国研究小组在 AIH 患者中发现,后来被证实二者的靶抗原相同,因此被重新命名为 Anti-SLA/LP。其抗原 SEPSECS 由 422 个氨基酸组成,是硒代半胱氨酸组合成多克隆肽段过程中的一个转化核蛋白复合体(transfer ribonucleoprotein, $tRNP^{(ser)sec}$)。

二、检测方法

传统用于检测自身抗体的 IIF 法并不能检测到该抗体,目前用于检测抗 SLA/LP 抗体的主要方法有放射免疫法、酶联免疫法、蛋白印迹法、免疫沉淀法,主要应用部分纯化抗原、原核细胞或真核细胞表达的重组蛋白作为靶标。由于无法得到纯化的抗原,各种方法的敏感性都只在 40% ~ 50%。

三、临床意义

虽然 Anti-SLA/LP 在 AIH 中的敏感性只有 16%,但由于是 IgG1 型抗体,与肝炎病毒不存在交叉反应,其特异性可以达到 99%。目前认为 Anti-SLA/LP 对于 AIH 的预后判断具有重要价值,Anti-SLA/LP 阳性意味着更严重的组织学损伤、更长的疗程、更高的复发风险及更高的肝移植概率和肝衰竭死亡率。另外,它在 14%~20% 的慢性隐匿性肝炎患者中也有表达,有助于疾病病因的分析。

随着蛋白提纯方法的进步,我们期待出现完全纯化的 SEPSECS,届时,抗 SLA/LP 抗体将在临床的诊治过程中发挥重要作用。

(唐素玟)

第六节　抗肝特异性蛋白抗体

　　抗肝特异性蛋白抗体(anti-liver specific protein, Anti-LSP)是一个包含多种抗原特性的脂质相关复合体,其抗体广泛出现在各类急慢性肝炎和原发性胆汁性肝硬化中,最早发现于20世纪80年代,又名抗肝细胞特异性膜脂蛋白复合体抗体。通过免疫化学法和电子显微镜证实该抗原是从肝细胞膜上衍生而来,其中一种成分就是抗去唾液酸糖蛋白受体(hepatic asialo-glycoprotein receptor, ASGPR)。目前最常用的检测方法是IIF法,但由于其缺乏疾病特异性,其临床价值主要在于提示自身免疫性肝病的存在,不具有诊断和预后意义。

(唐素玫)

第七节　核周型抗中性粒细胞胞浆抗体

一、生理及生化

　　抗中性粒细胞胞浆抗体(ANCA)是一组对应中性粒细胞颗粒的自身抗体。根据其荧光模型的表现不同,可以分为胞浆型ANCA(cytoplasmic anti-neutrphil cytoplasmic antibodies, cANCA)和核周型ANCA(perinuclear anti-neutrophil cytoplasmic antibodies, pANCA),主要成分分别是丝氨酸蛋白酶3(serine proteinase 3, PR3)抗体和髓过氧化物酶(myeloperoxidase, MPO)抗体。还有一种类型被称为非典型性pANCA,其抗原为一段50kD大小的髓特异性核膜蛋白,定位于核层蛋白中。

二、检测方法

　　用中性粒细胞作为基质载体,IIF法可以检测出pANCA。pANCA荧光模型的产生其实是一个人为过程,在中性粒细胞的乙醇固定过程中,部分正性的胞浆抗原结合到负性的核膜上,从而显示出颗粒聚集在核周的形状。非典型的pANCA则与乙醇的固定无关,其靶抗原就是核膜上的成分,有人称之为核周型抗中性粒细胞核抗体(perinuclear anti-neutrophil nuclear antibodies, pANNA)。为了区分两种pANCA,需采用分别进行乙醇固定和多聚甲醛固定的人粒细胞抗原基质薄片同时进行标记,典型的 pANCA 在甲醛固定的中性粒细胞中荧光模式不同,呈现为胞浆型荧光染色。

(唐素玫)

第八节 抗去唾液酸糖蛋白受体抗体

一、概述

(一)生化特性及病理生理

自身免疫性肝炎(autuoimmunehepatitis,AIH)是一种病因未明的慢性肝脏炎症性疾病,以高丙种球蛋白血症、血清自身抗体及肝脏门管区大量淋巴细胞浸润为特征。

每种自身免疫性肝病都具有特征性自身抗体谱,自身抗体检测对自身免疫性肝病的诊断、分型及鉴别诊断具有重要意义。自身抗体对 AIH 的临床诊断和分型极为重要。抗核抗体(ANA)、平滑肌抗体(SMA)和肝肾微粒体 1 型抗体(抗 LKM1)是目前常用的血清学诊断指标。但这些自身抗体所识别的靶抗原均不具有器官特异性和疾病特异性,它们可出现在其他肝脏疾病或自身免疫性疾病中,另外还有约30%的 AIH 患者上述自身抗体检测为阴性。

近年来研究发现,大部分 AIH 患者血清中还存在着另一种肝脏特异性的自身抗体——抗去唾液酸糖蛋白受体抗体(anti-asialoglycoproteinreceptor,Anti-ASG-PR)。其靶抗原去唾液酸糖蛋白受体(ASGPR),是仅存在于肝细胞肝窦面细胞膜上的一类跨膜糖蛋白,含有大约10%的多聚糖,由 2 个同源亚基 H1 和 H2 组成的异聚体。在细胞膜内的是 N 端,有 40 个氨基酸残基,细胞膜间为 19 个氨基酸残基,由 232 个氨基酸构成的肽段位于细胞膜外侧,面向肝窦。ASGPR 有肝特异性和种属特异性,其主要作用是通过结合终末半乳糖残基,使去唾液酸糖蛋白转移至细胞内。因位于细胞膜表面,易成为细胞免疫和体液免疫反应的靶抗原。

ASGPR 主要表达在门静脉周围的肝细胞表面,而门静脉周围的碎片状坏死又是 AIH 患者严重炎症反应的标志,因此证明抗 ASGPR 抗体可能参与了 AIH 的免疫学发病机制。同其他自身免疫性肝病相关自身抗体的靶抗原相比,ASG-PR 的肝脏特异性与其在肝脏的特殊分布位置及 AIH 的组织病理学改变,即汇管区周围大量淋巴细胞浸润、破碎状坏死极为吻合,因此容易成为细胞免疫和体液免疫的靶抗原。这种器官特异性的受体分子介导了免疫反应,导致了特异性的器官损害。目前认为 ASGPR、P-450ⅡD6 等最有可能成为 AIH 的靶抗原。病理检查亦证实 ASGPR 的滴度与 AIH 活动性有关,在免疫治疗后其滴度也有明显下降,故对于未检测出其他自身抗体或疑诊 AIH 时,检测 ASGPR 可能有用。此外,在 AIH 患者外周血及肝组织中也分离到 ASGPR 特异性 T 淋巴细胞。推测机体内针对 ASGPR 的自身免疫反应在 AIH 发病中起作用。

血清自身抗体的存在是自身免疫性肝炎诊断的基础,除此之外,还有其他的检查包括肝功能、肝组织病理检查等。

(二)血清自身抗体的检测

1.测定方法　目前对自身抗体的检测有 IIF、ELISA 和免疫印迹法。常以人或动物的组织切片作为实验基质。现在也有利用基因工程方法表达的重组蛋白作为抗原,它具有很高的特异性。IIF 是检测自身抗体最常用方法。

2.参考范围　参照试剂盒设定的参考值。正常人血清抗体为阴性。

3.检查指征　怀疑自身免疫性肝病,首先应检测与肝功能有关的酶,并排除肝炎病毒感染。诊断时,应将临床特点和实验室检查结果综合起来考虑。

二、阳性常见病因

引起自身抗体出现阳性的最常见原因是自身免疫性疾病。

三、临床思路(图3-5)

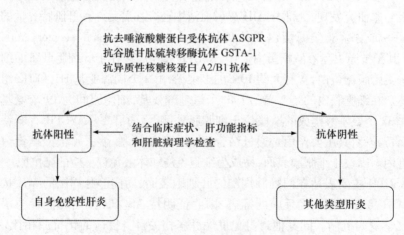

图3-5　血清自身抗体分析临床思路

（一）除外非疾病因素

（1）正常人尤其是老年人常出现自身抗体阳性，这可能与体内细胞衰老破坏过多有关，如无临床症状、重复检测滴度不变，即可动态观察不做处理。

（2）如为严重溶血或严重脂血标本，均可影响结果，应重新留取。

（3）血液采集不能用枸橼酸盐、草酸盐或氟化物等抗凝剂，否则影响结果准确性。

（二）病理性

自身免疫性肝病（autoimmune liver diseases，ALD）是一组病因和发病机制尚不完全清楚但多认为与自身免疫有关的肝脏疾病，临床常见的主要有：①自身免疫性肝炎（autoimmune hepatitis，AIH）；②原发性胆汁性肝硬化（primary biliary cirrhosis，PBC）；③原发性硬化性胆管炎（primary sclerosing cholangitis，PSC）。这3种疾病在病理组织学变化、临床表现、血液生化及自身抗体方面均有各自的特点，前者主要表现为肝细胞炎症坏死，后两者主要表现为肝内胆汁淤积。

自身免疫性肝病的诊断主要依靠病史、临床表现、体征和实验室检查结果。由于我国临床医师的重视及检测技术的进步，该组疾病检出率呈逐年增高的趋势。由于自身免疫性肝病的发病机制有别于病毒性肝炎和其他肝功能损害的疾病，其治疗也不同，前者以免疫抑制治疗为主，后者则以抗病毒治疗和保肝治疗为主。目前对自身免疫性肝病的诊断方法和特异性指标的研究不成熟，此类疾病无特征性病症，目前缺乏明确的诊断标准。目前诊断自身免疫性肝病重要的指标是检测到患者体内相关的特异性自身抗体及其生化指标。

其他章节所述的生化指标在许多肝脏疾病中都有出现，但对自身免疫性肝病的诊断缺少特异性。目前诊断自身免疫性肝病重要的指标是检测患者体内相关的特异性自身抗体，这些自身抗体的检测已经成为自身免疫性肝病的诊断、鉴别诊断及研究致病机制的重要手段，同时也是该病分类、分型的标志物。

一般自身免疫性疾病对抗核抗体（ANA）、抗平滑肌抗体（SMA）、抗线粒体抗体（AMA）、抗可溶性肝抗原/肝胰抗体（抗-SLA/LP）、抗肝肾微粒体（LKM-1）、抗肝细胞溶质抗Ⅰ型抗体（抗LC1）、抗中性粒细胞胞浆抗体（ANCA）等肝脏疾病相关的自身抗体进行检测。常用的方法有：间接免疫荧光法、免疫印迹法、酶联免疫吸附法等。

自身免疫性肝炎是一组病因不明、伴有明显的自身免疫现象、以炎症性坏死为主要病理改变的慢性肝脏疾病。免疫抑制疗效好，但是如果得不到及时、有效的治疗，疾病将不断发展转变成肝硬化，患者最终因肝衰竭而死亡。我国是慢性肝病的高发区，虽然病毒性肝炎占大多数，但是肝炎病毒感染指标阴性、原因不明性慢性肝病患者的数量也相当可观,其中一部分就是自身免疫性肝炎。由于自身免疫性肝炎的诊断较困难,加上其治疗原则与病毒性肝炎的治疗存在相当大的差异,因而早期、准确的诊断对挽救患者的生命、提高患者的生活质量显得尤为重要。

抗 ASGPR 对 AIH 具有很高的特异性,阳性率为 50% ~ 88%,可与 ANA、SMA 或抗 LKM-1 抗体同时存在,见于各型 AIH 患者,在 1 型 AIH 中的阳性率大于 80%。很少存在于其他肝病或肝外自身免疫性疾病,在急慢性病毒性肝炎、酒精性肝病、PBC、PSC 和非肝病自身免疫性疾病等患者中的阳性率一般低于15%,且抗体水平较低,多呈一过性。尽管如此,AIH 患者与 PBC 和慢性病毒性肝炎相比,ASGPR 的滴度在前者是明显升高的。

除对 AIH 诊断具有重要意义外,抗 ASGPR 最重要的特征及临床应用价值在于该自身抗体与肝脏炎症的活动程度密切相关,被称为 AIH 疾病活动性的"晴雨表",还可作为判断疾病活动度、治疗监测及判断预后的指标。当 AIH 患者经过免疫抑制剂治疗,疾病症状获得有效缓解时,患者抗 ASGPR 抗体降低或消失;而免疫抑制剂治疗无效的患者,该抗体无明显变化;停药后复发的患者,该抗体则明显升高。此外,有学者报道在 1 型 AIH 患者中,抗 ASGPR 抗体阳性患者较阴性患者更易复发。

(岳志红)

第九节　抗谷胱甘肽硫转移酶抗体

抗谷胱甘肽硫转移酶抗体(GSTA1-1)也是 AIH 的一个自身抗体,有报道,谷胱甘肽硫转移酶(GSTs)表现出多种基因型,其中 GSTA1-1 在肝脏中表达最高。Kato 等研究发现,抗 GSTA1-1 抗体也是 AIH 的一个自身抗体,在 AIH 中的阳性率为 16%。应用间接免疫荧光法检测抗 GSTA1-1 抗体的染色型别是独特的,与抗线粒体抗体(AMA)或抗 LKM-1 抗体不同。以往有研究认为抗 SLA/LP抗体的自身抗原是 GST,但后来也有研究认为,抗 SLA/LP 抗体与抗 GSTA1-1 抗体是两个完全独立的抗体,对于这一点还需进一步证实。抗 GSTA1-1 抗体阳性的 AIH 患者临床表现较重,且预后较差。尽管该抗体在 AIH 中的阳性率低,但也可能成为其早期诊断的标记性抗体,关于这方面的研究还有待继续深入。

(岳志红)

第十节　抗异质性核糖核蛋白 A2/B1 抗体

抗异质性核糖核蛋白 A2/B1(hnRNP A2/B1)抗体是 Huguet 等应用蛋白质组学技术发现了 1 型 AIH 的一个新抗原——hnRNP A2/B1 的特异性抗体。以往研究已发现,抗 hnRNPA2/B1 抗体可出现在多种结缔组织病中,如类风湿关节炎和系统性红斑狼疮等。在 1 型 AIH 中发现这一抗原可能为 1 型 AIH 的诊断提供更多的依据,同时也为发现和检测血清中的新抗原提供新的途径,即应用蛋白质组学技术鉴定抗原。

（岳志红）

第十一节　免疫球蛋白

一、概述

(一)生化特性及病理生理

免疫球蛋白(immunoglobulin, Ig)是一类具有抗体活性或化学结构与抗体相似的免疫效应分子,它是由两条相同的重链和两条相同的轻链通过链间二硫键连接而成的四肽链结构。根据免疫球蛋白重链的氨基酸组成和序列的不同,可将免疫球蛋白分为五类,即 IgM,IgD,IgG,IgA,IgE。免疫球蛋白还可分为分泌型和膜型,前者主要存在于血液及组织液中,具有抗体的各种功能;后者构成 B 细胞膜上的抗原受体。不同类的免疫球蛋白具有不同的特性。

免疫球蛋白是由 B 细胞接受抗原刺激后增殖分化为浆细胞所产生的。它最显著的生物学特点是能够特异性地与相应的抗原结合,如细菌、病毒、寄生虫、某些药物或侵入机体的其他异物;其次还可以激活补体系统,从而更好地发挥溶细胞作用。

1. 免疫球蛋白 G(IgG)　IgG 是人类血清中含量最高的一种免疫球蛋白,占成人血清中免疫球蛋白总量的 70% ~ 75%。IgG 于出生后 3 个月开始合成,3 ~ 5 岁接近成人水平。人 IgG 有 4 个亚类,在血清中浓度的高低依次分别为 IgG1,IgG2,IgG3,IgG4。IgG 半衰期 20 ~ 23 天,是再次免疫应答产生的主要抗体,其亲和力高,分布广泛,是机体抗感染的"主力军"。IgG 是唯一能通过胎盘,可由母体传递至胎儿血循环的抗体,在新生儿抗感染免疫中起重要作用。IgG 能通过经典途径活化补体,并可与巨噬细胞、NK 细胞表面 Fc 受体结合,发挥调理作用和抗体依赖细胞介导的细胞毒作用(ADCC)作用等。IgG 还是重要的自身抗体成分,某些抗核抗体、抗甲状腺球蛋白抗体都属于 IgG 型。总之,IgG 是重要的抗感染抗体,在抗感染免疫发生时,它不仅产量大,而且作用时间持久,效果可靠。

2. 免疫球蛋白 A(IgA)　在正常人血清中的含量仅次于 IgG,占血清免疫球蛋白含量的 10% ~20%。按其免疫功能又分为血清型及分泌型两种。血清型 IgA 存在于血清中,其含量占总 IgA 的 85% 左右。血清型 IgA 虽有 IgG 和 IgM 的某些功能,但在血清中并不显示重要的免疫功能。分泌型 IgA 存在于分泌液中,如唾液、泪液、初乳、鼻和支气管分泌液、胃肠液、汗液等。分泌型 IgA 是机体黏膜局部抗感染免疫的主要抗体。IgA 不能通过胎盘。新生儿血清中无 IgA 抗体,但可从母乳中获得分泌型 IgA。新生儿出生 4 ~6 个月后,血中可出现 IgA,以后逐渐升高,到青少年期达到高峰。

3. 免疫球蛋白 M(IgM)　IgM 在 Ig 中相对分子质量最大,通常称为巨球蛋白,占血清中免疫球蛋白总量的 10%。IgM 由 5 个基本结构相同的单体组成,各单体间由一条 J 链连接。IgM 是在个体发育过程中最早产生的抗体,也是经抗原刺激的动物体内最先出现的抗体,因此检查 IgM 的含量,有助于传染病的早期诊断。通过结合补体,IgM 有溶解细菌和溶解血细胞的作用,并能中和病毒,其效能比 IgG 高 100 倍以上,因此 IgM 在机体早期的防御中占有重要地位。IgM 在胎儿 3 个月后即开始合成,但水平很低,1 ~2 岁时血清中 IgM 含量达到成人水平。很多抗微生物的天然抗体、天然的血型抗体、类风湿病中的类风湿因子等都属于 IgM 型。

4. 免疫球蛋白 G4(IgG4)　人免疫球蛋白 G 抗体由四个亚类 IgG1、IgG2、IgG3、IgG4 组成。它们占总 IgG 含量的相对比例在较窄范围内变动,即 IgG1、占 60%~75%,IgG3 和 IgG4 各占不到 10%。IgG 亚类缺陷的患者经常出现上呼吸道或下呼吸道的反复感染。IgG 亚类浓度的单克隆增殖可发生于慢性抗原刺激。IgG4 作为一种反应原抗体,在血清中含量很低,对急慢性感染、自身免疫性疾病的诊断有一定帮助。尤其是对自身免疫性胰腺炎的诊断有着重要提示作用。

(二)血清免疫球蛋白测定

1. 测定方法　目前常采用免疫速率散射比浊法测定。基本原理是抗原抗体形成复合物,使反应液出现浊度,待测抗原量与反应溶液的浊度呈正相关,通过连续测定各单位时间内复合物形成的速率,选取单位时间内复合物形成量最大、散射光强度变化最大的时刻,即所谓的速率峰,来获得被测物浓度的量。

2. 参考范围

IgG:6.94 ~ 16.20g/L;

IgA:0.68 ~ 3.78g/L;

IgM:0.60 ~ 2.63g/L;

IgG4:0.03 ~ 2.01g/L。

(三)检查指征

免疫球蛋白目前已作为一项重要的实验室辅助检查广泛应用于血液病、自身免疫病、慢性感染、肝肾疾病等的辅助诊断。

二、临床意义

(一)IgG,IgA,IgM 均升高

常见于各种慢性感染、慢性肝病、肝硬化、淋巴瘤和某些自身免疫性疾病,如类风湿关节炎、系统性红斑狼疮等。

(二)单一免疫球蛋白增高

常见于免疫增殖性疾病,如多发性骨髓瘤、原发性巨球蛋白血症等。

(三)免疫球蛋白降低

常见于各类先天性免疫缺陷病、获得性免疫缺陷病、联合免疫缺陷病、长期使用免疫抑制剂的患者及骨髓造血干细胞移植术后。单一 IgA 降低常见于反复呼吸道感染患者。

(四)IgG4

升高:慢性细菌性感染如肺结核、慢性支气管炎,自身免疫性疾病如系统性红斑狼疮、AIP,以及免疫增殖性疾病如多发性骨髓瘤等。

降低:大量蛋白流失如肾病综合征,淋巴网状系统肿瘤如淋巴肉瘤、霍奇金病,以及免疫缺陷疾病如免疫蛋白重链缺失等。

三、临床思路(图 3 - 6)

(一)IgA,IgG,IgM 病理性异常升高

M 蛋白是 B 淋巴细胞或浆细胞单克隆异常增殖所产生的一种具有相同结构和电泳迁移率的免疫球蛋白分子或其分子片段(如轻链、重链等),一般不具有抗体活性。M 蛋白诊断标准 IgG ≥ 35g/L, IgA ≥ 20g/L, IgM ≥ 15g/L, IgD >

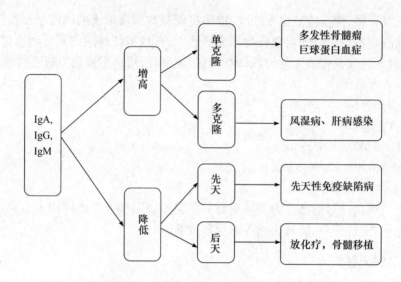

图 3 − 6　免疫球蛋白分析临床思路

2g/L，IgE >2g/L。

M 蛋白有三种类型：①完整的免疫球蛋白分子，其轻链具有一种抗原性，不是 κ 链即为 λ 链；②不完整重链片段组成的免疫球蛋白，而无相应的轻链；③轻链（κ 链和 λ 链），轻链过剩从尿中排出，即为本周蛋白。血清中检测到 M 蛋白，提示单克隆免疫球蛋白增殖病，见于以下疾病。

1. 多发性骨髓瘤　占 M 蛋白血症的 35% ~65%，其中 IgG 型占 60% 左右；IgA 型占 20% 左右；轻链型占 15% 左右，瘤细胞仅合成和分泌单克隆轻链，尿中出现大量本周蛋白，而血清中难于检测到 M 蛋白成分，瘤细胞生长快，病情进展迅速，常有骨损害，较易出现肾功能不全；IgD 和 IgE 型罕见。多发性骨髓瘤中40% ~60% 的患者尿中有本周蛋白即免疫球蛋白轻链存在。

多发性骨髓瘤患者多见血清 IgG >35g/L 或 IgA >20g/L。

2. 巨球蛋白血症　以血液中呈现大量单克隆巨球蛋白(IgM)为特征的 B 淋巴细胞恶性病变。不同于多发性骨髓瘤的是患者很少出现溶骨性病变。血清IgM 水平在 10 ~120g/L，轻链以 κ 型更常见。

3. 重链病　其特征是单克隆增殖不完整，仅有重链而无轻链。较常见的三种类型即 IgG，IgA，IgM 型。

4. 良性 M 蛋白血症　是指血清或尿中存在单一免疫球蛋白或其片段，原因不明，长期观察也未发现骨髓瘤或巨球蛋白血症证据的患者。老年人中发现良性 M 蛋白血症者较多,应注意与多发性骨髓瘤相鉴别。

（二）IgA,IgG,IgM 病理性升高

1. 类风湿关节炎,系统性红斑狼疮　类风湿关节炎、系统性红斑狼疮患者体内存在类风湿因子,它是一种抗人或动物 IgG 分子 Fc 片段的抗体,以变形 IgG 为靶抗原,主要为 IgM 型,其次为 IgG,IgA 型,在常规临床工作中主要检测 IgM 型,它见于 70% 的患者血清。此外还存在抗核抗体等自身抗体,这类抗体主要是 IgG 型,也有 IgM 型。所以类风湿关节炎、系统性红斑狼疮患者血清可见 IgG,IgA,IgM 增高,但低于 M 蛋白诊断标准。

2. 慢性乙肝、肝硬化等慢性肝病　当血清总蛋白 >80g/L 或球蛋白 >35g/L,称为高蛋白血症或高球蛋白血症。总蛋白升高主要是因为球蛋白升高,其中又以 γ 球蛋白增高为主。γ 球蛋白系免疫球蛋白,由 B 淋巴细胞及浆细胞所产生,当肝脏受损,尤其是肝脏的慢性炎症时,刺激单核 – 吞噬细胞系统,γ 球蛋白生成增加。因此,在肝病患者中可见血清免疫球蛋白增加。

3. 慢性炎症与慢性感染　结核病、疟疾、寄生虫病等同样可以刺激机体免疫球蛋白生成增加。

（三）IgA,IgG,IgM 降低

1. 生理性降低　新生儿和婴幼儿由于体液免疫功能尚未成熟,免疫球蛋白的含量较成人低。

2. 病理性降低

（1）先天性低免疫球蛋白血症:主要见于体液免疫缺陷病和联合免疫病。一种情况是免疫球蛋白全缺,如 Bruton 型无免疫球蛋白血症,血中 IgG 常小于 1g/L, IgA,IgM 含量也明显减低为正常人的 1%。另一种情况是 3 种免疫球蛋白缺一种或两种,如 IgA 缺乏患者,易发生反复呼吸道感染;IgG 缺乏患者,易发生化脓性感染;IgM 缺乏患者,易发生败血症。

（2）获得性低免疫球蛋白血症:血清中 IgG 常小于 5g/L,引起原因较多,如大量蛋白流失的疾病(剥脱性皮炎、肾病综合征等)、长期使用免疫抑制剂的患者等。

（四）IgG4 检测对过敏性疾病的诊断

过敏原是一种能导致过敏反应的抗原,其通过吸入、食入和接触等方式进入人体,从而引发各种过敏性疾病。近年来过敏原的特异性 IgG4 抗体检测已越来越被临床重视。过敏原特异性 IgG4 抗体检测在过敏性疾病患者过敏原筛查中可以作为特异性 IgE 抗体检测的一种补充手段,但不能替代特异性 IgE 抗体检测。

（五）IgG4 相关性疾病的诊断

IgG4 相关性疾病是一种与 IgG4 相关,累及多器官或组织,慢性、进行性自身免疫性疾病。该病临床谱广泛,包括米库利兹病、自身免疫性胰腺炎、间质性肾炎及腹膜后纤维化等多种疾病。1995 年,日本学者报道一种以血清 IgG4 水平升高和 IgG4 阳性淋巴 - 浆细胞的组织浸润为特征的纤维炎症性疾病,即自身免疫性胰腺炎(AIP)。现已认识到 AIP 是一种全球性疾病,其特征性表现包括胰腺肿大或肿块(可能类似于恶性肿瘤),血 IgG4 水平升高,组织淋巴 - 浆细胞浸润和激素治疗有效。

IgG4 相关性疾病的特点:①一个或多个器官或组织肿胀增大,似肿瘤性;②IgG4 阳性淋巴细胞大量增生而导致淋巴细胞增生性浸润和硬化;③血清 IgG4 细胞水平显著增高(>1350mg/L),IgG4 阳性淋巴细胞在组织中浸润(IgG4 阳性淋巴细胞占淋巴细胞的 50% 以上);④对糖皮质激素治疗反应良好。

IgG4 相关性疾病多见于经常患有变态反应性疾病的老年人,并且多个器官和组织可被累及,疾病早期无特异性临床表现,虽然 IgG4 相关性疾病有共同的临床特征,但由于累及器官或组织不同,又有各自特殊的表现。正是这种各自特殊的表现,丰富了 IgG4 相关性疾病的临床谱,也给临床诊断、治疗带来了挑战。仅血清 IgG4 水平升高并不能确诊 IgG4 相关性疾病,因为在原发性胆管炎、胰腺癌、急性胰腺炎患者,甚至普通健康人中也有 3% ~ 10% 血清 IgG4 增高。

胰腺是 IgG4 相关性疾病最常累及的器官。IgG4 相关性疾病胰腺病变常被称为自身免疫性胰腺炎(autoimmune pancreatitis,AIP),目前认为 IgG4 相关性疾病胰腺病变是一种全球范围的常见病。

AIP 是以胰腺弥漫性肿大,胰管广泛狭窄为主要特点的慢性炎症性疾病。IgG4 可作为 AIP 早期诊断的检测指标之一,动态监测血清 IgG4 水平及组织中 IgG4$^+$ 浆细胞浸润程度对 AIP 的疗效监测、复发预测及预后判断具有指导意义。

IgG4 相关性疾病胰腺病变的临床表现和影像学检查均与胰腺癌相似,鉴别诊断有一定困难。但 IgG4 相关性胰腺病变有其典型的组织学特征:①胰腺弥漫性间质纤维化呈辐射状;②门静脉阻塞导致闭塞性静脉炎;③胰腺腺泡萎缩;④胰腺组织炎症细胞浸润。为明确诊断,必要时可行组织学检查。IgG4 相关性 AIP 对激素治疗反应良好,而胰腺癌患者则需要及早施行胰十二指肠切除术,故术前的明确诊断对医生是个很大的挑战。

IgG4 相关性疾病还可累及肺,导致间质性肺炎。累及垂体,导致 IgG4 相关性垂体炎。累及泪腺及唾液腺,以对称性泪腺、腮腺和颌下腺腺体肿胀为主要表现的病例。后研究发现,肿胀的腺体中有大量淋巴细胞浸润,称此病为米库利兹病。

IgG4 相关性疾病由于其独特的临床及病理学表现,逐渐得到了国际社会的关注和重视。

（和　晓）

第十二节　抗线粒体抗体

一、概述

（一）生化特性及病理生理

抗线粒体抗体（anti-mitochondrial antibody，AMA）是一组以线粒体内膜和外膜蛋白为靶抗原、以非器官和非种属特异性为特点的自身抗体。自从 1965 年人们首次发现原发性胆汁性肝硬化患者血清中存在抗线粒体抗体以来,此自身抗体已成为诊断原发性胆汁性肝硬化的主要检查项目。不同组织其线粒体膜上靶抗原不同,至今为止,已发现 9 种 AMA（M1～M9）,其中抗 M2 型为 PBC 特异性抗体。线粒体存在于全身各组织的细胞中,以远曲肾小管最为丰富,故检测 AMA 所用的抗原基质多选用肾髓质。以肾切片为抗原载体,能看到 AMA M1～M9 各有其独特的荧光特征。AMA M1～M9 可单独出现,也可以同时出现。

（二）抗线粒体抗体的检测

1. 检测方法　目前间接免疫荧光法仍然很广泛地用于 AMA 的筛查。大鼠肾是间接免疫荧光法检测 AMA 的标准底物。把内因子包被在载片上,制作成生物载片。将稀释的患者样本与生物载片温育,如果样本为阳性,特异性抗体与相应的抗原结合。在第二次温育时,荧光素标记的抗人抗体与结合在生物基质上的抗体反应,形成荧光显微镜下所观察到的特异性荧光模式。

临床上可联合使用 IIF 法和亚型抗原特异性 ELISA 法及免疫印迹法,可提高 AMA 临床应用特异性。

2. 结果判读

AMA < 1∶10：阴性,患者样本中未检出抗线粒体抗体；

AMA > 1∶10：阳性,在生物薄片中,肾小管上皮细胞胞浆中产生颗粒样荧光。HEP-2 细胞质内粗颗粒荧光。

(三)检查指征

排除病毒性肝炎,酒精、药物和化学物质的肝毒性作用及遗传性肝脏疾病,不明原因的转氨酶升高,胆红素、碱性磷酸酶增高,高度怀疑自身免疫性肝病者,需检测 AMA。

二、阳性常见原因

AMA 阳性多见于原发性胆汁性肝硬化。

三、临床思路(图 3 -7)

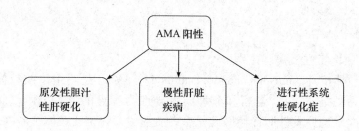

图 3 -7　抗线粒体抗体分析临床思路

1. 原发性胆汁性肝硬化(primary biliary cirrhosis,PBC)　PBC 是一种慢性渐进性胆汁淤积性肝脏疾病,以小胆管破坏为主要组织学特征的非化脓性炎症,并以血清中出现特征性自身抗体为主要标志。PBC 患者几乎都存在抗线粒体抗体,且抗体效价高。在出现任何疾病症状和组织学特征之前数年就可以检测到 AMA,但抗体与疾病的严重性或疾病的进程无关。通常认为 AMA >1:40 对 PBC 有诊断意义。目前在 PBC 患者中共检出 4 种类型的 AMA:抗 M2、抗 M4、抗 M8、抗 M9 抗体,其中 AMA 抗原组中 M2 型主要为丙酮酸脱氢酶复合体,对诊断 PBC 的特异性最高。抗 M4、抗 M8、抗 M9 抗体在 PBC 中的阳性率相对很低。

虽然 AMA 对 PBC 有较高的特异性,但 AMA 的致病性作用仍不清楚。有 PBC 症状而血清中没有 AMA 的患者在疾病进程上与 AMA 阳性的 PBC 患者没有不同。针对广泛存在抗原的自身抗体是怎么引起高度组织特异性和自身免疫损伤的,这个问题现在还不清楚。同时,研究发现,AMA 阳性患者亲属的血清自身抗体阳性率更高。

存在 AMA、碱性磷酸酶升高、相对应肝组织学改变是目前正在使用并在国际上被广泛接受的 PBC 的 3 个诊断标准。

2. AMA 阳性而肝功能正常的 PBC 有学者对一组无症状且 ALP 正常而 AMA 阳性的 29 例患者进行肝活检组织学随访,结果发现 12 例患者肝组织学改变具有诊断价值,仅 2 例患者肝组织学基本正常。24 例随访 10 年发现其 AMA 仍阳性,并且所有病例均出现明显胆汁淤积的证据,其中 22 例出现临床症状。因此,AMA 阳性而 ALP 正常的患者,应随访并每年进行肝功能检查。

3. AMA 阴性的 PBC 如果 AMA 阴性或 AMA 呈现低滴度的弱阳性或患者的血液生化检查以转氨酶升高为主时,肝活检对于明确 PBC 的诊断或排除 PBC 的诊断是必需的。

4. 其他 慢性肝脏疾病(30%)和进行性系统性硬化症(7%~25%)中也可检出抗 M2 抗体,但以低滴度为主。抗 M2 抗体阳性的进行性系统硬化症患者有可能临床上重叠有 PBC。胆总管阻塞性肝硬化、肝外胆管阻塞和继发性胆汁性肝硬化患者中的 AMA 皆为阴性,AMA 可以作为一种鉴别指标。

(和 骁)

第十三节 抗线粒体 2 型抗体

一、生理及生化

抗线粒体抗体(AMA)共有 9 种亚型:M1 ~ M9,但只有 M2,M4,M8 和 M9 对 PBC 具有特异性,其中以 M2 最为常见,直接与 α 氧化酸脱氢酶复合体相关蛋白反应,主要的抗原决定簇位于丙酮酸脱氢酶复合体的 E2 亚单位(PDC-E2)。另外,AMA-M2 抗体也能识别该复合体的 E1-α、E1-β 亚单位及二氧戊二酸脱氢酶复合体(OGDC-E2)和二氧酸脱氢酶复合体支链(BCOADC-E2)等其他几个酶复合体的 E2 亚单位。

二、检测方法

目前建议使用 IIF 法进行初筛,MIT3-ELISA 法由于包含了上述三种最常见的抗原 PDC-E2,OGDC-E2 和 BCOADC-E2,特异性更强,可用于确证实验。

三、临床意义

AMA-M2 是诊断 PBC 的高度特异和敏感的指标,阳性率可达 90% 以上。

在 PBC 中 AMA-M2 多为高滴度,且在疾病前期或无症状期即可检测到,有利于疾病的早期发现和早期诊治。30% 左右的慢性肝病和 7% ~ 25% 的系统性进行性硬化症也可检测到该抗体,但多为低滴度。

(唐素玖)

第十四节　C 反应蛋白

一、概述

(一)生化特性及病理生理

C 反应蛋白在 1930 年由 Tillet 和 Francis 发现。最初他们观察到一些急性患者的血清可与肺炎链球菌的荚膜 C-多糖发生反应,随后证实能与 C-多糖反应的物质是一种蛋白质,因而将这种蛋白质命名为 C 反应蛋白(C-reaction protein,CRP)。CRP 是第一个被认识的急性时相反应蛋白。所谓急性时相反应就是当人体因感染、自身免疫性疾病等组织损伤(如创伤、手术、心肌梗死、肿瘤等)侵害,诱导炎症,使单核细胞和巨噬细胞等释放细胞因子,后者刺激肝细胞产生多种蛋白成分(如 CRP、触珠蛋白、铜蓝蛋白等)的过程。该过程中肝脏产生的蛋白统称为急性时相反应蛋白。CRP 已作为疾病急性期的一个衡量指标,并且 CRP 不受性别、年龄、贫血、高球蛋白血症、妊娠等因素的影响,因而它优于其他急性期的反应物质,在临床应用相当广泛,包括急性感染性疾病的诊断和鉴别诊断,手术后感染的监测;抗生素疗效的观察;病程检测及预后判断等。

CRP 主要的生物学特性有:①通过经典途径激活补体,消耗补体,释放炎症介质,促进黏附和吞噬细胞反应,使细胞溶解;②作用于淋巴细胞和单核细胞的受体,导致淋巴细胞活化、增生,促进淋巴因子生长,并促进抑制性 T 淋巴细胞增生,也增强了吞噬细胞的吞噬作用;③抑制血小板的聚集和释放反应,还能妨碍血小板引起血块收缩。

(二)CRP 的检测

1. 检测方法　目前常采用免疫速率散射比浊法测定。基本原理是利用特异抗 CRP 抗体与样本中 CRP 反应形成复合物,使反应液出现浊度,待测抗原量与反应溶液的浊度呈正相关,通过连续测定各单位时间内复合物形成的速率,选取单位时间内复合物形成量最大、散射光强度变化最大的时刻,即所谓的速率峰,来获得被测物浓度的量。

2. 参考范围

CRP < 7.9mg/L,hs-CRP < 3mg/L;

正常健康人的 CRP 值非常低,一般 < 0.85mg/L,90% 的正常人 < 0.3mg/L,99% 的正常人 CRP < 1.0mg/L;

CRP 10 ~ 99mg/L,提示局灶性或浅表感染,CRP ≥ 100mg/L 提示败血症或侵袭性感染等严重感染。

(三)检查指征

(1)可用于对炎症过程的筛选,明确急性器质性疾病的存在。

(2)诊断和监测感染。

二、阳性常见原因

CRP 升高见于急性心肌梗死、创伤、感染、炎症、外科手术、肿瘤浸润。CRP 由肝脏产生,当肝脏严重损害时其增高可不明显。

三、临床思路(图 3 – 8)

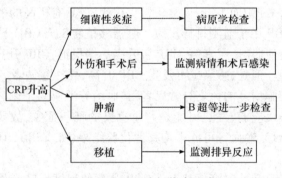

图 3 – 8　CRP 分析临床思路

(一)CRP 的临床应用

1. 鉴别细菌感染与病毒感染　当细菌感染引发炎症,CRP 在炎症进程开始 4 ~ 7 小时就可开始升高,且升高的幅度与细菌感染的严重程度相一致;病毒感染时 CRP 不增高或增高不明显,以此鉴别感染的性质,指导临床治疗,减少不必要的抗生素使用,有效防止抗生素的滥用。特别是老年人,免疫系统反应顺应性下降,可能有感染发生但临床上并无发热、白细胞升高等情况,此时检测 CRP 有助于检出细菌感染。此外在菌血症、脓毒血症中,CRP 迅速升高,而依赖血培养则至少需要 48 小时,且其阳性率不高。

2. 监控病情变化及术后感染,并用于抗生素疗效观察　CRP 在血中升高的幅度与感染的程度正相关。一般手术后 4~6 小时 CRP 开始升高,48~72 小时达最高峰(250~350mg/L),这是因为组织损伤刺激反应。如无并发症术后 5~7 天降至正常水平。如术后出现感染,则 CRP 长时间不下降;术前 CRP 升高者,术后感染率也远高于术前 CRP 不高者。在烧伤患者中,CRP 与烧伤面积、烧伤深度和感染程度有关。小面积烧伤与大面积烧伤相比,后者 CRP 明显升高。若不合并感染,则于烧伤后 3 天 CRP 开始下降,1 个月内迅速降至正常,若合并感染则 CRP 再度升高。有感染风险的患者(10% 以上是部分结肠切除的患者)应该通过每天测定 CRP 来监测。

对细菌感染应用抗生素治疗时,动态检测 CRP 是必要的,它比临床体征更早做出并发症警报和治疗效果的判定,在粒细胞缺乏症或机体免疫状态抑制时更有临床意义。

3. CRP 与其他炎症因子的相关性　CRP 与其他炎症因子如白细胞总数、红细胞沉降率和多形核白细胞等具有密切相关性。CRP 与白细胞数存在正相关。在炎症反应中起着积极作用,使人体具有非特异性抵抗力。在患者疾病发作时,CRP 可早于白细胞而上升,恢复正常也很快,故具有极高的敏感性。

4. 移植　CRP 用于监测排异反应。脏器移植后 8 天 CRP 下降至正常,如发生排斥反应则血清肌酐、尿素氮、CRP 皆升高。据报道,CRP 升高在排斥反应发生之前 4 天出现。但是,感染也可发生 CRP 升高,要注意两者的鉴别。约 40% 伴有发热和白细胞增多的免疫异常患者,其血培养证实为细菌感染,CRP 增高。因这类患者感染反应弱,发热可能是严重感染的唯一征象,故要结合相关的化验检查。化学治疗、输血等可能影响其他化验结果(如 ESR),但 CRP 不会受到影响。

5. 评估疾病活动性和疗效监测　CRP 升高的程度反映炎症组织的大小或活动性,在急性炎症和感染时,CRP 与疾病活动性有良好的相关性。如果 CRP 持续升高表示炎症无好转,常是治疗失败和预后差的证明,如恶性疾病,感染和心肌梗死。

6. 肺部感染　肺炎在老年人群中较难诊断,通常少有发热。在许多情况下 CRP 大于 100mg/L,强烈提示细菌感染,如肺炎或化脓性支气管炎。典型的病毒性肺炎不会超过 50mg/L。

7. 结晶性关节炎　在痛风中,轻到重度的 CRP 升高较常见,然而在假痛风中较少上升。

8. **骨关节炎** 这种情况 CRP 升高主要是退化变性而不是炎症。

9. **胃肠疾病,肠道炎性疾病** 活动性阶段性胃肠炎伴随与疾病活动性相关的 CRP 升高,而且可用来做治疗监测。溃疡性结肠炎与 CRP 的轻微升高有关联。过敏性肠道综合征是一种功能性疾病,与炎症无关,不引起 CRP 升高。

10. **恶性肿瘤** 发热和急性时相反应是范围大的恶性肿瘤的普遍特点。这是由于肿瘤本身释放细胞因子,巨噬细胞浸润或伴发感染或组织坏死。已升高和正在升高的 CRP 水平预示着不良的预后及常提示转移散布。如果排除感染,CRP 水平与预后和肿瘤散布是相关的。

11. **评估急性胰腺炎的严重程度** 当 CRP 高于 120mg/L 时,则可提示为急性坏死性胰腺炎;当 CRP 高于 250mg/L 时,则可提示为广泛坏死性胰腺炎。

12. **新生儿期感染** 新生儿时的 CRP 是在胎儿期自身产生,而不能从母体经胎盘获得。在新生儿生后 3 天内测 CRP 是没有特异性的,因为分娩可使 CRP 应激性升高。虽然新生儿的免疫系统尚不成熟,但在急性炎症时,肝脏可以合成大量的 CRP,因而大多数细菌感染的新生儿,CRP 在一定时期内均有升高,CRP 的升高亦可出现于非细菌感染的情况下,如胎粪吸入、呼吸窘迫综合征等。

新生儿败血症时,尤其是早产儿常常不会像年长儿那样出现发热、白细胞升高等支持感染的指标,病原菌的分离、培养需要时间较长,并且阳性率低,从而使新生儿败血症的早期诊断受到限制。CRP 是一种诊断新生儿败血症的手段。新生儿败血症早期,CRP 的敏感性为 47% ~ 100%,特异性是 6% ~ 97%,阴性预期值往往高于阳性预期值。

13. **脑膜炎** CRP 对于诊断细菌性脑膜炎有指导意义。近年来,在儿科,还常应用 CRP 值来鉴别脑脊液结果不能区分的病毒性脑炎及细菌性脑膜炎,并通过监测其值来观察患儿对抗生素的反应。细菌性脑膜炎经积极治疗后,CRP 在几天内迅速下降,而脑脊液中蛋白升高、糖降低、血 ESR 升高等均有一个滞后期,因此,CRP 对治疗的反应要优于其他辅助检查。

14. **骨及关节感染** 近年来,CRP 和发热一起作为决定关节炎积液时是否需要关节穿刺的指征。大多数不伴有败血症性关节炎的急性血源性骨髓炎的患儿,经积极治疗后,升高的 CRP 在 1 周内迅速降至正常。ESR 亦有相似的改变,但它出现的时间及下降的时间要比 CRP 晚,而白细胞计数则反应不敏感。CRP 的再度升高可能是败血症性骨炎、关节炎复发的重要指征。

15. **免疫性疾病的判断** 类风湿关节炎患者 CRP 水平与疾病的严重程度、关节的咬合程度及受累关节数相关。而在系统性红斑狼疮中,CRP 不升高或轻度升高,如 CRP 明显升高,提示存在与系统性红斑狼疮本身无关的细菌感染存在。

（二）超敏 C 反应蛋白的临床应用

随着检测技术的不断发展,诞生了超敏 C 反应蛋白(high sensitivity CRP, hs-CRP)这一概念,它不是一种新的 CRP,而是根据测定方法更敏感而命名的。hs-CRP 代表低水平(0.1~10mg/L)的 CRP 浓度。原先认为是正常的血清 CRP 水平(如<3mg/L)却同未来的心血管病的发生密切相关。大量研究资料表明,动脉粥样化的血栓形成除了是脂肪堆积过程外,也是一个慢性炎症过程,而 CRP 是动脉粥样化的血栓形成疾病的介导和标志物。CRP 对心绞痛、急性冠状动脉综合征和行经皮血管成形术患者,具有预测心肌缺血复发危险和死亡危险的作用。

许多前瞻性研究已证实在已确诊的心血管疾病个体中,hs-CRP 是未来发生心血管疾病发病率和死亡率的预测指标。其次它也是一个很好的预后指标,动脉粥样硬化损伤、局部炎症的程度和范围引起的刺激反应可导致血清 hs-CRP 水平升高。

hs-CRP 用于心血管疾病危险性评估时,hs-CRP < 1.0mg/L 为低危险性,1.0~3.0mg/L 为中度危险性,>3mg/L 提示有高度危险性,>10mg/L 提示可能存在其他感染。

hs-CRP 虽可以预测心血管事件的危险及总死亡率,但避免在感染、创伤及存在炎症的条件下测定 hs-CRP,这会限制它的临床应用,从而可能低估 hs-CRP 在流行病学研究中的真正预测价值。

影响超敏 CRP 的常见生理因素如下。

（1）年龄:40 岁以下男女 CRP 水平相当,40 岁以上男性高于女性。

（2）肥胖:肥胖导致 CRP 升高的原因在于皮下和内脏脂肪组织产生 IL–6,进一步导致肝脏产生大量的 hs-CRP。

（3）吸烟:吸烟可导致 hs-CRP 浓度增高,原因是影响血管内皮细胞功能使内皮功能失常,大量炎症因子产生,最终 hs-CRP 分泌增高。

综上所述,hs-CRP 作为一个灵敏指标,它的应用已从感染性疾病的诊断拓展到心脑血管疾病的预报和监测等多方面,随着 hs-CRP 检测技术的发展,其临床应用前景将更加广阔。同时,hs-CRP 这个指标应当引起临床医生的重视,以发挥其在更广泛的医学领域的应用价值。

（和　骁）

第十五节 非典型性核周型抗中性粒细胞胞浆抗体

AIH 患者中,非典型 pANCA 有较高的敏感性(50% ~92%)和滴度(平均 1:11),成为慢性隐匿性肝炎的重要标志物。此外,90% 的原发性硬化性胆管炎 (primary sclerosing cholangitis, PSC)、70% 的 AIH、5% 的 PBC 及部分炎症性肠病中都能检出非典型 pANCA。AIH 和溃疡性结肠炎中主要以 IgG1 型 pANCA 为主,而 PSC 中则是 IgG1 和 IgG3 型的 pANCA。在 AIH 中,该抗体没有预后价值。

(唐素玫)

第十六节 抗心磷脂抗体

一、概述

(一)生化特性及病理生理

抗磷脂抗体是针对一组含有磷脂结构抗原物质的自身抗体,抗心磷脂抗体 (anti-cardiolipin antibody, ACLA)就是其中的一种。ACLA 以心磷脂为靶抗原,能干扰磷脂依赖的凝血过程,抑制内皮细胞释放前列腺素;与凝血系统改变、血小板减少等密切相关。ACLA 可有 IgG,IgA,IgM 型,以 IgG 最常见,IgM 次之。ACLA 确切的致病机制不清楚,但 ACLA 阳性或持续升高与患者的动静脉血栓形成、血小板减少、反复自发性流产及神经系统损伤为特征的多系统受累的抗磷脂综合征有关。

(二)抗心磷脂抗体的检测

1. 检测方法 目前实验室常用 ELISA 法进行检测。通常用纯化的中心磷脂包被反应板,加入待测血清,如果待测血清中有 ACLA 存在,则形成抗原抗体复合物,加入酶标第二抗体后,则与已形成的磷脂蛋白-抗磷脂蛋白抗体复合物结合,当加入酶反应底物后,出现颜色反应,显色的深浅与 ACLA 含量呈正相关。如加入的酶标二抗分别是 IgG,IgA,IgM 时,则可分别测出血清中 IgG、IgA、IgM 型 ACLA 的水平。

2. 参考范围　ACLA < 12RU/ml。

(三)检查指征

自发性流产、早产、自身免疫疾病患者需要检测抗心磷脂抗体。

二、阳性常见原因

抗心磷脂抗体见于系统性红斑狼疮、类风湿关节炎等风湿病,反复自然流产、抗磷脂综合征,以及肿瘤、感染(梅毒、AIDS、丙型肝炎、结核、细小病毒和巨细胞病毒感染)、脑卒中、心肌梗死患者。也可由药物如氯丙嗪等引起,部分健康人中也可检测到,而在抗磷脂抗体综合征的诊断中需中高滴度的抗体才称为阳性。

三、临床思路(图3-9)

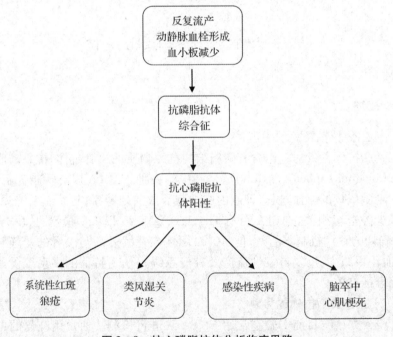

图3-9　抗心磷脂抗体分析临床思路

病理性阳性见于如下疾病:

1. 抗磷脂抗体综合征(antiphospholipid antibody syndrome, APS)　本病是一种非炎症性自身免疫病,临床上以动静脉血栓形成、习惯性流产和血小板减少等症状为表现,血清中存在抗磷脂抗体,上述症状可以单独或多个共同存在。根据病因分类:①原发性抗磷脂抗体综合征;②继发性抗磷脂抗体综合征,原因有系统性红斑狼疮及其他自身免疫性疾病、淋巴增生性疾病、肿瘤、感染(细菌、病毒、原虫)、炎症、药物等。

APS 在临床较少见,其国际诊断标准如下,临床指标:①血管内血栓形成,表现为动脉、静脉或任何组织或器官内小血管血栓形成的一次或多次临床发作。②妊娠并发症,表现为一次或多次妊娠 10 周后不明原因的且形态学正常的流产;或一次或多次妊娠 34 周时或之前早产且新生儿形态正常;或 3 次以上连续的不明原因的胎龄 10 周前自发性流产。实验室指标:①ACLA 间隔 6 周以上 2 次检测患者血清 ACLA 均为中高滴度;②狼疮抗凝集物(lupus anticoagulant,LAC),根据国际血栓形成和止血协会标准检测方法,间隔 6 周以上 2 次均检测到患者血中 LAC。做出明确的 APS 诊断需要符合至少一项临床指标和实验室指标,且临床表现和发现阳性实验室指标间无时间限制。

2. 系统性红斑狼疮 ACLA 在系统性红斑狼疮患者中阳性检出率很高,总阳性率可达 70% ~80%,ACLA 抗体阳性的系统性红斑狼疮患者发生血管炎、溶血性贫血、心脏及中枢神经系统损害的概率明显高于 ACLA 阴性者,ACLA 抗体阳性的女性系统性红斑狼疮患者因血小板凝集功能增强,血栓素增加,更易形成血栓,妊娠时易发生流产。血清及脑脊液中 ACLA 的检测有助于神经精神性狼疮患者的临床诊断。系统性红斑狼疮患者还可以继发抗磷脂抗体综合征。

3. 类风湿关节炎 ACLA 在类风湿关节炎患者中的阳性率可到 33% ~49%,ACLA 抗体检测是了解疾病进展及是否伴发抗磷脂抗体综合征的实验室指标。

4. 血栓形成 很多文献报道 ACLA 是血栓形成的指标之一,一些年轻人出现不明原因的多发性深部静脉栓塞、肾静脉栓塞、视网膜静脉栓塞,实验室检查唯一不正常的就是 ACLA 的升高。有人对健康中年男性做前瞻性的群组研究得出结论:高水平 ACLA 是发生心肌梗死的独立的危险因素。亦有人报道脑梗死、心肌梗死患者 ACLA 阳性率分别为 63.3% 和 66.67%。急性脑血管病患者中高水平的 ACLA 抗体是预后不良的危险信号,ACLA 水平降低,病情好转;复发性脑梗死患者血清中 ACLA 水平高于原发性脑梗死患者,ACLA 是脑出血及脑梗死的危险因素。

5. 反复流产 确切机制尚不清楚,可能与以下几点有关:ACLA 可使胎盘血管出现多发性梗死,胎盘血流减少;能抑制胎儿血管内前列腺素产生,引起循环障碍;可直接引起滋养层的损伤而导致流产、死胎。在 ACLA 阳性的孕妇中,发生胎儿生长迟缓的概率约为 15% ,而在 ACLA 阴性孕妇中,胎儿生长迟缓的发生率仅为 1.7% 左右,所以 ACLA 与反复自然流产和胎儿发育迟缓有一定相关性。约 70% 未经治疗的 ACLA 阳性患者可发生自发性流产和宫内死胎。

6. 肾脏疾病　有人对 51 例狼疮性肾炎患者做肾活检发现,在有肾小球毛细血管血栓形成和血清 ACLA 阳性患者标本中肾小球硬化、新月体形成和肾小球坏死程度均高于 ACLA 阴性者,提示 ACLA 阳性可作为狼疮性肾炎肾小球毛细血管血栓形成的预测指标,并提示远期预后不佳。

原发性肾病综合征的发病机制主要为免疫介导的损伤,易出现高凝状态,有研究发现本病中 ACLA 阳性组较阴性组高凝状态更明显,肾小球损伤程度更重,对治疗的敏感性降低,提示 ACAL 在肾病综合征的发展中可能起一定作用。

7. 感染　在许多传染病特别是病毒引起的疾病如 HIV 感染、腮腺炎、甲型肝炎和丙型肝炎中可检出。

(和　骁)

第十七节　抗胃壁细胞抗体

一、概述

(一)生化特性及病理生理

位于胃黏膜上的胃壁细胞能分泌产生盐酸和内因子。抗胃壁细胞抗体(anti - parietal cell antibody,APCA)的靶抗原已被确定为 H^+/K^+ - ATP 酶,其与盐酸的产生有关。胃壁细胞自身抗体在体外可溶解胃壁细胞,灌注含胃壁细胞抗体的人血清 IgG 可导致胃壁细胞的胃酸过少症和萎缩。然而,内源性的自身抗体在体内是否有致病性仍不确定。

APCA 主要抗体类型是 IgG 和 IgA,APCA 攻击壁细胞,使壁细胞总数减少,导致胃酸分泌减少或丧失。

(二)抗胃壁细胞抗体的检测

1. 标本采集　血清。

2. 检测方法　目前实验室常用间接免疫荧光法。鼠胃是检测胃壁细胞抗体的标准抗原基质,包被在载片上,制作成生物载片。将稀释的患者样本与生物载片温育,如果样本为阳性,特异性抗体与相应的抗原结合。在第二次温育时,荧光素标记的抗人抗体与结合在生物基质上的抗体反应,形成荧光显微镜下所观察到的特异性荧光模式。

3. 结果判读

APCA < 1 : 10:阴性,患者样本中未检出 APCA;

APCA > 1 : 10:阳性,APCA 引起壁细胞胞浆粗颗粒或块状荧光,而其他部位不荧光。抗线粒体抗体常会干扰 APCA 的检测,抗线粒体抗体在胃壁细胞胞浆中呈现细颗粒样荧光,周围的组织和细胞也会出现阳性反应,但荧光较弱。在一些抗线粒体抗体阳性的标本中是有可能检测到抗胃壁细胞抗体的。只是当使用常规的组织切片为基质时,APCA 的荧光由于抗线粒体抗体干扰而被掩盖。

(三)检查指征

对于慢性胃炎、恶性贫血的患者,需考虑检测 APCA。

二、阳性常见原因

抗胃壁细胞抗体可在慢性萎缩性胃炎、恶性贫血患者血清中检测到。但是,该抗体偶尔也出现在自身免疫性内分泌器官疾病和正常人群中。

三、临床思路(图 3 - 10)

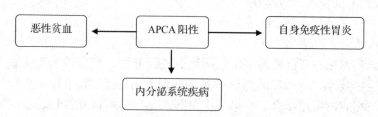

图 3 - 10 抗胃壁细胞抗体分析临床思路

(一)除外非疾病因素

正常人群中,尤其是老年人,会有一定比例的低滴度阳性。

(二)病理性阳性

1. 自身免疫性胃炎 以富含壁细胞的胃体黏膜萎缩为主,属于慢性萎缩性胃炎。患者血中存在自身抗体如 APCA,伴恶性贫血者还可查到内因子抗体。内因子抗体与内因子结合,使维生素 B_{12} 吸收,从而导致恶性贫血。APCA 的阳性率与胃黏膜病变的进展程度相关,但抗体效价与病变进展程度不相关,也不与治疗效果平行。所有抗胃壁细胞抗体阳性的患者在内窥镜检查时都被确诊为慢性萎缩性胃炎,其阳性发生率几乎为 100%。

2.恶性贫血　尽管抗胃壁细胞抗体在诊断恶性贫血中敏感性很高,可达到80%~90%,但是,由于其与多种疾病相关,因而特异性不高。但是,抗胃壁细胞抗体的测定有助于恶性贫血与其他大细胞性贫血的鉴别诊断。

3.自身免疫性甲状腺炎和某些内分泌疾病　大约30%的自身免疫性甲状腺炎和1型糖尿病的患者中用间接免疫荧光法都可以检测到 APCA。原发性肾上腺萎缩、原发性甲状旁腺功能减退等也有不同程度阳性。

(和　骁)

第十八节　抗内因子抗体

一、概述

(一)生化特性及病理生理

内因子是由壁细胞分泌的一种糖蛋白,它能与食物中的维生素 B_{12} 结合,形成一复合物而使后者易于被回肠主动吸收。内因子抗体与内因子结合,使维生素 B_{12} 吸收不良从而导致恶性贫血。

(二)抗内因子抗体的检测

1.标本采集　血清。

2.检测方法　目前实验室常用间接免疫荧光法。把内因子包被在载片上,制作成生物载片。将稀释的患者样本与生物载片温育,如果样本为阳性,特异性抗体与相应的抗原结合。在第二次温育时,荧光素标记的抗人抗体与结合在生物基质上的抗体反应,形成荧光显微镜下所观察到的特异性荧光模式。

3.结果判读

抗内因子抗体 <1:10:阴性,患者样本中未检出内因子抗体,整个内因子生物薄片是呈暗色的。

抗内因子抗体 >1:10:阳性,在生物薄片中,暗色的背景下呈现着包被有内因子的绿色环状区域。

(三)检查指征

恶性贫血患者需要检测内因子抗体。

二、阳性常见原因

抗内因子抗体常见于恶性贫血患者血清中。

三、临床思路（图3-11）

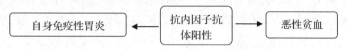

图3-11 抗内因子抗体分析临床思路

1. 自身免疫性胃炎 自身免疫性胃炎的患者可伴随内因子抗体阳性,高度提示将发展成恶性贫血的风险。

2. 恶性贫血 内因子抗体对恶性贫血具有高度特异性。恶性贫血是可由维生素 B_{12} 吸收障碍引起的巨细胞贫血。可由于胃壁细胞产生的内因子不足引起,也可因为抗内因子抗体封闭了内因子和维生素 B_{12} 的结合点引起。在 $40\% \sim 60\%$ 的恶性贫血患者中检测到内因子抗体。随着疾病期的延长,阳性率能达到 $60\% \sim 80\%$。内因子抗体的滴度与恶性贫血的病情进程不相关。

（和　骁）

第十九节　叶酸及维生素 B_{12}

一、概述

（一）生化特性及病理生理

1. 叶酸（folic acid） 是一种广泛存在于绿色蔬菜中的水溶性 B 族维生素。叶酸为机体细胞生长和繁殖所必需的物质,有二氢叶酸和四氢叶酸两种形式,而在人体中只有四氢叶酸才具有生理功能。叶酸在肝内二氢叶酸还原酶的作用下,转变为具有活性的四氢叶酸。四氢叶酸在体内参与嘌呤核酸和嘧啶核苷酸的合成和转化,在核酸合成上扮演重要的角色。与维生素 B_{12} 共同促进红细胞的合成和成熟。

叶酸的主要生理作用:①对细胞的分裂生长及核酸、氨基酸、蛋白质的合成起重要作用;②与维生素 B_{12} 共同促进红细胞的生成和成熟,是制造红细胞不可缺少的物质;③对婴幼儿的神经细胞与脑细胞发育有促进作用;④抗肿瘤作用:叶酸可引发癌细胞凋亡,对癌细胞的基因表达有一定影响。

叶酸缺乏时,细胞内 DNA 合成减少,细胞分裂成熟发生障碍,引起巨幼细胞贫血。

2. 维生素 B_{12} 是唯一含金属元素的维生素,广泛存在于动物类食品中。食物中的维生素 B_{12} 常与蛋白质结合而存在,在胃中要经酸或在肠内经胰蛋白酶作用与蛋白质分开,然后需要一种由胃黏膜细胞分泌的内因子(intrinsic factor, IF)的协助,才能在回肠被吸收。

维生素 B_{12} 为机体维持正常代谢、DNA 合成和红细胞再生所必需。在人类组织中,有两种生化反应需要维生素 B_{12} 的参与。一种是从高半胱氨酸合成甲硫氨酸的反应,其中产生的四氢叶酸与 DNA 的合成有关;另一种是甲基丙二酸辅酶 A 转变为琥珀酸辅酶 A,其中产生的琥珀酸辅酶 A 与血红素的合成有关。

所以,维生素 B_{12} 缺乏时,影响上述两种生化反应的正常进行,四氢叶酸、琥珀酸辅酶 A 减少,DNA 合成缺陷和血红素的合成障碍而致巨幼红细胞贫血。

维生素 B_{12} 的主要生理功能:①促进红细胞的发育和成熟,使机体造血功能处于正常状态,预防恶性贫血;②以辅酶的形式存在,可以增加叶酸的利用率,促进碳水化合物、脂肪和蛋白质的代谢;③具有活化氨基酸的作用和促进核酸的生物合成,可促进蛋白质的合成,对婴幼儿的生长发育有重要作用;④是神经系统功能健全不可缺少的维生素,参与神经组织中一种脂蛋白的形成。

(二)叶酸、维生素 B_{12} 的检测

1. 标本采集 血清,测定前需空腹。

2. 检测方法 目前实验室常用电化学发光法检测叶酸、维生素 B_{12}。

3. 参考范围

血清叶酸:$4.2 \sim 19.9 \mu g/L$,血清叶酸 $<3\mu g/L$ 时,为叶酸缺乏。

血清维生素 B_{12}:$240 \sim 900ng/L$,血清维生素 $B_{12} < 100ng/L$ 时,为维生素 B_{12} 缺乏。

(三)检查指征

(1)出现贫血、出血症状,胃肠道慢性疾病、妊娠妇女。

(2)抑郁、失眠等精神系统症状,应警惕维生素 B_{12} 导致的神经系统表现。

(3)长期服用能影响叶酸、维生素 B_{12} 吸收的药物的人群。

二、临床意义

1. 叶酸升高 见于服用叶酸药物。

2. 维生素 B_{12} 升高 见于服用维生素 B_{12} 药物。

3. 叶酸缺乏见于

(1)摄入减少:主要原因是食物加工不当,如烹调时间过长或温度过高,破

坏大量叶酸;其次是偏食,缺少富含叶酸的蔬菜、肉蛋类食物。

(2)需要量增加:婴幼儿、青少年、妊娠和哺乳期妇女需要量增加而未及时补充;甲状腺功能亢进、慢性感染、肿瘤等消耗性疾病患者,叶酸需要量也增加。

(3)吸收障碍:腹泻、小肠炎症、肿瘤和手术及酒精等影响叶酸吸收。

(4)某些药物可能影响叶酸的吸收,或干扰叶酸的代谢,引起叶酸缺乏,如叶酸拮抗物、抗癫痫药和抗结核药等,必要时需要增加叶酸摄取量。

(5)叶酸排出增加:血液透析、酗酒可增加叶酸排出。

4. 维生素 B_{12} 缺乏见于

(1)摄入减少:完全素食者因摄入减少导致缺乏。

(2)吸收障碍:这是缺乏最常见的原因。可由于内因子、胃酸胃蛋白酶的缺乏引起,也可见于胰腺功能低下、胃萎缩或胃切除术、肠道疾病、肠道寄生虫或细菌大量繁殖消耗等。

(3)药物影响:长期使用二甲双胍降糖会增加维生素 B_{12} 缺乏的风险,长期使用二甲双胍需考虑定期测定维生素 B_{12}。

三、临床思路(图 3 - 12)

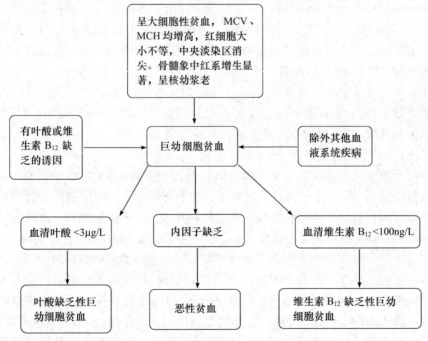

图 3 - 12 叶酸及维生素 B_{12} 分析临床思路

1. 巨幼细胞贫血　巨幼细胞贫血是叶酸和(或)维生素 B_{12} 缺乏或其他原因引起 DNA 合成障碍所致的一类大细胞性贫血。由于 DNA 的合成受到了抑制，核蛋白形成不足，骨髓中新形成的红细胞不能成熟，细胞分裂增殖速度下降，细胞体积增大而出现了巨幼细胞。巨幼细胞贫血的确定主要依据血细胞形态学特点，结合血清叶酸和维生素 B_{12} 的水平进行诊断。若无条件检测血清叶酸和血清维生素 B_{12} 水平，可予诊断性治疗，叶酸或血清维生素 B_{12} 治疗 1 周左右网织红细胞上升者，应考虑叶酸或维生素 B_{12} 缺乏。

当血清叶酸 $<4\mu g/L$，血清维生素 $B_{12}<100ng/L$，可考虑巨幼细胞贫血的诊断。

需要注意的是，造血系统肿瘤性疾病如急性非淋巴细胞白血病 M_6 型、红血病、骨髓增生异常综合征，骨髓均可见幼红细胞巨幼样改变等病态造血现象，但血清叶酸、维生素 B_{12} 水平不低，且补充无效。

2. 叶酸缺乏引起胎儿神经管畸形　由于叶酸与 DNA 的合成密切相关，孕妇若摄入叶酸严重不足，就会使胎儿的 DNA 合成发生障碍，细胞分裂减弱，其脊柱的关键部位的发育受损，导致脊柱裂。妇女在怀孕的前 6 周内若摄入叶酸不足，其生出无脑儿和脑脊柱裂的畸形儿的可能性增加 4 倍。

一项随机对照的临床试验表明，在受孕前给含叶酸的营养补充剂进行干预，能有效和明显降低婴儿神经管畸形(脊柱裂和无脑儿)的发生。另一项随机和有对照的试验也表明以前生过患神经管畸形孩子的妇女，当其再次怀孕前给予大剂量叶酸(4mg/d)，能有效地预防下一个孩子发生神经管畸形。

3. 叶酸与宫内生长迟缓的关系　妊娠妇女体内的叶酸水平和婴儿的出生体重有显著相关，有报道妊娠妇女第 3 个月时血清和红细胞叶酸的水平(尤其是红细胞叶酸水平)可以作为新生儿出生体重的预测指标。同时孕妇的叶酸水平和流产、早产的发生率相关，叶酸水平高，发生率则低。

4. 叶酸缺乏与心血管疾病　曾有研究报道，膳食中缺乏叶酸会使血中的高半胱氨酸水平升高，由于血液中过高的高半胱氨酸水平，使得激活血管内皮细胞增殖基因被启动，使这些细胞变成动脉粥样斑块，形成血凝块，造成管腔狭窄和闭塞，而易诱发急性心脑血管病。若在膳食中增加富含叶酸的食物，则可促使高半胱氨酸转变为对人体无害的蛋氨酸，使冠心病发病的危险性减小。

5. 叶酸缺乏与肿瘤　叶酸抗肿瘤的机制复杂，叶酸缺乏会引起：①DNA 甲基化减低，修复机制障碍，染色体脆性易变；②尿嘧啶脱氧核苷酸取代胸腺嘧啶核苷酸掺入 DNA，使 DNA 链断裂；③增强致癌病毒的作用；④影响细胞的凋亡。

6. 叶酸缺乏与消化系统疾病　叶酸摄入不足会导致消化道黏膜的萎缩性

改变,可引起舌炎,俗称"牛肉舌"（舌面及舌背鲜红色）,病情迁延者出现镜面舌（舌面乳头萎缩、光滑）,伴灼痛感和味觉异常,以及引起食欲减退、恶心、呕吐、腹胀和腹泻等消化不良症状,形成慢性萎缩性胃炎,甚至可导致消化道肿瘤（如胃癌和结肠癌）的发生。

7. 叶酸摄入过多影响维生素 B_{12} 的吸收　对于儿童和维生素 B_{12} 缺乏的老年人,叶酸不宜摄入过多。尤其当体内供应量充足的时候,若大量地摄入叶酸会掩盖恶性贫血时的维生素 B_{12} 缺乏,造成维生素 B_{12} 缺乏的初期症状不易显现,一直到后期神经受到损害时才觉察,这将会对健康造成严重的危害。尤其值得注意的是,目前市场上许多叶酸强化食品,都未考虑维生素 B_{12} 的强化,虽可以减少神经管缺陷的发生,但也提高了维生素 B_{12} 缺乏的危险性,会延缓疾病的治疗。

8. 维生素 B_{12} 缺乏可导致抑郁症　维生素 B_{12} 具有参与核酸的合成、促进红细胞发育和成熟、确保脑神经细胞的氧气供应等功能,并能维持中枢周围髓鞘神经的正常代谢,保持神经纤维的完整性,参与多种代谢过程,使脑神经介质维持在正常状态。所以维生素 B_{12} 缺乏,容易使人思维迟缓、情绪低落、意志减退,甚至产生自杀想法及行为。调查发现,在抑郁症患者中有 1/4 的患者体内缺乏维生素 B_{12}。

9. 维生素 B_{12} 缺乏与老年性痴呆　英国一项研究表明,加大维生素 B_{12} 和叶酸的摄入有利于避免常见的早发性痴呆。研究人员对数百名受试者进行血样分析揭示,血液中维生素 B_{12} 含量在正常范围的 1/3 下限者患老年痴呆的可能性增加 3 倍以上,而叶酸含量同样低者患此病的可能性增加 2 倍。维生素 B_{12} 是神经系统功能健全不可缺少的维生素,参与神经组织中一种脂蛋白的形成。维生素 B_{12} 缺乏,可使体内转钴胺素 I 结构和作用改变,进而导致免疫球蛋白生成衰竭,抗病能力减弱,严重时会引起神经细胞的损害,如造成弥漫性和进行性神经脱髓鞘作用,这就破坏了神经细胞的正常形态以及功能,从而诱发各种神经性疾病。通常情况下这种疾病始发于外周神经,逐渐发展到脊髓的后段和侧段,引起感觉异常、记忆力减退,严重时甚至会导致老年性痴呆。

10. 维生素 B_{12} 过量的危害　维生素 B_{12} 是人体内每天需要量最少的一种,过量的维生素 B_{12} 会产生毒副作用。据报道注射过量的维生素 B_{12} 可出现哮喘、荨麻疹、湿疹、面部水肿、寒战等过敏反应,也可能引发神经兴奋、心前区痛和心悸。维生素 B_{12} 摄入过多还可导致叶酸的缺乏。

（和　骁）

第二十节 抗肌动蛋白抗体

一、生理及生化

抗肌动蛋白抗体(antibodies to actin，Anti-actin)实际上是平滑肌抗体(smooth muscle antibodies，SMA)的一个亚类，对应的抗原是多聚纤维肌动蛋白(filamentous actin，F-actin)。在自身免疫性肝病中常见，但在其他慢性肝脏疾病中较少见。

二、检测方法

目前没有标准化检测方法，IIF、ELISA、对流免疫电泳均可以用来检测 Anti-actin。最常见的是 IIF 方法，其基质 HEp - 2 细胞或纤维蛋白原细胞需要用长春碱或秋水仙碱提前处理。也有用 F-actin 抗原包被的 ELISA 试剂盒，对于 AIH 患者能达到 71% 敏感性，90% 特异性，其诊断特异性要高于 SMA。

三、临床意义

Anti-actin 是 AIH 的特异性标志物，有一定的诊断价值和预后价值。与 Anti-actin 血清阴性患者比较，阳性患者一般发病较早，皮质类固醇的治疗效果不好，接受肝脏移植或致死的概率高。

（唐素玫）

参考文献

1. Zeman MV，Hirschfield GM. Autoantibodies and liver disease：uses and abuses. Can J Gastroenterol，2010,24(4)：225 - 231.

2. Czaja AJ. Autoantibodies as prognostic markers in autoimmune liver disease. Dig Dis Sci，2010,55(8)：2144 - 2161.

3. Bogdanos DP，Invernizzi P，Mackay IR，et al. Autoimmune liver serology：current diagnostic and clinical challenges. World J Gastroenterol，2008,14(21)：3374 - 3387.

4. Muratori P, Granito A, Pappas G, et al. Autoimmune liver disease 2007. Mol Aspects Med, 2008, 29(1 - 2):96 - 102.

5. Czaja AJ, Norman GL. Autoantibodies in the diagnosis and management of liver disease. J Clin Gastroenterol, 2003, 37(4):315 - 329.

6. Lebwohl N, Gerber MA. Characterization and demonstration of human liver-specific protein (LSP) and apo-LSP. Clin Exp Immunol, 1981, 46(2):435 - 442.

7. McFarlane IG, McFarlane BM, Major GN, et al. Identification of the hepatic asialo-glyco-protein receptor (hepatic lectin) as a component of liver specific membrane lipoprotein (LSP). Clin Exp Immunol, 1984, 55(2):347 - 354.

第四章

微生物检验

第一节　便培养

一、概述

腹泻是临床工作中最常见的症状之一。各个年龄阶段的患者均可能发生腹泻。有研究表明全球范围每年发生急性腹泻病例超过 4 亿次,由于腹泻导致的死亡病例接近 200 万例,平均每位患者每年发生腹泻超过 3 次,5 岁以下儿童出现急性腹泻的病例每年超过 100 万例。在发展中国家,急性腹泻已经成为第七大危及人们生命的健康杀手。

临床上绝大多数腹泻病例与病毒、细菌和寄生虫等多种病原微生物感染有关。由于腹泻病因的多样性和复杂性,临床医生在面对腹泻患者时首先要考虑的是:如何正确诊断病因。这不仅需要临床医生熟悉肠道疾病和病原的关系,而且要了解各种病原的诊断方法。本节以传统病原诊断方法——粪便培养为基础,介绍细菌致感染性腹泻的诊断思路。

1. 细菌性腹泻的致病机制　尽管临床上感染性腹泻大多数由病毒引起,多表现为自限性,但是如果患者胃肠道症状持续超过 1 天,甚至出现肠外的表现,应考虑细菌感染的可能。肠道致病菌的毒力作用主要表现在两个方面:①通过细菌表面蛋白、侵袭性酶等特殊结构黏附到宿主肠黏膜细胞表面,并进一步侵袭到细胞内。②通过分泌各种毒素(如神经毒素——蜡样芽孢杆菌;肠毒素——霍乱弧菌;细胞毒素——出血性大肠埃希菌)使宿主细胞或组织出现病理变化。

2. 腹泻类型与常见病原微生物　见表 4 – 1。

表4-1　腹泻类型与常见病原微生物

	急性水样腹泻	急性血性腹泻	持续性腹泻或慢性腹泻
病毒	轮状病毒 肠道腺病毒 杯状病毒:包括诸如病毒、 星形病毒		轮状病毒持续感染
细菌	沙门菌 空肠弯曲菌 EPEC,ETEC,EAggEC 霍乱弧菌、副溶血弧菌 艰难梭状芽孢杆菌 金黄色葡萄球菌(毒素b) 蜡状芽孢杆菌	沙门菌 空肠弯曲菌 志贺菌 EIEC,EHEC 小肠结肠炎耶尔森菌 艰难梭状芽孢杆菌	结核分枝杆菌 其他细菌病原感染的复发和再发
原虫	蓝氏贾第鞭毛虫 小隐孢子虫 贝氏等孢子虫 脆弱双核阿米巴	溶组织内阿米巴 结肠小袋纤毛虫	蓝氏贾第鞭毛虫 溶组织内阿米巴 小隐孢子虫 贝氏等孢子虫
其他		曼森血吸虫 毛首鞭虫	感染后的肠易激综合征 双糖酶缺乏

3.便培养　肠道中的病原微生物种类多样,需要微生物实验室选择与可疑病原的生物学性状相匹配的方法进行检测。肠道病毒的检测需要使用电镜、免疫学试验和分子诊断方法;肠道寄生虫的检测需要通过特殊染色在光学显微镜下观察虫体形态;而肠道细菌是目前研究最充分,鉴定方法最丰富的病原微生物。实验室诊断的"金标准"是细菌培养,由于肠道中定植了大量的、种类多样的正常菌群,使用选择性培养基将病原菌从正常菌群中筛选出来,才能够进行有针对性的诊断和治疗。当然,有些病原菌对宿主的致病是通过产生毒素来实现的,细菌培养还无法区分产毒株和无毒株,可以使用商品化的试剂盒进行毒素的测定。

(1)送检指征:社区患者腹泻持续超过1天,次数超过3次,粪便为水样或不成形的脓血便,有腹痛、呕吐及里急后重等肠道症状,甚至出现寒战等全身症状时可以考虑进行粪便培养。尤其是出现暴发感染病例,而AIDS、慢性腹泻的旅行者、需要住院的患者出现腹泻时,也应该考虑粪便培养。

(2)样本留取与运送

◈　自然排便采集　患者自然排便,挑取有脓血或黏液部位的粪便1g以上或液体5ml以上,置于无菌、广口的密封容器内送检。

◈　直肠拭子采集　排便困难患者适用,以无菌拭子插入肛门2~4cm柔和旋转拭子,取出拭子插入Cary-Blair转运培养基中送检。

◈　采集时机　标本采集要在感染的急性期(5~7天)内完成。

◈ 样本送检 标本采集后最好在 2 小时内送检,志贺菌的检查要在 30 分钟内送检。

◈ 样本保存 无法送检的标本可以置于转运培养基中,于 4℃24 小时内送检。

◈ 多次送检 同一患者前后送检两份样本有利于腹泻病因的判断。但不要无目的地反复送检。

(3)样本拒收标准

◈ 粪便标本采集 24 小时仍未置于转运培养基。

◈ 样本采集置于转运培养基,放置 4℃超过 48 小时或 25℃超过 24 小时。

◈ 患者住院时间超过 3 天,HIV 阳性患者或暴发院内感染除外。

◈ 转运培养基中样本过多,超过规定限制。

◈ 转运培养基指示剂变黄,提示琼脂 pH 过低,可能使病原菌死亡。

◈ 粪便外观为成形软便或硬便。

◈ 直肠拭子取材后变干燥。

◈ 粪便中含有钡剂。

◈ 同一患者 3 周内送检 3 次以上或当天送检 2 次以上。

◈ 通过转运培养基采集的标本无法进行寄生虫的检查。

(4)筛选肠道病原菌的选择性培养基(表 4 - 2)。

表 4 - 2 筛选肠道病原菌的选择性培养基

培养基	缩写	中文名称	用途和菌落特征
Mac Cinnkey agar	MAC	麦康凯琼脂	肠道细菌的弱选择培养基,分解乳糖的菌落为红色;沙门菌、志贺菌为无色透明
Xylose, lysine, Deoxy-cholate agar	XLD	木糖 - 赖氨酸 - 去氧胆酸钠琼脂	强选择培养基,分解乳糖为黄色;志贺菌为红色;沙门菌、爱德华菌为红色,可有黑心
Salmonella-shigella Agar	SS	SS 琼脂	强选择培养基,分解乳糖为红色;沙门菌、志贺菌为无色透明,沙门菌可有黑心
MAC-sorbitol with Cefixime and tellurite	CT-SMAC	头孢克肟 - 亚碲酸盐山梨醇麦康凯琼脂	大肠 O157:H7 为无色,其他为红色或被抑制生长
Cefsulodin-irgasan-No-vobiocin agar	CIN	头孢磺啶 - 氯苯酚 - 新生霉素琼脂	耶尔森菌、气单胞菌落中间深红色,周围透明,呈"牛眼"状
Thiosulfate citrate Bile salts	TCBS	硫代硫酸盐 - 枸橼酸盐 - 胆盐 - 蔗糖琼脂	用于鉴别弧菌、气单胞菌和邻单胞菌。霍乱弧菌为黄色,其余为绿色或蓝色
Campy-Blood agar Plate	Campy-BAP	Campy 血平板	弯曲菌分离培养,含有多种抗生素抑制杂菌
Cycloserine-cefoxitine-Fructose agar	CCFA	环丝氨酸 - 头孢西丁果糖琼脂	艰难梭状芽孢杆菌分离用,黄色粗糙、有特殊气味的菌落,生长缓慢,2~3天

4.粪便培养检验程序

(1)样本接种:将粪便标本接种到血平板、弱选择培养基(中国蓝平板或麦康凯平板)和强选择培养基(XLD 或 SS),最常用于沙门菌和志贺菌的检查。如果需要筛选其他病原菌需要选择适当的培养基。

(2)孵育:选择培养基于 35℃过夜孵育。绝大多数肠道病原菌在需氧环境下生长,弯曲菌在微需氧环境下生长,艰难梭状芽孢杆菌要求厌氧环境。

(3)病原菌分离:选择可疑菌落在分离或显色培养基中传代培养,如沙门菌、志贺菌可接种双糖、尿素、靛基质及半固体培养基。

(4)鉴定:取可疑病原菌的单个菌落通过商品化的鉴定系统可得到鉴定和药敏试验结果。由于肠道病原菌种间的生化反应相近,往往需要使用血清凝集试验进行鉴定,如沙门菌、志贺菌和四种致病大肠杆菌。

(5)结果报告:如果培养周期内未发现可疑病原菌,结果报告为阴性。阳性结果要报告细菌鉴定名称和药敏试验结果。

5.方法局限性

(1)培养出的病原菌可能并不导致患者腹泻,如沙门菌可以在宿主体内长期定植携带。

(2)病原菌的培养无法判断是否为产毒株。

(3)培养条件无法满足病原菌生长条件时,结果为假阴性。

(4)病原菌的阳性检出率与样本送检、接种量、试验成本和检验人员经验有关。

二、临床思路(图 4-1)

腹泻的病因很多,根据病程大致可分为急性腹泻和慢性腹泻,两者临床表现、致病病原微生物和治疗策略都不尽相同。

1.急性腹泻　起病急,腹泻持续时间不超过 14 天。根据粪便中有无白细胞可分为非炎症性腹泻和炎症性腹泻。

(1)非炎症性腹泻

◈ 临床表现　相对较轻,粪便呈水性或非血性不成形,可伴有腹痛和呕吐(多为食物中毒)。由于病变部位多发生在小肠且没有发生组织侵袭,因此患者粪便总量无明显减少,无脓血出现。

◈ 病原学　某些产毒素的细菌(金黄色葡萄球菌、产毒大肠杆菌、蜡样芽孢杆菌和产气荚膜梭菌等)、寄生虫(隐孢子虫和贾第鞭毛虫)和病毒(诺瓦克病毒和轮状病毒等)影响了宿主小肠黏膜正常的生理功能,而出现的腹泻。

◈ 实验室检查　由于为非侵袭性感染,行粪便常规,检查便中有无红细胞、白细胞即可,

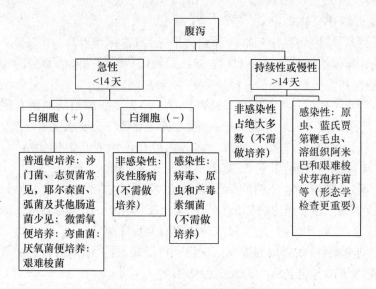

图 4－1 腹泻的临床诊断思路

不需做粪便培养。

◈ 治疗 以对症治疗为主。

（2）炎症性腹泻

◈ 临床表现 脓血便,腹痛伴里急后重。

◈ 病原学 侵袭性细菌(沙门菌、志贺菌、弯曲菌、耶尔森菌和侵袭性大肠杆菌等)或产细胞毒素的细菌(出血性大肠杆菌、副溶血弧菌和艰难梭状芽孢杆菌等)引起肠炎,病变主要累及结肠,影响肠道水分的吸收,故粪便多为不成形。

◈ 实验室检查 粪便常规检查计算红细胞、白细胞数,应留意观察粪便性状和外观。根据病史和粪便外观进行有针对性的粪便培养是病原学诊断的重点。①脓血便:考虑沙门菌、志贺菌和空肠弯曲菌。②鲜血便:考虑出血性大肠杆菌。③水样便且食用海鲜:考虑弧菌、气单胞菌和邻单胞菌。④黏液便且腹泻持续较长时间:考虑溶组织内阿米巴。⑤有抗生素和抗肿瘤药物服用史:考虑艰难梭状芽孢杆菌。

◈ 治疗 以对因治疗为主。中、重度腹泻可以选择适当的抗生素治疗。

2.慢性腹泻

（1）腹泻持续超过4周,可伴有腹痛和体重减轻。

（2）病因:渗透性腹泻、吸收不良性腹泻、分泌性腹泻、炎症性腹泻、运动性腹泻和慢性感染性腹泻等六大常见病因,其中以非感染性因素为主,故不需进行病原学检查。免疫功能受损的患者往往出现慢性感染性腹泻,如老年患者、肿瘤术后患者、AIDS 患者等都是高危人群。其感染的病原包括:①寄生虫:贾第鞭毛虫和溶组织内阿米巴等。②细菌:艰难梭状芽孢杆菌和鸟分枝杆菌等。

(3)实验室检查。①便常规检查:显微镜下观察粪便中有无白细胞,以判断可能病因。②涂片染色:生理盐水湿片和苏木精染色检查寄生虫,抗酸染色检查分枝杆菌。③免疫学试验:适用于寄生虫和艰难梭状芽孢杆菌毒素的检查。通常不需要做粪便培养。

(严 岩)

第二节 便查抗酸杆菌

一、概述

肠道结核常见于营养不良、生活条件差的人群,发展中国家发病率较发达国家高。流行病学调查显示发展中国家结核病由结核分枝杆菌感染引起为主,而发达国家结核病由非结核分枝杆菌感染引起为主,但是近些年随着临床治疗手段的变化,免疫缺陷人群的增加,这种差异变得越来越不明显。肠道结核通常不是原发性感染,调查发现有半数患者存在急性肺结核病史。虽然肠道各个位置均可受累,但以回盲部的病变最为常见。分枝杆菌通过内源性感染途径感染宿主肠黏膜,使之出现黏膜溃疡,进而形成瘢痕,严重者可造成肠腔狭窄,以致患者出现腹痛、肠道梗阻的表现,伴有体重减轻和慢性腹泻。

二、实验室诊断

患者免疫功能明显受损时,皮试检查(PPD)结果可以为阴性。病原学检查较为常见。

1. 样本采集 分为有创操作和无创操作。前者使用内镜,便于观察黏膜病变,采集病变周围组织,阳性检出率较高。无创检查通过采集患者的粪便,进行检测。标本采集方便,可多次送检以提高阳性检出率。

2. 检测方法

(1)直接检查:通过组织印片或取不成形粪便于洁净玻片上涂成一个椭圆形片膜,固定后进行抗酸染色,在显微镜下观察有无细长略带弯曲的红色杆菌。由于染色或治疗的原因,分枝杆菌可呈现串珠样菌体着色不均匀的现象。形态学检查简便、快捷,但敏感性不高。为鉴定敏感性,可以对片膜进行荧光染色,在荧光显微镜下观察特征性的菌体。结果出现假阳性,主要是荧光染料的非特异性吸附,结合镜下形态和抗酸染色即可排除;出现假阴性,该方法为抗原抗体反应,如果抗体无法和待检菌表面抗原结合(如分枝杆菌种间抗原差异),则无法检测到病原菌。

(2)细菌培养:该方法是病原学诊断的"金标准"。由于分枝杆菌的培养周期较长,传统的固体培养阳性检出率较低,目前液体培养检测分枝杆菌得到重视,世界卫生组织也推出相应的液体培养的指南,尽管如此,样本中分枝杆菌的浓度依然决定着阳性检出率。

(3)非传统方法:PCR 检测分枝杆菌已经在临床应用多年,有较高的敏感性,但假阳性率较高,而且无法进行未知病原的检测。

3. 结果评价与临床思路　抗酸染色和结核培养属于传统检测方法,在结核病的病原学诊断中特异性较高,可作为诊断试验,但敏感性较差,需要多次送检,即使检测结果阴性也不能排除结核病的可能;免疫学方法和分子诊断方法属于非传统检测方法,有较高的敏感性,适合作为对高危人群分枝杆菌筛选使用,但存在交叉反应或假阳性结果,阳性结果需要进一步进行确诊。获取高浓度分枝杆菌的标本采集方法和敏感性、特异性俱佳的检测方法是肠道结核实验室诊断方法的发展方向。此外,腹泻持续时间和体重减低等临床症状对诊断肠道结核也有帮助。

三、临床思路(图 4 - 2)

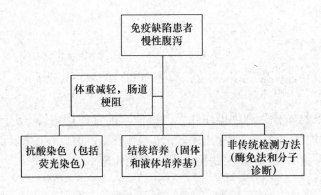

图 4 - 2　肠道结核的临床诊断思路

(严　岩)

第三节 便查阿米巴

一、概述

内阿米巴属有两个常见的种：一种称为共栖型内阿米巴，多寄生在宿主的结肠，体积较小，以肠道内细菌和内容物为食，不吞噬红细胞，不产生临床症状；另一种称为溶组织内阿米巴，体积较大。当宿主肠壁组织受损时其通过侵袭宿主的肠黏膜细胞，吞噬组织细胞和红细胞，形成病灶，引起腹泻，还可以经循环系统进入其他脏器，形成脓肿，肝脓肿尤为常见。内阿米巴生活史见图4-3。

阿米巴病是溶组织内阿米巴感染宿主，进而出现肠内或肠外症状的一种疾病。人是已经确认的内阿米巴属的唯一宿主，全球范围有几亿人感染阿米巴，以共栖型内阿米巴为主，溶组织内阿米巴感染仅占10%。营养不良、卫生条件差和免疫抑制剂的使用是阿米巴病的诱发因素。阿米巴病的患者肠道黏膜出现溃疡，排便次数明显增多，黏液便外观，甚至便中带血。

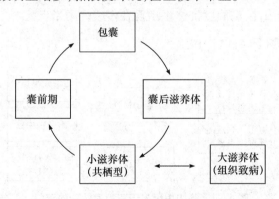

图4-3 内阿米巴生活史简图

二、实验室检查

1.便常规检查 溶组织内阿米巴感染为侵袭性感染，便中会出现红细胞、白细胞。

2.便找阿米巴 在2天采集3份粪便标本，可以服用轻泻剂取样。由于阿米巴滋养体容易自溶，粪便采集后应在半小时内检查。

（1）不染色法：以无菌生理盐水将标本制备成湿片，在显微镜下观察虫体形态，伪足的大小和运动方式。

（2）染色法：苏木精染色是肠道原虫最常见的染色方法，包囊和滋养体经染色微细结构易于观察，并可长期保存。①将待检粪便用无菌棉签在洁净玻片上涂成椭圆形片膜。②将标本放入 60℃ 肖氏（Schaudinn）固定液中固定 2 分钟。③依次将标本放入 70% 碘酊、70% 酒精和 50% 酒精各 2 分钟，流水冲洗 2 分钟。④将玻片置入 40℃ 2% 铁明矾溶液中 2 分钟，流水冲洗 2 分钟。⑤放入 0.5% 苏木精溶液中染色 2 分钟，流水冲洗 2 分钟。⑥置于 2% 铁明矾溶液中脱色 3 分钟，至细胞核结构清晰为止，流水冲洗 10 分钟，片膜呈蓝色。⑦依次放入 70% ~100% 酒精中脱色各 2 分钟。⑧二甲苯中透明 3 分钟，以中性树胶封片。脱色程度是决定染色效果的关键。

（3）方法局限性：虽然形态学检查特异性较高，但无法区分是非致病的共栖型内阿米巴还是致病的溶组织内阿米巴，如果观察到含有摄取红细胞的滋养体时，可以诊断是溶组织阿米巴感染。

3.免疫学试验　目前市场上有多种 ELISA 方法试剂盒进行粪便中阿米巴抗原检测，如 Techlab 试验，该方法敏感性和特异性均较好。血清学试验在阿米巴感染 1 周后即阳性，高滴度抗体多出现在侵袭性阿米巴病中。

三、临床思路（图 4 -4）

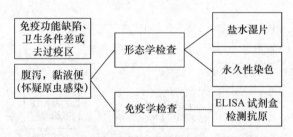

图 4 -4　溶组织阿米巴实验室诊断的流程

临床上重要的肠道原虫包括：溶组织阿米巴、贾第鞭毛虫和隐孢子虫等，临床表现以慢性腹泻为主，从患者粪便中寻找寄生虫的包囊或滋养体是诊断原虫感染的主要方法。通过观察包囊的大小，核周染色颗粒的排列以及有无吞噬红细胞等内容物可以将溶组织阿米巴与其他共栖型阿米巴区分开。使用免疫学方法检测患者粪便中阿米巴的抗原，是形态学检查的有效补充。

（严　岩）

第四节　食管涂片查真菌

一、概述

食管是侵袭性念珠菌病中最常受累的部位。免疫功能缺陷的患者(AIDS、器官移植和白血病等)容易发生感染性食管炎,常见病原体包括:白色念珠菌、单纯疱疹病毒和巨细胞病毒。真菌性食管炎主要表现为吞咽困难和胸骨下吞咽痛。

二、病原学检查

在内镜下,可见食管黏膜上弥漫分布着条索状的黄色斑块,病灶处食管黏膜增厚。采集病灶组织通过组织印片,制成片膜,经革兰染色于显微镜下可见大量灶性分布的真菌孢子和假菌丝。该方法取材准确,特异性和敏感性均较好,只是无法鉴定到种。作为一种有创检查,患者的耐受性会影响标本采集。

三、临床思路(图4-5)

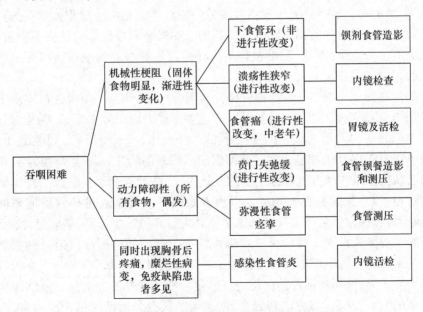

图4-5　吞咽困难的食管性疾病的临床诊断思路

吞咽困难及胸骨后疼痛是感染性食管炎的典型临床症状,患者免疫功能缺陷是基础,在内镜检查中观察黏膜的炎性变化并取组织活检,染色后于显微镜下寻找病原体,可以诊断念珠菌性食管炎。患者的黏膜炎性改变特点对医生诊断致病微生物有帮助。

(严　岩)

第五节　艰难梭状芽孢杆菌毒素

一、概述

艰难梭状芽孢杆菌广泛存在于自然界中,在健康的成人和儿童的肠道内也可以定植,新生儿肠道中艰难梭状芽孢杆菌定植率超过 50%,但往往没有临床表现。随着年龄的增长,带菌率逐年下降,成人带菌率低于 10%,当然这一比率有地区差异。越来越多的临床证据表明艰难梭状芽孢杆菌是引起腹泻的病原菌。美国每年因为艰难梭状芽孢杆菌感染引发的腹泻有 300 万例之多。有研究表明 25% 抗生素相关腹泻和绝大多数假膜性肠炎是由于艰难梭状芽孢杆菌产生毒素作用于宿主的肠黏膜细胞引起的。如果患者被误诊或接受不当治疗,甚至会有生命危险,因此,艰难梭状芽孢杆菌毒素的检测对艰难梭状芽孢杆菌相关腹泻的防治意义重大。

1. 致病机制　艰难梭状芽孢杆菌分为无毒株和产毒株,前者往往定植于宿主肠道内,不表现临床症状;后者可以产生多种毒力因子。①毒素 A:相对分子质量 308kD 的内毒素,引起宿主肠黏膜的广泛损伤,属于肠毒素。②毒素 B:相对分子质量 270kD 的细胞毒素。③抑制肠道蠕动的物质。毒素 A 和毒素 B 是目前公认的艰难梭状芽孢杆菌主要的致病因子,两种毒素干扰肠道上皮细胞的肌动蛋白骨架,使细胞丧失功能。当患者服用广谱抗生素时导致肠道菌群失调,艰难梭状芽孢杆菌产毒株被筛选出来并大量繁殖产生毒素,造成患者腹泻。

2. 实验室诊断方法的比较　艰难梭状芽孢杆菌的检测可以通过细菌培养的方法来实现。将不成形的粪便接种于特殊的选择培养基(CCFA)上在厌氧环境下培养 3 天,选择特征性的菌落进行鉴定。细菌培养的方法是目前临床病原学诊断的"金标准"。该方法特异性好,但无法区分分离菌株是否产毒素,检测周期较长,所以培养的方法只适用于流行病调查时菌株的收集。还可以通过组织培养,观察细胞病变效应和毒素中和作用来检查细菌的毒力,这一方法曾经被认为是参比方法,但近来其敏感性被重新评估,实验结果显示:与艰难梭状芽孢杆菌培养相比,该方法敏感性为85%～90%。另外,乳胶凝集试验检测谷氨酸脱氢酶来诊断艰难梭状芽孢杆菌相关疾病的方法,由于无毒株、肉毒杆菌、产气荚膜梭菌和消化链球菌也可以产生该酶,所以检验结果可能出现假阳性。艰难梭状芽孢杆菌毒素可以使用免疫学试验检测,酶免法检测毒素 A 或毒素 A + B 敏感性略低于组织培养(通常为70%～82%),但是酶免法较为实用,因为其一检测周期短,其二组织培养毒素检测需送至参比实验室,而毒素非常不稳定,即使在冷藏条件下检测结果的准确性也值得推敲。目前,市场上许多商品化的产品主要以测定毒素 A 为主,因为其含量较高;也有单独检测毒素 B,因为其毒力远大于毒素 A,但其含量很低,可能标本中检测不到。如果同时检测毒素 A + B,由于毒素 B 的含量低,检测结果与单独检测毒素 A 的产品相比并没有明显的优势。考虑到实用性和敏感性,对粪便先进行艰难梭状芽孢杆菌的培养再进行毒素的检测会是一个不错的选择。

3. 艰难梭状芽孢杆菌毒素检测的参考方法

(1)样本的采集和处理

❀ 建议采集水样或不成形的粪便标本,成形软便对诊断艰难梭状芽孢杆菌相关疾病意义不大。除非是进行人群带菌率方面的流行病学调查。

❀ 取新鲜粪便 10～20ml(最少 3ml 或 3g 以上),置入无菌密封容器。

❀ 样本保存于 2～8℃,24 小时以内检测。

❀ 直肠拭子由于样本采集量较少,所以通常不用于毒素检测。

❀ 新生儿由于细菌携带率较高,一般不进行艰难梭状芽孢杆菌和毒素的检测。

(2)细菌培养和毒素检测程序

❀ 将粪便标本接种到含有马血的 CCFA 培养基上,在厌氧环境下,35℃培养 24 小时。

❀ 在平板上挑选 4～6 个具有艰难梭状芽孢杆菌特征的菌落(黄色、粗糙、有特殊气味)转入脑心浸液肉汤中,在厌氧环境下,35℃培养 24 小时。

❀ 培养液在低温离心机中高速离心(12000g,15 分钟)。

❀ 离心的上清液通过孔径为 0.45μm 的滤菌器,得到过滤液用于毒素测定。

❀ 使用商品化的试剂盒进行毒素中和试验来检测毒素。

(3)方法局限性

❀ 该方法的准确性受样本制备、菌株分离和细胞病变效应的主观判断等因素影响,因此同一患者送检多份样本运用多种检测手段对疾病的确诊有帮助。

❀ 毒素的检测存在交叉现象。

❀ 影响试验结果的干扰因素(样本未混匀出现假阴性;便中有大量脂肪滴、黏膜和血细胞,结果会出现假阳性)。

◈ 疾病的诊断应该以试验结果为基础,结合患者临床表现及病史综合判断。

二、临床诊断思路(图4-6)

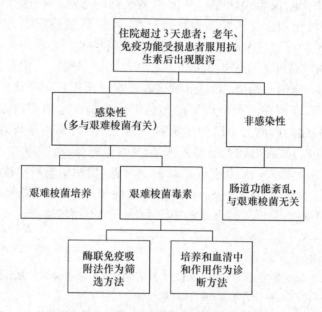

图4-6 抗生素相关腹泻临床诊断思路

抗生素相关腹泻是高危人群在使用抗生素之后出现腹泻等临床表现,可以分为:非感染性腹泻和感染性腹泻。前者临床表现较轻,症状与抗生素使用剂量有关,停药后症状消失,与艰难梭状芽孢杆菌是否存在无关,即使患者粪便中检测到艰难梭状芽孢杆菌,由于该菌不产生毒素,不会出现临床表现;后者腹泻时间较长,主要由艰难梭状芽孢杆菌产毒株引起,也可以称之为艰难梭状芽孢杆菌相关腹泻(CDAD)。艰难梭状芽孢杆菌是近年来临床上出现的比较重要的致病微生物,是引发老年人、抗生素或质子泵抑制剂使用者出现肠道症状的重要危险因素。艰难梭状芽孢杆菌相关腹泻在人群中的分布很有特点:住院患者远高于社区患者,且有不断上升的趋势。艰难梭状芽孢杆菌产毒株产生的二元毒素是目前公认的致病因子,相关流行病学数据和检测方法得到了临床医生的广泛关注。

对艰难梭状芽孢杆菌产毒株的快速诊断在患者治疗和感染控制的实施方面至关重要。酶免法是临床上使用最广泛的检测方法,有较高的敏感性,但毒素检测可能出现假阳性,适用于可疑人群的筛选;组织培养及抗血清的中和作用是参考方法,特异性较高,操作较烦琐,可用作艰难梭状芽孢杆菌毒素的诊断。为了又快又好地检测样本中艰难梭状芽孢杆菌毒素,使用单一方法都无法达到最佳效果,联合多种方法综合判断(先使用酶联免疫吸附法筛选可疑样本,再用参考方法确诊)是目前诊断艰难梭状芽孢杆菌相关腹泻的主要思路。

(严 岩)

第六节 便查真菌和球杆比

一、概述

人的胃肠道定植了大量的种类多样的正常菌群。正常情况下,上段小肠仅含有稀疏的菌群细菌,主要是链球菌、乳杆菌和酵母菌,浓度为 $10 \sim 10^3 / ml$;但在远段的回肠部分细菌数量为 $10^6 \sim 10^7 / ml$,主要是肠杆菌科细菌和类杆菌属的细菌。新生儿出生几小时内通常定植的是正常人表皮菌群,如葡萄球菌、棒状杆菌属和其他革兰阳性的细菌(双歧杆菌、梭菌、乳杆菌、链球菌),随着时间的发展菌群的成分也发生变化。成人大肠中的菌群建立得较早,主要是厌氧菌,包括类杆菌、梭菌、消化链球菌、双歧杆菌和优杆菌;需氧菌包括大肠杆菌、其他肠杆菌科细菌、肠球菌和链球菌,需氧菌与厌氧菌的数量比约为 $1 : 1000$。肠道中每克粪便中的细菌数量逐渐增多,到乙状结肠细菌占粪便干重的80%,数量达 $10^{11} \sim 10^{12} CFU/g$ 粪便。随着广谱抗生素使用越来越多,人肠道菌群也发生改变,细菌数量减少,比例出现变化,临床称之为肠道菌群失调。儿童正常情况除厌氧菌外,以革兰阳性球菌为主,随着年龄增长,肠杆菌科细菌比例逐渐增加,菌群失调后,主要表现为便中出现大量真菌孢子,严重时会出现假菌丝。成人正常情况革兰阴性杆菌较革兰阳性球菌多,肠道菌群失调时,革兰阴性杆菌比例下降,球杆比例出现倒置,粪便中可能出现真菌孢子,但这并非必然结果。

二、实验室检查

长期抗生素治疗会导致患者肠道菌群失调,如果不及时调整菌群可能会出现二重感染,如艰难梭状芽孢杆菌感染。因此,临床医生需要实验室提供适当的试验结果来辅助诊断菌群失调。

目前,实验室将粪便涂片染色检查真菌和球杆比作为常用的筛选试验。真菌可以在正常人的肠道中定植,但粪便涂片不会很容易找到孢子。球杆比作为一种检验指标由于没有固定的参考区间,国外和国内很多医院已经不开展这项试验了,但是球杆比的确是一个延用较久的检验项目,许多临床医生依然觉得该检查有一定的客观性,对临床诊断有帮助。因此,下面简单介绍试验方法并对结果进行解释。

1. 标本采集　取不成形便置于无菌密封容器,及时送检。成形软便没有检查的必要。有些慢性肠炎的患者便中长期有真菌定植。

2. 检验程序

(1)制片:在洁净玻片上滴加1滴生理盐水,以无菌棉签或接种环取适量粪便在水中慢慢涂开,形成椭圆形片膜,待自然干燥后使用火焰或甲醇固定。

(2)染色:革兰染色是最常使用的方法,操作简单,重复性好。目前,除传统手工染色操作以外,还有商品化的染色仪,可最大限度地减少个体差异。染色最重要的是质量控制,如果实验室有标准菌株应在每天工作开始前,使用质控菌株涂片染色,观察染色效果。常用质控菌株有 ATCC 25923 金黄色葡萄球菌(革兰阳性对照)和 ATCC25922 大肠埃希菌(革兰阴性对照)。

(3)镜下观察与结果报告

◈ 找真菌:使用低倍镜观察有无白细胞,判断染色效果并寻找细菌分布均匀的区域,将显微镜转到油镜视野,见到卵圆形或葵花籽形芽生孢子即可报告"找见真菌孢子"。也可能看到粗大的假菌丝。

◈ 球杆比:以低倍镜寻找合适的区域,转换到油镜视野观察细菌种类和数量,厌氧菌染色较浅,视野中兼性厌氧菌为主要判断对象,粪便中细菌数量较多无法准确计数。介绍一种简单判定方法:在油镜下很容易找到革兰阴性杆菌可报告"肠道菌群大致正常"。菌群失调时,革兰阴性杆菌数量明显减少,很难观察到。可报告"肠道菌群明显减少,可见革兰阳性球菌"。

3. 结果评价与临床思路　便找真菌和便球杆比均为定性检查,不需要准确的数字。判断肠道菌群数量及比例是否在正常范围是检查的目的,所以,该试验结果存在一定的主观因素。

真菌的出现和球杆比例倒置都可以在肠道菌群失调时出现,但不是同步现象,因此,临床医生可以将两种检查作为组合项目,一项有问题即可判断出现菌群失调。

正常无症状的人肠道中可定植真菌,因此,患者信息和粪便性状对检验结果的解释有意义。

三、临床思路(图 4 - 7)

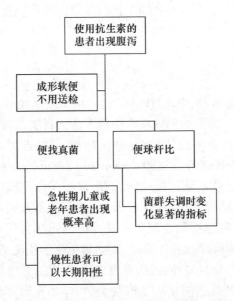

图 4 - 7 肠道菌群失调分析的临床思路

多种因素可以改变肠道菌群的数量或比例结构,使患者出现腹泻等临床表现。判断患者肠道菌群状态是临床医生采取相应措施的前提,便找真菌和球杆比都属于定性检查,没有固定的判断标准,因此此检查结果有一定的主观性。临床医生应该考虑患者的症状、粪便的性状和可能的致病因素,对便中没有白细胞的患者采取简单的调节菌群和改变抗生素方案的治疗策略即可;对于便中存在白细胞的患者,不仅应该调节肠道菌群,而且应该针对可能的病原菌(如艰难梭状芽孢杆菌)给予治疗。

(严 岩)

第七节　结核感染 T 细胞检测

一、概述

结核感染 T 细胞检测(T-SPOT. TB)是一项诊断结核分枝杆菌(mycobacterium tuberculosis,MTB)感染的酶联免疫检测方法。目前,结核感染的检测方法主要包括:细菌学诊断、血清抗体检测、基因检测、结核菌素试验(tuberculin skin test,TST)以及 γ - 干扰素释放试验 (interferon gamma release assay,IGRA)。细菌培养和痰涂片抗酸染色是直接检测 MTB 方法,但因受采集样本(痰、支气管灌洗液、尿液、粪便、脑脊液和胸、腹水等)的细菌载量及杂菌污染的影响,使得检出的阳性率低,难免存在漏诊现象。基因检测同样也受到取材的影响,致阳性率偏低。血清抗体检测特异性不高,而同属免疫学检测的 TST 方法受受试者年龄、免疫力状况、卡介苗接种、药物等因素影响,对结核感染的筛查帮助有限。

T-SPOT. TB 检测首选的样本是抗凝全血,样本来源容易,通常不受上述制约因素的影响,临床数据显示 T-SPOT. TB 检测的特异性和敏感性均达到 95%。

1. 结核分枝杆菌特异性抗原　在体外建立的结核感染 T 细胞检测方法主要是源于获得的两个重要的 MTB 特异性的抗原——早期分泌靶抗原 - 6(early-secreted antigenic target-6,ESAT-6)和培养滤液蛋白 - 10(culture filtrate protein-10,CFP-10),ESAT-6 和 CFP-10 是从 MTB 短期培养滤液中分离纯化出的两种特异性蛋白,分别由 MTB 的 RD1 基因区域 Rv3875、Rv3874 编码,是相对分子质量分别为 6kD 和 10kD 的低分子量蛋白,在所有卡介苗(Bacillus Calmette-Guerin,BCG)和大部分非致病性环境分枝杆菌中没有 RD1 基因区域,它们仅存在于致病性结核杆菌复合群(包括人型分枝杆菌、牛型分枝杆菌和非洲型分枝杆菌)及其他几种分枝杆菌,如堪萨斯分枝杆菌(*M. kansasii*)、海分枝杆菌(*Marinum*)、转黄分枝杆菌(*Flavescens*)和苏加分枝杆菌(Szulgai)中,后 4 种细菌只有堪萨斯分枝杆菌能引起类似结核的疾病。ESAT-6 和 CFP-10 是 T 细胞的靶抗原,有多个 T 细胞、B 细胞表位,在 MTB 感染早期即能被机体的免疫系统识别,可诱导机体产生 MTB 抗原特异性 CD4$^+$ T 细胞和 CD8$^+$ T 细胞。在体外,ESAT-6 和 CFP-10 能刺激外周血单个核细胞(peripheral blood mononuclear cells,PBMCs)中的效应 T 淋巴细胞产生细胞因子干扰素 - γ(interferon γ,IFN - γ)。

2. 结核感染 T 细胞斑点试验原理　该试验是检测 MTB 抗原特异性的效应

T 淋巴细胞方法。结核感染会引起强烈的细胞免疫反应,而 T 淋巴细胞在细胞免疫应答中起关键作用。结核感染后 T 淋巴细胞受到结核抗原的刺激被致敏,致敏的 T 淋巴细胞再次受到结核抗原的刺激后会增殖、活化并且分泌释放细胞因子 IFN-γ,检测释放 IFN-γ 的 MTB 抗原特异性的效应 T 淋巴细胞的数量可以判断机体是否受到 MTB 的感染,结核感染 T 细胞检测即是通过这一原理设计的检测方法,由于是检测释放 IFN-γ 的效应 T 淋巴细胞,因此,该方法也被称为 IFN-γ 释放试验。

(1)酶联免疫斑点技术(enzyme-linked immuno-spot,ELISPOT):ELISPOT 技术是基于酶联免疫吸附试验的基本原理,从单细胞水平检测分泌抗体或分泌细胞因子细胞的一种免疫学检测技术。它将抗原或特异性单克隆抗体预先包被在 96 孔板细胞培养孔的底部,将适量的刺激抗原及免疫细胞加入微孔中,免疫细胞分泌出的抗体或细胞因子在扩散稀释前被包被的抗原或特异性单克隆抗体捕获,经显色后,在有相应抗体或细胞因子产生的部位形成有色斑点,每一个斑点代表一个分泌抗体或细胞因子的细胞,计数斑点数量,可以定量分泌抗体或细胞因子免疫细胞的数量。

(2)T-SPOT. TB 技术:T-SPOT. TB 是由英国学者 Lalvani 根据 γ-干扰素释放原理并结合 ELISPOT 技术建立的 MTB 感染的免疫学检测方法。该方法分别采用 ESAT-6 和 CFP-10 两种混合多肽抗原为刺激物,在体外将两种抗原与一定数量的 PBMCs(90% 为淋巴细胞)加入预先包被 IFN-γ 单克隆抗体的微孔中共同孵育,PBMCs 经过两种抗原刺激后,结核特异性效应 T 细胞将释放 IFN-γ,IFN-γ 在扩散稀释前会被包被的抗体所捕获,经显色后将在释放 IFN-γ 的 T 淋巴细胞部位形成有色斑点。每个斑点代表一个分泌 IFN-γ 的效应 T 淋巴细胞,计数这些斑点则可了解分泌 IFN-γ 效应 T 淋巴细胞数量,从而判断患者是否受到结核分枝杆菌感染。

3. T-SPOT. TB 试验特点

(1)高敏感性:敏感性为 $1/(2.5 \times 10^5)$ 个细胞,即从 25 万个细胞中发现 1 个 MTB 特异性的效应 T 淋巴细胞。此外,ESAT-6 和 CFP-10 两种抗原的联合应用可以在不影响特异性的基础上获得比单一抗原更高的敏感性。

(2)高特异性:ESAT-6 和 CFP-10 只在致病性结核分枝杆菌中存在,基本不受环境分枝杆菌感染和卡介苗接种影响,该方法可同时检测 $CD4^+$、$CD8^+$ T 细胞,故该方法的特异性远高于 PPD 皮肤试验。

(3)不受机体免疫状况的影响:试验过程中加入确定数量的 PBMCs(通常为 2.5×10^5 个细胞),检测结果报告单位为每 25 万个 PBMCs 中斑点形成细胞数量,故敏感性受免疫力状况影响小,在免疫力低下、免疫功能受抑制的人群中(如婴幼儿、应用糖皮质激素或免疫抑制剂、营养不良、HIV 感染等)有较高的检出率。

(4)缺陷:试验过程复杂、费时,需严密控制试验条件,分离的 PBMCs 偏低可能会出现假阴性的结果;血清非特异性因素如 CMV 和 EBV 病毒感染、细菌血症及类风湿因子或某些药物会影响阴性质控结果,因此,可能影响 T-SPOT. TB 结果的判断。

二、检查指征

1. 肺结核及肺外结核(如消化道结核)的诊断(表 4 – 3)

表 4 – 3　T-SPOT. TB 检查的适应证

呼吸科	呼吸系统疾病(结节病)与结核的鉴别诊断 胸水或心包积液鉴别诊断 发热待查患者的结核排查
消化科	肠结核的鉴别诊断 结核性腹膜炎/腹水待查 克罗恩病与肠结核的鉴别诊断
风湿免疫科	生物制剂/免疫抑制剂(抗 TNF-α)治疗使用前后的结核筛查 大剂量应用激素治疗前后的结核筛查 自身免疫病与结核病的鉴别诊断
(抗)感染科	HIV 感染者并发结核 2 周以上的不明原因发热患者的结核感染排查
肾内科	肾结核的辅助诊断 血液透析患者的结核筛查
血液科	血液病治疗前后结核筛查
内分泌科	糖尿病患者的结核排查
神经内科	结核性脑膜炎的辅助诊断
心内科	结核性胸膜炎的辅助诊断
生殖中心	生殖系统结核(盆腔结核)的辅助诊断 不孕不育人群的结核筛查
儿科	儿童肺/肺外结核的辅助诊断 儿童结缔组织疾病合并结核
皮肤科	皮肤结核的辅助诊断 生物制剂治疗患者的结核筛查
眼科	结核性葡萄膜炎的辅助诊断
其他	骨结核或者泌尿系统结核辅助诊断 肿瘤(放/化疗患者)及器官移植的患者

2.活动性结核病与结核分枝杆菌潜伏感染者的诊断

（1）细菌培养和痰涂片抗酸染色阴性的疑似结核感染者。

（2）免疫力低下或受抑制人群的结核筛查,如 HIV 感染者、使用生物制剂或免疫抑制剂治疗人群、肾透析患者。

（3）高结核暴露风险人群的筛查,如医护工作者、监狱囚犯、活动性肺结核患者的密切接触者等。

（4）临床疑似结核病患者,不明原因发热患者。

（5）结核治疗效果的评估。

三、样本采集

1.采集外周全血　无须空腹,需要肝素抗凝(肝素锂、肝素钠),使用绿帽真空采血管,不得使用 EDTA 抗凝。

2.采血量

（1）2 岁以下儿童:2ml。

（2）其他患者:4~6ml。

（3）免疫力低下/受抑制患者:6~8ml。

（4）血液系统疾病或者血细胞计数低于正常值的患者:8ml。

3.注意事项

（1）采血后立即颠倒采血管数次,以便使血液与抗凝剂充分混匀。

（2）样本室温(18~25℃)保存与运输,不得冷冻或冷藏。

（3）样本采集后 4 小时内运送到实验室,8 小时内完成检测。

（4）1 周内有输血史或做过 PET－CT 的患者会影响血液中淋巴细胞的分离,建议 2 周后再检测。

（5）运输过程中防止颠簸,避免样本溶血影响结果。

四、检测方法

1.试验流程　见图 4－8。

2.结果判读

（1）实验设有阴性对照、阳性对照,以及以 ESAT-6 和 CFP-10 两种混合多肽作为刺激原的 A、B 两个实验孔。

（2）阴性对照孔内斑点数小于 10 且阳性对照孔内斑点数大于 20 时视为实验有效。

（3）当阴性对照孔内斑点数小于 6 时,任一实验孔斑点数减去阴性对照后

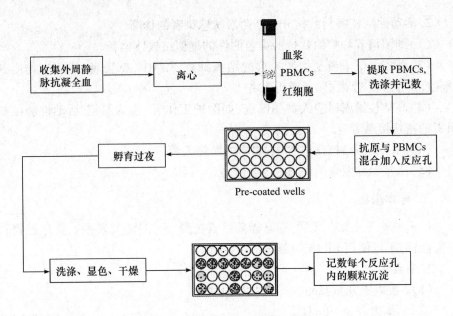

图4-8　T-SPOT.TB 操作步骤

大于或等于6时,结果判为阳性;当阴性对照孔内斑点数大于或等于6时,任一实验孔斑点数大于阴性对照的2倍时,结果亦判为阳性。

(4)T-SPOT.TB 的实验结果用每 2.5×10^5 PBMCs 中斑点形成细胞(spot forming cells,SFCs)的数目来描述,即 SFCs/(2.5×10^5) PBMCs。

五、临床意义

1. 肺结核和肺外结核的诊断　T-SPOT.TB 结果阳性说明体内存在一定数量的结核致敏的效应 T 细胞,提示目前患者体内有 MTB 感染。

2. 发现潜伏性结核　潜伏性结核是宿主感染结核杆菌后尚未发病的一种特殊状态,以 T-SPOT.TB 试验阳性而无活动性结核的临床表现和影像学改变为特征。不能根据 T-SPOT.TB 的斑点数区分潜伏性结核和活动性结核,对于 T-SPOT.TB 阳性个体,应结合临床症状判断其是否为活动性结核患者。

3. 结核发病的风险预测　通常 T-SPOT.TB 的斑点数越多,发生活动性结核的可能性越大,而且短期内有过结核接触史的患者 T-SPOT.TB 的斑点数较多时更有意义。此外,对于 T-SPOT.TB 阳性的人群,定期的复查、监测斑点数的变化是很有必要的。如果 T-SPOT.TB 的斑点数在短时间内显著增加,则强烈提示体内结核活动,此时给予预防性的治疗十分必要。

4.特殊人群结核感染的检测 低年龄、应用免疫抑制剂或糖皮质激素、HIV感染状态和营养不良的程度均能导致 PPD 皮试结果的显著差异,但对 T-SPOT. TB 结果无影响,提示 T-SPOT.TB 在免疫力低下的个体中具有更高的诊断效能。

5.静脉血以外的标本进行 T. SPOT. TB 的检测 也可以选择胸水、腹水等体液样本,可能提高局部 MTB 感染的检出率,但这些样本可能因为含淋巴细胞过低或受到其他微生物的污染影响检测结果。

6.缺陷

(1)T-SPOT. TB 不能区分究竟是潜伏感染还是活动感染,不能区分现正在感染还是既往感染。

(2)T-SPOT. TB 阳性结果提示宿主受到人型、牛型或者非洲型分枝杆菌的感染,但不排除受堪萨斯分枝杆菌感染的可能性,确切的细菌类型应根据病原学和微生物的鉴定结果确定。

六、临床思路(图 4-9)

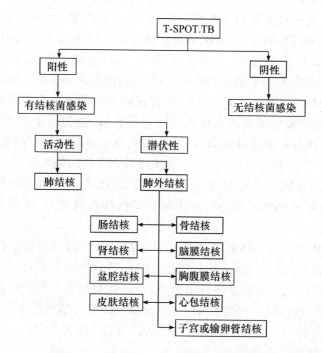

图 4-9 T-SPOT. TB 检测的临床思路

(刘毓和)

第八节　结核 PCR

一、概述

1. 结核 PCR 原理　分子生物学检查方法中,聚合酶链反应(PCR)检测是近年来结核病快速诊断的一项新技术。PCR 是体外酶促合成特异 DNA 片段的一种方法,由高温变性、低温退火及适温延伸等几步反应组成一个周期,循环进行,随着循环次数的增加使目的 DNA 得以迅速扩增,进而达到可以检测的数量。PCR 关键条件是在反应体系中要有一对特异性的上下游引物,引物引导靶基因的合成,也决定靶基因的特性。

PCR 有各种类型,主要根据设计引物不同,大致包括:实时荧光定量 PCR、巢式 PCR、多重 PCR、反向 PCR 和逆转录 PCR 等。目前,实时荧光定量 PCR(FQ-PCR)技术在结核分枝杆菌 DNA 检测中的应用最多。

FQ-PCR 是通过实时捕获基因扩增过程中激发的荧光信号定量检测靶基因的方法。在结核 FQ-PCR 检测中,其反应体系除了两条特异性引物外还有一条荧光标记的寡核苷酸探针,当 PCR 扩增时,在 Taq 酶的作用下,每扩增一条 DNA 靶基因,就会有一个激发的荧光信号产生,随着循环扩增不断进行,荧光信号也会随 PCR 产物增加的不断累积,PCR 仪器实时检测这些累积荧光信号,最后通过软件处理的标准曲线对样本进行定量分析,报告样本中结核杆菌 DNA 拷贝数。FQ-PCR 的敏感性很高,可以检出大致 $1 \sim 40$ copies/μl 结核菌 DNA,相当于 $1 \sim 40$ 个结核菌,FQ-PCR 方法敏感性高于抗酸染色法 1000 倍左右。

用患者痰液或外周血样本进行结核杆菌 PCR 检测敏感性达到 $50\% \sim 60\%$,特异性超过 80%。敏感性除了与采集的样本有关外,还与 DNA 提取方法、纯度有关。

2. 结核 PCR 特点　PCR 技术是直接检测结核分枝杆菌的遗传物质,可提供细菌是否存在的直接证据,具有快速、准确、特异性强的特点,它不仅可以区别结核分枝杆菌与非结核分枝杆菌感染,还能针对耐药结核进行检测,近几年开发的 PCR 联合基因芯片技术可以实现对结核分枝杆菌耐药基因检测,这成为结核基因检测的一大优势。有利于临床结核病的诊断和治疗。

3. 结核 PCR 的影响因素

(1)样本的采集和 DNA 提取:应充分保证采集到含有结核菌的样本,否则可能因为取材的原因出现假阴性的结果。非活动性结核患者往往病灶很局限,这类患者如肺结核患者获得含结核菌的痰液样本十分困难,选择活检组织或者血液样本似乎更适合。样本采集的原则是选择尽可能接近病灶的体液或组织,确保样本中含有结核杆菌,以保证能将含有结核菌 DNA 完整、全部地提取出来,如选择结核性腹膜炎的腹水样本。因此,取材及选择合适的提取方法是保证检测成功与否的关键因素。

(2)PCR 引物的设计:FQ - PCR 技术特异性取决于扩增引物。引物所引导的 DNA 扩增序列应是结核杆菌独有的,且是结核杆菌的保守序列,这样才能保证检测结果的特异性。常根据结核杆菌的插入序列 IS6110、结核杆菌 MPB64 蛋白的编码基因、65kD 蛋白抗原基因、结核杆菌抗原 *CFP*10 基因、突变基因 *rpoB*、*katG* 和 *inhA* 基因等设计结核 PCR 引物。

二、检查指征(表4 -4)

(1)有腹痛、腹泻或便秘等消化道症状,X 线检查显示回盲肠部、结肠、空肠、肠系膜或其他肠道部位有溃疡型、增生型或干酪样坏死病灶的患者。

(2)结肠镜下有肉芽增生或溃疡,有疑似结核病理改变患者。

(3)肺部有结核浸润性 X 线表现或痰涂片抗酸杆菌染色呈阳性患者。

(4)临床怀疑肺结核、结核性胸膜炎、结核性脑膜炎、皮肤结核、心包结核、膀胱结核、肾结核、生殖系统结核及骨结核等疑似的各类结核病患者。

(5)有结核接触史或者结核病史患者耐药结核分枝杆菌的检测。

(6)结核治疗效果的评估。

表4 -4 结核 PCR 检测的适应证

消化科	渗出型、溃疡型及增生型肠结核的诊断
	结核性腹膜炎的检查
	克罗恩病与肠结核的鉴别诊断
	肠结核与肿瘤的鉴别诊断
呼吸科	肺结节病与肺结核的鉴别诊断
	肺肿瘤与肺结核的鉴别诊断
	胸水或心包积液结核菌的筛查
	结核性胸膜炎的辅助诊断
其他	肾结核的辅助诊断
	结核性脑膜炎的辅助诊断
	膀胱结核的辅助诊断
	盆腔结核的辅助诊断
	输卵管结核的辅助诊断
	皮肤结核的辅助诊断
	结核性葡萄膜炎的辅助诊断
	骨结核的辅助诊断
	泌尿系统结核的辅助诊断

三、样本采集

1. 血液样本 采集静脉全血，EDTA 抗凝，根据不同提取方法，采集量为 20 ～ 200μl。血液样本可以放置 –70℃低温冰箱备用。

2. 体液样本 采集胸水、腹水样本，采集量与处理方式与血液样本相似。

3. 组织样本 采集新鲜样本，组织样本应避免污染，制备组织匀浆的剪刀每剪碎一份样本之前都要用火焰充分消毒，以彻底清除污染在剪刀上的 DNA，取组织匀浆大约 0.1g，加适量提取液再加热，然后离心去掉脂类及蛋白类等杂质。

4. 痰液 留取早晨的第一口痰，尽可能从肺内咳出，痰液涂片镜检应有大量上皮细胞及尘细胞为合格样本。

待测样本在 2 ～ 8℃保存不应超过 24 小时；–20℃保存不超过 3 个月；–70℃以下长期保存。应避免反复冻融。有些标本，在用蛋白酶 K 消化之前，要预先处理一下，如分泌物、痰液、组织块、石蜡包埋组织，方法有离心去掉杂质、脱蜡等。

四、检测方法

结核 PCR 检测方法包括以下步骤。

1. 样本（模板）DNA 提取 蛋白酶 K 加表面活性剂法；或者蛋白变性剂加表面活性剂煮沸法等。

2. 模板靶基因 PCR 扩增 反应体系内加入 DNA 模板、底物、特异性上下游引物、Taq Man 探针、$MgCl_2$ 等，经过变性、退火、延伸 30 多个循环，获得扩增产物。

3. 靶基因检测 ①实时荧光定量分析；②PCR 产物测序；③基因芯片分析；④甲基化测定；⑤单核苷酸多态性分析等。

五、结果判定及影响因素

1. 检测方法和结果报告目前尚未标准化 通常 FQ – PCR 结果以 Ct 值或者换算成基因拷贝数/毫升报告结果，Ct 值是指样品管的荧光信号由本底进入指数增长阶段的拐点（阈值）时所对应的循环次数，确切数值要具体参考相关产品的使用说明，Ct 值或基因拷贝数/毫升实际上表示的是样本中结核杆菌的含量。基因芯片根据基因突变位点报告结果。

2. PCR 如操作不严格会出现假阳性和假阴性结果 发生假阳性的原因可

能是样本采集、DNA 提取或扩增时受到污染。发生假阴性结果主要原因是由于采集的样本中没有结核杆菌或者含菌量太低,如采集非病灶部位分泌的痰液或者不含结核杆菌血液样本。

3. 结核 PCR 的一个缺点是不能区分活菌与死菌　只要标本中存在结核分枝杆菌 DNA 就会有 PCR 扩增,也就自然出现阳性结果。

4. 基因芯片技术　已在结核分枝杆菌的基因分型与菌种鉴定、耐药性测定及基因组比较分析研究中得以应用。

六、临床意义

(1)结核分枝杆菌与其他分枝杆菌的鉴别。
(2)结核耐药基因的检测。
(3)对含菌量低的标本的分离鉴定。
(4)为临床可疑者捕捉信息。

(刘毓和)

第九节　巨细胞病毒

一、概述

1. 生物学特性　巨细胞病毒(cytomegalovirus,CMV)是一种 DNA 病毒,属于疱疹病毒家族 β 亚科中最大和最复杂的成员。成熟的 CMV 直径 150 ~ 200nm,呈球形,由内向外依次由核心、衣壳、基质层和包膜组成,衣壳内含有一个 230kbp 的双链线型 DNA 基因核心,衣壳主要由衣壳蛋白(MCP)、最小的衣壳蛋白(SCP)、次要衣壳蛋白(mCP)和装配蛋白(assembly protein)构成,这些蛋白组装成一个二十面体结构的衣壳,衣壳蛋白具有调节病毒基因的表达或修饰宿主细胞对 CMV 感染反应的作用。基质层含有 20 ~ 25 个 CMV 结构蛋白,基质蛋白不仅参与子代病毒的成熟,还影响病毒对宿主细胞的早期感染;大部分基质蛋白被磷酸化具有高度免疫原性,pp65 是基质层中一种主要组成蛋白,常作为临床快速诊断 CMV 感染抗原检测中的一种靶抗原。包膜为脂质双层结构,由 6 个病毒基因编码的糖蛋白构成,包括 gB,gN,gO,gH,gM 和 gL。这些糖蛋白在病毒进入宿主细胞、细胞与细胞之间的传播,细胞融合、抗体的中和、病毒的成熟,以及 CMV 的致病性中发挥重要作用。

CMV 的 AD169 实验室株是唯一完全测序的 CMV 病毒。其基因组中发现有 200～250 个开放阅读框(ORFs),共编码 100 多种蛋白,这些蛋白按照被表达的先后次序分为三类病毒蛋白质,称为即刻早期蛋白、早期蛋白、晚期蛋白。这些蛋白一部分与 CMV 核酸结合参与 DNA 合成及代谢,一部分组成病毒衣壳或包膜的结构蛋白,不仅起到对病毒 DNA 的保护作用,同时还与 CMV 的致病作用及免疫特性有关,它们在机体免疫应答中起重要作用。

2. 流行病学状况　CMV 是一个最成功的寄生病毒,它在人群中的感染极为广泛,从胎儿、婴幼儿到成人均可能被感染。我国成人感染率达 95% 以上,80%～90% 感染者青少年时期即呈现 CMV 特异性抗体阳性,说明感染在早期就已经存在。

CMV 感染可在宿主中持续终生。此外,它具有严格的物种特性、唾液腺趋向性,以及在细胞培养中生长缓慢,这些是它有别于其他 β 疱疹病毒病原体的特点。人类 CMV 只感染人,体外培养 CMV 只能在人胚肺纤维母细胞中增殖。

CMV 在人体主要潜伏部位是血管内皮细胞、皮肤、腺体等上皮组织,也潜伏于血管平滑肌细胞、淋巴细胞、单核细胞、多形核白细胞、成纤维细胞及神经组织。CMV 感染可引起机体的免疫功能降低,特别是细胞免疫功能下降,CMV 感染对胸腺发育及脾细胞、单核吞噬细胞、NK 细胞及细胞毒性 T 淋巴细胞的功能有显著影响。

CMV 感染可累及宿主机体各个器官和系统,病毒可长期或间歇地自唾液、乳汁、尿液、血液、汗液、精液、宫颈分泌物等排泄几个月到几年。病理学检查表明,病毒通过上呼吸道的上皮细胞、消化道或泌尿生殖道进入。以血源性传播为主,其次是通过感染的导管上皮细胞进行传播。

3. CMV 感染的临床分类

(1)根据病毒在宿主体内的复制情况分类

◈ 潜伏性感染　大多数受感染者免疫功能正常时,CMV 寄生在被感染细胞中不复制、没有子代病毒产生,不引起感染组织病变。

◈ 活动性感染　又称产毒性感染。宿主免疫功能低下时,CMV 在宿主体内大量复制,有子代病毒产生,可引起细胞病变及功能改变,造成细胞溶解、病毒扩散;如果出现相应的临床症状和体征,此时称为症状性感染;如无临床症状和体征仅引起细胞功能改变则称为无症状感染。

(2)根据感染次序分类

◈ 原发性感染　CMV 初次侵入人体引发的感染,多为活动性感染。

◈ 继发性感染　潜伏感染的CMV重新被激活、复制或由不同的CMV株再次感染所致。

（3）根据感染的时间分类

◈ 先天性感染　新生儿出生前(宫内感染)感染CMV的。

◈ 围生期感染　新生儿出生后14天内无CMV感染,出生后3～12周内现CMV感染,是婴儿出生时经产道或母乳引起的感染。

◈ 生后感染　婴儿生后12周引起的感染,可能是原发性感染或继发性感染。

4. CMV感染临床特点

（1）CMV感染对胎儿、新生儿及婴幼儿影响大:受CMV感染的时间越早,病毒对婴幼儿的损害会越大、出现临床症状的机会也会越多。流行病学调查显示胎儿先天CMV感染率为0.23%～3.5%,围产期感染约为20%,婴儿期感染约为58%。90%先天性CMV感染的胎儿新生儿期无临床症状,但其中5%～15%受感染新生儿出生后1～2年会出现脑瘫、耳聋、智力低下、视网膜炎后遗症。5%～10%先天性CMV感染具有典型黄疸、肝脾大、血小板减少性紫癜、中枢神经系统异常等临床表现。

（2）成人CMV感染:儿童时期60%～90%的人群就已经感染CMV,由于该病毒可以在宿主体内终生存在,因此,成人CMV感染多为免疫功能受损时的再发感染或者其他CMV菌株的感染,临床症状和体征与被感染者的免疫状况有关。CMV在宿主体内再活化并大量复制,引起一个或多个器官发生病理和功能改变,根据病毒累及的不同组织呈现不同的病症,如病毒性肺炎、肝炎、胰腺炎、胃炎、肠炎、食管炎、肠道广泛溃疡、脑病或多发性神经病、视网膜病等疾病。

HIV患者CMV感染后消化系统是比较容易受影响的部位,结肠是最常见的CMV复制场所,其次是食管、直肠、小肠。可表现消化道表浅溃疡,深度溃疡,严重时可伴随广泛坏死和肠穿孔。对于器官移植者或HIV感染者CMV感染也可能引起间质性肺炎、脑膜炎等。CMV还可能引起感染组织细胞转化致使肿瘤的发生,已证实CMV感染可诱发宫颈癌、前列腺癌、结肠癌及卡波西肉瘤。最近研究表明其感染与冠心病的发生也存在密切关系。

二、检查指征

由于CMV感染极为普遍,故检查主要针对怀疑CMV活动性感染的人群(表4-5)。

1. 易感人群　胎儿、新生儿、婴幼儿、孕妇。

2. 生理或病理性免疫低下人群　婴幼儿、化疗和放疗患者、骨髓或器官移植患者、输血患者、HIV感染者、长期应用免疫抑制剂者。

3.上述人群中有不明原因肝炎、肺炎或者胃肠出血、炎症等消化道疾病患者。

表 4-5　CMV 检测适应证

消化科	肝脏、胰腺、胃、肠、食管炎症性疾病的鉴别诊断 持续性发热伴有肠道广泛溃疡病的病因诊断、鉴别诊断 结肠癌及卡波西肉瘤的病因诊断
妇产科	胎儿宫内发育迟缓的孕妇 流产、死胎的病因诊断 发热、头痛、乏力 CMV 的排查 宫颈癌的辅助诊断
儿科	非遗传性疾病的早产儿 有黄疸、肝脾大症状的新生儿 新生儿血小板减少性紫癜、溶血性贫血、单核细胞增多症的鉴 　别诊断 婴幼儿肺炎/脑炎的鉴别诊断 有神经肌肉运动障碍、耳聋、脉络膜视网膜炎或非遗传性智力 　低下的先天感染的患儿 器官、骨髓移植患儿 CMV 的排查
感染科	HIV 感染者并发 CMV 感染的鉴别诊断 多次细菌、真菌感染 CMV 的排查
其他	发热、免疫功能降低(血象异常)出现一个或多个器官感染相 　关的症状和体征者的 CMV 的排查 致癌性病源微生物的排查 肿瘤放/化疗患者 CMV 的排查

三、CMV 感染的检测方法

CMV 感染的检测方法主要包括:病毒学检查、免疫学检测及病毒 DNA 检测。

1.病毒学检测

(1)分离 CMV:将被检样本如唾液、尿液或血液接种在人胚肺纤维母细胞中进行 CMV 分离培养,电镜下检查病毒颗粒。

(2)查找巨细胞包涵体:唾液、尿液等被检样本经过离心,将沉淀物涂片,以 Giemsa 或 Papanicolaou 染色后光镜检查,观察有无巨细胞包涵体。

病毒学检查虽然是确定 CMV 感染的金标准,但由于培养时间长、敏感性低、稳定性差、阳性率低等缺点目前已被免疫学和病毒 DNA 检测所取代。

2.免疫学检测　CMV 主要结构蛋白 pp65 是引发宿主强烈和持久的体液免疫反应的主要抗原。原发性感染首先产生抗 CMV IgM 类抗体,持续 3~4 个月,之后的几周将产生 IgG 类抗体,可持续终生。

免疫学检测主要是针对血清中 CMV 特异性抗体 IgM、IgG 及全血中 CMV 抗原(如 pp65)的检测,血清 CMV 抗体检测主要采用的是酶联免疫吸附试验

（ELISA）方法，CMVpp65 抗原检测采用免疫荧光染色方法，CMV 抗体和 pp65 阳性均可作为病毒感染的间接证据。

（1）抗体 IgM 检测：用于免疫功能正常的 CMV 活动性感染或 CMV 病的诊断。IgM 抗体阳性提示 CMV 最近的原发性感染；IgM 滴度反映机体对 CMV 感染的整体免疫状况，可以较好地反映疾病的进展和受感染的程度。

（2）抗体 IgG 检测：用 ELISA 方法检测抗体滴度。阳性提示继往或复发感染，IgG 抗体检测从阴转阳表明 CMV 原发感染。

（3）CMV pp65 抗原检测：当外周血白细胞中出现 CMV 抗原时称为 CMV 抗原血症。目前多以 CMV pp65 抗原白细胞为标志物检测患者是否存在 CMV 抗原血症，相比 CMV 抗体检测方法，pp65 抗原检测的敏感性及特异性较高，可以早期、快速和敏感地诊断 CMV 感染。目前 CMV 抗原血症的检测方法有流式细胞仪检测和免疫荧光染色，前者以 pp65 阳性细胞数大于 3% 为阳性，后者以每 2×10^5 个白细胞中 CMV-pp65 抗原阳性细胞数 ≥5 个为阳性，阳性结果提示宿主出现 CMV 抗原血症，表明 CMV 病毒正在复制，系活动性感染，根据有/无临床表现可以确定是 CMV 病或是 CMV 无症状感染。如果患者持续血象异常，血清 CMV 抗体 IgM、IgG 阳性——有器官形态（如肝脾大、胃肠道出血、肺 X 线异常）及功能（如肝功能异常）异常则确定 CMV 病。此外，针对胃肠道病变部位 CMV pp65 抗原检测也能确定是否为 CMV 病。

3. CMV DNA 的检测　荧光定量 PCR 技术检测 CMV DNA 是目前较成熟的方法，它操作简便、检测时间短、结果以拷贝数报告，$> 1 \times 10^3$ copies/ml 判定为阳性，可以对病毒定性和定量，敏感性和特异性高于其他传统方法。PCR 检测阳性是 CMV 感染最客观的提示，DNA 拷贝数持续递增提示 CMV 活动性增强。CMV 荧光定量 PCR 的缺点是容易受取材的影响产生假阳性或假阴性结果。

四、结果解释及影响因素

1. 由于 IgM、IgG 出现在 CMV 感染的不同窗口期，因此，二者的综合结果更有临床价值

（1）IgM 阳性、IgG 阴性表示感染早期；

（2）IgG 阳性、IgM 阴性表示既往感染；

（3）IgM 和 IgG 均阳性表示复发（再）感染。

2. ELISA 检测血清 CMV 抗体 IgM、IgG 受下列因素的影响

（1）患者的免疫状况：免疫缺陷者（如新生儿、使用免疫抑制剂患者、HIV 感染者）CMV 抗体产生常延迟或缺乏，常出现假阴性结果。

（2）存在高 IgG 血症、类风湿因子、抗核抗体、其他疱疹类病毒感染（如 EBV 感染）和其他尚未确定的交叉反应因子,IgM 会出现假阳性。

五、临床意义

1. CMV 活动性感染的检测　发生 CMV 感染性疾病时会出现 CMV pp65 抗原血症,CMV-DNA 拷贝数和 CMV-IgM 阳性,同时患者 7 天内若体温 ≥37. 8℃ 持续 3 天以上者并出现下列两项者可诊断为 CMV 病:①白细胞计数 ≤3. 0 × 10^9/L,无其他原因可解释者;②肝炎(肝功能异常、肝脾大);③不典型淋巴细胞增多,异常淋巴细胞 >10%;④间质性肺炎(胸片证实,而无其他原因者);⑤视网膜炎;⑥移植物功能异常。

2. CMV 无症状感染者　CMV pp65 抗原血症、CMV DNA 和 CMV IgM 型抗体可单独或同时出现,但无临床症状。

3. CMV 既往感染　有 IgG 型抗体存在,无 pp65 抗原血症和 CMV DNA,也无 IgM 型抗体。

（刘毓和）

第十节　EB 病毒

一、概述

1. 生物学特性　EB 病毒(Epstein – Barr virus,EBV)是一种嗜人类淋巴细胞的疱疹病毒。1964 年 Epstein 和 Barr 等人在培养的非洲儿童淋巴瘤细胞中首次观察到该病毒颗粒,由此命名为 Epstein – Barr 病毒(EBV),按照病毒学分类 EBV 属于疱疹病毒科 γ - 亚科 4 型病毒,为 DNA 病毒。EBV 具有疱疹病毒的基本结构,即由核心、衣壳和包膜组成。核心主要含有长度为 172 kbp 的线状双链 DNA 基因组,编码约 100 个基因;衣壳是由 162 个蛋白壳微粒组成的二十面体结构;包膜由双层类脂质膜构成,来自被感染细胞的核膜,含有多种病毒编码的糖蛋白,有识别受感染的靶细胞如淋巴细胞及上皮细胞膜上受体的作用,如包膜糖蛋白 gp350 与 EBV 感染的 B 淋巴细胞受体 CD21 结合,诱导其增殖及释放免疫球蛋白。

2. 流行病学状况　EBV 也是一种人类易感病毒,人体初次感染 EBV 后将成为病毒的终生携带者,与 CMV 相似,全球人口约有超过 90% 的成人受到 EBV 感染,其中超过一半以上的人群在幼儿时期即被感染,年龄 5 岁的儿童有 80% 以上被感染,到青少年时期受感染的比率已经接近成人。相比发达国家,卫生条件落后的发展中国家受 EBV 初次感染的年龄提前,随着年龄的增长,人群暴露于 EBV 的机会不断增加,EBV 感染率明显增加。通常 EBV 感染率男性高于女性、经济落后地区高于经济发达地区、南亚及非洲国家高于欧美国家。

3. 感染机制、分类及特性

(1)感染机制:EBV 主要通过唾液传播,也可经输血传染。EBV 具有亲淋巴细胞和亲上皮细胞的特点,唾液腺上皮细胞往往是最先受到 EBV 侵袭,口咽部及上呼吸道是 EBV 潜伏的主要场所,EBV 感染的靶细胞主要局限于灵长类动物的 B 淋巴细胞,EBV 仅能在 B 淋巴细胞中增殖,可使其转化,并能长期传代,被病毒感染的细胞具有 EBV 的基因组。EBV 感染细胞有两种形式,即潜伏性感染和增殖性感染,不同的感染状态 EBV 基因有不同的表达产物。

(2)感染分类及特性

◈ 潜伏性感染 潜伏性感染者 EBV 在被感染的 B 淋巴细胞中不进行繁殖和复制,EBV 随着这些 B 细胞的分化增殖而产生大量的感染记忆 B 细胞,受感染者可能终生携带病毒。大多数 EBV 原发感染者为无症状的潜伏感染,这种感染在正常的免疫系统监控下病毒始终处于一种不活动状态,因此,也将这种感染称为隐性感染。潜伏性感染时,EBV 线状 DNA 可环化以游离体状态存在于 B 淋巴细胞中,也可整合到受感染细胞的染色体上,导致与细胞生长、肿瘤形成有关异常基因的表达,促进宿主细胞的恶性转化。目前,已经确认 EBV 与某些血液以及消化道系统肿瘤密切相关,如淋巴瘤、肝癌、胃癌等。根据被感染细胞表面表达的 EBV 抗原不同,潜伏感染分为 Ⅰ ~ Ⅳ 型。

◈ 增殖性感染 在机体免疫功能低下时,潜伏在 B 淋巴细胞中的 EBV 被激活,病毒 DNA 开始复制,形成新的病毒颗粒,这将导致受感染宿主细胞的溶解和死亡,因此,增殖性感染也称为溶细胞性感染(lytic infection)。增殖性感染 EBV 呈活跃的增殖状态,血液中的 EBV 也会相应增加,这种感染方式主要见于 EBV 感染性疾病,如传染性单核细胞增多症(IM)患者。

4. 不同感染条件下 EBV 基因表达

(1)潜伏性感染表达的基因

◈ EBV 核抗原基因 其主要表达产物为 EBV 核抗原(Epstein-Barr neclear antigen,EBNA)。EBNA 主要包括 EBNA-1,EBNA-2,EBNA-3A,EBNA-3B,EBNA-3C 抗原和主导蛋白(leader protein,LP)。所有 EBV 感染和转化的 B 细胞核内都可检出这些病毒基因表达的核抗原。

◈ 潜伏膜蛋白(latent membrane protein,LMP)基因 主要表达 LMP1,LMP2A,LMP2B 3 种膜抗原。它们所表达的膜抗原是诱导 B 细胞转化的主要因子,LMP1 是目前唯一证实的 EBV 潜伏感染时有恶性转化功能的蛋白。

◈ EBV 编码的 miRNA(病毒微小 RNA) 包括 EBER1 和 EBER2,二者存在于所有非复制时期的感染细胞中,与宿主细胞的转化有关。

（2）增殖性感染表达的基因

◈ EBV 即刻早期基因 是病毒从潜伏状态被活化后最早表达的基因,主要包括 BZLF1 和 BRLF1 两个基因片段,该基因在潜伏感染阶段不表达,其编码 Zta 和 Rta（replication and transcription activator)2 种蛋白,具有转录激活因子的作用,它们诱导增殖性感染病毒基因的转录,并可调节 EBV 进入增殖性周期后早期及晚期基因的表达。

◈ EBV 早期基因 表达病毒早期抗原（ EBV early antigen,EA),包括 BMLF1,BHRF1, BMRF1,BALFS 和 BARF1 基因片段等,这些抗原是在病毒增殖开始时产生的,其与病毒裂解复制的调控相关。

◈ EBV 晚期基因 包括编码衣壳蛋白（viral capsid protein,VCP)、淋巴细胞识别膜抗原 （viral target antigen, LYDMA) 和 EBV 膜抗原（ EBV membrane antigen,MA) 基因。VCP 是病毒增殖后期表达的主要结构蛋白,它存在于胞浆和核内。MA 则是位于病毒包膜上的糖蛋白,为 EBV 的中和抗原,MA 与受感染细胞受体结合刺激靶细胞 IgG、IgM 抗体的合成及释放。

二、检查指征

EBV 携带者人数众多,且大部分是处于潜伏感染状态,因此,针对有 EBV 发病迹象的人进行 EBV 的血清学及 DNA 等检测才有实际意义(表4-6)。

（1）儿童 EBV 相关疾病的发病率最高,是最重要的受检人群。儿童临床表现为反复发热、咽峡炎、肝脾及淋巴结大、血小板减少及贫血等症状,同时缺乏明确的基础疾病诊断时,可能与 EBV 感染有关,应当针对 EBV 进行相关检查。

（2）成人有发热、皮疹、消化道症状和肝功能异常临床表现者,应排查 EBV 感染。

表4-6　EBV 检测适应证

分类	相关疾病
EBV 急性感染	传染性单核细胞增多症,X-连锁淋巴细胞增生综合征,噬血淋巴组织细胞增生症
EBV 慢性感染	慢性活动性 EBV 感染,可发生在任何年龄,并发症可累及到各个系统。①血液系统:噬血细胞综合征、血小板减少性紫癜、弥散性血管内凝血病、白血病、T 细胞和 NK 细胞淋巴瘤等;②呼吸系统:间质性肺炎和胸腔积液;③中枢神经系统:急性脑炎、脑膜炎、末梢神经炎、脑组织脱髓鞘样改变;④消化系统:消化道溃疡、腹泻、肝炎、肝硬化和肝衰竭;⑤眼科:突眼症、视网膜炎;⑥皮科:牛痘样水疱及蚊虫过敏、干燥综合征、不典型皮疹、口腔溃疡;⑦心血管科:冠状动脉瘤、心瓣膜病、心肌炎、心内膜炎、脉管炎

分类	相关疾病
EBV 相关性 恶性肿瘤	①血液系统肿瘤:Burkitt 淋巴瘤、移植后 B 细胞淋巴增殖性疾病(恶性淋巴瘤)、T 细胞淋巴瘤、NK 细胞淋巴瘤、白血病、霍奇金病;②非血液系恶性肿瘤:鼻咽癌、胃腺癌、肝癌、平滑肌肉瘤
其他	口腔毛状黏膜白斑病、艾滋病患者卡波西肉瘤

三、EBV 感染的检测方法

1. 病毒学检查　EBV 检测方法包括病毒分离和鉴定、免疫学检测及核酸检测等。由于 EBV 分离鉴定耗时长而且需要特殊的组织培养条件,不适宜常规检测所采用。

2. 免疫学方法

(1)免疫荧光与免疫组织化学方法:这两种检测方法均以固定细胞作为抗原的来源,需要借助显微镜判断结果,方法较烦琐,并且在结果判定上带有一定的主观性,影响检测方法的敏感性和特异性。

(2)ELISA 方法:近年来基因重组技术的发展使得 EBV 抗原纯化技术得以提高,有了纯化的 EBV 抗原也使 ELISA 方法的敏感性和特异性得到提高,相比前两种免疫学检测方法,ELISA 方法操作相对简单,已成为目前普遍采用的 EBV 特异性抗体的检测方法。

◈ 抗 VCA 抗体　主要检测 VCA-IgM、VCA-IgG、VCA-IgA 抗体。VCA-IgM 抗体在感染早期出现,可持续数周到 3 个月;VCA-IgG 在病程进入恢复期后滴度下降,以低水平维持终生;VCA-IgA 在急性期时出现,阳性率低于 IgM。

◈ 抗 EA 抗体　主要检测 EA-IgA、EA-IgG 抗体。EA 是 EBV 的早期抗原,EA 抗体在原发感染恢复期和潜伏感染再活化期出现,其出现略迟于 VCA – IgM,持续数月至 1 年。

◈ 抗 EBNA 抗体　主要检测 EBNA-IgG 抗体,仅在病毒潜伏感染时出现。

◈ 抗 MA 抗体　主要检测 MA-IgG 抗体,MA 是中和性抗原,产生相应的中和抗体。

◈ 抗 Rta 蛋白抗体　主要检测 Rta-IgG 抗体,Rta 蛋白是 EB 病毒 BRLF1 基因表达产物,在启动 EBV 感染由潜伏期向增殖转换中起着关键作用,Rta-IgG 抗体阳性与 EBV 相关肿瘤的发生密切相关,Rta- IgG 可作为鼻咽癌肿瘤标志物。

3. 核酸检测　包括原位杂交、基因芯片、基因测序及 PCR 等方法,目前,以 PCR 方法尤其是荧光定量 PCR(FQ-PCR)在 EBV 感染检测中应用最多、技术最成熟,FQ-PCR 可以检测血液、唾液、脑脊液等体液或组织样本中的 EBV 载量,既可以定量又可以定性,能准确提供病毒感染的量化指标,了解 EBV 感染的发生、发展和恢复情况,对于 EBV 感染性疾病的诊断及疗效的评价有较好的参考价值。

EBV 荧光定量 PCR(FQ-PCR)通常根据 EBV 的 *EBNA*-1,*EBNA*-2 及 *Bam* HI-w 区域设计引物,这些基因具有 EBV 种属保守性,能够提高检测的敏感性及特异性。

四、结果解释及影响因素

1. 综合分析各类抗体检测结果　EBV 感染后体内可产生一系列抗体,ELISA 方法检测血清 EBV 各类特异性抗体是确定 EBV 感染的重要手段。

(1)血清 VCA-IgM 和 EA-IgG 呈阳性,则提示 EBV 活动感染。

(2)VCA-IgG 和 EA-IgG 抗体滴度增高、EBNA-IgG 抗体阴性,则提示慢性活动性 EBV 感染。

(3)EBNA-IgG 抗体阳性,提示 EBV 潜伏感染。

(4)Rta-IgG 抗体阳性,提示增殖感染;Rta-IgG 也作为鼻咽癌诊断标记物。

(5)血中 EBV DNA 阳性,提示 EBV 活动感染,患者此时可能患有 EBV 感染性疾病。此外,血中 EBV 载量也与淋巴瘤、肝癌、胃癌、鼻咽癌等多种肿瘤的分期和临床进展有明显相关性。EBV DNA 阴性结果不能排除有 EBV 潜伏感染。

2. ELISA 检测血清 EBV 抗体的影响因素

(1)受患者免疫状况影响,婴幼儿及免疫状况低下者 EBV 抗体检测可能受到限制,因此,免疫缺陷患者及体内抗体水平极低者不适合 EBV 抗体检测。

(2)ELISA 方法只能定性,不能完整反映病原体在体内的感染状态。

(3)EBV 感染性疾病治愈后体内会在相当长的一段时间内具有相应抗体,所以 ELISA 检测不能区分患者仍处于感染还是已治愈,不能用作评价疾病预后和判断抗病毒治疗效果的指标。

(4)血清非特异性因素可能影响 ELISA 阳性结果,当患者被微小病毒、巨细胞病毒、钩端螺旋体、弓形虫等感染时,以及血液中含有较高滴度的类风湿因子时,EBV 抗体易出现假阳性反应。

(5)EBV 荧光定量 PCR 引物及探针的设计、PCR 扩增条件,甚至实验设备都会造成 FQ－PCR 检测结果的差异,是造成各个实验室 PCR 检测结果无法互相比较的重要原因。

五、临床意义

在正常人体内,感染 EBV 的 B 细胞能被自然杀伤(NK)细胞和细胞毒性 T 细胞(CTLs)控制,CTLs 并不能清除感染 EBV 的 B 细胞,造成 EBV 长期潜伏在 B 细胞中。因此,虽然人类约有 90% 的人群感染 EBV,但多数是无症状的潜伏感染者,只有极少数人在机体免疫功能下降时才发展成 EBV 感染相关性疾病,如 EBV 噬血细胞综合征（EBV-HLH）发病率约为 1/80 万。儿童免疫系统不完善，是 EBV 相关疾病的高发人群。此外，一些免疫力低下成人，如器官移植、HIV 患者感染者也有发生 EBV 疾病风险。

1. EBV 急性感染　婴儿原发性 EBV 感染大多数无症状，但儿童期、青春期和青年期约 50% 的原发性感染均表现为传染性单核细胞增多症（infectious mononucleosis，IM）。IM 本质上是一种自限性的淋巴增殖性疾病，典型临床表现为发热、咽峡炎、颈淋巴结肿大、扁桃体肿大和上腭有瘀点；50% 的病例可伴脾大，持续 2~3 周；10%~15% 肝大；可出现多样性皮疹，如红斑、斑丘疹或麻疹；50% 可有眼睑水肿。抗 VCA-IgM 和抗 VCA-IgG 抗体阳性，并且抗 EBNA-IgG 抗体阴性；或者抗 VCA-IgM 抗体阴性，抗 VCA-IgG 抗体阳性，且为低亲和力抗体；IM 患者不推荐进行 EBV 载量检测。

鉴别诊断：注意排除巨细胞病毒、弓形体、腺病毒、肝炎病毒、艾滋病和第 6 型疱疹病毒等引起的类 IM。EBV-IM 多数预后良好，少数 IM 出现并发症，如脾破裂、上呼吸道阻塞、间质性肺炎及脑炎等。极少数在 EBV 原发感染后出现致命的并发症，称为致死性 IM 或 X 连锁淋巴增殖综合征。

2. EBV 慢性感染　IM 症状持续不退或重复出现，伴有严重的血液系统疾病或间质性肺炎、淋巴结病、肝脾大、视网膜炎等严重并发症，称为 EBV 慢性活动性感染（chronic active EB virus infection，CAEBV）。CAEBV 的发病机制尚不清楚，CAEBV 包括 T 细胞型和自然杀伤细胞（NK 细胞）型 2 种亚型，T 细胞型预后差。目前不清楚 EBV 是如何感染 T 细胞和 NK 细胞的，因为这 2 种细胞均缺乏 EBV 感染的 CD21 受体。

临床表现主要有发热、肝大、脾大、肝功能异常、血小板减少症、贫血、淋巴结病、蚊虫过敏、皮疹、皮肤牛痘样水疱、腹泻及视网膜炎。其中 42% 的患儿曾有过 IM 或类似 IM 症状。病程中可出现严重的并发症，包括 EBV 相关性噬血细胞综合征、霍奇金病、弥散性血管内凝血、肝衰竭、消化道溃疡或穿孔、冠状动脉瘤、中枢神经系统症状、心肌炎、间质性肺炎及白血病。实验室检验主要包括：外周血中检测出 EBV 游离 DNA，在感染组织或外周血中检测出 EBER-1 阳性细胞，血清 VCA-IgG≥1：640 或抗 EA-IgG≥1：160。

3. EBV 相关性恶性肿瘤

（1）鼻咽癌（nasopharyngeal carcinoma，NPC）：NPC 是最先被发现与 EBV 感染有关的人类癌症，它表现显著的区域分布特点，在我国南方的广东、广西两省发病率最高。EBV 在 NPC 组织的感染类型属于潜伏感染 Ⅱ 型。ELISA 法检测 NPC 患者血清 VCA-IgA 抗体阳性率达到 90%，显著高于 VCA-IgM 抗体水平。

研究表明 VCA-IgA 抗体阳性率与 NPC 细胞的分化有关,分化低的 VCA-IgA 抗体阳性率高。但是非 NPC 患者也有将近 20% 的人 VCA-IgA 抗体阳性,表明 VCA-IgA 抗体检测对 NPC 特异性不高。EBNA-IgA 与 VCA-IgA 两种抗体联合检测时可显著提高特异性,阳性预测值和准确率也会增加,二者同时检测可以起到敏感性和特异性互补作用,对 NPC 早期血清学诊断和筛查有重要的价值。此外,Rta-IgG 抗体阳性与 NPC 的相关性极高。目前,已经确认 NPC 与 EBV 感染有关,因此,FQ-PCR 检测血中 EBV DNA 对 NPC 诊断很有意义,有报道认为血浆 EBV DNA 诊断 NPC 的敏感性和特异性可达到 90%,并可用于 NPC 分期、预后判断及监测 NPC 患者的复发和转移。

(2)胃癌(gastric carcinoma):EBV 相关胃癌约占各类胃癌的 10%。EBV 相关胃癌与非 EBV 相关的胃癌病理特征不同,其中 10% 的普通胃腺癌、80% 以上的胃淋巴上皮样癌和 35% 的残胃癌发病与 EBV 感染有关,低分化 EBV 胃癌的比率高于传统胃癌,EBV 相关胃癌与非 EBV 胃癌的临床肿瘤 TNM 分期没有明显差别。EBV 相关的胃腺癌表达潜伏感染 I 型基因,ELISA 检测血清 VCA-抗体 EBNA-IgG 抗体多呈阳性,基因检测 EBV 编码的病毒微小 RNA 阳性是 EBV 相关胃癌的主要特征。

(3)平滑肌肉瘤(smooth muscle sarcoma,SMS):平滑肌肉瘤是一种常见的软组织恶性肿瘤。病变组织来自肠壁平滑肌或者肠壁血管平滑肌,SMS 常发生在中老年患者,儿童发生 SMS 患者极为罕见,已证实与 EBV 感染有关,肿瘤组织表达潜伏感染 III 型基因,ELISA 检测血清 EBNA-IgG 抗体、EBV DNA 呈阳性,在患 AIDS 的儿童中本病的发生率非常高。

(4)Burkitt 淋巴瘤(BL):BL 是最早在其瘤细胞中发现 EBV 颗粒的血液系统肿瘤,该病最初发现于东部非洲儿童,由此揭示了 EBV 本来面目,经过近半个世纪的不断研究,人们对 EBV 的生物学特性有了更深的认识,EBV 具有嗜人类淋巴细胞特性,血细胞是 EBV 的主要寄居场所,病毒长期与血细胞共生可以引起细胞的转化,改变细胞的 DNA 特性,进而引起细胞的恶性转变,世界卫生组织早已将 EBV 列为主要的致癌因素,目前已经确认 EBV 不仅与 Burkitt 淋巴瘤有关,它还与许多其他血液系统恶性肿瘤密切相关,如移植后 B 细胞淋巴增殖性疾病、T 细胞淋巴瘤、N K 细胞淋巴瘤白血病、霍奇金病等有关。血液系统恶性肿瘤患者血清中 EBNA－IgG 强阳性,多数病例肿瘤组织或者血中 EBV DNA 及 EBV 编码的病毒微小 RNA 阳性。

(刘毓和)

第十一节 甲肝病毒检测

一、概述

甲型肝炎病毒(hepatitis A virus,HAV)被归类为小RNA病毒科的肝病毒属(hepatovirus),基因组为单股正链RNA,由约7500个核苷酸组成,分为5′末端非编码区(untranslated region,UTR)、编码区和3′-UTR。编码区只有一个开放读码框(open reading frame,ORF),分为P1、P2、P3三个功能区,P1区编码VP1、VP2和VP3等构成病毒衣壳的蛋白,可诱导产生中和抗体,抗-HAV检测试剂所包被的抗原也来源于该区域;P2、P3区编码非结构蛋白。人类HAV分为Ⅰ型、Ⅱ型、Ⅲ型和Ⅶ型等4个基因型,大多HAV株归为Ⅰ型,我国分离的毒株多为ⅠA型。但世界各地分离的HAV毒株均属同一血清型,也与其他肝炎病毒无交叉反应。HAV引起的甲型肝炎是急性肝炎,主要经过粪—口途径传播,可造成暴发或散发流行,潜伏期短,发病较急,一般不转为慢性,亦无慢性携带者,预后良好。

甲型肝炎需结合流行病学、临床表现及实验室检测指标等综合诊断,确诊则依赖于病毒特异性标志物包括HAV抗原、HAV RNA和抗-HAV IgM、抗-HAV IgG等实验室检测。HAV抗原存在于甲型肝炎潜伏期末、发病前2周至发病后8~10天的粪便中,采用免疫电镜可检测到HAV抗原颗粒,采用免疫荧光等技术可检测到HAV抗原;HAV RNA的动态变化规律与抗原类似,可以采用逆转录-聚合酶链反应(RT-PCR)检测粪便或血清中的RNA(图4-10)。HAV抗原和RNA均为HAV感染的直接证据,但因持续时间短,同时,对检测设备和检测技术要求较高,目前多用于科研。临床诊断HAV感染,主要依赖于血清抗-HAV(包括抗-HAV IgM和抗-HAV IgG)检测。

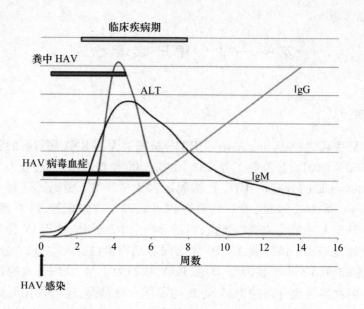

图 4 - 10　HAV 特异性标志物的动力学变化模式图

二、抗-HAV IgM

1. 方法学　酶联免疫法（EIA），捕获法或间接法。

2. 参考范围　S/Co 值≥1.0 为阳性，<1.0 为阴性。

3. 临床意义　HAV 感染早期（3~7 周）即可在血清中检测到抗-HAV IgM，随后抗-HAV IgM 水平迅速上升达到峰值，之后逐渐降低，可持续 3~4 个月直至阴转，个别患者血清抗-HAV IgM 持续可超过 1 年。血清抗-HAV IgM 是区别 HAV 急性感染和既往感染的主要指标，是临床实验室诊断急性 HAV 感染的主要标志物。

三、抗-HAV IgG

1. 方法学　酶联免疫法（EIA），间接法。

2. 参考范围　抗-HAV IgG S/Co 值≥1.0 为阳性，<1.0 为阴性。

3. 临床意义　抗-HAV IgG 是保护性抗体，是抗-HAV 的主要成分。抗-HAV IgG 在 HAV 感染早期（3~12 周）即可出现，至 6 个月时达峰值，然后缓慢下降，可在体内存在 10 余年甚至终生。血清抗-HAV IgG 单独阳性是人体感染 HAV 后恢复且产生 HAV 特异性免疫的标志，主要用于流行病学调查，有助于分析人群中 HAV 自然感染率,也是 HAV 疫苗接种后是否产生有效免疫的指标。由于我国80%以上的人群血清 抗-HAV IgG 为阳性,因此,临床实验室检测抗-HAV IgG 对急性 HAV 感染的诊断价值有限。若能留取患者的系列血清,观察到血清 IgG 水平出现4倍以上的升高,亦可提示急性 HAV 感染。

四、甲型肝炎诊断的临床思路(图4-11)

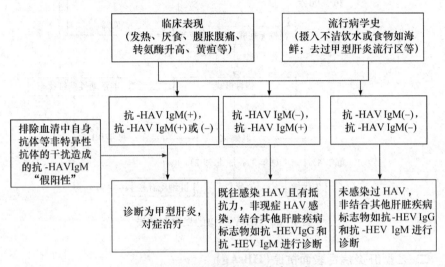

图4-11　甲型肝炎分析临床思路

(杨瑞锋)

第十二节　乙肝病毒检测

一、概述

乙型肝炎病毒(hepatitis B virus, HBV)归类为为嗜肝 DNA 病毒科,其基因组是已知 DNA 病毒中最小的,我国流行的基因型 B 型和 C 型 HBV 均为3215bp,为一环形双链 DNA 的独特结构,以共价闭合环状 DNA(covalently closed circular DNA, cccDNA)为模板,用不同启动子能转录出至少4个 mRNA,编码至少9种病毒蛋白,以最小的容量发挥了高效功能。HBV 感染人体后,有不同的发展和结局,这是由病毒和宿主双方面的因素决定的(图4-12)。临床诊断 HBV 感染主要依靠 HBV 血清学标志物(俗称"两对半")和 HBV DNA,后者还可以辅助诊断隐匿性乙型肝炎,并且作为慢性乙型肝炎抗病毒治疗过程中判断疗效和预测预后的重要标志物。

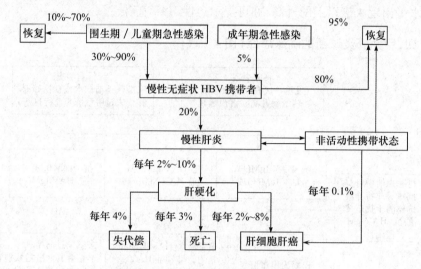

图 4 - 12　HBV 感染的发展和结局

二、乙型肝炎病毒表面抗原(HBsAg)

1. 方法学

(1)HBsAg 定性检测:酶联免疫(EIA)或化学发光(CIA),双抗体夹心法或间接法。

(2)HBsAg 定量检测:现有商品化的 HBsAg 定量检测试剂包括雅培 Architect HBsAg QT 和罗氏 Elecsys HBsAg Ⅱ 等,均基于 CIA 技术;也有国产的基于时间分辨免疫荧光技术的 HBsAg 定量测定试剂盒。单位为国际单位 IU/ml。

2. 参考范围　定性检测:S/Co 值≥1.0 为阳性,<1.0 为阴性。

定量检测:线性范围为 0.05 ~ 250IU/ml。 < 0.05IU/ml 为 HBsAg 阴性;>250IU/ml 需稀释后重新检测,结果乘以相应的稀释倍数。

3. 临床意义　HBV 的外膜主要由主蛋白构成,主蛋白也称为表面抗原(surface antigen,HBsAg)。血清 HBsAg 出现于 ALT 升高前 2 ~ 8 周,急性乙型肝炎患者一般在 4 ~ 6 个月内清除 HBsAg,若 HBsAg 持续存在 6 个月以上,则意味着 HBV 感染慢性化。血清 HBsAg 阳性见于:①急性乙型肝炎的潜伏期和急性期;②无症状 HBV 携带者;③慢性乙型肝炎;④HBV 相关的肝硬化和原发性肝癌。

血清 HBsAg 检测主要应用于:①献血员、孕妇、手术前患者以及血液等生物制品的 HBV 感染筛查;②HBsAg 定量检测可用于指导临床慢性乙型肝炎抗病毒治疗。近几年的临床研究证实,血清 HBsAg 水平可反映受感染的肝细胞内 HBV 蛋白的复制能力,可代替侵入性的 cccDNA 定量检测,作为病毒复制水平的间接指标。不论是核苷(酸)类似物还是聚乙二醇干扰素(PEG - IFN)抗病毒治疗,HBsAg 定量在评价病毒学应答、疗效和判断预后方面正逐渐被国内外接受,使这一传统的血清标志物有了新的用武之地(表 4 - 7)。由于血清 HBsAg 定量检测较 HBV DNA 定量简便、快速、便宜,适于临床实验室广泛开展。

表 4 - 7　HBsAg 定量检测的临床意义

	应用价值	临床意义
HBV 感染自然史	鉴别真正的非活动性 HBV 携带者	确定不需要抗病毒治疗
	鉴别现在就需要抗病毒治疗、或近期就可能有病毒活动的患者	确认对需要的患者开始抗病毒治疗、加强对可能有病毒活动患者的监测
HBV 抗病毒治疗	早期鉴别对 PEG - IFN 不可能产生应答的患者	避免不必要的 PEG-IFN 治疗
	早期鉴别对 PEG-IFN 可能产生应答的患者	推动这些患者继续进行有效的抗病毒治疗
	在核苷(酸)类似物抗病毒治疗过程中出现 HBsAg 载量的快速下降,提示可能产生应答	鉴别可通过核苷(酸)类似物抗病毒治疗获得 HBsAg 清除的患者,并根据 HBsAg 定量检测结果制定停药原则

Liaw YF. Clinical utility of hepatitis B surface antigen quantitation in patients with chronic hepatitis B: a review. Hepatology,2011,54(2):E1-9.

HBsAg 虽然是一个非常常见的指标,但对检测结果的解读上,仍有需要注意之处:①血清 HBsAg 阴性并不能排除 HBV 感染。我国作为 HBV 感染的高流行区,有众多慢性"隐匿型 HBV 感染"患者,表现为 HBsAg 阴性,单一抗-HBc 阳性,单一抗-HBs 阳性,或除 HBsAg 以外的其他标志物阳性,甚至血清 HBV 标志物全阴性等模式,但能检出血清或肝组织中的 HBV DNA。隐匿性 HBV 感染的临床意义尚不清楚,有可能通过血液传播 HBV,因此,需要加强对血液制品的 HBV DNA 筛查。②HBsAg 阳性时的炎症活动或急性发作也未必一定由 HBV 引起,可由重叠感染其他的肝炎病毒引起,如重叠 HAV、HEV 或 HDV 感染。

三、抗-HBs

1.方法学　EIA 或 CIA。双抗原夹心法或间接法。可分为定性检测和定量检测,定量检测的单位为 mIU/ml。

2. 参考范围

定性检测:S/Co 值≥1.0 为阳性,<1.0 为阴性。

定量检测: ≥ 10.0mIU/ml 为阳性, < 10.0mIU/ml 为阴性。一般认为,≥10.0mIU/ml 的抗-HBs 可以保护人体免受 HBV 感染。

3. 临床意义　抗-HBs 是 HBsAg 相应的抗体,为感染 HBV 或接种乙型肝炎疫苗后产生的保护性抗体,能在体内存在相当长的时间。抗-HBs 阳性见于:①既往感染 HBV。我国一般人群中抗-HBs 阳性率可达 40% 左右;②乙型肝炎疫苗或特异性高效价免疫后产生主动或被动免疫,一般认为,血清抗-HBs 水平≥10mIU/ml 是机体对 HBV 产生特异性免疫的标志。

在临床实践中,需要认识到,抗-HBs 阳性并不能完全除外慢性乙型肝炎的可能:①有一定比例的慢性 HBV 感染患者呈现 HBsAg(-)/抗-HBs(+)的血清学模式。②少数慢性 HBV 感染患者 HBsAg(+)/抗-HBs(+),出现抗-HBs 并不表明 HBsAg 将被清除、感染即将恢复。两者共存可能由于:低水平的"假阳性"反应;S 基因发生免疫逃逸性突变,其编码的 HBsAg 抗原性改变,野生型抗-HBs 不能将其清除;前后感染不同亚型 HBV,或 HBsAg 与其抗体之间仅有低亲和力结合;少数感染恢复期患者血清中亦可同时检出 HBsAg 和抗-HBs。

四、核心蛋白(HBcAg)

1. 方法学　HBV 核心蛋白(nucleoprotein)有两种形式,一种是核壳蛋白(nucleocapsid),即 HBcAg,构成病毒的核壳;另一形式是可溶性分泌蛋白 HBeAg。两种抗原均由 C 基因编码,序列大部分相同,但由于氨基和羧基端少量氨基酸的差异,造成两种蛋白的生物学功能各异。HBcAg 检测的难点在于,它易与抗-HBc 结合形成免疫复合物,长久以来,一直难以从血清中直接检出;随着检测技术的提高,可检出 HBcAg,但未在临床实验室应用。

2. 临床意义　HBcAg 检测的临床意义:①HBcAg 存在 Dane 颗粒的核心,反映 HBV 复制水平,与 HBeAg 和 HBV DNA 正相关,可作为疾病传染性和活动性病变的指标;②急性乙型肝炎早期 HBcAg 阳性与 ALT 升高呈正相关,提示含有 HBcAg 的肝细胞可能是细胞免疫功能主要攻击的靶细胞;③可作为抗病毒治疗疗效判断的指标。

五、抗-HBc

1. 方法学　EIA 或 CIA,间接法。

2. 参考范围　S/Co 值≥1.0 为阳性,<1.0 为阴性。

3.临床意义 由于 HBcAg 具有极强的免疫原性,绝大部分 HBV 感染者都产生抗-HBc 抗体,相比抗-HBs,抗-HBc 产生早,维持时间长,可达几十年之久。抗-HBc 检测可提高 HBV 感染者的检出率,但由于检测技术的局限,存在一定数量的抗-HBc"假阳性"结果。

抗-HBc 不是保护性抗体,而是反映 HBV 感染的证据。在我国一般人群中,10% 可检出单一抗-HBc 阳性,可能反映:①急性感染后的恢复早期(窗口期):很多患者在 HBV 急性感染消退时,HBsAg 减少甚至消失,抗-HBs 尚未出现,称为"窗口期",抗-HBc 是唯一能检出的特异性 HBV 指标;②抗-HBc 被动转移:HBV 携带者母亲血液中的抗-HBc 可通过胎盘进入婴儿体内并可持续 1 年左右;输入抗-HBc 阳性的血制品也可造成血清中单一抗-HBc 阳性;③既往感染伴抗-HBs 消失;④既往感染伴低水平 HBsAg。

六、抗-HBc IgM

1.方法学 EIA 或 CIA,捕获法或间接法。

2.参考范围 S/Co 值≥1.0 为阳性,<1.0 为阴性。

3.临床意义 抗-HBc IgM 是 HBV 感染后较早产生的抗体,90% 以上的患者在感染 1 周内产生,持续 2 周至 2.5 年。抗-HBc IgM 的临床意义:①高水平的抗-HBc IgM 是诊断急性乙型肝炎的主要依据之一,即使 HBsAg 为阴性,仍可诊断急性乙型肝炎;②暴发性乙型肝炎可检出比一般急性肝炎更高滴度的抗-HBc IgM,可能与肝细胞破坏、再生及分化不良有关,在 HBsAg 阴性时是病原诊断的主要依据;③慢性乙型肝炎时,HBcAg 持续刺激免疫系统产生较低水平的抗-HBc IgM,滴度与肝组织损伤程度相关,当慢性乙型肝炎病情复发加重时,IgM 滴度常随 ALT 水平的增高而升高,抗-HBc IgM 持续高水平提示病变持续进展。需要注意,类风湿因子可能干扰抗-HBc IgM 的检测,造成"假阳性"结果。综上所述,应动态、辨证地看待抗-HBc IgM 的检测结果,结合患者的临床特点来做出正确的判断。目前该指标仅在部分临床实验室开展。

七、HBeAg

1.方法学

定性检测:EIA 或 CIA,双抗体夹心法或间接法。

定量检测:以 HBeAg 参考物质作为定值标准,绘制标准曲线,即可实现 HBeAg 的"定量",但 HBeAg 不像 HBsAg 和 HBV DNA 那样有全球通用的参考物质,目前为止,绝大部分 HBeAg 参考物质都来源于德国 Paul-Ehrlich 研究所,因此定量单位为 Paul-Ehrlich Institute Unit，即 PEI-U，而非 HBsAg 和 HBV DNA 定量的国际单位 IU。

2. 参考范围。

定性检测：S/Co 值≥1.0 为阳性，<1.0 为阴性。

定量检测：≥0.20 PEI-U 为阳性，<0.20 PEI-U 为阴性。

3. 临床意义　HBeAg 属非结构蛋白，不参与构成病毒颗粒，合成后经内质网分泌至肝细胞外，在血清中以可溶性二聚体蛋白形式存在。HBeAg 的生物学功能尚未完全研究清楚，可能发挥免疫调节作用。血清 HBeAg 是 HBV 复制、传染性、病情严重程度及对治疗应答评价的重要标志物。我国 HBeAg 阳性患者中，多数经长期无症状的轻微病变活动后 HBeAg 阴转、HBV 感染趋向清除，这是慢性 HBV 感染自然史的主流；少数患者持续 HBeAg 阳性、病变反复活动；其余相当一部分患者虽然 HBeAg 阴性，肝脏病变也反复活动，ALT 持续高于 1.5 倍正常值上限，HBV 持续复制，被称为"HBeAg 阴性慢性乙型肝炎"，是由 HBV 基本核心启动子（BCP）的 ntA1762T 或 G1764A 突变，或前 C 区（PC）序列的 G1896A 突变，或者其他未发现的基因突变引起 HBeAg 表达减少，甚至缺失所造成。突变毒株的复制是 HBeAg 阴性慢性乙型肝炎持续活动的主因。HBeAg 阳性慢性乙型肝炎病变进展较快，有相当部分将进展至肝硬化甚至肝细胞癌；HBeAg 阴性慢性乙型肝炎病情迁延，但病变长期累积至进展性慢性肝病的更多。因此，临床上也必须重视 e 抗原阴性乙肝的诊断与治疗，不能认为 HBeAg 阴性患者就一定要比 HBeAg 阳性患者的症状轻、治疗容易。

从 20 世纪 90 年代初至今，不断有研究证实，HBeAg 定量对各种抗病毒药物治疗的病毒学应答和 HBeAg 血清学转换均有良好的预测价值。2008 年，Fried 等对之前一大型、随机、多中心的Ⅲ期临床试验中 271 位接受 48 周聚乙二醇干扰素 α-2a（PEG-IFNα-2a）联合安慰剂治疗的 HBeAg 阳性 CHB 患者系列血清中的 HBeAg 进行了回顾性定量检测，结果表明，基线 HBeAg≤31 PEI-U/ml 的患者有 54% 可产生 HBeAg 血清学转换，而基线 HBeAg＞1294 PEI-U/ml 的患者仅有 24% 产生血清学转换；产生血清学转换患者的血清 HBeAg 水平持续降低，并且在治疗结束后 24 周仍保持低水平；治疗 24 周血清 HBeAg 高水平（≥100 PEI U/ml）的患者中只有 4%（3/72）在治疗结束后 24 周发生了血清学转换，阴性预测值（NPV）为 96%，高于 HBV DNA（86%）。通过观察治疗后有无持续 HBeAg 降低，还可帮助判断是否存在迟发性应答（治疗结束），还是无应答，而 HBV DNA 水平在治疗结束达到平台期。由此可见，在预测 PEG-IFNα-2a 治疗中是否出现血清学转换上，HBeAg 动态定量要优于 DNA。北京大学肝病研究所 2010 年一项研究表明，治疗

12 周或 24 周的 HBeAg 水平对聚乙二醇干扰素 α-2b 治疗患者 48 周血清学转换也同样具有良好的预测价值:治疗 12 周血清 HBeAg ≥ 17.55 PEI-U/ml 的 PPV 和 NPV 分别为 38% 和 95%,而治疗 24 周的 HBeAg ≥ 8.52 PEI-U/ml 的 PPV 和 NVP 分别为 44% 和 100%。同时,也有研究报道,HBeAg 定量有助于预测核苷(酸)类似物的疗效。2010 年,韩国延世大学的 Lee 等在 Hepatology 上发表文章,阐述恩替卡韦抗病毒治疗中 HBeAg 定量检测的预测意义。该研究收录 57 例 HBeAg 阳性初治 CHB 患者,接受恩替卡韦治疗 2 年,病毒学应答定义为治疗 24 周 DNA 检测不到(<60copies/ml),38 例患者获得病毒学应答(67%);血清学应答定义为治疗 24 周 HBeAg 阴性,8 例患者获得了血清学应答(14%)。结果显示,治疗中 HBeAg,HBsAg 和 HBV DNA 的动态变化并不是病毒学应答的预测因子,但病毒学应答组中,治疗 24 周 HBeAg 水平的下降比 HBsAg 和 DNA 水平的下降更为明显;并且,HBeAg 水平的动态变化是血清学应答的唯一预测因子——治疗 24 周 HBeAg 水平下降 10 倍预测血清学应答的敏感性和特异性分别为 75.0% 和 89.8%,阳性预测值(PPV)和阴性预测值(NPV)为 54.5% 和 95.7%。

HBeAg 定量检测应用的局限在于:①仅适于对 HBeAg 阳性的 CHB 患者的预测,而不适用于 HBeAg 阴性的 CHB 患者,HBeAg 阴性 CHB 在全球呈上升趋势,在我国可占到 30% ~ 40%,因此对这部分的患者 HBeAg 定量无用武之地;②即使在 HBeAg 阳性的 CHB 患者中,如果 BCP、PC 区或其他未发现的基因突变都会使 HBeAg 表达减少甚至缺失,今后在采用 HBeAg 定量检测作为预测抗病毒治疗效果的指标的同时,需要平行进行 BCP/PC 区测序,最好做克隆测序,以便对准种的突变情况有清楚的了解,从而更科学、合理地应用定量 HBeAg 这一标志物;③无商品化 HBeAg 定量试剂盒供临床实验室使用。

八、抗-HBe

1. 方法学 EIA 或 CIA。竞争抑制法。

2. 参考范围: S/Co 值 >1.0 为阴性,≤1.0 为阳性。

3. 临床意义 抗-HBe 是 HBeAg 的特异性抗体。HBeAg 血清学转换(seroconversion)的定义为:患者血清 HBeAg 被清除(检测为"阴性"),继而检出抗-HBe,其间有一"窗口期",一般不超过 1 年。抗-HBe 的出现,通常可作为 HBV 复制减弱、病情稳定、预后较好的标志。然而,抗-HBe 并非保护性抗体,对于 HBeAg 阴性慢性乙型肝炎患者,即使存在抗-HBe,仍有病毒的复制。

九、对 HBV 血清学标志物检测结果的解释(表 4-8)

表 4-8　乙型肝炎血清学标志物组合模式及临床意义

模式	HBsAg	抗-HBs	HBeAg	抗-HBeAb	抗-HBc	临床意义
1	-	-	-	-	-	未曾感染 HBV
2	-	-	-	-	+	①HBV 既往感染;②急性感染窗口期;③无症状 HBV 携带者;④抗-HBc 检测"假阳性"
3	-	-	-	+	-	少见,难以解释,很可能抗-HBe 检测"假阳性"
4	-	-	-	+	+	① HBV 既往感染;②急性感染恢复期
5	-	-	+	-	-	少见,可能①HBsAg 罕见突变不能被检出;②HBeAg 检测"假阳性"
6	-	+	-	-	-	①主动免疫后产生免疫力;②被动免疫高效价抗-HBs;③HBV 既往感染;④抗-HBs 检测"假阳性"
7	-	+	-	-	+	HBV 感染恢复期,产生免疫力。个别患者仍肝功能异常、DNA 阳性,考虑病毒变异,需继续治疗
8	-	+	-	+	+	恢复期,产生免疫力
9	+	-	-	-	-	①急性 HBV 感染潜伏后期;②急性乙型肝炎早期;③少数不出现抗-HBc 的慢性乙型肝炎
10	+	-	-	-	+	①急性、慢性乙型肝炎,病毒复制减弱而尚未产生抗-HBc,或者 HBeAg 消失后重现;② 或无症状 HBV 携带者;③ HBeAg 阴性慢性乙型肝炎,应密切监控 DNA 和 ALT,积极抗病毒治疗
11	+	-	-	+	+	①急性感染后趋向恢复;②慢性乙型肝炎治疗后出现 HBeAg 血清学转换,病毒复制减弱,传染性降低;③慢性无症状 HBV 携带者;④HBeAg 阴性慢性乙型肝炎,应密切监控 DNA 和 ALT,积极抗病毒治疗
12	+	-	+	-	-	①急性乙型肝炎早期,高传染性;②无症状 HBV 携带者
13	+	-	+	-	+	急性或慢性乙型肝炎,病毒复制强,高传染性
14	+	-	+	+	+	①急性 HBV 感染趋向恢复;②慢性乙型肝炎抗病毒治疗后趋向出现 HBeAg 血清学转换
15	+	+	-	-	+	对 HBsAg/抗-HBs 结果的解释:可能存在 HBsAg/抗-HBs 循环免疫复合物,或者不同亚型的 HBV 感染
16	+/-	+	+	-	+	对 HBsAg/抗-HBs 结果的解释:可能存在 HBsAg/抗-HBs 循环免疫复合物,或者不同亚型的 HBV 感染

　　根据 HBV 血清学标志物的检验结果,可判定患者的感染状态和病情进展(表 4-8),但有时完满解释各种可能的血清学标志物组合模式并不容易,尤其是一些不典型的组合模式,比如 HBsAg(+)/抗-HBs(+)、HBeAg(+)/抗-HBe(+)、HBsAg(+)/抗-HBc(-)、HBsAg(-)/HBeAg(+)等等,出现这些不典

型的组合的原因主要是由于 HBV 感染是病毒与宿主相互作用的复杂过程,病毒变异或宿主免疫异常都可能导致一些特殊的检测结果,这些组合并非常见,要求我们必须结合病史、临床病情和其他分子生物学标志物如病毒 DNA 定量、基因突变等来综合判断。另外,对临床和检验医师而言,也必须认识到,任何病毒学标志物的检测都有其检测局限,即使对目前使用的最经典的检测试剂,也可能漏检一些罕见的病毒突变株,或者因非特异性的反应而产生假阳性结果。因此,面对不典型的血清学标志物组合模式,检验医师应该及时复检,并注意与临床医师沟通,方可发送最终的报告单。

十、HBV DNA 定量检测

1. 方法学　根据不同的原理,HBV DNA 定量检测分为分支 DNA(bracned DNA,bDNA)、实时荧光定量 PCR、竞争性 PCR 及杂交捕获法等。bDNA 是一种优良的定量检测技术,以人工合成的、可结合多个酶标记物的分支 DNA 作为信号放大系统,将病毒核酸的信号放大以便进行检测。bDNA 的优势在于:不涉及核酸扩增反应,污染的可能性小,对实验室的要求较 PCR 低;不需要核酸提取,直接用微量(50μl 左右)的血浆即可进行检测;检测的重复性良好;受基因型的影响小。但其不足在于敏感性较低,不适合低水平 DNA 的定量。近十几年来,实时荧光定量 PCR 技术不断发展和成熟,已经在核酸检测(nucleic acid test,NAT)中占主导地位。基于实时荧光定量 PCR 基础的 HBV DNA 定量检测试剂敏感性、特异性不断提高,定量的线性范围逐步提高,可检测低至 10IU/ml,高至 108IU/ml 的 DNA,为乙型肝炎的诊断和治疗提供了坚实基础。但同国际主流试剂比较,国产试剂在检测的敏感性和精密度上均有较大差距。目前在国家"十一五"重大科技专项已设立专项研究来优化国产试剂的检测性能,重点为提高试剂检测的敏感性。表 4-9 为目前国内外常用的 HBV DNA 检测试剂及其性能。

表 4-9　国内外常用的 HBV DNA 检测试剂及检测性能

检测试剂盒	生产商	技术类型	操作	线性范围(最低检测限)
RealTime HBV DNA	雅培	实时定量 PCR	自动化	$(4\sim9)\times10^9$ IU/ml (4IU/ml)
COBAS Amplicor HBV Monitor	罗氏	竞争性 PCR	手工或半自动化	$2\times10^2\sim2\times10^5$ copies/ml
COBAS TaqMan HBV with HPS	罗氏	实时定量 PCR	半自动化	$(1.1\sim29)\times10^8$ IU/ml (6 IU/ml)

续表

检测试剂盒	生产商	技术类型	操作	线性范围（最低检测限）
COBAS TaqMan HBV with Cobas Ampliprep v1.0	罗氏	实时定量 PCR	自动化	$(1.1 \sim 54) \times 10^8$ IU/ml （12 IU/ml）
VERSANT HBV DNA v3.0	西门子	bDNA	手工，或 Versant 340/440 分子诊断系统，自动化	$3.3 \times 10^3 \sim 1.0 \times 10^8$ copies/ml （3.3×10^3 copies/ml）
达安 HBV 核酸定量检测试剂盒（定量）	广州达安基因	实时定量 PCR	半自动化	$10^3 \sim 10^7$ IU/ml
匹基 HBV 核酸定量检测试剂盒（定量）	深圳匹基生物	实时定量 PCR	半自动化	$10^3 \sim 10^7$ IU/ml
科华 HBV 核酸定量检测试剂盒（定量）	上海科华生物	实时定量 PCR	半自动化	$10^3 \sim 10^7$ IU/ml

2. 临床意义　HBV DNA 定量的临床意义为，首先，HBV DNA 定量检测是抗病毒治疗全过程的必要手段，包括启动治疗的时机、疗效的判断、耐药的检测，以及是否调整治疗的决定都有赖于敏感的病毒 DNA 载量检测。根据 2012 年更新的《亚太地区慢性乙型肝炎治疗指南》，①HBeAg 阳性的慢性乙型肝炎患者，HBV DNA≥20000IU/ml（相当于≥10^5copies/ml），ALT 超过正常上限 5 倍时；或者 ALT 在正常 2~5 倍上限持续 3~6 个月，或肝组织学有中度以上炎症和纤维化时，应予以抗病毒治疗。②HBeAg 阴性的慢性乙型肝炎患者，HBV DNA≥2000IU/ml（相当于≥10^4copies/ml），ALT 超过正常上限 2 倍时；或者 ALT 在正常 2 倍上限以内，随访中增高，超过正常上限 2 倍或肝组织学有中度以上炎症和纤维化时，应予以抗病毒治疗。③代偿性肝硬化患者，在 HBV DNA≥2000IU/ml 时，予以抗病毒治疗；失代偿肝硬化立即予以抗病毒治疗，并考虑肝移植。其次，HBV DNA 定量检测是抗-HBV 治疗疗效判断的最重要指标。国内外各个指南根据抗-HBV 治疗过程中病毒载量变化提出了原发性治疗失败和继发性治疗失败的概念。原发性治疗失败又称无应答，指核苷（酸）类似物治疗 24 周，HBV DNA 载量的下降幅度小于 11g IU/ml，反映了某一抗病毒核苷类似物治疗的真正失败。这一概念的重要性在于，如果经过 24 周的抗病毒治疗，病毒载量仍然没有显著下降，不仅病毒抑制和肝组织学炎症改善没有达到所希望的结果，更重要的是，如果以该核苷（酸）类似物继续治疗，今后发生耐药突变的概率将极大地增加。继发性治疗失败又称病毒学突破，是治疗依从性良好的患者在治疗过程中出现病毒应答后 HBV DNA 载量的再增高，往往表示耐药突变

的发生,表现为核苷(酸)类似物治疗后,血清 HBV DNA 载量下降比获得应答后的最低值的上升大于11g IU/ml(10倍),并且在相隔1个月后重新检测得以确认。因此,HBV DNA 载量上升大于11g IU/ml(10倍)可以排除 HBV DNA 检测中的检验误差,在采用不同的非标化检测试剂进行观察时,应该考虑到检测方法的影响。而相隔1个月重新检测也应该结合患者的实际情况而决定。如果发现患者血清 HBV DNA 较下降最低点增高的同时,还出现 ALT 的重新增高,则应该给患者及时处理而不应该等到1个月后复查。由于继发性治疗失败的主要原因是耐药突变毒株的出现,对于治疗过程中血清 HBV DNA 载量下降比获得应答后的最低值的上升大于11g IU/ml(10倍)的患者,应该检测耐药毒株的存在,及时更换抗病毒药物。总之,HBV DNA 的定量检测既是决定抗病毒治疗启动时机的重要参数,又是观察疗效的重要指标。因为在抗病毒治疗过程中的变化将有助于耐药突变的检测。对于发生原发性治疗失败的患者可以考虑调整抗病毒治疗药物,如果在发生继发性治疗失败后已经检测到病毒耐药毒株,则更应该根据初始治疗的药物来决定加用另一个没有交叉耐药的抗病毒药物。HBV DNA 定量检测是除 HBsAg 之外的 HBV 感染筛查的标志物,稀有氨基酸突变等原因造成 HBsAg 检测"阴性"时,若 HBV DNA 阳性,仍可诊断为 HBV 感染。

十一、慢性乙型肝炎诊治的临床思路(图4-13~4-16)

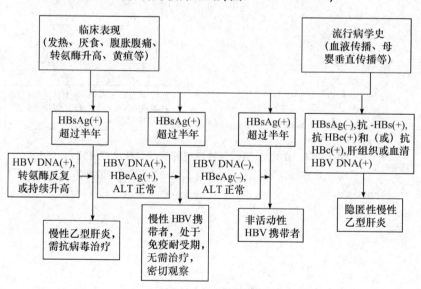

图4-13 慢性乙型肝炎的临床诊断思路

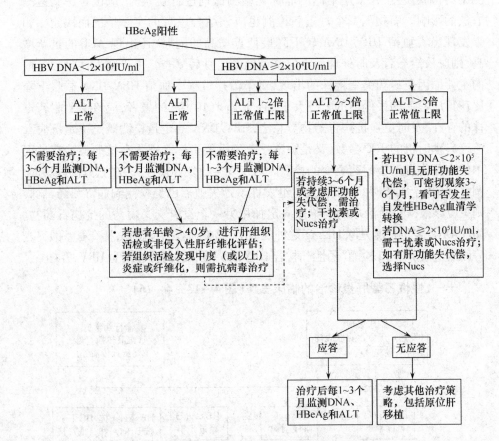

图 4 - 14 HBeAg 阳性慢性乙型肝炎的临床治疗思路

Nucs:核苷(酸)类似物抗病毒药物,首选恩替卡韦或替诺福韦

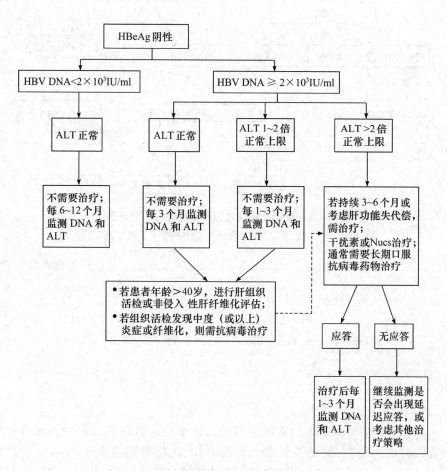

图 4 - 15　HBeAg 阴性慢性乙型肝炎的临床治疗思路

Nucs：核苷（酸）类似物抗病毒药物，首选恩替卡韦或替诺福韦

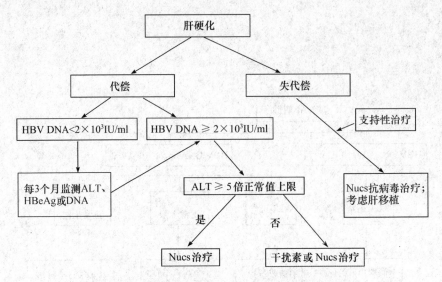

图 4-16　肝硬化慢性乙型肝炎患者临床治疗思路

Nucs：核苷(酸)类似物抗病毒药物，首选恩替卡韦或替诺福韦

（杨瑞锋）

第十二节　幽门螺杆菌感染检查

一、概述

尽管 100 多年以来人们多次在胃炎或溃疡病患者的胃黏膜中发现有一种螺旋状的细菌存在，但是直到澳大利亚 Perth 医院病理科 J. R. Warren 教授和 Barry J. Marshall 医生建立了这种细菌的体外培养技术以后，人们才真正有机会认识导致人胃部主要疾患的病原微生物——幽门螺杆菌(Hp)。越来越多的证据表明 Hp 不仅是胃炎和消化性溃疡的主要病因，而且还可以引起胃腺癌和淋巴瘤的发生。2005 年，Marshall & Warren 由于其开创性的研究和对人类健康的卓越贡献荣获诺贝尔医学奖。

目前，世界各地都有很多 Hp 感染的报道。在发展中国家，人群 Hp 携带率可高达 70% 以上，发达国家人群 Hp 携带率为 30% 左右。有研究表明，生活条件好的群体 HP 感染率较低。Hp 如此高的发生率，细菌是如何进入人体内的疑问一直困扰着科学家们,虽然其感染和传播机制尚不清楚,但有一点可以肯定:一旦 Hp 在宿主的胃黏膜定植下来,如果不进行抗生素清除,它将长久地生存下去。感染 Hp 的患者最终会发展成慢性胃炎,这一过程往往没有明显的临床表现,所以早期诊断、及时采取抗生素治疗是治疗 HP 感染的主要思路。

临床上,用于诊断 Hp 感染的方法很多,大致可分为两大类:一类属于有创检查,使用内镜取黏膜活检标本进行染色并通过显微镜观察菌体形态,该类方法较特异,但有风险;另一类属于无创检查,包括:呼气试验、血清学试验及 PCR 等方法。该类方法对患者影响小,但敏感性或特异性存在一定问题,故可以作为人群 Hp 筛查工具使用。Hp 实验室检测的"金标准"是细菌培养或黏膜活检组织病理检查,这些方法很大程度依赖于检测技术人员的经验。为了达到最佳的检测效果,建议使用多种方法综合判断。实验室选择检测方法主要取决于检验设备、检测成本和人员专业技术水平。

二、实验室检查

1. 用于检测 Hp 的试验方法汇总(表 4 – 10)

表 4 – 10   Hp 检测试验方法汇总

试验名称	敏感率%	特异性%	费用	内镜介导	方法评价
组织染色	90 ~ 95	95 ~ 99	+ +	需要	病原分布不均,多点取材
培养	70 ~ 90	100	+ + +	需要	需要专业技术和试验经验
尿素酶	85 ~ 95	90 ~ 95	+	需要	快速,抗生素使用后敏感性减低
黏膜 PCR	95	100	+ + +	需要	设备限制临床应用
^{13}C 标记的尿素呼气试验	95	90 ~ 100	+ +	不要	少量辐射,用于抗生素疗效追踪
血清学试验	80 ~ 95	85 ~ 95	+	不要	用途广,内镜使用前的筛选
便抗原试验	94	97	+ +	不要	用于儿科患者,活动性感染检查

2. 血清 Hp 抗体   Hp 感染可引起宿主免疫应答,导致患者血清出现特异 IgG 和 IgA 升高。酶联免疫吸附法(ELISA)被认为是最佳的血清学试验。许多商品化试剂中使用的抗原(全细胞及其超声产物、酸性甘氨酸抽提物、热稳定抗原、脲酶或 120kD 蛋白的纯化抗原片段等)混合物较单一组分有更佳的敏感性和特异性。许多试剂盒都可以检测 Hp 特异的 IgG。有试验结果显示:与组织染色和脲酶检测方法相比,ELISA 法检测 Hp 血清抗体的敏感性和特异性分别为 85%和79%。对未接受过治疗的患者而言,血清 Hp 特异 IgG 高滴度状态可维持很多年。血清抗体的检测是一种无创检查,适合大样本人群进行 Hp 流行病学

调查或单个患者行内镜检查前的筛查。使用抗生素治疗成功根除 Hp 半年后,患者血清 Hp 特异抗体的滴度会下降至治疗前水平的 50% 以下。当然,这种抗体滴度的变化存在个体差异,有些被治愈的患者,血清抗体滴度长期呈低水平。

总而言之,血清 Hp 抗体检测不作为 Hp 感染的确诊指标,只作为筛选指标或短期疗效观察的指标。

3. PCR 应用 PCR 技术检测胃黏膜组织中 Hp,由于该方法敏感性很高,使得人们对 PCR 的应用前景充满期待。PCR 检测的标本主要是胃活检组织,扩增的靶基因有尿素酶(ureA)基因、rRNA 表面抗原基因和隐蔽基因。引物及靶基因的选择、样本制备方法和组织中 Hp 浓度等因素对检测结果影响较大,所以,多项研究结果显示:PCR 检测结果的准确性存在较大的变化。可见 PCR 技术检测 Hp 在某些方面还不成熟,存在假阳性的问题,检测结果对治疗方法选择的影响值得重视。PCR 的应用还需要实验室有一定的设备储备,所以,这种技术还无法在临床实验室广泛开展,但是在研究 Hp 不同菌株之间的基因差异和流行病学调查方面有很好的应用前景。

4. ^{13}C 标记的尿素呼气试验 尿素呼气试验(Urea Breath Test,UBT)是临床上检测 Hp 最准确的无创方法。Hp 可以产生大量脲酶,将尿素水解成氨和二氧化碳。患者口服 ^{13}C 标记的尿素,在胃中与 Hp 产生的脲酶相遇,被分解成 ^{13}C 标记的二氧化碳。在患者口服尿素 30 分钟后,收集患者呼出的气体标本,用质谱或放射性核素比率定量分光光度计测定 ^{13}C 标记的二氧化碳,来证明胃中 Hp 的活性。美国 FDA 在 1996 年批准了使用 ^{13}C 标记进行 UBT 检测 Hp 感染。该方法敏感性很好,但对儿科患者检测时特异性有所减低。一些药物(抗生素、铋剂和质子泵抑制剂等)可以造成假阴性结果,故 UBT 检测前需要停药 1 周。

^{13}C 标记的 UBT 虽然检测费用较高,但临床应用广泛,尤其对未治疗的 Hp 感染患者的初次诊断和短期疗效观察而言是一个不错的选择。

5. 病理 在内镜介导下,采集组织活检样本进行特异的免疫组化染色,通过显微镜观察 Hp 菌体形态,该方法是研究 Hp 感染的传统方法,特异性和敏感性均较高,故可以作为病原学诊断指标。

(1)样本采集:由于 Hp 对胃或十二指肠黏膜的感染呈灶性分布,采集多点组织可以提高 Hp 阳性检出率。组织样本可以用福尔马林固定后制片待检,也可以使用印片技术,将活检组织在两张洁净玻片间挤压,形成较薄片膜,样本固定时间较组织病理检测方法固定时间要短,方法的敏感性更高,还可以比较 Hp 和 H. heilmannii 两种菌的形态差异。

(2)染色:传统的染色方法为苏木素 - 伊红(Hematoxylin-Eosin,HE)染色,其分辨率很高。除非活检组织中 Hp 浓度很低,大多数 Hp 感染的病例都很容易检测到菌体。其他较敏感的染色方法有:改良 Giemsa 或 Warthin – Starry 银染,前者省时简便,后者耗时费力。使用相差显微镜观察胃黏膜组织的方法快速而简便。此外,黏膜刷片或组织印片行革兰染色的方法敏感性较其他染色方法略低。

(3)试验报告:染色标本显微镜下见到弯曲状或"S"形细长杆菌,可报告找到 Hp。

(4)方法评价:通过多点采集 Hp 易感组织,经过特异的免疫组化染色,有经验的专业技术人员直接检查,诊断 Hp 感染的敏感性和特异性可达 95% 以上。当然,该方法为有创检查,形态学尚无法区分螺杆菌属的所有细菌,还需要结合培养等多种手段来确诊。

三、临床思路(图 4 – 17)

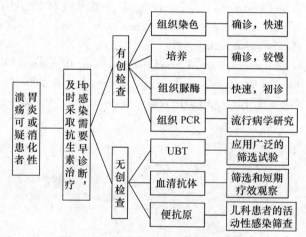

图 4 – 17 Hp 感染的实验室诊断思路

由于 Hp 在人群中的携带率很高,而且感染的患者和携带者的临床管理方法不尽相同,因此,临床医生基于患者临床表现会选择不同的实验室检测方法。应该注意的是:无明显症状的人可能有 Hp 的定植,其最终发展成为胃炎或消化性溃疡的可能性非常大,所以使用适当的筛选方法检测 Hp 也很必要。因为不同的检测方法均存在一定的局限性,因此,合理使用多种方法综合诊断 Hp 感染是目前临床实践中的主要思路。

(严 岩)

参考文献

1. Tierney LM，McPhee Jr SJ，et al. 现代医学诊断与治疗. 第39版. 王德炳译. 北京：人民卫生出版社，2001：617－623，643，660－668，1558.

2. Bartlett JG，Auwaerter PG，et al. 马小军译. ABX 指南《感染性疾病的诊断与治疗》. 第2版. 北京：科学技术文献出版社，2012：109－115.

3. 刘锡光. 现代诊断微生物学. 北京：人民卫生出版社，2002：839－843.

4. 默里 PR，巴伦 EJ，法勒 MA，等. 临床微生物学手册. 徐建国译. 北京：科学出版社，2005：939－949，1034－1039.

5. Borriello SP，et al. TOPLEY&WILSON'S MICROBIOLOGY&MICROBIAL INFECTIONS BACTERIOLOGY. 10th. Washington DC：Hodder Arnold，2005：1089-1137，1317-1359，1570-1574.

6. Finch RG，et al. Antibiotic and Chemotherapy：Anti－infective agents and their use in therapy. 9th. Churchill Livingstone，2010：595.

7. Tim Planche，Adamma Aghaizu，Richard Holliman，et al. Diagnosis of Clostridium difficile infection by toxin detection kits：a systematic review. Lancet Infect Dis，2008，8：777-784.

8. Dunn BE，Cohen H，Blaster MJ. Helicobacter Pylori. Clincal Microbiology Review，1997，10：720－741.

第五章

消化系统肿瘤标志物的检验

第一节 甲胎蛋白

一、概述

甲胎蛋白(alpha-fetoprotein,AFP)是由胎儿发育早期,由卵黄囊、胚胎肝细胞及其他内胚层分化的胃肠组织合成的一种血清糖蛋白,是人类认识较早的一种肿瘤标志物。1963 年 Abelev 首先发现患肝细胞癌的小鼠存在 AFP,1964 年 Tatarinov 报道肝细胞癌患者血清中 AFP 升高。目前,AFP 已广泛用于肝癌等消化系统肿瘤的诊断、临床随访、疗效观察、预后判断,以及监测复发和转移。

1. 生化特征及病理生理   AFP 是胚胎血浆中的一种主要蛋白,属于白蛋白样家族,相对分子质量为 68kD,由 1 条含有 591 个氨基酸残基的单肽链组成。基因位于第 4 对染色体 q 臂 11~21 区,由 15 个外显子和 14 个内含子组成。

在胚胎期 AFP 由卵黄囊、肝脏实质细胞及内胚层分化的胃肠道产生,妊娠 12 周左右卵黄囊退化,胎肝则成为合成 AFP 的主要场所。出生后 AFP 浓度以半衰期约 4 天的速度下降,6 个月至 2 岁降至正常成人水平。成人的肝脏也可产生极微量的 AFP,当肝细胞发生恶变时细胞中合成 AFP 的基因又重新被激活,以致血中含量明显增高。

20 世纪 70 年代 Purves 发现了甲胎蛋白异质体。近年来,许多中外学者对 AFP 异质体进行了广泛而深入的研究,证实 AFP 分子糖链异质性与其组织器官来源有关。不同生理病理状况可产生不同的糖链结构,应用不同的凝集素亲和电泳可以把它们分成若干个组分。迄今已确定了一些可用于测定 AFP 糖链异质性的植物凝集素,如小扁豆凝集素(LCA)、刀豆素(COnA)、E 型红腰豆凝集素(PHA-E)、豌豆凝集素(PSA)。1981 年,Breborowicz 等和 Myazak 报道 LCA 结合型 AFP 在肝癌诊断中的价值。研究发现,AFP 经 LCA 电泳分成三个条带,根据三个条带电泳迁移大小,依次取名为 AFP-L1、AFP-L2 和 AFP-L3,分别代表 LCA 非结合型、LCA 弱结合型和 LCA 结合型。目前认为,AFP 异质体通常是指与 LCA 或 PSA 结合的 AFP-L3。1999 年第四届全国肝癌学术会议上确定 AFP-L3 为原发性肝癌临床诊断标准的肝癌标志物之一。

2. AFP 的检测

(1)测定方法:AFP 的测定方法包括放射免疫测定(RIA)、酶联免疫吸附试验(ELISA)、荧光偏振(光)免疫测定法(FPIA)、化学发光酶免疫测定(CLEIA)、化学发光免疫分析法(CLIA)、电化学发光免疫分析(ECLIA)。AFP-L3 可用 LCA 亲和双向放射免疫电泳方法检测。

(2)参考范围:AFP < 25μg/L(ELISA 法、CLIA 法、ECLIA 法),AFP-L3 < 25%。

(3)影响因素

◈ 血液采集必须用标准的样品管或带有分离胶的管,如采集血浆标本需用肝素或维生素 K_3-EDTA 等抗凝管。

◈ 分离出的血清或血浆标本,在 2 ~ 8℃保存可稳定 5 天,在 −20℃保存可稳定半年。

◈ 保存期间标本只能融冻一次,否则影响检测结果。

◈ 标本溶血,Hb > 22g/L 时;血脂 TG > 16.95μmol/L 时;类风湿因子(RF)高和黄疸时都会干扰检测结果的准确性。

3. 检查指征

(1)有肝病史的中年人,尤其是男性,不明原因的肝区疼痛、消瘦、进行性肝大者,高度怀疑原发性肝癌者。

(2)患者出现上腹部不适、疼痛、食欲减退、消瘦、恶心、呕吐、黑便等症状,又有胃癌家族史、胃癌的癌前疾病和胃癌的癌前病变者,高度怀疑胃癌者。

(3)患者既往有结肠腺瘤、溃疡性结肠炎及家族性结肠息肉、大肠癌癌前病变,近期出现黏液便、便血或痢疾样脓血便、腹痛等症状,提示结直肠癌者。

(4)长期大量吸烟、饮酒、饮咖啡者、糖尿病患者、慢性胰腺炎及有胰腺癌家族史者出现上腹部不适,食欲减退、乏力、腹痛、体重减轻、黄疸等症状,高度怀疑胰腺癌者。

(5)上述消化系统肿瘤患者的术后或放化疗后应定期检查 AFP 的水平以观察疗效和监测复发。

二、AFP 升高的常见病因

1. 非恶性肿瘤性疾病

(1)异常妊娠:胎儿脊柱裂、无脑儿、脑积水、十二指肠闭锁、肾发育不全、先天性肾病、先兆流产、胎儿宫内窒息。

(2)肝脏疾病:急慢性病毒性肝炎、酒精性肝炎、肝硬化。

(3)其他:高酪氨酸血症、共济失调 – 毛细血管扩张症。

2. 恶性肿瘤性疾病

(1)消化系统肿瘤:肝癌、胃癌、结肠癌、直肠癌、胆管癌、胰腺癌。

(2)呼吸系统肿瘤:肺癌、支气管癌。

(3)血液恶性肿瘤:恶性淋巴瘤。

(4)乳腺肿瘤:乳腺癌。

(5)头颈部恶性肿瘤:喉咽癌、鼻窦癌、鼻咽癌、口咽癌、中耳癌、舌鳞癌。

(6)生殖系统肿瘤:睾丸癌、卵巢癌、畸胎瘤。

三、临床思路

在消化系统疾病中,AFP 升高除见于原发性肝癌外,在其他的恶性肿瘤及良性疾病中也能出现。临床上可根据 AFP 升高这条线索,通过详细询问病史和全面的体格检查,寻找诊断方向,结合影像学、血清学、细胞学、组织病理学检查进行综合分析,最后做出明确诊断(图 5 – 1)。

1. 除外非疾病因素 AFP 生理性升高常见于正常妊娠妇女。母体血清 AFP 在妊娠 10 周测出并逐渐升高,32 ~ 36 周达最高水平,一般在 400 ~ 500μg/L,分娩后 3 周恢复正常。新生儿 AFP 亦高于成人水平,其浓度以半衰期约 4 天的速度下降,6 个月至 1 岁降至正常成人水平。

2. 原发性肝癌 2001 年中国抗癌协会肝癌专业委员会修订的肝癌临床诊断标准如下:①AFP > 400μg/L,能排除活动性肝病、妊娠、生殖系胚胎源性肿瘤及转移性肝癌等,并能触及明显肿大、坚硬及有结节状肿块的肝脏或影像学检查有肝癌特征的占位性病变者。②AFP ≤400μg/L 能排除活动性肝病、妊娠、生殖系胚胎源性肿瘤及转移性肝癌等,并有两种影像学检查具有肝癌特征的占位性病变,或有两种肝癌标志物(AP、GGT、AFP、AFU 等)阳性及一种影像学检查有肝癌特征的占位性病变者。③有肝癌的临床表现,并有肯定的远处转移灶(包括肉眼可见的血性腹腔积液或在其中发现癌细胞),并能排除继发性肝癌者。

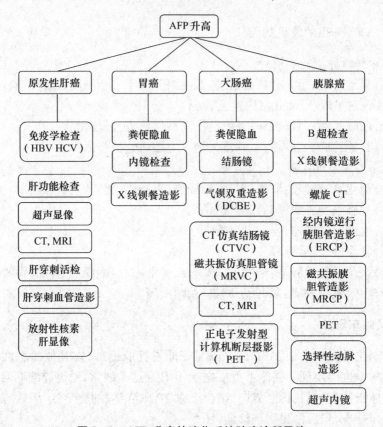

图 5 - 1 AFP 升高的消化系统肿瘤诊断思路

（1）诊断：日本的调查统计结果显示，AFP 在原发性肝癌中的表达水平受肿瘤大小及其基因表达缺失的影响，约 62.5% 的原发性肝癌患者可以检测出 AFP 阳性，其余近 1/3 的肝癌患者呈阴性反应，不能依据 AFP 做出正确判断。另有报道称，在肿瘤大小为 5～10cm 的中分化癌中，血清 AFP 水平与肿瘤大小有一定的相关性，而在肿瘤小于 5cm 的肝癌患者中，AFP 超过 1000μg/L 者不足 15%，30%～50% 的患者低于 200μg/L，低于 20ug/L 者可达 40%。说明 AFP 在原发性肝癌中的敏感性并不高，对实验室报告要结合临床症状和其他检查进行综合分析。

有调查对 3000 例慢性肝病或肝炎患者随访 1 年，其中 10.46% 发生肝癌。这说明 AFP 持续低水平升高者为肝癌高发人群或者亚临床期的肝癌患者。如对 HBV、HCV 长期阳性的高危人群每 6 个月做一次 AFP 和 B 超联合检查，可使肝癌检出率达 95% 以上；若发现 AFP 轻度升高而 B 超未见占位者，应定期追踪复查,必要时可加做 CT、MRI、肝血管造影以提高早期诊断水平。

与此同时,一部分慢性肝病或肝炎患者的 AFP 在 50 ~ 200μg/L,可持续达 2 个月或更长时间而不伴有 GPT 升高。故仅仅 AFP 升高,并不能定义为原发性肝癌,需要注意与以下疾病鉴别。

❖ 与病毒性肝炎、肝硬化患者的鉴别 在良性肝病中,AFP 浓度升高的病例约有 10% 可超过 1000μg/L,21 ~ 200μg/L 者占 55%,而 AFP 阳性的肝癌有 49% 的病例在 21 ~ 200μg/L 内,因而从 AFP 浓度的高低很难鉴别良性肝脏疾病和肝细胞癌。但由于 AFP 升高的主要原因是由于受损伤的肝细胞再生而幼稚化,从而产生 AFP,随着受损肝细胞的修复,AFP 也逐渐恢复正常,故在活动性慢性肝炎和慢性肝硬化患者血清中,AFP 不仅呈低浓度阳性,多不超过 200μg/L,并常先有血清 ALT 明显升高,与 AFP 同步,而且一般在 1 ~ 2 个月内,AFP 随病情好转及 ALT 下降而下降。如 AFP 呈低浓度阳性持续达 2 个月或更久,ALT 正常,应特别警惕亚临床肝癌的存在。另外,测定 AFP 异质体也可以对良恶性肝病进行鉴别,尤其对于 AFP 在 0 ~ 0.4μg/L 者具有较好的价值。血清 AFP 可分为 LCA 结合型和 LCA 非结合型两种 AFP 异质体,两者同时存在,但各占总量的比值因病而异。通常在原发性肝癌中 LCA 结合型 AFP≥25%,而在良性肝病中 AFP < 25%。据资料统计,AFP 异质体对肝癌的诊断率为 89.2%,假阳性仅为 2.5%,且诊断不受 AFP 浓度、肿瘤大小及病期早晚的影响,但在不同的肿瘤病理分型中差异非常显著,一般而言,肿瘤细胞的分化程度越高,LCA 非结合型 AFP 异质体含量越高。

❖ 与继发性肝癌的鉴别 大肠癌、胃癌、胰腺癌、肺癌、乳腺癌等转移到肝脏,可有 AFP 升高。其升高的幅度很少超过 100μg/L,极少数超过 500μg/L,但 CEA 检测值明显升高,以此较易鉴别。另外临床上常有原发癌的病史和无肝病的背景,体检时癌结节多较硬,而肝质地较软,影像学检查常示肝内有大小相仿、散在的多发占位者,提示继发性肝癌。

当血清 AFP 升高的胃癌伴肝转移较难与原发性肝癌区别时,测定 AFP 的异质体,有助于鉴别肿瘤的来源。AFP 升高的胃癌其 AFP 以 LCA 非结合型为主,其与胚胎细胞合成相似。而原发性肝癌血清 AFP 升高,其 AFP 异质体以结合型为主。

(2)疗效判定:手术后 AFP 以小于 5 天的生理半衰期速度较快降低,表明肿瘤被完全清除。若速度降低较慢,应考虑代谢障碍、伴有肝脏疾病或残留。应查出原因,严密监测。放疗或化疗的患者,如 AFP 迅速降至正常范围表示治疗效果好。有的患者在术后、放疗、化疗初期可出现血清 AFP 水平短暂升高,这是由于手术创伤、药物及放射线的作用,使肿瘤细胞急骤坏死和肿瘤溶解引起 AFP 释放所致。这种情况在第 5 天后(半衰期)如迅速下降至正常,或较治疗前水平低,表明治疗有效。在术后、放疗、化疗期间和治疗后,AFP 浓度持续不降甚至升高表明有残存肿瘤或有转移。治疗期间 AFP 继续升高,提示治疗方案无效,应重新调整治疗方案。另外,如果 AFP 明显下降但不转阴,而 AFP 异质体变化不明显,则提示手术不彻底,可能有残留、血管癌栓、卫星结节或转移等。

如果异质体下降至 25% 以下, AFP 和异质体浓度相对恒定, 则可能是患者有肝炎或肝硬化所致。

(3) 预后评估: AFP > 500μg/L, 胆红素 > 855μmol/L 患者存活期短。如经 2 个化疗周期后血浆 AFP 半衰期大于 7 天比半衰期正常患者的生存率显著降低。有研究者对 443 例肝癌患者血清 AFP-L3 及维生素 K 缺乏诱导蛋白 II (PIVKA-II) 进行检测, 来分析其与预后的相关性。结果发现 AFP (临界值 20μg/L)、AFP-L3 (临界值 10%) 和 PIVKA-II (临界值 40AU/L) 3 项检查均呈阴性的病例, 较之阳性病例预后明显为佳。其中 AFP-L3 的结果更有价值。

(4) 复发和转移判断: AFP 的升高比临床症状的出现常常提前 8 ~ 11 个月。对 AFP 阳性的肝癌根治后 1 ~ 2 个月内 AFP 应降至正常, 如在随访中 AFP 又逐渐上升, 做肝功能检查又无肝病活动的证据, 提示复发, 应进行影像学检查。手术后, 放疗、化疗期间, 测得 AFP 持续不降甚至升高, 应疑有肿瘤复发或转移。肝癌根治术后, 每 2 ~ 3 个月随访 AFP 与超声检查, 每 6 个月做胸部 X 线检查, 持续 5 ~ 10 年以上, 这样的监测可查出在临床期复发的小肝癌, 至少可提早半年查出复发。

综上所述, 血清 AFP 及 AFP-L3 的测定对原发性肝癌的诊断、鉴别诊断、判断疗效及预测复发有重要意义。

3. 胃癌 在胃癌患者中亦可见血清 AFP 升高。早起胃癌多无症状, 如患者出现上腹部不适、疼痛、食欲减退、消瘦、恶心、呕吐、黑便等症状, 又有胃癌家族史、胃癌的癌前疾病和胃癌的癌前病变者, 应高度怀疑胃癌。目前, 胃癌的诊断方法有粪便隐血、X 线钡餐检查、CT 检查、胃镜检查及其活检、肿瘤标志物的检查及癌组织的病理检查。

胃癌患者 AFP 升高与否和胃癌的原发部位是否属于内胚层组织衍生有关。如由内胚层衍生组织发生的胃癌可合成一定量的 AFP, 故又称为产甲胎蛋白胃癌 (AFPGC)。AFPGC 发病率很低, 占全部胃癌的 1% ~ 6%, 约占早期胃癌的 2.1%。

AFPGC 可分为三个组织学亚型: 肝样型、胎儿胃肠型和卵黄囊瘤样型。胃癌均有较高的侵袭性, 而且容易快速出现区域淋巴结、左锁骨上淋巴结、肝脏、腹腔和肺的转移。与一般胃癌相比, AFPGC 更具有侵袭性, 更具有临床生物学特性。AFPGC 行胃癌根治术后的生存率比普通胃癌低, 未经手术的 AFPGC 5 年生存率和中位生存期分别为 22% 和 14 个月; 可行胃癌根治术的患者分别为 42% 和 29 个月。术后血清 AFP 检测有助于了解复发和转移。患者血清 AFP 水平的高低与预后无关。由于多数患者确诊时已属晚期, 且多伴周围组织及肝转移,仅小部分可行根治术,因而预后差。佐藤等报道11例AFPGC,平均术后存活率仅有7.4个月,存活时间最长1例为18个月。

4. 结直肠癌 结肠癌患者偶有血清AFP升高。如患者既往有结肠腺瘤、溃疡性结肠炎及家族性结肠息肉、大肠癌癌前病变,近期出现黏液便、便血或痢疾样脓血便、腹痛等症状者提示结直肠癌的可能。要进行粪便隐血、直肠指诊、内镜检查、气钡双重造影(DCBE)、CT仿真结肠镜(CTVC)、磁共振仿真结肠镜(MRVC)、CT、MRI、正电子发射型计算机断层摄影(PET),经腹超声及血清肿瘤标志物的检测,最后确诊须依赖病理诊断。

Mclntire等对191例胃肠道肿瘤患者进行了血清AFP检测,发现5例结直肠癌患者血清呈阳性,占2.6%。病理诊断为结直肠肝样腺癌,它能产生大量AFP,其癌细胞生长快,侵犯脉管形成癌栓,而导致淋巴和血行转移,此癌属高度恶性肿瘤,预后极差。

5. 胰腺癌 约有3%的胰腺癌患者可引起血清AFP升高,如有长期大量吸烟、饮酒、饮咖啡者,糖尿病患者、慢性胰腺炎及有胰腺癌家族史者出现上腹部不适、食欲减退、乏力、腹痛、体重减轻、黄疸等症状,应高度怀疑胰腺癌。体检患者有消瘦、上腹压痛和黄疸,常因胆汁淤积而有肝大、Courvoisi征和腹腔积液等。根据病情选择以下检查:B超、X线钡餐造影、螺旋CT、CT血管造影(CTA)、CT胰胆管造影(CTCP)、MRI血管造影(MRA)、MRI胰胆管造影(MRCP)、经皮肝穿刺胆管造影(PTC)、超声内镜检查、组织病理学和细胞学检查,并做AFP免疫组化染色及肿瘤标志物的检测。

近20年来,随着放射免疫双抗法的广泛应用,发现一些除外原发性肝癌及卵黄囊瘤的恶性肿瘤患者血清AFP亦明显升高。在胚胎发育过程中胰腺同属于原始前肠衍生物。由于分化失常,胰腺癌可能向肝细胞方向分化从而有产生AFP的倾向。有文献报道血清中升高的AFP是由癌细胞合成和分泌的。AFP是此类肿瘤的重要标志物,临床上检测AFP对这类胰腺癌的早发现、早诊断、早治疗有重要意义。

AFP检测亦可作为分泌AFP胰腺癌患者术后监测、化疗效果评价和预测肿瘤复发或转移的重要指标之一。对早期或进展中的病例,术后1周血清AFP开始下降,1个月后恢复正常,说明手术切除彻底。反之,AFP仍居高不下,说明肿瘤未彻底切除或有转移灶。手术后或化疗后患者血清AFP如已转阴,随后病程又复升高,表明肿瘤复发和(或)转移,尤其注意肝转移。

(唐素玫)

第二节 α-L-岩藻糖苷酶

一、概述

α-L-岩藻糖苷酶(α-L-Fucosidase，AFU)是一种溶酶体酸性水解酶,广泛分布于人体内的各种组织、细胞及体液中。1977 年研究者在动物实验中观察到 Morris 鼠肝癌组织中 AFU 活力较正常肝脏高 7 倍,且与肿瘤生长期有关。1980 年法国学者首先在 3 例原发性肝癌血清中发现 AFU 活性升高,并提出把 AFU 作为诊断肝癌的一种新的标志酶,并被后来的众多研究所证实。

1. 生化特征及病理生理 AFU 是一种存在于所有哺乳动物细胞溶酶体中的酸性水解酶,广泛分布于人体各种组织、细胞和体液中,如胎盘、胎儿组织、脑、肺、胰、肾,以及血清、尿液、唾液、泪液等均含有 AFU,其中以肝、肾等组织活性较高。细胞内的 AFU 主要定位于溶酶体中,其生理功能是催化含岩藻糖基的低聚糖、糖肽、糖蛋白和糖苷的分解代谢。AFU 的化学本质是一种糖蛋白,其血清中的相对分子质量为 270 ~ 390kD,在人体中呈多型性,利用等电聚焦电泳分析发现 AFU 存在 8 种同工酶,且在等电聚焦电泳中行为发生显著变化,其在 pH 3.8 ~ 3.9 范围的酶活性基本消失,而在 pH 6.2 ~ 7.0 范围的酶活性上升。

2. 血清中的检测

(1)方法:速率法、放免法、荧光光度法、酶标板直接比色法、终点显色法。

(2)参考范围:速率法 10 ~ 35U/L。

二、常见病因

AFU 升高常见于非恶性疾病如肝炎和肝硬化、糖尿病、肺部疾病等,恶性疾病如原发性肝癌、白血病、卵巢肿瘤、肺癌等。

三、临床思路

1. 除外非疾病因素 AFU 在正常情况下为细胞新陈代谢的少量产物,不断释放到血液中,正常人血清含量稳定在一个低水平范围内。

健康孕妇随着妊娠周数的增加,AFU 水平呈升高趋势,在自然分娩或人工终止妊娠后迅速下降,5 天后降至正常。因此,孕妇血清中 AFU 增高应视为妊娠过程中的特殊生理反应,不同于肝病时的升高,临床医生应加以区别。

2. 病理性升高

(1)原发性肝癌(PHC):AFU 在该病中升高的机制可能与 AFP 水平升高相同,是肿瘤细胞合成及蛋白分泌增加的结果。有资料表明,恶性肿瘤细胞代谢中 L-岩藻糖转换增加,其 AFU 活性水平升高;也可能是肝脏清除溶酶过程受到干扰,或来自转化细胞额外生成的结果;也可能是肝细胞产生一种 AFU 抑制剂,使其对底物水解能力下降,引起底物堆积,从而使 AFU 代偿性升高。

AFU 活性与年龄、性别及一些常有肝功能项目如 ALT,γ-GT,SB,PT,A/G 等结果不相关,是一个独立的因素。血清 AFU 在 PHC 中的阳性率可达81%,据文献报道,AFU 活性测定对 PHC 诊断的特异性及敏感性分别在86%~90%和73.7%~81.2%,故当 AFU 活性 >600μmol/L 时就应首先考虑 PHC 的诊断;血清 AFU 活性升高幅度和阳性率与 AFP 无相关性,AFP 阴性与 AFP 阳性的 PHC 患者,血清 AFU 阳性率无显著差别。AFU 血清水平和阳性率与肿瘤大小无关,病灶小于3cm 的患者血清 AFU 升高的阳性率为70.8%~80.0%,明显高于 AFP 的阳性率(37.5%~40.4%),这对于 AFP 阴性和小肝癌患者的诊断更具有意义。

AFU 在 PHC 有效治疗后会迅速下降,可据此对 AFP 阴性的 PHC 疗效进行观察,PHC 患者术后,AFU 应下降,如术后或药物治疗后,患者血清 AFU 再度升高,说明病情恶化,因此,AFU 对 PHC 患者治疗后的动态监测,对疗效和预后判断及转归提供非常重要的信息。

但 AFU 存在9.1%的假阳性和21%的假阴性,而且在不同肝病间的鉴别诊断不太理想,所以在 PHC 诊断中如同时对 AFP 和 AFU 进行检测,两者协同可以优势互补,其阳性检出率将大大提高,据 Ishizuka H 报道,将 AFP 与 AFU 联合检测可将肝癌诊断的敏感性提高到93.4%,另有不少研究者采用 AFP,AFU,ALT 等多项联合检测亦可提高 PHC 的检出率。

(2)肝炎和肝硬化:大多数肝硬化和一部分乙肝患者的血清 AFU 活性均有不同程度的升高,可能与肝细胞损伤、酶逆流入血有关。乙肝患者血清 AFU 活性和血清 ALT 活性的升高程度具有高度的正相关。经抗肝炎治疗后,血清 ALT 活性下降,AFU 活性也迅速下降,ALT 活性持续不变或上升者,AFU 活性也不下降。肝硬化患者血清 AFU 活性长期升高提示易发展为肝癌,或表示病情危险,或已有小病灶肝癌存在。所以血清 AFU 活性测定有助于乙肝病情发展的预测及肝硬化患者预后的观察。

(唐素玟)

第三节 癌胚抗原

一、概述

癌胚抗原(CEA)是从结肠癌和胎儿肠组织提取的,具有人类胚胎抗原特异性决定簇的一种酸性糖蛋白。最初仅用于大肠癌的诊断,现已用于对多种恶性肿瘤进行辅助诊断。由于 CEA 对肿瘤诊断的特异性和敏感性均较低,不能作为诊断某种恶性肿瘤的特异性指标,但术后定期检测可有助分析疗效、判断预后、监测复发和转移。

1. 生化特征及病理生理 CEA 是 1965 年由 Gold 和 Freedman 首先从结肠癌组织和胎肠中发现的。是一种结构复杂的可溶性多糖蛋白复合物,其编码基因位于 19 号染色体。CEA 含有 45% ~55% 碳水化合物,相对分子质量 180kD,是一种由 641 个氨基酸组成的蛋白质。电镜免疫组化技术证实这种蛋白存在于正常结肠柱状细胞和杯状细胞中。1989 年又发现 CEA 有 5 种互相不重叠的抗原决定簇,分别命名为 Gold1 ~ Gold5,其中 1 ~3 有很高的特异性,而 4 和 5 有交叉反应。胎儿早期的消化道及某些组织细胞(包括支气管、唾液腺、小肠、胆管、胰管、尿道、前列腺)均有产生 CEA 的能力,但胎儿 6 个月以后生成量逐渐减少,出生后 CEA 的产生明显降低。血清中 CEA 主要通过肝脏的枯否细胞和肝细胞清除,依赖肝脏的功能不同半衰期也不同,可为 1 ~7 天。如胆汁阻塞及肝细胞疾病 CEA 半衰期延长。健康成人肠、胰腺和肝脏组织中有少量的 CEA,血清与体液中有极微量的 CEA,但许多恶性肿瘤患者血清中 CEA 水平可明显升高,在结肠腺癌中可检测到高浓度 CEA。

2. CEA 的检测

(1)测定方法:CEA 的测定方法有放射免疫分析法(RIA)、酶联免疫吸附法(ELISA)、荧光偏振免疫分析法(FPIA)、化学发光免疫分析法(CLIA)、电化学发光免疫分析法(CLEIA)、化学发光酶免疫分析法(ECLIA)等。

(2)参考范围:<5.0μg/L(CLIA,RIA,ELISA,FPIA),健康吸烟者参考值上限为 7 ~10μg/L。

(3)注意事项:许多因素可影响 CEA 的测定结果,这些因素包括:①在不同的分析方法中,血清与血浆的 CEA 浓度是不同的,应依试剂要求选择样本的种类并适当处理;②血清或血浆浓度的中位数与年龄和吸烟有关;③血液标本采集后应及时保存于4℃冰箱中,并在24小时内测定,要按试剂厂商的要求条件贮存样本,如不能及时测定,应贮存在-20℃冰箱内,标本如需长期贮存应冻存于-70℃冰箱,注意避免反复冻融。④呼吸道分泌物、唾液、汗液等污染可使CEA升高;⑤一些细胞毒药物如5-氟尿嘧啶治疗肿瘤时,可使CEA暂时升高;⑥肝肾功能异常和胆汁淤滞的患者亦能引起CEA浓度升高。

3. 检查指征

(1)既往有大肠息肉、溃疡性结肠炎和胆囊切除的病史,近期出现排便习惯及粪便性状改变、腹痛、腹部肿块,高度怀疑结肠癌者。

(2)出现腹胀、上腹部隐痛、不适、乏力、食欲减退、消瘦、尿色加深、巩膜与皮肤黄染时,疑有胆管癌患者。

(3)有胃癌家族史或有肠型化生、异型增生的癌前病变,患有慢性萎缩性胃炎、胃息肉、胃溃疡等疾病,出现上腹饱胀或隐痛、反酸、嗳气、恶心,偶有呕吐、食欲减退、呕血或黑粪等,疑似胃癌患者。

(4)上述消化系统肿瘤患者的术后或放化疗后的疗效观察和复发监测。

二、常见病因

1. 非恶性疾病

(1)消化系统疾病:肠炎、消化性溃疡、克罗恩病、胃肠道息肉、胃炎、胰腺炎、胰腺纤维性囊肿、慢性肝炎、肝硬化、梗阻性黄疸、胆石症。

(2)呼吸系统疾病:肺炎、肺结核、肺气肿、慢性支气管炎。

(3)泌尿生殖系统疾病:肾功能不全、肾脏疾病。

(4)乳腺疾病。

(5)其他:糖尿病、自身免疫性疾病。

2. 恶性肿瘤性疾病

(1)消化系统恶性肿瘤:大肠癌、胃癌、食管癌、胆管癌、胰腺癌、肝癌。

(2)呼吸系统恶性肿瘤:肺癌。

(3)泌尿生殖系统恶性肿瘤:尿道癌、前列腺癌、子宫癌、卵巢癌。

(4)血液系统肿瘤:恶性淋巴瘤、白血病、多发性骨髓瘤。

(5)乳腺肿瘤:乳腺癌。

(6)其他:甲状腺髓样癌、脑肿瘤。

三、临床思路

CEA属于肿瘤细胞表面的结构抗原,在细胞质中形成,通过细胞膜到细外,进入周围体液中,可以在多种体液中检出。CEA 作为一种最常见的肿瘤标志物,被广泛用作各种消化系统肿瘤诊断及监测指标。凡内胚层来源的恶性肿瘤如结肠、直肠、食管、胃、肝和胰腺等的癌肿患者血清中均有 CEA 的明显升高。有些非肿瘤性疾病患者血清 CEA 也可升高。本章主要介绍 CEA 在消化系统疾病的诊断价值和分析思路,具体见图 5 - 2。

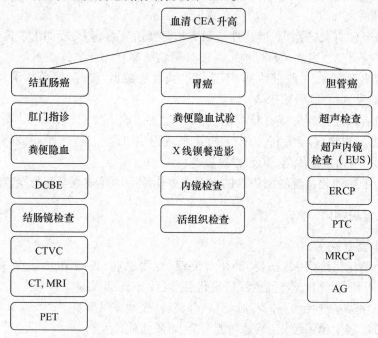

图 5 - 2　CEA 升高的消化系统疾病临床诊断思路

1. 除外非疾病因素　吸烟者中约有 3.9% 的人 CEA > 5μg/L,应注意鉴别并动态监测。即使同一机体内血清 CEA 浓度也有生理性节律的昼夜变化,约下午 4 时升高,早晨 4 时最低,所以要注意不同时间采集标本对结果的影响。

2. 结直肠癌　血清 CEA 升高可见于结直肠癌患者。早期结直肠癌多无症状,随着癌肿的增大和继发疾病的发生才出现症状。若患者既往有大肠息肉、溃疡性结肠炎和胆囊切除的病史,近期出现排便习惯及粪便性状改变、腹痛、腹部肿块,应高度怀疑结肠癌。诊断方法有粪便隐血、直肠指诊、脱落细胞、CTVC、MRVC、纤维结肠镜、X 线钡剂灌肠、CT、PET 及肿瘤标志物检查,以确定诊断与术前分期。

目前,CEA 是公认的最可信的与结直肠癌相关的肿瘤标志物,临床上常用的结直肠癌的标志物还有糖链抗原 19 - 9(CA19 - 9)、糖链抗原 72 - 4(CA72 - 4)、糖链抗原 242(CA242)及组织多肽特异性抗原(TPS)。

(1)诊断:当特异性为 95% 时,CEA 在结直肠癌各期的敏感性略有不同,在 40% ~67%。有研究表明,CEA 对大肠癌的敏感性为 57.4%,特异性为 85.9%,阳性预测值为 87.0%,阴性预测值为 55.1%,不能作为特异性诊断指标。同时,在局限性或早期可手术根治的结直肠癌患者中,只有约 10% 的患者血清中 CEA 升,只有在远处转移的患者中,CEA 升高者可达 90%,因此,血清 CEA 的检测对结直肠癌的早期诊断意义不大,并不适于结直肠癌的筛查。

CEA 浓度与 Duke 分期有关。文献报道,Duke A 期 CEA 异常率 < 20%;Duke B 期为 40% ~60%;Duke C 期为 60% ~80%;Duke D 期为 80% ~85%。表明 CEA 表达水平随着结直肠癌疾病的进展呈现上升趋势。目前,关于肿瘤标志物水平与肿瘤大小、浸润程度、病变部位及范围等肿瘤生物学行为之间的关系仍存争议。但一般认为,在结直肠癌 CEA 的表达水平与肿瘤大小和病程呈正相关。

其他非肿瘤性疾病如肠道憩室炎、直肠息肉、结肠炎、肝硬化、肝炎等也有不同程度的 CEA 升高,但这些疾病阳性的百分率较低。在临床中应注意鉴别。

(2)预后评估:CEA 浓度与结直肠癌的预后有关,原发性结直肠癌术前患者血清 CEA 浓度可作为一项独立判断预后的指标。因为 CEA 是一种细胞黏附分子,可促进肿瘤的浸润和转移,因此一般而言,CEA 浓度高的肿瘤预后较差。

有学者提出外周血 CEA 的升高表明癌肿的静脉侵犯已经发生,预后不良。高水平的 CEA(>80μg/L)是肿瘤已有转移的标志。此外,肠系膜静脉血 CEA 水平是肝转移的一个敏感检测方式,敏感性能达到 95%。

(3)疗效监测:结直肠癌患者血清 CEA 水平的高低与病情发展密切相关,可用于监测疗效。结直肠癌术后血清 CEA 随之下降,术后 5 ~10 天下降明显,3 周后基本降至正常水平。术后下降缓慢或持续不降,或有上升趋势提示有残留灶。术后 CEA 下降后又上升是大肠癌复发的标志。2008 年 NCCN 大肠癌指南建议对于 T2 期或更大病灶的患者,2 年内每 3 个月进行一次 CEA 检测,随后每 6 个月检测一次,持续 3 ~5 年,如果在术后检测 CEA 水平升高,则需要考虑并评估是否发生转移。

(4)复发和转移的判断:CEA 对结直肠癌复发和转移的判断有很大的临床价值。研究显示,以 CEA 做术后监测,在复发患者中 59% 出现了 CEA 升高,最早可在临床症状发生前 5 ~7 个月就出现,且远处转移者较局部转移者升高更明显。另有报道用斜率分析区分局部复发或远处转移,若斜率分析显示,CEA

浓度的中位数每 10 天上升 0.24μg/L,预示原位复发;每 10 天上升 1.7μg/L,预示肝转移;通常每 10 天上升大于 1μg/L 预示远处转移。有人主张随访中如 CEA 升高,即应开腹探查,以提高复发灶的切除率与治疗率。但也有持不同意见者,认为 CEA 增高的假阳性病例较多,故不推荐仅以 CEA 增高作为第二次手术探查的依据。

(5)肿瘤标志物联合检测:由于肿瘤标志物各有其生物学特性和病理学基础,其血清水平能从不同角度反映肿瘤的变化。因此,联合检测可能弥补单项检测的不足,有助于提高诊断的敏感性和特异性。有研究发现,CEA,CA72 – 4 联合检测结直肠癌敏感性 66.1%,特异性 86.7%,有效诊断率 73.3%。用 CEA,CA50,CA19 – 9 三项联合检测可提高大肠癌诊断的敏感性(62.7%)和特异性(96.5%)。通过联合检测,结合患者病情、影像学、肠镜等检查技术,以提高结直肠癌的早期发现率,减少漏诊率。

3. 胆管癌 血清 CEA 水平升高亦可见于胆管癌患者。胆管癌早期缺乏特异性临床表现,若患者出现腹胀、上腹部隐痛、不适、乏力、食欲缺乏、消瘦、尿色加深、巩膜与皮肤黄染时要疑有胆管癌的可能,应做进一步的体格检查和必要的器械检查。目前,用于胆管癌诊断的检查技术甚多,包括 US、DUS、IDUS、ER-CP、PTC、经皮经肝胆管镜(PTCS)、螺旋 CT、MRCP 和 AG 等,应依需要择优选用,便可取得胆管疾病的定位、定性、乃至进展度的诊断。肿瘤相关抗原检测是诊断胆管癌的另一途径。检测胆管癌的血清标志物有 CA19 – 9、CA242、CA50、胆管癌相关抗原(CCRA)及 CEA 等。

(1)对胆管癌的诊断:Ramange 等应用双抗体夹心法检测血清 CEA(正常值 <5μg/L)及 CA19 – 9(正常值 <200kU/L),以早期诊断原发性硬化性胆管炎发生癌变。结果表明,血清 CEA 诊断敏感性为 53.3%;特异性为 86.3%;血清 CA19 – 9 诊断敏感性为 40%,特异性为 91%。并测定两种标志物指数即(CA19 – 9 + CEA × 40),以大于 400 作为胆管癌诊断标准,可将胆管癌诊断敏感性提高到 66%,特异性提高到 100%,并可用于胆胰肿瘤与其他原因引起的黄疸的鉴别诊断。

(2)CEA 在胆汁中的表达:Nakeeb 等研究胆囊疾病患者胆汁中 CEA 的表达情况,发现恶性胆道狭窄患者胆汁中 CEA 水平较良性狭窄者明显升高。进展期胆管癌患者胆汁 CEA 水平随病情加重而逐渐升高。肿瘤切除后胆汁 CEA 则迅速下降至正常范围,胆汁中 CEA 水平大于 30μg/L 时,鉴别胆道肿瘤与良性胆道狭窄的敏感性为 72%,特异性为 84%。

4. 胃癌 胃癌患者可导致血清 CEA 浓度升高。对于有胃癌家族史,患有慢性萎缩性胃炎、胃息肉、胃溃疡等疾病,有肠型化生、异型增生的癌前病变,出现上腹饱胀或隐痛、反酸、嗳气、恶心,偶有呕吐、食欲减退、呕血或黑粪等,要考虑胃癌的可能。胃癌诊断主要依据内镜检查及 X 线钡餐。临床上用于胃癌检测的肿瘤标志物主要有 CEA、CA19 - 9、CA72 - 4、CA242 及 TPS 等。

CEA 与进展期低分化腺癌相关,并与肿瘤大小、浆膜面浸润和淋巴结转移相关。可与其他指标联合应用,判断胃癌化疗疗效、复发和转移。CEA 对预后的判断尚存争议,多数研究结果认为,如治疗后 CEA 居高不下,提示预后不良。

(唐素玫)

第四节　糖链抗原 19 - 9

一、概述

糖链抗原 19 - 9(carbohydrate antigen 19 - 9,CA19 - 9) 又称胃肠癌相关抗原,20 世纪 80 年代作为胰腺肿瘤标志应用于临床。但 CA19 - 9 既非肿瘤特异性又非器官特异性抗原,可在胰腺癌、肺癌、结直肠癌和胃癌等多种腺癌中升高,也可在某些良性疾病中升高。它主要用于胰腺、肝胆和胃癌、大肠癌患者的诊断、治疗监测和预后判断。

1. 生化特征及病理生理　1979 年 Koprowski 将人的结肠癌培养细胞株 SW1116 细胞表面分离出来的单唾液酸神经节糖苷脂作抗原,制成相应的单克隆抗体 1116 - NS - 19 - 9,用此单克隆抗体识别的肿瘤相关抗原即称为 CA19 - 9,相对分子质量 > 36kD,与 CEA 的抗原决定簇性质相近。CA19 - 9 主要在胰腺导管、胆道、胃、肠、子宫内膜、涎腺上皮细胞中表达,在健康人的分泌物如唾液、精液、乳汁、消化液中也存在。

2. CA19 - 9 的检测

(1)测定方法:RIA,ELISA,FPIA,CLIA,CLEIA,ECLIA。

(2)参考范围: < 37 kU/L(FPIA,CLIA,RIA,ELISA)。

(3)影响因素:以下因素可影响 CA19 - 9 的测定结果。①稳定性差,建议快速分离出血清或血浆,4 ~ 8℃暂时贮存,长期贮存至少 - 20℃。②不同的商品化试剂盒所测得的 CA19 - 9 值之间可比性较差,甚至使用相同的抗体和检验方法也是如此。③有些具有罕见血型构象 Lewis-a/ - b(占人群的 3% ~ 7%)的患者不表达 CA19 - 9。

二、常见病因

1. 非恶性疾病

(1)呼吸系统疾病:间质性肺病、特发性肺间质纤维化、弥漫性支气管周围炎、肺炎、支气管扩张。

(2)消化系统疾病:胃肠道疾病、胆石症、胆道炎症、慢性乙型肝炎、慢性丙型肝炎、肝硬化、肝坏死,急、慢性胰腺炎,急性胆囊炎、胰腺囊肿。

(3)泌尿生殖系统疾病:肾盂积水、卵巢囊肿、子宫内膜异位症。

(4)代谢性疾病:糖尿病。

(5)自身免疫性疾病:风湿性关节炎、系统性硬化症、系统性红斑狼疮、皮肌炎。

2. 恶性肿瘤性疾病

(1)消化系统恶性肿瘤:胰腺癌、胆管癌、肝癌、胃癌、结直肠癌。

(2)呼吸系统恶性肿瘤:肺癌。

(3)泌尿生殖系恶性肿瘤:泌尿道癌、卵巢癌。

(4)乳腺恶性肿瘤:乳腺癌。

三、临床思路

CA19 - 9 为非器官特异性抗原,它可在多种腺癌中表达,良性疾病也有血清 CA19 - 9 升高者。为寻求其发病部位及器官来源,判断疾病性质,必须通过详细询问病史、细致体格检查、相应的实验室检查、影像学检查、内镜检查及活组织检查等,全面分析,综合判断。其在消化系统疾病中的分析思路见图 5 - 3。

1. 除外非疾病因素　在月经和妊娠期,15% 非妊娠妇女和 10% 妊娠妇女 CA19 - 9 可轻度升高。另外,由于 CA19 - 9 仅通过胆汁排泄,有时微量胆汁淤积就可导致 CA19 - 9 水平较明显的升高。一般不受日内变化、年龄、吸烟、饮酒的影响。

2. 慢性胰腺炎　慢性胰腺炎是引起血清 CA19 - 9 升高的疾病之一。如患者有胆道疾病的病史,自述有反复发作性或持续性腹痛、腹泻、脂肪泻、消瘦、腹部包块的症状和体征,要考虑到慢性胰腺炎的可能。应做必要的实验室及影像学检查。

在慢性胰腺炎及慢性胰腺炎急性发作时,有 5% ~9% 的病例 CA19 - 9 可短暂升高,但通常小于 100kU/L,最高不超过 500kU/L 或持续低浓度升高。一

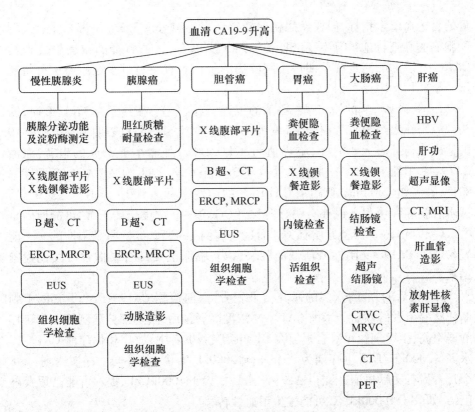

图 5 - 3　CA19 - 9 升高的消化系统疾病临床诊断思路

且临床症状改善便回降至正常。连续动态监测有助于对良、恶性疾病的鉴别。监测间隔一般为 2 周。

3.胰腺癌　血清 CA19 - 9 在胰腺癌中的阳性率最高,常被认为是针对胰腺癌的一种肿瘤标志物。胰腺癌通常起病隐匿,早期常无特殊表现。当患者血清 CA19 - 9 水平升高时,如患者年龄在 40 岁以上,有胰腺癌家族史,或有慢性胰腺炎的病史,或糖尿病患者病情突然加重,近期出现持续性上腹不适,进餐后加重伴食欲下降,不能解释的进行性消瘦,随着病情的进展患者出现无痛性黄疸,应高度警惕胰腺癌。用于胰腺癌诊断的检查有 B 超,超声内镜(EUS)、腔内超声(IDUS)、经内镜逆行胰胆管造影(ERCP)、经皮肝穿刺胆管造影(PTC)、CT、磁共振胰胆管造影(MRCP)及血管造影等。

(1)诊断:胰腺癌患者血清 CA19 - 9 检出率最高,其敏感性多在 79% 左右,甚至可高达 90.2% ,特异性在 70% ~ 90% 。目前临床已将 CA19 - 9 作为胰腺癌的首选血清学指标,但在发病初期敏感性仅为 10%～30%,作为无症状人群胰腺癌的筛查标志物不够理想。但对 45 岁以上、无法解释的腹痛患者血清 CA19－9 浓度的测定有早期检出胰腺癌的价值。有资料显示这一做法可将胰腺癌早期切除率提高到 35%～40%。

血清 CA19－9 的检出率与肿瘤的位置、范围有关,临界值为 37kU/L 时,胰头部癌阳性率约为 80%,体尾部癌为 57%;同时大量研究也表明血清 CA19－9 的检出率与肿瘤大小有关,临界值为 37kU/L 时,肿瘤小于 3cm 的患者,血清 CA19－9 阳性率为 57%;肿瘤大小介于 3cm 至 6cm 之间,血清 CA19－9 阳性率 80%;肿瘤如大于 6cm,则血清 CA19－9 的阳性率可达 100%。值得注意的是,偶尔有胰腺肿块很大或伴有明显转移,但 CA19－9 浓度仍属正常,可能原因是 CA19－9 与 Lewis 血型异质有关。而这些病例 Lewis 血型抗原是阴性的。不能轻易认为 CA19－9 阴性或值低的肿块就小,临床上要结合影像学等其他检查结果。

(2)预后的判断:众多的研究结果表明,术前检测 CA19－9 水平有助于判断胰腺癌患者的预后。术前 CA19－9 浓度高者预后差,这部分病例复发和转移的概率高,生存期较短。有报道在 III 期胰腺癌患者中,放疗和化疗前 CA19－9 水平 >2000kU/L 者生存期为 8 个月;≤2000kU/L 者,其平均生存期达到 12.8 个月。另有文献报道,术前 CA19－9 水平如大于 1000kU/L,提示可能已累及淋巴结;如大于 10000kU/L 可能发生了血性转移。

(3)疗效的评价:以往主要靠影像学的结果决定手术方式及手术范围。目前已有报道,血清 CA19－9 的水平对部分肿瘤患者治疗方式的选择有一定的参考意义。Schliman MG 等观察 125 例胰腺癌患者,发现 CA19－9 水平 >150kU/L 的病例 88% 无法手术切除。有学者提出,血清 CA19－9 水平 >50kU/L 可作为判断胰腺癌患者肿瘤可否切除及预后的参考值。

(4)病情监测:胰腺癌患者,CA19－9 增高较临床症状和影像学表现早。胰腺癌治疗后的复发患者,CA19－9 可在临床症状出现前 3～9 个月升高。动态监测 CA19－9 在治疗前后的变化有助于判断肿瘤的复发和转移,特别是对于治疗前有血清 CA19－9 增高的患者,在治疗后再次升高常提示肿瘤的复发和转移。

动态监测血清 CA19－9 是反映患者术后是否复发的重要指标。术后 CA19－9 水平未能降至正常者,表明有残留病灶。术后 CA19－9 水平会大幅度下降,若 2～4 周内仍未降至正常范围,则有可能在 1 个月内复发。术后如 CA19－9 再度升高,同样提示有复发危险,这一预警比影像学诊断方法提早 3～9 个月。

即使影像学方法认为处于稳定期,CA19 - 9 也可以敏感预示疗效的好坏。

(5)肿瘤标志物的联合应用:文献报道,CA19 - 9、CA125 和 CEA 是最好的"三联"检测法。CA19 - 9 可用于胰腺癌和胰腺内分泌肿瘤或胰腺炎的鉴别,CA125 和 CEA 可用于评价胰腺癌的分期、可切除率及预后。有研究发现肿瘤特异性生长因子(TSGF)对胰腺癌诊断具有较高的敏感性,可达91.8%。CA19 - 9 对胰腺癌化疗疗效及生存期的判断起着重要作用,而 CA242 具有较高的诊断特异性,可高达93.5%。三项联合检测对胰腺癌进行诊断时,敏感性为77.6%,而特异性和阳性预测值为100%。故对于胰腺癌的诊断,应采用多种肿瘤标志物联合检测,以提高其特异性和有效性。

4. 胆管癌 胆管癌是引起血清 CA19 - 9 异常升高的原因之一。若年龄在50 岁以上,特别是男性患者,既往有慢性胆管结石、胆管炎病史,有进行性加重的梗阻性黄疸经治疗症状不缓解,应考虑有胆管癌的可能。胆管癌诊断方法有:US,EUS,IDUS,ERCP,MRCP,PTC 及 AG 等。

据文献报道,在特异性为87%的情况下,CA19 - 9 对胆管癌敏感性为55% ~90%,且其血清水平增高幅度比较大,通常都在 120kU/L 以上(临界值为37kU/L)。值得注意的是有14% ~33%胆结石和胆管硬化患者的血清 CA19 - 9 水平也升高,范围在 17 ~120kU/L。因此,CA19 - 9 对胆管癌的临床早期诊断和筛查意义有限,但术前的测定结果能为手术后的病情追踪和疗效观察提供相应的对照参数。Kim 等研究 482 例已明确诊断的胰、胆管疾病患者,根据病变部位、良恶性及是否存在急性胰腺炎、急性胆管炎或胆汁淤积而分组进行研究。结果提示:①CA19 - 9 对胰腺疾病的诊断价值优于在胆管良、恶性疾病鉴别诊断中的价值。②胆管疾病患者若伴有急性胆管炎或胆汁淤积,以 CA19 - 9 升高(>37kU/L)作为鉴别良恶性的标准,特异性很低,价值有限。对疑有胆管癌的患者应根据是否合并胆管炎或胆汁淤积来解读 CA19 - 9 升高的意义。若炎症消退或胆汁淤积消除后,CA19 - 9 明显降低或恢复正常,则诊断胆管癌应慎重。

5. 胃癌 胃癌是引起血清 CA19 - 9 浓度升高的常见病因之一。如既往有慢性萎缩性胃炎、胃息肉、胃溃疡等疾病,以及有肠化生、异型增生的癌前病变者,近期出现消化不良、腹痛、呕血或黑便者要高度怀疑胃癌。应做粪便隐血试验、肿瘤标志物检测、X 线钡餐、胃镜、活组织检查等,以明确诊断。

CA19 - 9 对胃癌的诊断敏感性为31.5% ~68%。血清 CA19 - 9 浓度与肿瘤大小、淋巴结转移及浸润深度相关,是可独立判断胃癌患者预后的实验指标。胃癌术前高水平的 CA19 - 9 是预后的不利因素,这部分病例转移和复发的概率高,生存期往往缩短。Mariellid 等对 167 例接受手术治疗的原发胃癌患者进行单因素分析,发现术前高 CA19 - 9 水平对于胃癌术后复发是一项独立的风险因子。Kodera 等对 603 例术前患者血清 CA19 - 9 检测结果进行分析发现,CA19 - 9 或 CEA 升高者已发生淋巴结转移的可能性大于未升高者,而且倾向于发生更广泛的转移,包括肝脏和腹膜后的转移。对 CA19 - 9 和 CEA 升高者更易划入 Ⅲ期或Ⅳ期肿瘤。只要是同一期的患者,CEA 正常与否和预后无关,但 CA19 - 9 Ⅰ期阴性患者的预后较阳性者明显为佳。

CA19 - 9 是一项较临床症状出现早的实验指标,对胃癌患者,它可在影像学检查发现前的 10 ~ 13 个月时就升高,因此动态监测 CA19 - 9 在治疗前后的变化有利于发现肿瘤复发和转移。对于治疗前血清 CA19 - 9 升高的病例,在治疗后再度升高常常提示肿瘤复发或转移。Caponetti R 等动态观察 25 例局部晚期接受治疗的胃癌患者血清 CA19 - 9,CEA,CA125,发现临床影像学的改变与血清肿瘤标志物改变相关,肿瘤缩小的同时有肿瘤标志物的降低。认为上述肿瘤标志物可以作为评价胃癌化疗效果的实验指标。

有学者推荐 CA19 - 9,CEA,CA72 - 4,β-Crosslaps 联合检测,以此提高胃癌检出率。

6. 大肠癌 大肠癌是引起血清 CA19 - 9 升高的又一原因。对有大肠癌家族史、大肠息肉、溃疡性结肠炎及胆囊切除病史,粪便隐血阳性,近期出现排便习惯与粪便性状改变者,应考虑有结直肠癌的可能。根据症状体征选择 X 线钡剂灌肠、结肠镜、超声结肠镜等检查,以明确诊断。

(1)诊断:CA19 - 9 对大肠癌的诊断敏感性为 18% ~ 58%。大肠癌患者血清 CA19 - 9 浓度和阳性检出率与病理类型有关。在腺癌、黏液癌和印戒细胞癌较高,而在乳头状腺癌及鳞癌较低。CA19 - 9 浓度也与肿瘤大小、分期有关,在大肠癌 Dukes A 期的阳性率约为 7%,Dukes B 期为 17%,C 期为 47%,D 期为 75%。

(2)预后估计:诸多报道表明术前检测 CA19 - 9 有助于判断肿瘤患者的预后。术前高 CA19 - 9 是预后的不利因素,这部分病例复发和转移的概率高,存活期往往短。化疗前 CA19 - 9 正常组(<37kU/L)患者中位生存期为 30 个月,升高组则为 10.3 个月。有研究对 128 例有转移的大肠癌进行回顾分析发现,血清 CA19 - 9 水平对预后评估比年龄、性别、肿瘤原发部位、组织分化程度和术前 CEA 水平更有价值。

(3)治疗监测:Kouri 等对大肠癌患者化疗过程中的血清 CA19 - 9 和 CEA 分析结果表明,在反映化疗后肿瘤体积的变化上 CA19 - 9 和 CEA 的敏感性分别为 88% 和 84%,特异性为 61% 和 77%。

有资料显示 CA19-9 的术前水平对部分肿瘤患者治疗方式的选择有一定参考意义,如 Hashiguchi Y 等报道,对于高 CA19-9 伴有疼痛及肿块固定的大肠癌患者,手术结合放疗对提高生存率有一定作用。

目前认为 CEA 可能是判断化疗效果的最好肿瘤标志物,而 CA19-9 对晚期大肠癌患者的预后判断价值较大,CA19-9 升高提示预后差。

7. 肝癌 原发性肝癌患者血清 CA19-9 水平可中度升高。如患者是中年男性,有家族史又有肝硬化、HBV 或 HCV 感染的证据,有肝区疼痛、食欲缺乏、乏力、消瘦、上腹部包块和不伴肝病活动的 AFP 升高,应高度怀疑原发性肝癌。

CA19-9 为肝胆管细胞癌最敏感的标志物,与其病情变化存在明显相关性。CA19-9 对原发性肝癌的敏感性为 22% ~49%。

血清 AFP 是诊断原发性肝癌最常用和最重要的肿瘤标志物。但近年来由于诊断技术的进步,发现仍有 30% ~40% 的肝癌患者血清 AFP 呈阴性或低浓度,其原因可能与肝癌的细胞类型、大小、分化程度、生长情况及变性坏死等影响有关。因此,单项检测 AFP 存在一定的假阴性。为提高肝癌患者诊断的阳性率,可联合检测几种血清肿瘤标志物。有文献报道 CA19-9 和 CEA 在原发性肝癌患者血清中也有不同升高。其中 AFP 单项检查阳性率 47.5%、CEA 为 45.9%、CA19-9 为 54.0%,三项联合检查为 91.89%。

(唐素玫)

第五节 糖链抗原 72-4

糖链抗原 72-4(carbohydrate antigen 72-4,CA72-4)是一种高相对分子质量类糖蛋白,是监测胃癌进程和治疗效果的良好指标。CA72-4 敏感性不高,但与 CEA 联合检测可提高诊断胃癌的敏感性和特异性。

一、概述

1. 生化特征及病理生理 CA72-4 是 1981 年从乳腺癌肝转移灶中得到的一种肿瘤相关抗原。其相对分子质量 >1000kD,属糖蛋白类癌胚抗原,由两种单克隆抗体所识别。一种为单克隆抗体 B72-3,是抗人转移乳腺癌细胞膜的抗体;而另一种为单克隆抗体 CC49,是抗高纯度的 TAG72 抗体。

免疫组织化学研究证明,CA72-4 主要存在于人体腺癌组织中,如胃癌、结直肠癌、胰腺癌、非小细胞肺癌和卵巢癌等。在胎儿各种组织中均有表达,而不表达于正常成人组织中。

CA72 – 4 是诊断消化、生殖和呼吸等系统腺癌的主要标志物,对监测胃癌进程和疗效有重要价值,在黏液性卵巢癌的诊断上也有特殊意义。

2. CA72 – 4 的检测

(1)测定方法:CA72 – 4 可从血清、血浆、脑脊液、胸膜渗出液、腹腔积液中检测,常用的方法有 RIA,ELISA,CLIA,CLEIA,ECLIA。

(2)参考范围:<4000U/L(CLIA,RIA,ELISA),使用商品化 CA72 – 4 检测试剂盒,健康人群血清 CA72 – 4 浓度在 1000 ~ 3000U/L,不同报道的参考范围在 3000 ~ 6000U/L。

二、常见病因

1. 良性疾病　肝硬化、肺炎、胰腺炎、风湿病、良性卵巢腺瘤、卵巢囊肿、乳腺病。

2. 恶性疾病　胃癌、结肠癌、胰腺癌、胆道癌、食管癌、乳腺癌、卵巢癌、宫颈癌、子宫内膜癌。

三、临床思路

CA72 – 4 升高多发生于各器官腺癌,无器官特异性。如对肿瘤做器官定位应从患者的病史、症状、体征并结合影像学、腔镜、细胞及组织学、血清学检查等综合分析,确定发病部位及器官(图 5 – 4)。

1. 胃癌　CA72 – 4 是监测胃癌的首选肿瘤标志物,敏感性优于 CA19 – 9 和 CEA,若三者联合检测效果更好。如患者在 40 岁以上,特别是男性,近期出现消化不良、呕血或黑便,既往有慢性萎缩性胃炎伴有胃酸缺乏、有肠化生或不典型增生者、胃溃疡患者经正规治疗 2 个月未见好转,均提示胃癌的可能,应考虑相关肿瘤标注物的检测。

(1)诊断:CA72 – 4 对胃癌的敏感性为 40% ~ 50%。研究表明,血清 CA72 – 4 水平与胃癌阳性率随着临床期别的进展而显著升高。当 CA72 – 4 以 4000U/L 为临界值,各期胃癌的敏感性为:Ⅰ期 0.25% ~ 11.5% ,Ⅱ期 22.2% ~ 25% ,Ⅲ期 37.5% ~ 50% ,Ⅳ期 53% ~ 57.1% 。另外,CA72 – 4 的含量也与肿瘤分化程度有关,胃癌组织分化程度低者 CA72 – 4 水平高,反之则低。有报道称,低分化胃癌约 72% ,中高分化者 63% 。故血清 CA72 – 4 能较好地鉴别胃良、恶性肿瘤及术前预测胃癌的分期。但 CA72 – 4 对早期(Ⅰ、Ⅱ期)胃癌检出率不足 20% ,

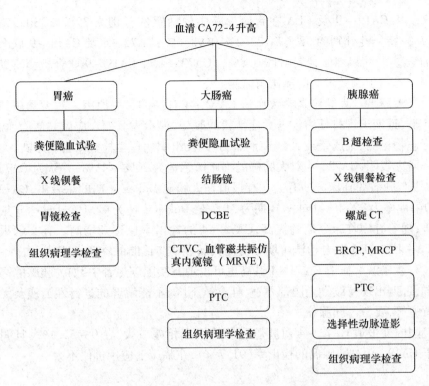

图 5 – 4　CA72 – 4 升高的消化系统疾病临床诊断思路

作为早期诊断的标志物意义不大。

（2）预后判定：胃癌患者 CA72 – 4 升高与肿瘤的分化程度、临床分期、肿瘤浸润程度、淋巴结转移及肿块大小呈正相关，故可根据 CA72 – 4 的含量推断胃癌患者的预后。

（3）疗效监测：临床可根据 CA72 – 4 水平的变化监测手术的效果。有报道行胃癌根治术 1 周后，血清 CA72 – 4 转阴率为 66.7%，余下未转阴的 7 例中有 5 例血清 CA72 – 4 水平降低 50% 以上。在行胃癌姑息性切除术后，血清 CA72 – 4 的转阴率为 50%，但癌灶未能切除的患者，术后阳性率无显著的改变。动态监测血清 CA72 – 4 可以发现胃癌的转移和复发。70% 复发肿瘤，CA72 – 4 浓度会在临床发现前或同时升高。

（4）联合检测：研究发现单独运用 CA72 – 4 对胃癌进行诊断，敏感性低，与其他肿瘤标志物联合检测可提高胃癌诊断率。盛卫忠等采用免疫放射量度分析（IR – MA）法测定 136 例胃癌患者血清 CA72 – 4、CA19 – 9 及 CEA 水平，

CA72 - 4、CA19 - 9 及 CEA 在胃癌诊断中的敏感性分别为 39.7%、30.9% 及 14.7%;特异性分别为 98.6%、82.2% 和 98.6%;CA72 - 4 及 CA19 - 9 联合检测的敏感性为 54.4%,特异性 80.8%。CA72 - 4 与 CA19 - 9 联合检测有助于胃癌的术前预测及术后的随访与监测。

2. 大肠癌　大肠癌是导致血清 CA72 - 4 升高的又一原因。对大肠癌的高危人群,近期出现排便习惯与大便性状的改变,提示大肠癌。应做粪便隐血、肿瘤标志物检测、结肠镜或 X 线钡剂灌肠,以及组织病理学检查以明确诊断。

研究表明,CA72 - 4 对大肠癌的临床敏感性为 20% ~ 41%,并认为 CA72 - 4 水平与肿瘤的临床分期有关。有报道在大肠癌 Dukes A 期的患者中,CA72 - 4 的阳性率为 22.2%,Dukes B 期为 31.2%,Dukes C 期为 42.1%,Dukes D 期为 50%,随着肿瘤临床分期的提高,CA72 - 4 的检出率也逐渐增高。有文献报道 CA72 - 4 和 CEA 联合检测可明显提高大肠癌初步诊断的临床敏感性。

3. 胰腺癌　血清 CA72 - 4 升高也可出现在胰腺癌患者中,如为胰腺癌高危人群,近期出现持续性上腹部不适,伴食欲下降,不能解释的进行性消瘦及无痛性黄疸等,要考虑胰腺癌。

国内外报道 CA72 - 4 对胰腺癌的检出率相差较大,在 0 ~ 52.1%,且明显低于 CA19 - 9 对胰腺癌的检出率(91.7%),在临床上应用价值不大。

(唐素玫)

第六节　糖链抗原 242

一、概述

糖链抗原 242(carbohydrate antigen 242,CA242)是一种唾液酸化后的黏蛋白型糖类抗原,人体正常组织中含量很少,甚至没有。发生恶性肿瘤时,肿瘤组织和血清中其含量可升高,胰腺癌和结直肠癌时尤为明显。研究证明,CA242 与 CEA 联合检测,可增加对结直肠癌的早期诊断敏感性,对监测术后复发亦是一个很好的诊断指标。

1. 生化特征及病理生理　CA242 于 1985 年经单克隆抗体 C242 筛选而得。1983 年,Limdholm 等人用人结直肠癌细胞 COLD205 免疫小鼠得到系列抗体,以后相继发现了与这些抗体相应的系列抗原,包括 CA19 - 9,CA50,CA242 等。这一系列抗原的决定簇均为糖链结构,且出现于同种黏蛋白表面,但又有不同的肿瘤特异性,故可作为不同的肿瘤标志物,CA19-9 及 CA50 所形成的检测系统已被普遍用于消化系统恶性肿瘤尤其是胰腺癌和结直肠癌的诊断中,CA242 是一种比 CA19-9 和 CA50 更有价值的指标。CA242 的抗原决定簇是一种新的唾液酸化的糖,其结构与现有的肿瘤相关黏蛋白抗原 CA19-9 和 CA50 等不同,其具体结构目前尚不清楚。CA242 抗原决定簇的表达在黏蛋白上,在恶性肿瘤中,黏蛋白抗原携带更多的 CA242 抗原决定簇。正常人体中半数结肠的柱状上皮细胞和杯状细胞中含少量的 CA242,胆管、胰管细胞中亦有少量 CA242存在。CA242 主要存在于胰腺和结肠的恶性肿瘤细胞中,尤其在胰腺癌和结肠癌中有明显表达。

2. 血清中的检测

(1)方法:RIA,ELISA,FPIA,CLIA,CLEIA,ECLIA。

(2)参考范围:0~20U/L。

二、临床思路

1. 结直肠癌　　CA242 显示出比 CA50 及 CA19-9 具有更高的敏感性;在 CA50 的对照研究中显示,对于 Dukes 各期肿瘤的检测均有更高的敏感性,在各期的敏感性分别为 14%、30%、46% 和 61%,且随临床病期的进展而显著增高。

CA242 与 CEA 联用,主要用于结直肠的诊断及术后监测。通过对术前结直肠癌病例的回顾性诊断,发现 CA242 和 CEA 联合检测,敏感性比单用 CEA 提高25%~50%,尤在 Dukes A 和 Dukes C 期明显。在结直肠癌术后监测中,CA242 与CEA 联用对癌症复发诊断率是 88%。CA242 水平的改变通常可证实 CEA 的升高,某些病例中,CA242 的升高早于 CEA 的升高及临床复发症状的出现。故在诊断结直肠癌时,联用 CA242 和 CEA,比单用 CEA 有更好的诊断价值。在术后监测中,CA242 更优于 CEA,CA242 可成为 CEA 很好的补充诊断指标。

2. 胰腺癌　　CA242 是胰腺癌患者中首先出现的一种与肿瘤相关的抗原。在诊断胰腺癌时,多数报道认为它与 CA19-9 和 CA50 具有相当或稍低的敏感性,但较 CA19-9 和 CA50 更特异,即在良性肝胆疾病和胰腺炎时,血清 CA242水平很少或仅轻微升高,其出现的假阳性率明显低于 CA19-9 和 CA50。CA242 的水平与肿瘤大小及扩散速度无关,不能用于动态观察病情,但与预后有一定关系,即血清水平越高,存活期越短。

(唐素玫)

第七节　糖链抗原125

糖链抗原125（carbohydrate antigen 125，CA125）是一种相对分子质量为200kD的糖蛋白，起源于胎儿体腔上皮组织，在血清中以群体形式存在，普遍分布于胸膜、心包、腹膜、子宫内膜、生殖道和羊膜等间皮组织细胞表面。当这些部位发生恶性变或受到炎症刺激时，血清中CA125的水平将显著升高。

主要的测定方法与上述肿瘤标志物无差别，主要是RIA，ELISA，FPIA，CLIA，CLEIA，ECLIA。参考范围一般界定在35kU/L。

临床上，CA125是很重要的卵巢癌相关抗原，但不是卵巢癌诊断的标记物，常用于协助诊断、估计疗效和监测病程。其在消化道恶性肿瘤（如胰腺癌、肝癌、胃癌、肠癌）及慢性胰腺炎、慢性肝炎、肝硬化时，血清CA125水平亦可升高。在胰腺癌中，常作为CA19-9之后的次选诊断标志物。在慢性肝炎患者有积液时，97.8%的患者血清CA125水平升高，约为无积液者的2倍，且积液量与CA125水平呈正相关。

（唐素玫）

参考文献

1. 殷正丰，王翠红. 甲胎蛋白生理功能与应用潜能研究进展. 癌症，2003，22（1）：108-111.

2. 殷正丰. 甲胎蛋白异质体作为肝癌标志物的临床应用. 实用肿瘤杂志，2004，19（1）：1-3.

3. 王鸿利，尚红，王兰兰，等. 实验诊断学. 第2版. 北京：人民卫生出版社，2010：333-339.

4. 何军，韩辉，郭爱华. 血清CA125水平临床意义的研究进展. 新疆医科大学学报，2007，30（5）：528-529.

5. 郭立超. α-L-岩藻糖苷酶测定在诊断原发性肝癌中的应用. 实用医技杂志，2007，5（14）：2005-2006.

6. 黄丽君，姚正国. α-L-岩藻糖苷酶的研究进展. 检验医学与临床，2012，8（9）：1920-1921.

7. 陈虞梅,黄钢. 肿瘤标志物 CEA、CA50 和 CA19－9 在大肠癌诊断中的意义. 放射免疫学杂志, 2005,18(1):8－10.

8. 卫洪波. 大肠癌患者门静脉及外周血 CEA 与组织病理变化关系. 中华实验外科杂志,1994, 11(3):150－151.

9. 阮森林, 邓红, 武雨霖. 大肠癌血清标志物研究进展. 全科医学临床与教育, 2011,9(6): 656－658.

10. 王志红. 糖链抗原 CA242 检测结直肠癌的研究进展. 北京医学, 2000,22(4):245-246.

11. 渡边弘之,等. CA19－9 和 CA50. 日本医学介绍,2005, 26(2):55－56.

12. Daoud E,Bodor G, Weavew CH, et al. CA125 concentration sinmaligant and nonmalignant disease. Clin Chem, 1991, 37(1):1968－1974.

13. Zuckerman E, Lanir A, Sabo E, et al. Cancer Antigen 125: A sensitive marker of ascites in patients with liver cirrhosis. Am J Gastroenterol, 1999, 94: 1613－1618.

第六章

神经内分泌肿瘤的检验

第一节 血管活性肠多肽

一、概述

1. 生化特性及病理生理 血管活性肠多肽(vasoactive intestinal polytide, VIP)是一种碱性神经肽,由 28 个氨基酸残基组成,相对分子质量为 3326,因其结构的相似而属于胰高血糖素分泌多肽家族。VIP 广泛分布于全身各个系统,在胃肠道中含量最高,主要分布于黏膜固有层和肌层神经纤维。作为肠－脑多肽,VIP 在神经系统中扮演神经递质和神经调质的角色,在胃肠道活性的调节中起着重要的作用。VIP 能促进血管、支气管和肺扩张;使胃底平滑肌松弛,抑制胃酸和胃蛋白酶分泌;刺激水和碳酸氢盐分泌,增加胆汁流动;使胆囊平滑肌松弛,抑制胆囊收缩素(CCK)引起的胆囊收缩;促进胰岛素、胰高血糖素、催乳素、生长激素的释放。此外,VIP 对细胞因子分泌及 T 细胞局部的免疫调节作用也有影响,体外和体内实验结果表明,免疫细胞在受炎症(特别是脂多糖)刺激后分泌的 VIP 能够抑制炎症因子 IL-6、IL-12、TNF－α 和 iNOS 的产生,促进抗炎因子 IL-10 的生成,发挥炎症调节作用。

血浆中 VIP 水平很低,正常人空腹血清在 30pmol/L 以下,且破坏迅速,半衰期低于 1 分钟,VIP 主要在肝脏灭活,故无明显全身效应。与临床相关的 VIP 主要是由胃肠道肿瘤综合征的过度分泌而出现的,而在这些肿瘤中以分泌性腹泻为最显著症状。

2. 血管活性肠多肽的检测

(1)样本采集:绿帽真空管或浅绿帽真空管或紫帽真空管静脉采血。为抑制蛋白酶需加抑肽酶 500U/ml, 血置冰壶中转送, 4℃分离血浆, 如不能立即测定应 -20℃以下冷冻, 可稳定 2 ~ 3 年; 不能反复冻融。

(2)测定方法: 放射免疫方法。

(3)参考范围: VIP < 20pmol/L(65pg/ml)

二、血清 VIP 升高常见原因

(1)血管活性肠肽瘤(VIP 瘤, VIPoma)为胰岛 D1 细胞的良性或恶性肿瘤, 由于 D1 细胞分泌大量 VIP 而引起严重水泻(watery diarrhea)、低钾血症(hypopotassemia)、胃酸缺乏(achlorhydria)或胃酸过少(hypochlorhydria)、高钙血症、糖耐量异常, 故称为 WDHA 或 WDHH 综合征, 或 Verner - Morrison 综合征。VIP 瘤时 VIP 显著增高, 达 60 ~ 3000pmol/L(200 ~ 10000pg/ml), 最低值在 60pmol/L(200pg/ml)以上。而其他原因的腹泻一般不超过 45pmol/L(150pg/ml)。

(2)胰岛细胞增生时血清 VIP 浓度升高。

(3)胰腺内分泌肿瘤、嗜铬细胞瘤、成神经细胞瘤、类癌综合征、甲状腺髓样癌, VIP 可正常或显著增高, 呈双相性分布。VIP 增高者, 临床可表现为水样腹泻。

(4)肝硬化、慢性肾功能不全者有时可达 45pmol/L(150pg/ml)。

三、临床思路

1. 检查指征 持续大量的水样腹泻(粪便量超过 1L)。

2. VIP 瘤特点如下

(1)绝大多数为单个、孤立性的肿瘤, 瘤体大小差异较大, 直径为 1.5 ~ 10cm。肿瘤位于胰腺者占 84%, 其余为神经节细胞瘤、神经母细胞瘤和神经节母细胞瘤等; 这些肿瘤沿自主神经干分布, 也有位于肾上腺者, 它们都具有 VIP 瘤的特点, 并能分泌 VIP。

(2)50% 的胰源性 VIP 瘤为恶性肿瘤; 大多数神经源性 VIP 瘤为良性, 恶性者仅占 10%。胰岛细胞增生也是 VIP 瘤综合征的原因之一, 此时并无肿瘤存在。

(3)分泌性腹泻是本病最明显的症状, 水泻量大且持续时间长, 尤其在禁食 72 小时以后腹泻仍无缓解者, 有诊断价值; 其他包括体重下降、腹部痉挛、皮肤潮红等。

3. VIP 瘤的诊断 临床症状结合实验室检查、VIP 测定; 此外, CT、血管造影、腹部超声检查是 VIP 瘤定位诊断的有效手段, 如不能诊断可采用经皮门静脉导管法分别采集门静脉、脾静脉、肠系膜上静脉血液测定 VIP。

需要注意几点: ①儿童患者要注意其有无神经节细胞瘤; 同时也要特别警惕

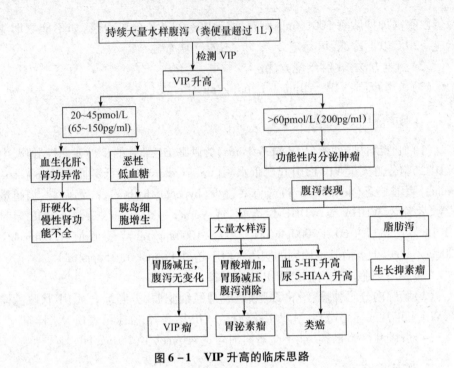

图 6-1　VIP 升高的临床思路

肾上腺肿瘤,防止漏诊。②肿瘤手术切除之次日 VIP 即可降到正常水平,如术后持续升高、腹泻不缓解,应考虑肿瘤为多发性,或胰岛残存肿瘤或有肝转移。

4.鉴别诊断　严重水泻应与其他多种原因引起的腹泻进行鉴别,主要的有以下几种。

(1)感染性腹泻:由细菌感染引起的腹泻起病更急,粪便镜检或培养可发现致病性细菌,而 VIPoma 患者的粪便中无致病菌。

(2)霍乱或副霍乱:霍乱起病较急,未经治疗会急剧恶化,粪便培养有霍乱或副霍乱弧菌;VIPoma 患者病程长,数月甚至数年,粪便培养无上述细菌。

(3)渗透性腹泻:渗透性腹泻大多是因为食物吸收障碍或肠道渗透压负荷过大,如乳糖吸收不良所导致。通过禁食试验可与 VIPoma 相鉴别:渗透性腹泻者禁食 48~72 小时后症状消失;而分泌性腹泻则持续存在。

(4)其他功能性内分泌肿瘤也可引起腹泻,但是都有各自独特的临床表现。

1)VIPoma 与胃泌素瘤的鉴别:胃泌素瘤患者胃酸分泌增加、具有溃疡素质、粪便中含钾量少;胃泌素瘤患者经胃肠减压后腹泻常常能消除,但 VIPoma 患者胃肠减压后腹泻仍无变化。

2)VIPoma 与生长抑素瘤(somatostatinoma)的鉴别:前者为水样腹泻,而后者主要是脂肪泻。

3)VIPoma 与类癌(carcinoid)的鉴别:类癌患者虽然也有腹泻、皮肤潮红等症状,但是其血液中 5 - 羟色胺、缓激肽水平升高,尿中 5 - 羟吲哚乙酸(5 - HIAA)含量增加;而 VIPoma 无此特点。

(秦 莉)

第二节 胃泌素

一、概述

1. 生化特性及病理生理 胃泌素(gastrin)是由胃窦黏膜内的 G 细胞分泌的,也可以由邻近的小肠内分泌细胞分泌。在人类中,胃泌素刺激胃酸的分泌,部分是由于其直接作用于壁细胞,但更多的是由于其作用于胃窦和胃体部的肠嗜铬样细胞导致组胺分泌而间接引起的。

在体内循环中存在两种形式的胃泌素——胃泌素 - 17(G - 17,相对分子质量 2098)和胃泌素 - 34(G - 34,相对分子质量 3839),这两种形式都有生化活性,并都能够被大部分的免疫方法检测出。在一般情况下,无活性的胃泌素前体物质(前胃泌素)只以很小的浓度存在。

胃泌素促进胃酸分泌,也受胃酸反馈抑制调节。低酸或无酸症的胃泌素高分泌是由于反馈抑制减弱或解除。胃泌素瘤由于胰岛 G 细胞瘤自主分泌,不受胃酸抑制。

胃泌素检测可用于胃相分泌(由于神经化学因素如乙醇、氨基酸、pH 改变或机械刺激引起的胃液分泌)评价和 Zollinger-Ellison 综合征(Z-E 综合征,卓 - 艾综合征,胃泌素瘤)的诊断。

卓 - 艾综合征是胰腺最常见的内分泌肿瘤,是由于胰岛中分泌胃泌素的 D 细胞增生而发病,分泌大量胃泌素,使壁细胞极度增加。其次,发生在胃、十二指肠。卓 - 艾综合征具下列三联症:高胃泌素血症,可高达300pmol/L(1000pg/ml);高胃酸排出量,基础胃酸 >15mmol/h,可达正常人的 6 倍;伴有反复发作的胃、十二指肠多处溃疡,且多为难治性溃疡,伴慢性腹泻。临床上有消化性溃疡症状和高胃酸分泌的患者,空腹血清胃泌素浓度明显增高时(>80pmol/L),胃泌素瘤的诊断即可成立。

2.胃泌素的检测

(1)样本采集:清晨空腹,精神安定条件下取血为基础值。黄帽真空管或红帽真空管采集静脉血3ml,置冰盒中转送,低温分离血清。餐后、钙离子或胰泌素负荷后取血为兴奋值。

(2)测定方法:RIA。检测原理:血浆中 G-17 活性最强,约占总量的2/3。用 G-17 和蛋白质结合物免疫动物制备特异性抗体。标本中的 G-17 和^{125}I – G-17 在适宜的缓冲液中共同竞争性地与抗体结合。反应平衡后加入抗兔 IgG 免疫分析剂,将结合的 G-17(B)、游离的 G-17(F)分离。测 B 的放射性,从标准计量抑制曲线查出血清中的浓度。

(3)参考范围

基础值:<8pmol/L(100pg/ml),或 1.6 ~ 12pmol/L(20 ~ 150pg/ml);

兴奋值:< 16pmol/L(200pg/ml)。任何时间超过 16pmol/L(200pg/ml)均为增高。

注:1pmol/L = 12.5pg/ml,1pg/ml = 0.08pmol/L。

(4)影响因素

◈ 胃泌素有日内、日间变化,升高时应改日重复测定,老人偏高。

◈ 胃泌素不是很稳定,4℃时 48 小时内失去50%活性,−20℃只能保存几天,更长的保存需要−70℃的条件。

◈ 溶血标本会影响实验结果。

◈ 药物的影响:抗酸剂、抗副交感药物和 H_2 受体拮抗剂应在采集标本前24小时停用;苯二氮䓬类受体药物也应停用至少5~7天;用 H_2 受体拮抗剂治疗可能导致血清中胃泌素浓度的轻微升高;高胃泌素血症在用质子泵抑制剂治疗后较常见,但血清胃泌素升高很少超过正常的2倍。

(5)胃液或组织中 G – 17 的测定:胃液取得后即刻在沸水中煮5~10分钟,加 0.5mol/L NaOH 调至 pH7.0,离心 10 分钟,取上清液测定。组织样品采取后称重,置生理盐水中制成匀浆,放沸水中煮5 ~ 10分钟,离心,取上清液置−20℃待测,结果以 ng/mg 组织表示。

二、胃泌素异常常见病因

1.增高

(1)伴高酸症

◈ 胃泌素瘤(卓−艾综合征)　测定血清胃泌素浓度是诊断胃泌素瘤最敏感和具有特异性的检测方法。在普通溃疡和正常人中,平均空腹血清胃泌素水平为 4 ~ 4.8pmol/L(50 ~ 60pg/ml)(或更少),高限为 8 ~ 12pmol/L(100 ~ 150pg/ml),胃泌素瘤患者空腹血清胃泌素水平常大于 12pmol/L（150pg/ml），平均水平接近 80pmol/L（1000pg/ml），有时可高至 36000pmol/L（450000pg/ml）。

◈ 十二指肠溃疡活动期 高胃泌素是胃溃疡的重要发病机制之一。基础状态下血清胃泌素偏高，平均水平大约为 12.8pmol/L（160pg/ml），与正常范围可有一定重叠；在进食及其他刺激胃泌素分泌的情况下则明显增高。

◈ 幽门窦黏膜增生、旷置幽门窦、慢性肾功能不全、甲状旁腺功能亢进症、胰腺肿瘤等。

（2）伴低酸症：萎缩性胃炎、胃溃疡、迷走神经切断术后。

（3）伴无酸症：恶性贫血、肝胆阻塞性疾病。

2. 降低 见于甲状腺功能低下、浅表性胃炎、十二指肠溃疡和胃切除术后等。

三、临床思路

1. 检查指征

（1）严重的消化性溃疡，尤其伴腹泻者。

（2）胃部分切除后复发溃疡者。

（3）严重的胃食管反流，尤其伴腹泻者。

（4）慢性腹泻者。

（5）高胃酸分泌综合征（基础胃酸水平 >10mmol/h）

（6）拟诊为多源性的内分泌性新生物（MEN Ⅰ型），要确诊 MEN Ⅰ型和Ⅱ型需要排除原发性甲状旁腺功能亢进症。

2. 胃泌素兴奋试验（gastrin stimulating test） 胃泌素兴奋试验用于诊断胃泌素瘤，对于血清胃泌素增高不明显的患者价值最大。如患者临床表现高度可疑胃泌素瘤，而血清胃泌素浓度为临界值或轻度增加〔12～80pmol/L（150～1000pg/L）〕，则兴奋试验是确立或排除诊断所必需的。主要的兴奋试验包括有：促胰液素试验、钙负荷试验、标准餐试验。每种试验均需多次测定血清胃泌素浓度。

（1）促胰液素试验：是诊断胃泌素瘤患者最有价值的兴奋试验。

◈ 方法：给禁食的患者在 30 秒内注入 2kU/kg（按体重计算）的肠促胰液素，之后每 15 分钟取基础的血样本 2 次。也有建议使用 1kU/kg 的量，随后在 2 分钟、5 分钟、10 分钟、15 分钟和 30 分钟后取血样本，血清供胃泌素测定。

◈ 结果判断：如果血清胃泌素浓度在注射肠促胰激素后的初期就有增加，该实验就是阳性的结果，但对于增加的程度尚无明确定义。

◈ 评价：正常人或普通十二指肠溃疡患者，静脉注射促胰液素后血清胃泌素水平可轻度减少、不变或轻度增高。相反，胃泌素瘤患者，静脉注射促胰液素后血清胃泌素水平迅速（2～10 分钟）增加 16pmol/L（200pg/ml），然后逐渐恢复到注射前水平。超过 95% 的胃泌素

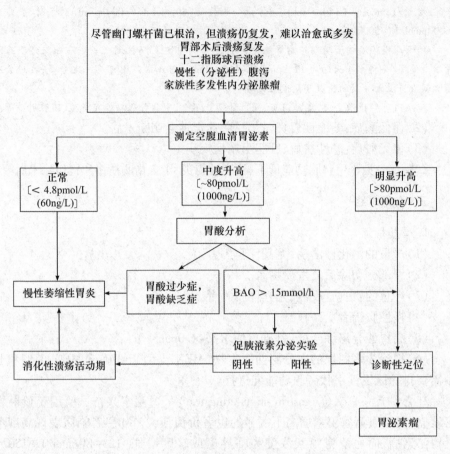

图 6 - 2　诊断高胃酸分泌瘤的方法

BAO:基础胃酸分泌量

瘤出现阳性反应,假阳性罕见。

(2)钙负荷试验

◈ 方法:在钙负荷试验中,注射钙剂前 30 分钟抽血测定血样中放射免疫标记的胃泌素,实验开始后每隔 30 分钟测定血样中放射免疫标记的胃泌素,共测 9 次。

◈ 评价:80% 的胃泌素瘤患者在输注钙剂后表现胃泌素释放增多,且多数胃泌素瘤患者浓度增加显著[增加量 >32pmol/L(400pg/ml)],而正常人或普通溃疡者则只有略微增高,最高胃泌素浓度通常在注射初始就达到。

◈ 钙负荷试验的敏感性和特异性较促胰液素试验差。若胃泌素瘤患者对促胰液素激发试验无阳性反应,一般也不会对钙负荷试验发生反应。

◈ 禁忌:有高钙血症者忌做此试验。

（3）标准餐试验

※ 方法：标准餐包括 1 片面包、200ml 牛奶、1 个煮蛋、50g 奶酪（含 20g 脂肪，30g 蛋白质，25g 糖类），摄食前 15 分钟、0 分钟及摄食后每隔 1 分钟分别抽血测定胃泌素值直至摄食后 90 分钟。

※ 评价：胃泌素瘤患者于进餐后血清胃泌素无增加或极少增加，增加值小于空腹血清胃泌素的 50%；胃窦 G 细胞增生者血清胃泌素可增加 2 倍以上；十二指肠溃疡患者呈中度增加。

3. 胃泌素瘤患者血清胃泌素的特征

（1）空腹高胃泌素血症〔超过 12pmol/L（150pg/ml）〕。

（2）静脉注射促胰液素后，血清胃泌素迅速而显著增高〔增高超过 16pmol/L（200pg/ml）〕；

（3）钙剂输注后，血清胃泌素显著增加〔增加超过 32pmol/L（400pg/ml）〕。

4. 胃泌素瘤诊断中需注意几点

（1）空腹血清胃泌素水平高不一定是胃泌素瘤。因为胃酸缺乏或胃酸过少比胃泌素瘤更常引起高胃泌素血症。

（2）一旦存在空腹高胃泌素血症，首先确定是胃酸高分泌还是胃酸缺乏或胃酸过少所致。胃酸检查应在开始任何胃泌素兴奋试验（如促胰液素实验）之前完成。如果高胃泌素血症系由胃酸缺乏或胃酸过少引起，则没有必要做胃泌素瘤的进一步检查。

5. 鉴别诊断

（1）消化性溃疡：胃泌素水平在溃疡非活动期时与正常无差别，活动期时异常升高，蛋白质食物刺激胃酸分泌反应较正常人亢进。

（2）萎缩性胃炎：伴随胃黏膜萎缩的进展和年龄的增加，胃泌素分泌进行性升高。恶性贫血是萎缩性胃炎的终末相，胃泌素异常升高，其机制不明；可见胃黏膜 G 细胞增生，推测与无酸症的正反馈作用有关。恶性贫血患者与胃泌素瘤患者血清胃泌素相当，但恶性贫血患者胃内容物 pH 即使在最大刺激下也不会小于 6。在恶性贫血患者中灌注 0.1mmol/L 盐酸可降低其血清胃泌素水平至大致正常，这有助于与胃泌素瘤鉴别。

（3）甲状旁腺功能亢进症：可见高胃泌素血症和高胃酸分泌，与高钙血症有关；如超过正常值的 10 倍应怀疑合并胃泌素瘤。

（4）梗阻性黄疸和尿毒症：胃泌素升高是因为在肝脏灭活障碍和经肾脏排泄减少。

（秦　莉）

第三节　胰岛素

一、概述

1. 生化特性及病理生理　胰岛素(INS)是一种蛋白质激素,由 A、B 两条肽链组成,A 链含 21 个氨基酸,B 链含 30 个氨基酸,相对分子质量 5700。

胰岛素是胰岛 β 细胞分泌合成的。先合成的是前胰岛素原,随后迅速裂解成前胰岛素。特异的蛋白酶再将前胰岛素裂解成胰岛素和 C 肽。成熟的胰岛素储存在胰岛 β 细胞内的分泌囊泡中。C 肽相对分子质量为 3600,生物学上无活性。胰岛素原转化并不完全;健康人中,约 3% 不转变为胰岛素,同时也被释放入血循环。

血糖、激素和某些药物通过动脉血流到达 β 细胞导致胰岛素释放。随分泌囊泡释放的胰岛素与 C - 肽以等摩尔的数量一起进入门静脉,经肝脏然后分布于血液循环中。胰岛素半衰期为 4 分钟,40% ~60% 分泌的胰岛素进入肝脏后立即被吸收;而 C 肽在肝内代谢程度低,主要在肾脏灭活和排泄,血循环中其半衰期为 30 ~40 分钟。

胰岛素是机体内唯一降低血糖的激素,也是唯一同时促进糖原、脂肪、蛋白质合成的激素,对于碳水化合物、脂肪、蛋白质代谢起着重要的调节作用。它尤其影响脂肪组织、骨骼肌和肝。此外,胰岛素还有促进细胞增殖、促进动脉壁肌肉放松,增加血液流速(特别是微动脉)的作用。胰岛素代谢紊乱可对许多代谢过程产生重大影响。游离的、具有生理活性的胰岛素含量过低,可导致糖尿病。另一方面,自发的、不规律的胰岛素分泌是低血糖的常见原因。

一般而言,正常成人每日胰岛素分泌量为 40 ~50U。胰岛素的分泌可分为两部分,基础胰岛素和刺激后胰岛素。基础胰岛素是在无外源刺激下、空腹状态分泌的胰岛素,是帮助维持空腹血糖正常而分泌的胰岛素,正常人 24 小时分泌约 24U。刺激后胰岛素是在外源性刺激后分泌的,主要是对进食的反应,也称为餐时胰岛素。正常人进餐后 8 ~10 分钟血浆胰岛素水平开始上升,30 ~45 分钟达高峰,此后随血糖水平的下降而降低,至餐后 90 ~120 分钟恢复到基础水平。正常人餐时胰岛素分泌 6 ~8U。餐时胰岛素的早时相分泌控制了餐后血糖升高的幅度和持续时间,其主要的作用是抑制肝脏内源性葡萄糖的生成。通过该作用机制,血糖在任何时间均被控制在接近空腹状态的水平;餐后血糖的峰值在 7.0 mmol/L 以下,且血糖水平高于 5.5mmol/L 的时间不超过 30 分钟。

体内胰岛素的分泌取决于以下几方面因素。

(1)血浆葡萄糖浓度:血糖浓度是影响胰岛素分泌的最重要因素。口服或静脉注射葡萄糖后,胰岛素释放呈两相反应。早期快速相,门静脉血浆中胰岛素在 2 分钟内即达到最高值,随即迅速下降;延迟缓慢相,10 分钟后血浆胰岛素水平又逐渐上升,一直延续 1 小时以上。早期快速相显示葡萄糖促使储存的胰岛素由分泌囊泡释放,延迟缓慢相显示胰岛素的合成和胰岛素原转变的胰岛素。

(2)进食含蛋白质较多的食物:进食含蛋白质较多的食物后,血液中氨基酸浓度升高,胰岛素分泌也增加。

(3)进餐后胃肠道激素增加:进餐后胃肠道激素增加可促进胰岛素分泌,如胃泌素、胰泌素、胃抑肽、血管活性肠多肽都刺激胰岛素分泌。

(4)自主神经功能状态:迷走神经兴奋促进胰岛素分泌;交感神经兴奋则抑制胰岛素分泌。

1 型糖尿病表现为免疫调节的、特异性的、β 细胞破坏增加的胰岛素分泌减少,可减少至不到健康人的 1%,餐时和基础胰岛素分泌均减少。

2 型糖尿病是一个复杂和多相的过程,在疾病进程中,有下列过程发生,彼此协同,互相促进。①在注入葡萄糖后第 1 小时内,与健康的人相比,胰岛素分泌下降。②胰岛素抵抗,胰岛素促进葡萄糖摄取和利用的效率下降。③尽管存在高糖血症,肝的葡萄糖合成还是增加。

血清胰岛素水平可反映胰岛 β 细胞胰岛素的分泌率,以及肝、周围组织对胰岛素的利用率。但对于用胰岛素治疗的患者,测定其血中胰岛素结果包括外源性胰岛素,不能判断内生胰岛素水平,另外长期使用胰岛素的患者,有可能产生抗胰岛素抗体,使胰岛素测定结果偏低,由于 C 肽与胰岛素是以等摩尔数分泌进入血循环的,既能反映胰岛 β 细胞功能,又不受外源性胰岛素和体内胰岛素抗体的影响,上述情况测定 C 肽更有意义。

2. 胰岛素、C 肽的检测

(1)样本收集:一般采用黄帽真空采血管,肝素抗凝的绿帽真空采血管或 EDTA-K$_2$ 抗凝的紫帽真空采血管也可。

(2)测定方法:C 肽检测方法有放射免疫分析。临床检测到的胰岛素为免疫反应性胰岛素(immunoreactive insulin, IRI),方法如下。

　◈ 电化学发光免疫分析法(ECLIA)

仪器:全自动电化学发光免疫仪。

检验原理:夹心法原理。第1步,20μl标本、生物素化的抗胰岛素单克隆抗体和钌(Ru)标记的抗胰岛素单克隆抗体混匀,形成夹心复合物。第2步,加入链霉亲和素包被的微粒,让上述形成的复合物通过生物素与链霉亲和素间的反应结合到微粒上。反应混合液吸到测量池中,微粒通过磁铁吸附到电极上,未结合的物质被清洗液洗去,电极加电压后产生化学发光,通过光电倍增管进行测定。检测结果由机器自动从标准曲线上查出。

◈ 时间分辨免疫荧光分析(TRIFMA)

仪器:全自动时间分辨荧光免疫分析仪。

检测原理:样本先与多克隆固相抗体反应,然后再与生物素化单克隆抗体反应,最后加Eu^{3+}链霉亲和素。生成固相抗体 – 抗原 – 生物素化抗体 – Eu^{3+}链霉亲和素四层夹心复合物。加入增强液振荡反应生成新的荧光Eu^{3+}螯合物。在时间分辨荧光计上测量荧光强度。

◈ 放射免疫分析法(RIA)

(3)参考范围

健康成人空腹胰岛素值为5~15μU/ml;

胰岛素(IRI, μU/ml)/血糖比值(FPG,mg/dl):<0.3;

正常人空腹血C肽值为(1.0±0.23)μg/L。

(4)影响因素

◈ 胰岛素在室温下保存5h,在4~8℃保存1周,在-20℃至少保存3个月。

◈ 青春期糖负荷后IRI稍增高,表现为糖耐量增高;75岁以后有减低趋势,表现为糖耐量减低。

◈ 运动训练可提高胰岛素的敏感性,IRI水平降低。

◈ 妊娠中期可见高IRI血症,哺乳期血糖和IRI均有所减低。

◈ 溶血可能造成胰岛素假性降低。

◈ 持续禁食IRI减低。

二、胰岛素异常常见疾病

1. 减低　见于1型糖尿病、长期失于控制或代谢状态恶化的2型糖尿病、非胰岛素肿瘤低血糖。

2. 增高　见于①胰岛素瘤、胰岛素自身免疫病等;②肢端肥大症、皮质醇增多症、高胰高血糖素血症等;③异常胰岛素血症、胰岛素受体异常、胰岛素抵抗;④家族性高胰岛素原血症;⑤妊娠、感染等。

三、临床思路(图6-3)

1. 检查指征　胰岛素和C肽检测多作为功能试验,有如下用途。

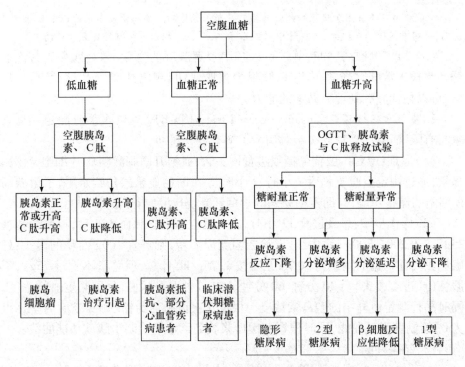

图 6 - 3 糖尿病诊断思路

OGTT:糖耐量试验

（1）用于空腹低血糖的鉴别诊断

◈ 某些 β 细胞瘤患者,特别是间歇性胰岛素分泌过多时,检测胰岛素正常但 C 肽浓度升高。

◈ 胰岛素注射所致的低血糖,血胰岛素水平高而 C 肽降低。原因是 C 肽不存在于药用胰岛素中,且外源性胰岛素会抑制 β 细胞分泌功能。

（2）用于糖尿病分型

1 型糖尿病患者空腹血浆胰岛素与 C 肽水平明显低于正常,对血糖刺激基本无反应,整个曲线低平;2 型糖尿病患者空腹胰岛素与 C 肽水平正常或高于正常;服糖后高峰延迟或呈高反应。

（3）评估 2 型糖尿病患者的病情状况,指导胰岛素用药的治疗:1 型糖尿病患者血 C 肽水平极低;2 型糖尿病患者血 C 肽水平可作为是否应用胰岛素治疗的指标。

（4）评估糖尿病患者残存的胰岛素分泌量:基础或刺激性(通过胰高血糖素或葡萄糖)C 肽水平可评价患者胰岛素分泌能力和分泌速度。

◈ 对胰岛移植和胰腺移植的患者,C 肽测定可以了解移植是否存活和 B 细胞的功能。

◈ C肽测定还可用于胰腺肿瘤治疗后复发与否的诊断。胰岛素瘤手术后血中C肽水平仍高,说明有残留的瘤组织,若随访中C肽水平不断上升,揭示肿瘤有复发或转移的可能。

(5)C肽和胰岛素同时测定可以帮助了解肝脏的变化:因为胰岛素每次血循环都被正常肝脏降解一半,C肽很少被肝代谢,测定外周血C肽/胰岛素比值,可以估计肝脏处理胰岛素的能力。

2. 胰岛素释放实验(insulin released test, INS-RT)　单次采血测定胰岛素意义有限,而胰岛素释放实验对病情了解有较大帮助。

(1)原理:患者口服葡萄糖或进食馒头餐,血糖升高刺激胰岛B细胞分泌胰岛素,通过测定空腹及餐后1小时、2小时、3小时的血浆胰岛素水平,了解胰岛β细胞的储备功能,有助于糖尿病的早期诊断、分型和指导治疗。

(2)操作步骤:患者进食12小时,次日晨空腹采静脉血3ml后,口服葡萄糖75g(溶于200~300ml水中,若已诊断为糖尿病者,则进食100g面粉的馒头;妊娠期妇女葡萄糖的用量为100g;儿童按1.75g/kg计算,但总量不超过75g),于服糖(或进食馒头)后30分钟、60分钟、180分钟取静脉血,分别测定血糖浓度,同时平行测定血样中的胰岛素浓度。根据5次血中葡萄糖水平(空腹时坐标点为0)绘制糖耐量曲线,同时根据5次血浆胰岛素水平绘制出胰岛功能曲线。

(3)结果判断

◈ INS分泌正常型:空腹IRI为7~24μU/ml,30~60分钟峰值是空腹的5~10倍,180分钟时接近空腹水平。为胰岛素释放正常反应。

◈ INS分泌减低型:INS高峰延迟,曲线低平。见于胰岛素依赖型(1型)糖尿病、失控的非胰岛素依赖型(2型)糖尿病、胰腺切除的胰源性糖尿病。

◈ INS分泌增高型:空腹及糖负荷IRI明显增高。见于肥胖症、2型糖尿病早期、胰岛素抵抗、胰岛素自身免疫综合征、皮质醇增多症。

◈ INS分泌延迟型:空腹及糖负荷IRI正常、减低或增高,但高峰延迟于血糖高峰之后。见于β细胞反应性降低,表现为餐后反应性低血糖。

(4)分析:1型糖尿病患者胰岛素分泌严重缺乏,餐后胰岛素分泌也无明显增加;2型糖尿病患者早期空腹胰岛素水平可能略高或正常,晚期则往往减低,餐后胰岛素分泌高峰多延迟在2~3小时出现。

3. C肽释放实验(connecting peptide, C-P)

(1)原理:以标准餐(75g面粉的馒头餐)、胰高血糖素、硫脲类降糖药等刺激诱导胰岛素分泌。因胰岛素C肽与内源性胰岛素的生成量成正比,故可了解胰岛β细胞的储备功能,有助于糖尿病的早期诊断、分型和指导治疗。

(2)操作步骤

1)以馒头餐为刺激物进行实验,于进食馒头前和进食后30分钟、60分钟、

120 分钟和 180 分钟各取血测定 C 肽和血糖浓度。

2）若以胰高血糖素为刺激物进行实验,在清晨空腹时静脉注射胰高血糖素 1.0ng,在注射前及注射后 5 分钟、10 分钟、20 分钟和 30 分钟分别取血测定 C 肽和血糖浓度。

（3）结果判断。

◈ 血浆

空腹:0.5 ~ 2.5ng/ml。峰时在 30 ~ 60 分钟,峰值达基础值的 5 ~ 6 倍以上;

馒头餐后 1 小时:1.19 ~ 4.44nmol/L(3.6 ~ 13.4ng/ml);

馒头餐后 2 小时:0.93 ~ 3.81nmol/L(2.8 ~ 11.5ng/ml);

馒头餐后 3 小时:0.46 ~ 1.75nmol/L(1.4 ~ 5.3ng/ml);

注:1ng/ml = 0.331nmol/L,1nmol/L = 3.021ng/ml

◈ 尿液:7.6 ~ 25.2nmol/24h(23 ~ 76μg/24h)。

注:1μg = 0.331nmol,1nmol = 3.021μg

（4）注意事项

◈ 1 型糖尿病患者由于存在自身胰岛素抗体,会使循环中胰岛素原滞留,从而干扰 C 肽的测定,可出现假性升高。

◈ C 肽主要通过肾脏排泄,肾病时,血中 C 肽浓度会升高。

（秦　莉）

第四节　胰高血糖素

一、概述

1. 生化特性及病理生理　胰高血糖素(glucagon,GLC)是一种由胰脏胰岛 α 细胞分泌的激素,由 29 个氨基酸组成直链多肽,相对分子质量为 3485。

胰高血糖素是促进分解代谢的激素,其生理作用在很多方面与胰岛素相拮抗。它促进肝糖原分解和糖异生的作用很强,使血糖明显升高;促进脂肪分解和脂肪酸氧化;加速氨基酸进入肝细胞,为糖异生提供原料。

血糖浓度是调节胰高血糖素分泌的主要因素。血糖降低,胰高血糖素分泌增多,反之则减少;胰岛素可通过降低血糖而间接促进胰高血糖素分泌,也可通过旁分泌方式,直接作用于邻近 α 细胞,抑制其分泌。交感神经促进胰高血糖素分泌,迷走神经则抑制其分泌。各种应激状态如休克、疼痛、心肌梗死、紧张、剧烈运动等情况时胰高血糖素升高。非应激状态下,胰高血糖素高于 750pg/ml

时提示胰岛 α 细胞瘤。先天性胰岛 α 细胞缺乏症患者胰高血糖素分泌减少。

2. 胰高血糖素的检测

(1)样本采集:胰高糖素易受蛋白酶分解,故需加蛋白酶抑制剂,常用抑肽酶。按抑肽酶 500～1000U,EDTA－2Na 1mg 对 1ml 血之比例,用预冷的注射器静脉采血 3～5ml,置冰盒中转送。4℃ 离心分离血浆。如不能立即测定,应－20℃冷冻保存。空腹过夜采血为基础值。

(2)测定方法:放射免疫法。免疫学方法测定的是免疫反应性胰高血糖素(immunoreactive glucagon,IRG)和胰高糖素样免疫反应性(glucagon-like immunoreactivity,GLI)。

(3)参考范围

基础值:<17.2pmol/L(60pg/ml)。

注:1pmol/L＝3.485pg/ml,1pg/ml＝0.287pmol/L

(4)影响因素

◈ 促进分泌的因素　精氨酸、丙氨酸等氨基酸,低血糖、α 受体激动剂、肾上腺素,血管活性肠多肽、胃泌素抑制物多肽(GIP)、胆囊收缩素(CCK)等多肽激素。

◈ 抑制分泌的因素　高血糖、游离脂肪酸、α 受体阻滞剂、生长抑素。

二、胰高血糖素异常的常见原因

1. 增高　见于饥饿状态、低血糖反应、糖尿病酮症酸中毒、高渗透压状态、急性胰腺炎、急性心肌梗死、灼伤、创伤、外科情况等应激状态,肝硬化、肾功能不全;显著增高见于胰高血糖素瘤(大部分病例胰高血糖素 >500pg/ml)。

2. 减低　见于胰腺全摘除、重症慢性胰腺炎(胰腺钙化)、垂体功能减低症、不稳定型糖尿病、糖尿病母亲的新生儿、少见的胰高血糖素缺乏症。

三、临床思路(图 6－4)

1. 检查指征

(1)糖尿病疗效观察的一个辅助指标。

(2)鉴别诊断胰高血糖素瘤与其他原因引起的胰高血糖素血症。

(3)先天性胰腺缺如、胰腺切除术后及严重的胰腺疾病。

2. 免疫反应性胰高血糖素负荷试验(IRG load test 或 IRG stimulating & suppression test,IRG 负荷试验)

(1)精氨酸兴奋试验:最常用。10% 精氨酸 300ml 持续静脉滴注 30 分钟,于开始 10 分钟后每间隔 15～30 分钟静脉采血,共 3～4 次,测定血糖和 IRG。

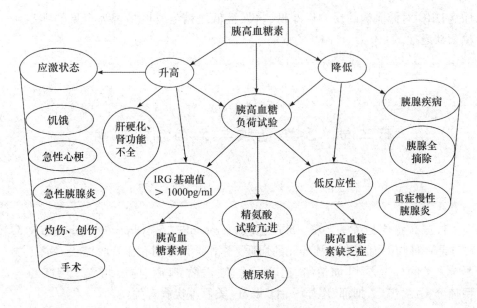

图 6-4 胰高血糖素诊断思路

IRG:免疫反应性胰高血糖素

（2）胰岛素兴奋试验:高血压、心脏病患者禁用。速效胰岛素 0.1U/kg,静脉注射后每间隔 15~30 分钟静脉采血,共 3~4 次,测定血糖和 IRG。

（3）血糖抑制试验:方法同 OGTT,同时测定 IRG。

3. 鉴别诊断

（1）胰高血糖素瘤:IRG 基础值 >1000pg/ml,胰高血糖素瘤的可能性极大。临床有三种类型。

◈ 典型三联征表现:天疱疮样皮疹,坏死溶解迁徙性红斑;高血糖或糖耐量减低伴体重减轻、贫血和静脉血栓形成。IRG 甚至超过 1000ng/ml。

◈ 合并严重糖尿病。

◈ 合并多内分泌肿瘤综合征(multiple endocrine neoplasis syndrome, MENS)。此时 IRG 增高可不明显。

（2）糖尿病:正常人血糖值与 IRG 值呈相反改变,糖尿患者 IRG 与血糖比较相对增高,在糖负荷时更明显。即正常人糖负荷由于血糖升高胰高血糖素分泌抑制;糖尿病时胰高血糖素分泌反而升高。精氨酸兴奋试验呈现反应亢进。

（3）胰高血糖素减低症:少见。胰腺全摘,胰外胃肠型 GLI 仍存在;垂体功能减低症对胰岛素和精氨酸兴奋试验呈低反应;重症慢性胰腺炎、不稳定型糖尿病,IRG 对低血糖的反应性减低;自发性低血糖需查明是否为少见的胰高血糖素缺乏症。

(秦 莉)

第五节　5-羟色胺与5-羟吲哚乙酸

一、概述

1. 生化特性及病理生理　5-羟色胺(serotonine, 5-hydroxytryptamin,STN,5-HT)是一种脑内血清素能神经元的递质,平滑肌兴奋剂和血管收缩机。它主要影响人类的行为方式,如情绪、运动活力、攻击欲、睡眠、体温调节。5-HT 也与精神分裂症、焦虑、抑郁、疼痛、头痛、躁狂、类癌等疾病有关。

在血循环中 5-HT 主要在血小板内转运。5-HT 在单胺氧化酶(MAO)的催化作用下氧化脱氨基,生成5-羟基吲哚乙酸(5-HIAA),并通过肾脏排泄。

类癌是一种 APUD 肿瘤,能摄取胺的前休并进行脱羧基。APUD 肿瘤主要由胚胎神经元外胚层来源的肠嗜银细胞形成。

类癌产生过量的5-HT,在肿瘤或血循环中被氧化脱氨基形成5-HIAA,或者由血小板增加摄取。

测定尿 5-HIAA 的排泄率可有助于诊断类癌。同时检测血小板或尿中 5-HT 可以进一步确诊。

2.5-羟色胺与 5-羟吲哚乙酸的检测

(1)样本采集

◈ 全血5-HT　全血中 5-HT 不稳定,需将 10ml 的全血与 10mg EDTA 和 75mg 抗坏血酸混合,并立即冷冻。

◈ 血小板5-HT　含 EDTA 的血样本 10ml,采集后离心($150 \times g$,20 分钟)即可分离得到富含血小板的血浆(PRP)。PRP进一步离心($2000 \times g$,15 分钟)后得到血小板沉淀物,计数血小板,并测定沉淀物中得 5-HT 浓度。

◈ 检测5-HIAA 或 5-HT 的 24 小时尿液收集　留取 24 小时尿,不加防腐剂。样本在收集过程中需冷藏。检测 5-HIAA 或 5-HT 前,用 6mol/L 的 HCl 将尿 pH 值调整到 $2 \sim 3$。

(2)测定方法

◈ 5-HT　尿和血小板中的 5-HT 可以用放免法或高效液相色谱法(HPLC)测定。

❖ 5-HIAA　分光光度测定法、柱试验、半定量薄层色谱法、HPLC。

（3）参考范围

全血：5-HT 0.28～1.14μmol/L（50～200μg/L）；

血小板：5-HT 0.7～2.8nmol（125～500ng）/10^9 血小板；

尿液：5-HIAA 10.4～47.1μmol/24h（2～9mg/24h）

　　　　5-HT 0.3～1.3μmol/24h（0.05～0.25mg/24h）。

注：1mmol = 0.00523mg；1μmol = 5.23 mg/L

（4）影响因素：含有血清素的食物和药物可以影响血、尿中5-HT 和 5-HIAA的浓度。因此，在收集尿样本前2天和收集尿样本过程中应禁用。

❖ 食物　孵化卵、香蕉、胡桃、西红柿、菠萝、葡萄干、李子、黄梅、甜瓜、茄子、猕猴桃。

❖ 药物　美索巴莫、甲苯丙醇、愈创伤甘油醚、对乙酰氨基酚、水杨酸。

二、5-羟色胺异常常见病因

1. 升高　见于类癌、术后倾倒综合征、偏头痛、低氧症等。

2. 降低　见于系统性红斑狼疮、类风湿/风湿性关节炎、混合性结缔组织病、帕金森病、舞蹈病、肝豆状核变性（Wilson病）、精神分裂症、神经衰弱等。

三、临床思路（图6－5）

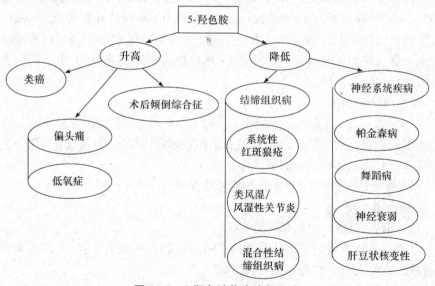

图6－5　5-羟色胺临床诊断思路

检查指征:如果出现下述症状,应怀疑类癌。

(1)皮肤潮红;

(2)腹痛和腹泻;

(3)阵发性呼吸困难

(4)慢性间歇性、不完全性肠梗阻;

(5)消化性溃疡。

(秦 莉)

第六节 胰多肽(PP)

一、概述

1.生化特性及病理生理 产生胰多肽(pancreatic polypeptide)的细胞为 PP 细胞,此细胞主要位于胰岛周边缘的朗格汉斯细胞岛中,此外,在胰腺外分泌实质中和胰管上皮细胞内也分散地存在有 PP 细胞。成人 PP 细胞数目随年龄而增加,几乎全在胰头发现。胰多肽由 36 个氨基酸组成,平均相对分子质量约 4200。血浆的胰多肽水平随昼夜而变动,每日 6 ~ 8 点钟降至最低点,随后升高;推测白天胰多肽升高与神经活动有关。胰多肽的生理作用是抑制胰酶的分泌,增加胆总管和胆管口括约肌的张力;减少血浆的胃动素(motilin),使胆囊松弛,因而增加胆囊的储量。

2.胰多肽的检测

(1)样本采集:肝素抗凝或绿帽真空管、浅绿帽真空管空腹静脉采血为基础值,或餐后取血为激发值。样本采集后立即置冰盒内转送,血浆在 4℃离心分离获取后即刻冷冻,冰冻的血浆放入干冰中保存。

(2)测定方法:肽特异性的放射免疫方法。

(3)参考范围

基础值:<150pmol/L(630ng/L);

基础的血浆浓度是年龄依赖性的:年轻者较低,年老者较高,上限血浆浓度附近的正常值大部分在老年人中出现。

(4)影响因素

◈ PP 激发值在相当长的一段时间内保持高水平。

◈ 对副交感神经有直接或间接作用的治疗药物,如甲氧氯普胺;或有交感神经作用的药物,如 β 肾上素受体阻滞剂,都必须在试验前停用足够的时间。

◈ 室温下 PP 稳定性有限, -20℃冷冻稳定 2~3 个月。

二、PP 异常常见病因

1. 增高   见于未控制的消瘦型 1 型糖尿病,胰腺和消化管肿瘤、类癌综合征、神经性厌食、肾功能不全也可见升高。2/3 的血管活性肠多肽瘤可见 PP 升高。

2. 减低   见于慢性胰腺炎、迷走神经切断术后、胰腺全摘、糖尿病性自主神经病变。

三、临床思路(图 6 - 6)

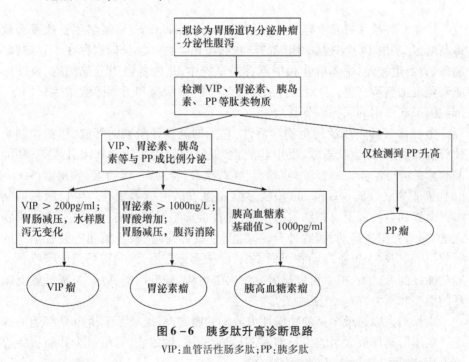

图 6 - 6   胰多肽升高诊断思路
VIP:血管活性肠多肽;PP:胰多肽

1. 检查指征
(1)拟诊为胃肠道的内分泌肿瘤,如胃泌素瘤、胰岛素瘤、VIP 瘤。
(2)分泌性腹泻。
2. PP 的测定与胃肠道内分泌肿瘤的诊断密切相关   胃肠道内分泌肿瘤,

如胃泌素瘤、胰岛素瘤、VIP瘤等,其临床诊断通常是通过测定肿瘤产生的肽类物质来决定的,但是有一些胃肠激素也经常由肿瘤产生并释放入血。PP通常由内分泌肿瘤成比例地分泌,但是PP瘤除外,后者只能释放PP,而检测不到其他肽类物质的释放。

(秦 莉)

第七节 生长抑素

一、概述

1. 生化特性及病理生理 生长抑素(somatostatin,SS),又名生长激素释放抑制激素,是由14个氨基酸组成的环状肽类化合物。生长抑素存在于胃黏膜、胰岛、胃肠道神经、垂体后叶和中枢神经系统中,是由神经内分泌细胞、炎性细胞和免疫细胞所产生,针对神经肽、神经递质、甲状腺和类固醇激素生长因子、细胞因子起作用的一种调节肽激素。

生长抑素具有广泛的生物学活性,它能抑制多种激素的释放,包括抑制垂体释放促激素,如生长激素、促甲状腺素、促肾上腺皮质激素和泌乳素等;和抑制胰腺的内分泌激素的释放,胰岛素、胰高糖素、胃泌素、胃动素、胰泌素(secretin)、缩胆囊素(cholecystokinln)、胰多肽和血管活性肠多肽等。生长激素抑制多种激素和生长因子对靶细胞的作用,能直接抑制胃酸分泌、胃排空、十二指肠运动、胆道和胆囊运动、胰腺外分泌功能,以及葡萄糖、氨基酸和三酰甘油等的吸收,从而抑制了胃肠蠕动和胆囊收缩,保护胰腺细胞,影响胃肠道的吸收和营养功能。此外,生长抑素可以显著减少内脏血流,降低门静脉压力,降低侧支循环的血流和压力,减少肝脏血流量。

生长抑素瘤是最罕见的功能性内分泌肿瘤之一,是来源于胰岛D细胞的肿瘤。由于肿瘤释放大量的生长抑素,引起脂肪泻、糖尿病、胃酸过少和胆石症等综合病症,故又称为生长抑素瘤综合征。

2. 生长抑素的检测

(1)样本采集:试管中预先加入10% EDTA-2Na 230μl和抑肽酶2000U,采血后置4℃冰箱放存,3小时内4℃下4000rpm离心15分钟,吸取血浆测定,如不立即测定,应于-70℃保存。

（2）测定方法：放射免疫分析法,高效液相色谱（HPLC）梯度洗脱法,ELISA方法。

（3）参考范围：<100pg/ml。

二、生长抑素升高常见病因

（1）生长抑素瘤。

（2）一些胰外或小肠外肿瘤,如甲状腺髓样癌、肺小细胞癌、嗜铬细胞瘤和其他分泌儿茶酚胺的肾上腺外副神经节瘤的患者亦可出现高浓度血浆生长抑素。

三、临床思路（图6-7）

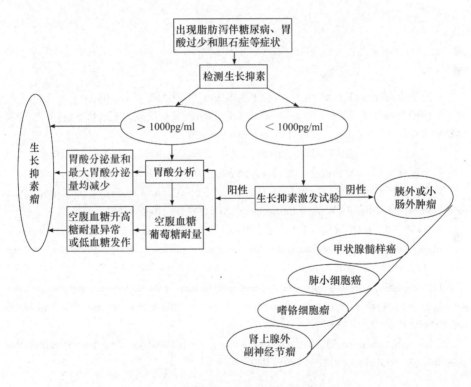

图6-7　生长抑素升高临床诊断思路

1.检查指征　出现脂肪泻伴糖尿病、胃酸过少和胆石症等症状时应怀疑生长抑素瘤。

2. 生长抑素瘤的实验室诊断

(1)生长抑素瘤患者血浆生长抑素大多数在 1000pg/ml 以上。对于那些血浆生长抑素水平在临界值时,则需要用特殊的激发试验,如用精氨酸和甲苯磺丁脲刺激试验来排除本病。

(2)生长抑素瘤患者表现出基础胃酸分泌量和最大胃酸分泌量均减少。

(3)血清葡萄糖和糖耐量实验:生长抑素抑制了胰岛素的释放,以及正常有功能的胰腺组织可能被生长抑素瘤所替代,导致血糖升高。55%~95%的胰腺内生长抑素瘤出现空腹血糖或糖耐量异常。另外,生长抑素同样抑制了胰高糖素的释放,20%的患者可出现低血糖发作。

(秦 莉)

参考文献

1. 丛玉隆. 实用检验医学. 北京:人民卫生出版社,2009:560-561,608.

2. (德)托马斯主编. 朱汉民等,译. 临床实验诊断学:实验结果的应用和评估. 上海:上海科学技术出版社,2004:117-123,412-415,1047-1050.

3. 刘人伟. 检验与临床:现代实验诊断学. 北京:化学工业出版社,2002:413-418,429.

4. 李影林. 中华医学检验全书. 北京:人民卫生出版社,1996:964-965,975.

5. Fossmark R, Qvigstad G, Waldum HL. Gastric cancer: animal studies on the risk of hypoacidity and hypergastrinemia. World J Gastroenterol,2008,14(11):1646-1651.

6. Moody TW, Ito T, Osefo N, et al. VIP and PACAP: recent insights into their functions/roles in physiology and disease from molecular and genetic studies. Curr Opin Endocrinol Diabetes Obes,2011,18(1):61-67.

7. Smalley SG, Barrow PA, Foster N. Immunomodulation of innate immune responses by vasoactive intestinal peptide (VIP): its therapeutic potential in inflammatory disease. Clin Exp Immunol,2009,157(2):225-234.

8. Kovac S, Anderson GJ, Baldwin GS. Gastrins, iron homeostasis and colorectal cancer. Biochim Biophys Acta,2011,1813(5):889-895.

第七章

消化系统症状与体征的检验
与临床诊断策略

第一节　消化道出血

消化道出血是血液经消化道丢失的过程,至少表现为呕血、黑便、便血及粪便隐血阳性之一,急性大出血者还有急性周围循环衰竭、失血性贫血的表现,长期慢性失血可以引起小细胞低色素性(缺铁性)贫血。

一、消化道出血的分类

1.按出血部位分为两大类。①上消化道出血:发生于屈氏韧带(Treitz)以上的出血;②下消化道出血:发生于屈氏韧带以下的出血。

2.按出血缓急分为以下几种。①慢性隐性出血:肉眼观察见不到血,但粪便隐血试验阳性;②慢性显性失血:有呕血、黑便或便血,但无血流动力学障碍表现;③急性大量出血:有呕血、黑便或便血,并伴有血流动力学障碍。

二、消化道出血的临床表现

消化道出血的临床表现与病变性质、部位、出血量和速度有关。

(一)呕血、黑便、便血、便隐血

呕血和黑便是上消化道出血的特征性表现,尤其是呕血;呕血来源于上消化道,黑便大多是上消化道出血所致;上消化道急性大出血迅猛者也可以表现为便血。下消化道出血不伴呕血,结肠出血大多表现为便血,若出血在肠道停留时间较长(14小时以上),也可呈柏油样黑便;离肛门越近的出血,血便颜色越鲜红。小肠出血既可以是便血,也可以是黑便。隐血有可能来源于消化道的任何部位,但以结肠病变多见。

（二）失血性周围循环衰竭

一般表现为头晕、心慌、乏力、口渴、四肢冷感,突然起立发生晕厥(体位性低血压),心率加快、血压偏低等。有休克者出现烦躁不安或神志淡漠或不清、面色苍白、四肢湿冷、呼吸急促、口唇发绀、尿量减少、心率增快、血压下降、脉压变窄。对原有高血压患者应注意,尽管血压测定可能仍处于正常值范围(但比失血前血压水平有明显下降),但有的患者已有周围循环衰竭表现,此时观察神志状态尤为重要。

（三）失血性贫血

不同患者由于失血量、失血速度和对失血反应程度的不同而有不同程度的贫血表现,如面色苍白、乏力、头晕、心慌、气短等。急性失血较慢性失血症状表现更为明显。

（四）发热

消化道大出血后,患者可能在 24 小时内出现低热,但一般不超过 38.5℃,持续 3~5 天可自行恢复正常。其发生原因可能与血容量减少,周围循环衰竭,导致体温调节中枢功能障碍有关;也可能与机体对急性贫血的反应有关。

（五）氮质血症

上消化道急性大出血后血尿素氮(BUN)可能升高,其基本原因有两个:①大量血液蛋白质在肠道消化吸收;②血容量减少,肾脏灌注不足,肾小球滤过下降。待出血停止,补足血容量,尿量恢复后,BUN 将逐渐恢复至正常水平。若血 BUN 持续不下降或反而升高,则可能是休克持续时间过长导致急性肾功能损伤或患者原来就有肾功能不全的基础。高位小肠出血也可引起发热和血 BUN 升高等。

三、消化道出血的诊断

（一）上消化道出血的诊断

有呕血、黑便表现,尤其是有呕血者,可以做出上消化道出血的诊断。

上消化道出血的病因很多,其中依次以消化性溃疡、食管胃底静脉曲张破裂、急性胃黏膜损害和胃癌等最为常见。Mallory-Weiss 综合征(食管贲门黏膜撕裂)、血管畸形(如 Dieulafoy 病)、全身性疾病(如淀粉样变、尿毒症)及间质瘤也可以引起出血。

原有消化性溃疡病史,出血前症状再发或有典型的节律性上腹痛多提示出血来自消化性溃疡,特别是在出血前疼痛加剧,出血后减轻或缓解,更有助于消化性溃疡的诊断。有应激状态者可能是应激性溃疡所致。服用非甾体抗炎药等可能有急性糜烂出血性胃炎。有慢性病毒性肝炎史、血吸虫病或酗酒病史者可能是食管胃底静脉曲张破裂出血。肝硬化、门静脉高压患者约有1/3出血是消化性溃疡、急性糜烂出血性胃炎等所致。中年以上有上腹痛,伴有厌食、消瘦者,应警惕胃癌的可能性。伴随于剧烈呕吐后发生的呕血可能是食管贲门黏膜撕裂所致。血管畸形如Dieulafoy病出血前无临床症状。超声检查、肝功能试验、血常规等检查有助于确立或排除肝硬化的诊断。仔细的体格检查对出血病因的诊断可提供重要的线索。

在上消化道出血的诊断中应注意排除:①呼吸道出血,即咯血;②口、鼻、咽喉部出血;③大便变黑的其他原因,如食用或服用动物血、碳粉、铁剂、铋剂等。

(二)下消化道出血的诊断

便血者在无明确上消化道出血征象的情况下应首先考虑下消化道出血,尤其是有中、下腹部症状和发作便血前有明显大便习惯、大便性状改变者。无呕血的黑便患者,上消化道检查未发现明确病变时,应考虑下消化道出血可能。

下消化道出血根据出血部位可分为大肠出血和小肠出血,其原因有所不同。引起出血的常见大肠疾病有痔疮、大肠腺瘤、大肠癌、炎症性肠病、血管畸形及缺血性结肠炎等。常见的引起小肠出血的疾病为炎症性肠病、小肠腺癌、淋巴瘤、平滑肌肉瘤及血管畸形等。全身性疾病(如血液病、风湿性疾病、尿毒症性肠炎)也可引起下消化道出血。此外,肠道邻近脏器恶性肿瘤浸润或脓肿破裂侵入肠腔也可引起出血。

老年患者以大肠癌、毛细血管扩张症、缺血性肠炎多见,年少者以Meckel憩室、幼年性息肉多见。注意有无肠道憩室、痔疮、炎症性肠病、肿瘤、腹部放射治疗史及口服抗凝血药物史。有便秘、糖尿病或动脉硬化史者容易发生缺血性肠炎。药物过敏(如口服阿莫西林)可引起出血性肠炎。大便习惯改变和体重下降可能与结肠癌有关。出血和粪便混合越均匀者病变离肛门越远,混合越不均匀者离肛门越近。附于粪便表面的鲜血几乎可以肯定病变就位于肛门或直肠,不超过乙状结肠。便后滴血或喷血常为痔或肛裂。黏液脓血便多见于溃疡性结肠炎、菌痢、大肠癌合并感染等。血性腹泻主要与溃疡性结肠炎或感染有关。伴发热者见于炎症性肠病、肠结核、肠伤寒、坏死性肠炎及其他感染性肠炎,全身性疾病如白血病、淋巴瘤等也可引起发热。伴不完全性肠梗阻症状(腹痛)常见于克罗恩病、肠结核、肠套叠、大肠癌。发作出血前有腹泻、腹痛者多与感染、缺血有关。息肉、无梗阻表现的肿瘤、憩室和血管病变一般无伴发症状。

注意排除特殊食物或药物等引起大便颜色呈暗红或鲜红的情况。

四、消化道出血的影像检查

（一）上消化道出血的影像检查

1. 胃镜检查　是首选和最准确的方法,可用于诊断、止血治疗,以及预测再出血的风险。急诊胃镜检查一般应在出血后 24～48 小时内进行(休克纠正后)。对于活动性大出血患者,胃镜检查前和检查中用生理盐水通过胃管灌洗胃腔可能有助于胃镜检查。

2. X 线钡餐检查　活动性出血期间不宜进行此项检查,一般应在出血停止后数天进行。用于胃镜检查有禁忌、不愿接受胃镜检查及内镜检查阴性患者。

3. 其他检查　选择性动脉造影、放射性核素 ^{99m} 锝标记红细胞扫描及小肠镜检查等很少用于上消化道出血的诊断。但在某些特殊情况,出血可能很大以致不能安全和满意地进行内镜检查,且外科手术有禁忌,此时行选择性肠系膜动脉造影可能发现出血部位,并同时进行介入治疗。

（二）下消化道出血的影像学检查

除某些急性感染性肠炎如痢疾、伤寒、坏死性肠炎等之外,绝大多数下消化道出血的定位及病因需依靠影像学检查确诊。

1. 结肠镜　首选检查方法,容易发现病变,必要时组织活检有助于确定病变性质。应尽早进行,并尽量到达回肠末段。急诊结肠镜检查有利于发现和诊断憩室、血管病变等止血后难以明确出血病因的病变。

2. X 线钡剂造影　不宜用于活动性大出血,一般在大出血停止 3 天以后进行。小肠 X 线钡剂造影是诊断小肠病变的重要方法,但敏感性低,漏诊率高。小肠钡剂灌肠行小肠气钡双重造影可以提高诊断正确率,但仍有较高的漏诊率。结肠镜检查后一般不再进行钡剂灌肠检查,除非有特殊需要,如结肠癌术前的定位。

3. 选择性腹部血管造影和核素扫描　主要用于原因不明的出血和因严重急性大量出血或其他原因不能进行内镜检查者。选择性腹腔动脉造影在出血量 >0.5ml/min 时,可以发现造影剂在出血部位溢出浓聚,有比较准确的定位价值;某些血管病变如血管畸形和血管瘤,血管丰富的肿瘤如平滑肌瘤,无论在出血活动期或静止期皆可显示,并有定性价值。同位素扫描有两种用途:①寻找活动性出血灶,静脉推注用 ^{99m} 锝(^{99m} Tc-SC,technetium 99m sulfur colloid)标记的患者自体红细胞做腹部扫描,在出血速度 >0.1ml/min 时,标记红细胞在出血部位溢出形成浓染区,可监测出血达 24 小时,由此可判断出血部位,该检查创伤少,但有较高的假阳性率和定位错误率;②诊断 Meckel 憩室,大多数出血的

Meckel 憩室中存在的异位胃黏膜能吸收^{99m}Tc 高锝酸盐,对原因不明下消化道出血的年轻患者应尽早应用。

4. 小肠镜　双、单气囊小肠镜可以经口和经肛门对小肠进行检查,并能进行活检和必要的止血治疗。

5. 胶囊内镜　应用于小肠源性出血的诊断,该检查无创,但不能对病变进行活检及治疗,怀疑有肠梗阻的患者禁忌。

五、消化道出血的实验室检查

1. 外周血象分析　能提供重要的临床信息。①血红蛋白、红细胞计数、血细胞比容下降;②网织红细胞在出血 24 小时内即可升高,至出血后 4~7 天可达 5%~15%,出血停止后逐渐下降;③有的患者白细胞升高,出血后 2~5 小时即可升高达$(10~20)\times10^9$/L,出血停止后 2~3 天可恢复正常;④若化验显示血小板下降,尤其是同时有白细胞下降者,提示患者可能有肝硬化、门静脉高压;⑤急性失血为正细胞、正色素贫血,长期慢性失血多为小细胞贫血;⑥急性失血初期,血浆和红细胞成比例减少,血细胞比容不会立即下降,一般几小时后才能大致反映失血的程度,故应结合患者的临床表现进行分析,补液或输血治疗将改变血细胞和血细胞比容的平衡时间。

2. 隐血试验和大便常规　消化道出血不管出血形式是什么,原则上都应对排出物进行隐血检查,尤其是"咖啡样胃内容物"和"黑便",以及怀疑有隐性失血的患者。若一个明确的上消化道出血患者大便中出现的红细胞难以用上消化道出血解释时,可能有重要的临床意义。

3. 其他实验检查　对出血治疗有指导意义和对出血病因有诊断意义的有关化验检查,如常规生化检查、血凝分析、电解质检测等。血型检查应作为常规尽快完成。考虑输血者取血做交叉配血检查。

六、消化道出血失血量的估计

成人每日出血 5ml 以上将出现大便隐血阳性。每日出血 50~100ml 可出现黑便。胃内积血在 250~300ml 可引起呕血。胃内灌注 1000ml 血,可引起便血。

一次失血量小于 400ml 者,一般不引起全身症状。急性失血超过 400~500ml 可出现全身症状,如乏力、头晕、心慌等。急性失血超过 1000ml(血容量的 20% 以上)将引起明显的血流动力学障碍,甚至休克。

粗略估计,成人血红蛋白每下降 1g 约相当于丢失 400ml 全血(补充 400ml

全血或 200ml 压积红细胞,血红蛋白应该上升约 1g)。

七、消化道出血活动性的判断

判断消化道出血停止或基本停止的指标有:①患者呕血消失,便血消失或转成黑便,黑便由不成形转成形,黑便量逐渐减少,黑便颜色逐渐变浅直至消失;②一般状况和生命体征(神志、心率、血压、呼吸、尿量)稳定,无体位性低血压;③血红蛋白或血细胞比容保持稳定,无进行性下降;④有血 BUN 升高者逐渐恢复正常;⑤增强的肠鸣音逐渐恢复正常;⑥大便隐血转阴说明出血完全停止。对以上指标应结合应用,综合分析。若出现与以上指标相反的情况,说明仍有活动性出血或再出血发作。但要注意,即便出血停止,黑便完全排出可能需要多达数天时间。

八、消化道出血的治疗

任何消化道出血的诊治原则是:①迅速初步了解出血形式,迅速评估患者血流动力学状况,必要时立即给予相应的复苏治疗;②随后进行出血的定位、定性;③止血治疗和预防再出血治疗;④上消化道出血者应尽快区分是食管胃底静脉曲张出血还是非食管胃底静脉曲张出血。首要措施是抗休克、迅速补充血容量,稳定生命体征。

消化道急性大量出血病情急、变化快,严重者可危及生命,应采取积极措施进行抢救。一般急救措施要求患者应平卧位休息,保持呼吸道通畅,避免呕血引起误吸。活动性出血期间禁食。严密监测患者生命体征,如心率、血压、呼吸、尿量及神志变化。观察呕血与黑便情况。根据病情监测外周血象,如血红蛋白浓度等。

(一)消化道急性大量出血的复苏(抗休克)治疗

1. 补液和吸氧　有周围循环衰竭者应立即进行复苏治疗,首先开放有效静脉通道,尽快输入盐水(或糖盐水)或乳酸林格液或血浆代用品(706 代血浆)稳定生命体征。危重者应给予中心静脉插管,不仅有利于快速补液,还能监测中心静脉压,指导补液。在稳定生命体征后要注意防止补液过量,尤其是有心肺功能不全患者更应小心。失血性休克患者迅速补充 1000ml 液体一般不会引起补液过量。经鼻导管或面罩吸氧有利于改善组织缺氧。值得注意的是,失血性休克原则上不宜使用升压药物,而应尽快补充血容量。

2. 输血　有输血指征者应尽快交叉配血,只有输血才能根本改善组织缺氧状态。输血的指征是:①补充血容量治疗的同时仍继续大出血者;②有休克者;

③有组织缺氧表现者(如诱发心绞痛);④血红蛋白水平低于 70g/L 或血细胞比容低于 20% ~25% ,尤其是再发大出血风险较大者。肝硬化患者宜用新鲜血,非肝硬化患者无凝血功能障碍者可以输入压积红细胞。

(二)食管胃底静脉曲张破裂出血的止血治疗

任何上消化道大出血患者应尽快确立有无食管胃底静脉曲张破裂出血可能,因为本病往往出血量大、再出血率高、死亡率高,在止血措施上有其特殊性。其止血措施有以下几种。

1. 药物降低门静脉压力 可以用垂体加压素 0.1 ~0.4U/min 持续静脉输注,注意其不良反应,高血压及心、脑血管病变者不宜使用,必要时联合应用硝酸甘油;或生长抑素(施他宁 ≥250μg/h 持续静脉滴注,首次应用时应予 250μg 静脉小壶注入)或其类似物(善宁 ≥25μg/h 持续静脉滴注,首次应用时应予 100μg 静脉小壶注入)。

2. 改善凝血功能 可以交替输入纤维蛋白原或凝血酶原复合物,静脉应用维生素 K_1(10mg/d)等;加强保肝治疗,改善肝功能。

3. 三腔二囊管压迫 对以上治疗效果不佳者应及时应用。

4. 内镜治疗 出血曲张静脉的硬化或套扎治疗。

5. 放射介入治疗 TIPS、栓塞胃左静脉。

6. 外科治疗 断流或分流。

7. 肝移植

(三)急性非静脉曲张上消化道出血(ANVUGIB)的止血治疗

1. 抑制胃酸分泌 理论上任何上消化道出血患者抑制胃酸分泌都有利于止血,因为血小板聚集及血浆凝血功能所诱导的止血作用需在 pH >6.0 时才能有效发挥,新形成的凝血块在 pH <4.0 的胃液中会迅速被消化。可用 H_2 受体拮抗剂或质子泵抑制剂,质子泵抑制剂效果更佳。《急性非静脉曲张性上消化道出血诊治指南(草案)》〔中华内科杂志编委会,中华内科杂志,2005,44(1):73〕推荐大出血者给予奥美拉唑 80mg 静推后,以 8mg/h 维持 72小时。

2. 内镜治疗 内镜所见有活动性出血或暴露血管的溃疡应进行内镜止血。常用注射疗法及钛夹止血,其他有效方法还有激光、热探头、高频电凝、微波。注射疗法可用生理盐水或 1:10000 肾上腺素紧邻活动性出血灶环周 3 ~4 点黏膜下注射,每注射点约 1ml。

3. 手术治疗 内科积极治疗仍大量出血不止危及患者生命,须不失时机行手术治疗。

4. 放射介入治疗　对既无法进行内镜治疗,又不能耐受手术的消化道大出血,可考虑在选择性肠系膜动脉造影找到出血灶的同时进行局部血管垂体加压素滴注或血管栓塞治疗。

5. 其他　冰生理盐水 100~200ml + 去甲肾上腺素 8mg 经胃管注入有时能收到较好的效果。

（四）急性下消化道出血的止血治疗

病因治疗是下消化道出血止血治疗的根本,根据不同病因可选择药物、内镜或择期外科手术治疗。

1. 凝血酶保留灌肠　有时对左半结肠弥漫病变的出血有效。

2. 血管活性药物应用　加压素、生长抑素静脉滴注可能有一定作用,剂量参见上消化道出血。缺血性肠炎等缺血性疾病不宜使用垂体加压素等缩血管药物。

3. 内镜下止血　结肠镜检查如能发现出血病灶,可进行内镜下止血。病变广泛的可局部喷洒止血药物(如凝血酶,5% 孟氏液),病变局限的可采用注射疗法、高频电凝、微波、热探头、激光、钛夹。

4. 放射介入治疗　动脉造影后动脉滴注加压素 0.1~0.4U/min。加压素无效病例可做超选择性插管,在出血灶注入栓塞剂,但主要缺点是可能引起肠梗死,拟进行肠段手术切除的病例,可作为暂时止血用。

5. 紧急手术治疗　经内科保守治疗仍出血不止危及生命,无论出血病变是否确诊,均是紧急手术的指征。

九、上消化道出血的预后

除食管胃底静脉曲张破裂出血外,绝大部分(80%~85%)急性上消化道出血短期内可自然停止。但有 15%~20% 患者持续出血或反复出血,这类患者死亡率高。早期识别再出血及死亡危险性高的患者,并加强监护和积极治疗,是急性上消化道大量出血处理的重点。提示预后不良危险性增高的主要因素有:①高龄患者(>60 岁);②有严重伴随病(心、肺、肝、肾功能不全,脑血管意外等);③出血量大或短期内反复出血;④特殊病因和部位的出血(如食管胃底静脉曲张破裂出血);⑤内镜下消化性溃疡有活动性出血或有近期出血征象表现,如血管暴露及有血凝块附着的溃疡。

（何晋德）

第二节　腹水

腹膜含一层间皮和一薄层基膜,壁腹膜在前覆盖腹壁,脏腹膜向后覆盖脏器构成一囊腔,即腹腔。在生理状态下,腔内有少量液体,正常成人腹腔液量 < 50ml,主要起润滑作用,当机体在病理状态下,腹腔内出现液体潴留超过200ml,称为腹水。少量的腹水不一定会有明显的症状与体征,一般腹水多至1500ml以上才会引起较明显症状与体征,症状出现的早晚、轻重与个体的差异性有关。

正常人腹膜腔内少量液体来自腹膜毛细血管内血浆滤出,由小静脉回吸收,当液体的产生和回吸收不平衡时,产生腹水。

针对腹水患者的具体情况,制定适当周密的诊断程序会有利于及时准确地诊断与治疗。诊断应首先确定腹水的存在及量的评估,其次,抽取腹水并进行检验,根据腹水的化验结果选择进行分类,随后进行相应其他检查,积极寻找腹水病因。

一、确定腹水存在的方法

对有大量腹水的患者一般诊断不大困难。对于腹水量不太多的患者需进行仔细全面的检查才能确定腹水的存在。

(一)体格检查

体检是诊断腹水最简单的方法。当腹水量较少时,腹部望诊常无明显异常。腹腔内有大量积液的患者平卧位时因液体下沉于腹腔两侧,导致侧腹部明显膨出,称为蛙腹;而侧卧位或坐位时,因液体移动而使腹下部膨出。腹水量大时可使肚脐突出,这与肥胖患者肚脐深陷明显不同。部分患者伴有腹壁静脉显露或曲张,一般门脉高压循环障碍导致者血流均为离脐方向呈海蛇头状,而下腔静脉梗阻时血流方向都向上,正确仔细辨别血流方向,可给病因诊断提供重要线索。大量腹水时一般触诊柔软。结核性腹膜炎或者其他慢性病变产生腹膜炎症,并有腹膜增厚时,腹部触诊可出现揉面感或者柔韧感,也可见于癌性腹膜炎。如腹部少量积液可用肘膝位叩诊法诊断。腹水在500~1000ml或以上能明确叩出有移动性浊音,但是需要注意肠梗阻时因为肠管内有大量液体潴留,可随体位变动而出现移动性浊音。3000~4000ml或以上腹水时可查出液波震颤。如腹腔有粘连,腹水可包裹分隔,影响流动,这时移动性浊音并不明显。

（二）影像学检查

B超是诊断腹水敏感的方法，一般腹腔内有300ml左右液体便可探查出，同时还可发现腹腔脏器其他病变，对腹水病因诊断有很大帮助。此外，包裹性积液或者少量积液可以在超声引导下穿刺。此外腹部CT及磁共振等影像学检查也可以准确地发现腹水的存在。

（三）腹腔穿刺

腹腔穿刺是确定腹水存在最直接的方法，并可观察腹水外观性质及做必要化验检查。

二、腹水检验指标

（一）腹水常规

1. 颜色　漏出液多为淡黄色，清晰透明。漏出液中纤维蛋白原含量少，一般不易凝固。渗出液因含有大量细胞、细菌而呈不同程度混浊。渗出液的颜色随病因而变化，如血性积液可为淡红色、红色或暗红色，见于恶性肿瘤、急性结核性腹膜炎、风湿性及出血性疾病、外伤或内脏损伤等；淡黄色脓性积液见于化脓菌感染；绿色积液可能系铜绿假单胞菌感染；乳白色积液系胸导管或淋巴管阻塞引起的真性乳糜液，如积液中乳糜微粒增加，或含有大量脂肪变性细胞，也呈乳糜样，称假性乳糜液。真、假乳糜液可用脂蛋白电泳、乙醚试验及镜检加以区别。渗出液因含有纤维蛋白原等凝血因子、细菌和组织裂解产物，往往自行凝固或有凝块出现。所以在采集腹水标本时，应提前在试管中加入肝素以防止凝固而影响实验室检查。

2. 细胞计数及分类　漏出液白细胞数常小于$100 \times 10^6/L$，渗出液白细胞数常大于$500 \times 10^6/L$。漏出液中细胞主要为淋巴细胞和间皮细胞，渗出液中各种细胞增多的临床意义不同。①中性粒细胞为主：常见于化脓性积液及结核性积液的早期。②淋巴细胞为主：多见于慢性炎症如结核性、梅毒性、肿瘤性及结缔组织病引起的积液。③嗜酸性粒细胞增多：常见于气胸、血胸、过敏性疾病或寄生虫病所致的积液。④其他细胞：在炎性积液时，出现大量中性粒细胞同时，常伴有组织细胞出现；浆膜刺激或受损时，间皮细胞增多；在狼疮性浆膜炎中，偶可查见狼疮细胞。陈旧性出血的积液中可见含铁血黄素细胞。

3. 脱落细胞检测　在浆膜腔积液中检出恶性肿瘤细胞是诊断原发性或继发性癌肿的重要依据。

4. 寄生虫检测　乳糜液离心沉淀后检查有无微丝蚴，在阿米巴病的积液中可以找到阿米巴滋养体。

（二）腹水生化

1. 黏蛋白定性试验（Rivalta 试验） 浆膜上皮细胞受炎症刺激分泌黏蛋白量增加，漏出液黏蛋白含量很少，渗出液中因含有大量黏蛋白，多呈阳性。但在临床中漏出液检查黏蛋白阳性的不在少数。

2. 总蛋白定量试验 总蛋白是鉴别渗出液和漏出液最有用的试验。漏出液的蛋白总量多小于 25g/L，而渗出液常在 30g/L 以上。蛋白质如为 25～30g/L 其性质则难以判明。腹水总蛋白/血清总蛋白 >0.5 支持渗出液可能性大。此外，我们还需要检测腹水中白蛋白的数值，与当日血中白蛋白的浓度差值可以得出 SAAG 的数值。

3. 葡萄糖测定 漏出液中葡萄糖含量与血糖相似，渗出液中葡萄糖常因细菌或细胞酶的分解而减少，甚至无糖。化脓性腹膜炎腹水中葡萄糖含量明显减少，30%～50% 的结核性渗出液，10%～50% 的癌性积液中葡萄糖含量可减少。系统性红斑狼疮导致的腹水中糖检测基本正常。

4. 乳酸脱氢酶（LDH） LDH 测定有助于漏出液与渗出液的鉴别诊断，腹水 LDH/血清 LDH 大于 0.6 者支持渗出液诊断。化脓性胸膜炎 LDH 活性显著升高，可达正常血清的 30 倍。癌性积液中度增高，结核性积液略高于正常。

5. 腺苷脱氨酶（ADA） ADA 是嘌呤碱分解酶，其活性在 T 淋巴细胞中较强。ADA 值升高与 T 细胞对结核分枝杆菌抗原的细胞免疫反应有关。ADA 对诊断结核性腹膜炎总准确率为 98%，ADA 值大于 33U/L 有诊断意义，而在其他病因引起的腹水中多不升高。

（三）腹水的其他检查

1. 细菌学检查 若肯定或疑为渗出液，则应经无菌操作离心沉淀，取沉淀物涂片做革兰染色或抗酸染色镜检，查找病原菌，必要时可进行细菌培养。培养出细菌后做药物敏感试验以供临床用药参考。

2. 肿瘤标志物的检测 临床上许多恶性腹水患者血清肿瘤标志物水平处于正常或轻度升高，而此时腹水中肿瘤标志物水平已明显增高，所以腹水中肿瘤标志物的检测甚为重要，其诊断价值优于血清肿瘤标志物的检测。CA125 是卵巢癌诊断指标，并且与消化系统肿瘤（胰腺癌、肝癌、胃癌）有关，但所有的患者包括任何原因引起的胸腹水有升高的 CA125，当胸腹水被控制后 CA125 又有显著的下降，故肿瘤标志物的检查结果应结合临床判断。

三、漏出液与渗出液的概念及鉴别诊断要点

根据腹水发生的机制不同，腹水可以分为渗出液和漏出液，两者的鉴别要点见表 7 -1。

表 7 -1　渗出液、漏出液鉴别诊断要点

鉴别要点	漏出液	渗出液
病因	非炎症	炎症、肿瘤
外观	淡黄色	不定:血性、脓性等外观
透明度	透明	混浊
比重	<1.018	<1.018
黏蛋白	阴性	阳性
总蛋白	<25g/L	>30g/L
葡萄糖	接近于血糖水平	低于血糖水平
细胞计数	常 $<100 \times 10^6/L$	常 $>500 \times 10^6/L$
细胞分类	淋巴细胞间皮细胞为主	不定:随病因不同
细菌学指标	阴性	可能找到病原菌
腹水总蛋白/血清总蛋白	<0.5	>0.5
LDH	<200IU	>200IU
腹水 LDH/血清 LDH	<0.6	>0.6

（一）漏出液的常见成因

漏出液(transudate)为非炎性积液。其形成的主要原因如下。①血浆胶体渗透压降低,当血浆白蛋白低于 25g/L 时,血浆胶体渗透压下降,导致腹水产生—回吸收失衡。常见于肝硬化、肾病综合征、重度营养不良等。②毛细血管内流体静脉压升高,使过多的液体滤出,组织间液增多并超过代偿限度时,液体进入腹膜腔形成积液。常见于慢性充血性心力衰竭、静脉栓塞。③淋巴管阻塞,常见于丝虫病或肿瘤压迫等,此时积液可以是乳糜样的。前两种原因形成的漏出液常为多浆膜腔积液,同时伴有组织间液增多引起的水肿。

（二）渗出液的常见成因

渗出液(exudate)为炎性积液,炎症时血管内皮细胞受损,导致血管通透性增加,以致血液中大分子物质如白蛋白及各种细胞成分渗出血管壁形成腹水。渗出液形成的主要原因如下。①感染性:如化脓性细菌、分枝杆菌、病毒或支原体等,肝硬化患者出现自发性腹膜炎时腹水性质变为渗出液。②风湿免疫系统疾病:如系统性红斑狼疮等疾病可以导致腹水。③恶性肿瘤:包括原发于腹膜的恶性间皮瘤,以及恶性肿瘤转移到腹膜,引起腹膜血管通透性增加形成腹水。④非感染性:如外伤、化学性刺激(血液、尿素、胰液、胆汁和胃液)也可引起渗出性腹水。

（三）血清腹水蛋白梯度（SAAG）的概念

SAAG 指血清腹水白蛋白梯度，是血清白蛋白与同日内测的腹水白蛋白之间的差值（即 SAAG＝血清白蛋白－腹水白蛋白），由 Hoefs 于 1978 年提出。根据 SAAG 的值将腹水分为两类：①SAAG≥11g/L 的腹水为门脉高压性腹水；②SAAG＜11g/L 的腹水为非门脉高压性腹水。

1. SAAG 的理论基础　按照 Starling 的理论，在所有漏出性腹水中门静脉与腹腔毛细血管之间的静水压梯度均升高，故血清与腹水之间的渗透压差也应该相应升高，而白蛋白是构成血清及腹水的最主要成分，所以可以通过 SAAG 间接反映门脉压力。Hoefs 的研究也验证了此理论，他发现了 SAAG 与门脉压力呈正相关（$r=0.73, P<0.0001$）。

2. SAAG 临床价值　SAAG 越高，说明门脉压就越高。采用 SAAG 是否大于 11g/L 来判断门脉高压，敏感性为 94%～97%，特异性为 91%，准确率为 92%～100%；此外 SAAG＞11g/L 的患者如腹水总蛋白大于 25g/L，应高度怀疑是否为心源性腹水或者布加综合征导致腹水。

3. 高 SAAG 的常见疾病　肝硬化、布加综合征、缩窄性心包炎、肝窦阻塞综合征（既往称为肝小静脉闭塞综合征）、黏液性水肿、透析导致腹水等。肝硬化患者如伴有腹膜转移肿瘤或者并发自发性腹膜炎时腹水仍为高 SAAG。

4. 低 SAAG 的常见疾病　肿瘤腹膜转移或者腹膜起源肿瘤导致腹水、结核性腹膜炎、胰源性腹水、胆源性腹水、结缔组织病导致腹水、肾病综合征导致腹水、卵巢过度刺激综合征导致腹水等。

上述两种方法理论基础不同，相互既有交叉重叠又有区别，不能相互替代，对于临床疾病的判断各有优缺点，应结合使用。

四、腹水的治疗

不同原因的腹水治疗应针对各自的病因来进行。对于不能进行对因治疗或病因尚不明确者可予以对症治疗。

（一）限制水钠的摄入量及利尿剂的使用

SAAG 较低（≥11g/L）的腹水患者通常不是门静脉高压，对限制钠盐摄入和利尿治疗无应答。相反，SAAG 较高（≥11g/L）的腹水患者一般都存在门静脉高压，对限钠和利尿治疗有应答。适度限钠是腹水管理的一个重要组成部分（推荐钠摄入量为 80～120mmol/d，相当于每天摄入 4.6～6.9g 食盐）。应用利尿剂时，可适当放宽钠摄入量。有稀释性低钠血症（＜125mmol/L）者，应同时限制水摄入，摄入水量在 500～1000ml/d，门脉高压性腹水的液体丢失和体重改变与钠平衡直接相关,是限钠而不是限水导致体重的下降,液体随钠被动丢失。

利尿剂的使用:对上述基础治疗无效或腹水较大量者应使用利尿剂。临床常用的利尿剂为螺内酯、氢氯噻嗪、呋塞米等。前者为保钾利尿剂,单独长期大量使用可发生高钾血症,如同时服用口服补钾药物可出现致死性高钾血症;后两者为排钾利尿剂,单独应用应同时补钾。目前主张两药合用,既可加强疗效,又可减少不良反应。如体重下降和尿钠排泄不充分,两种口服利尿剂每 3～5 天同步增加(100mg∶40mg)。一般而言,这种比例能够维持血钾正常,通常最大剂量螺内酯 400mg/d,呋塞米 160mg/d。一项多中心、随机对照资料在腹水患者中饮食限钠并且联合使用螺内酯和呋塞米,显示超过 90% 的患者有效地减少腹水至可接受的水平。重度水肿患者减轻体重没有限制,一旦水肿解决,建议每日体重下降不超过 0.5kg。对张力性腹水患者,可先进行治疗性腹腔穿刺术,随后限制钠的摄入和口服利尿药物。对于有肾损害、低钠血症或血钾紊乱的患者,在开始利尿剂治疗时应慎重,并进行严密的临床和生化监测。对于肾损害和低钠血症达到何种严重程度时不能开始使用利尿剂,目前尚无良好的证据。应在利尿治疗前纠正血钾水平。一般而言,有明确肝性脑病的患者禁用利尿剂。

(二)提高血浆胶体渗透压

对低蛋白血症患者,每周定期输注白蛋白或血浆,可通过提高胶体渗透压促进腹水消退。一项非双盲随机对照资料在新发腹水患者中得到证实,每周 25g 白蛋白输注持续 1 年,随后每 2 周输注,较单独利尿剂有助于改善生存率。难治的大量腹水可予腹腔穿刺放腹水加输注白蛋白,并继续使用适量利尿剂。此法对大量腹水患者疗效好。大量放腹水(＞3L),应考虑每抽取 1L 腹水输白蛋白 6～8g。但应注意不宜用于有严重凝血障碍、肝性脑病、上消化道出血等情况的患者。

(三)其他

酒精性肝硬化患者导致腹水的重要治疗就是禁酒,在戒酒几个月后,对酒精性肝病可逆转部分有明显的改善作用。近期的一项研究表明,由酗酒引起的 Child-Pugh C 级肝硬化患者停止饮酒后大约有 75% 的 3 年存活率,而所有未戒酒的患者 3 年之内均死亡。乙型肝炎和自身免疫性肝炎之外的肝脏疾病很少可逆,到出现腹水时,建议对这些患者行肝移植评估。

腹水的产生原因涉及全身多个系统,在临床思路上一方面不应过于局限,另一方面要借助于腹水的分类方法有的放矢,避免思路过于发散。治疗上需要在对症处理的同时积极寻找原因并纠正,从根本上减少或消除腹水的产生。

（彭　涛）

第三节 黄疸

一、概述

1. 黄疸的定义 黄疸是一种常见的临床表现,系指各种病因导致血清中胆红素增高而引起的巩膜及皮肤黏膜黄染的现象。血清中胆红素由非结合胆红素和结合胆红素组成,前者占80%~85%,后者占15%~20%。

2. 亚临床黄疸 血清胆红素正常范围为8.6~17.1μmol/L(0.5~1mg/dl),当胆红素超过正常范围,无黄疸所见时,为亚临床黄疸。

3. 显性黄疸 由于胆红素与弹力蛋白有较高的亲和力,黄疸最易在弹力蛋白丰富的巩膜发现,巩膜黄染意味着胆红素水平达到51.3μmol/L(3mg/dl),称为显性黄疸。

二、病因和发病机制

黄疸是一种由各种良性或恶性疾病引起的常见临床表现,黄疸是胆红素代谢紊乱所致,其代谢紊乱包括4个方面:胆红素生成过多、肝脏对胆红素的摄取减少、肝脏结合胆红素的功能受损、胆红素从肝脏到胆管的排泌减低。前三种类型的紊乱呈现为以非结合胆红素增高为主的高胆红素血症,第四种类型的紊乱引起以结合胆红素增高为主的高胆红素血症。临床上引起非结合血红素增高的疾病主要有溶血性贫血、骨髓无效造血、肝细胞摄取和结合胆红素功能障碍或肝炎后高胆红素血症;而肝脏排泌障碍的遗传性疾病、肝细胞性黄疸或胆汁淤积性黄疸则会导致以结合型胆红素增高为主的疾病。

三、黄疸的临床分类

黄疸有多种分类方法,从病因上可以分为溶血性黄疸、肝细胞性黄疸、梗阻性黄疸及先天性非溶血性黄疸。

1. 溶血性黄疸 溶血性贫血或骨髓无效造血时,可以引起大量胆红素的产生,其引发的病因可以是遗传性或是获得性。

(1)遗传性疾病包括球形红细胞增多症、镰状细胞贫血,或者红细胞缺乏丙酮酸脱氢酶和葡萄糖-6-磷酸酶。在临床中,由溶血引起的黄疸,其胆红素的测定值很少超过85.5μmol/L(5mg/dl),如果胆红素水平比较高,同时患者有发热、寒战、腰背痛、恶心、呕吐等临床症状，就要注意急性溶血的可能。而胆色素结石是慢性溶血的常见临床征象。

（2）获得性溶血性损害包括微血管病性溶血性贫血和自身免疫性溶血。例如，溶血尿毒综合征、阵发性夜间血红蛋白尿，表现为间歇发作的血管内溶血、血红蛋白尿和酸溶血试验阳性。自身免疫性溶血常继发于系统性红斑狼疮、淋巴瘤之后，表现为反复发作的溶血反应、红细胞脆性正常、Coombs 试验阳性、脾大，切脾及免疫抑制剂治疗有效。无效造血发生在叶酸及维生素 B_{12} 铁缺乏时，是由于骨髓内的红细胞在成熟过程中就被破坏而释放出血红蛋白，使血中非结合胆红素增高。

2. 肝细胞性黄疸　肝细胞性黄疸是各种肝病如病毒性肝炎、肝硬化、肝癌及其他原因如败血症，导致肝细胞的广泛受损而引起黄疸。这是由于：①肝细胞排泄障碍，结合胆红素潴留于肝内并反流入血；②肝细胞坏死使毛细胆管破裂，胆汁成分逆流入血；③毛细胆管和胆小管通透性增加，胆汁成分经肝细胞入血流；④胆小管炎性肿胀，胆栓形成导致胆汁排泄障碍。肝细胞性黄疸时，反映肝脏功能的化验指标往往有明显改变，这包括反应肝细胞坏死的转氨酶（ALT/AST）增高，白蛋白水平下降及凝血酶原时间延长等。病毒性肝炎常常以发热、流感样症状就诊，转氨酶明显增高，ALT 往往超过 500U/L，且 ALT 超过 AST，转氨酶上升的程度有助于区分肝细胞性黄疸和胆汁淤积性黄疸，如果转氨酶在正常高限的 8 倍以内，两种病因均有可能；如果转氨酶超过正常高限的 25 倍，则考虑肝细胞性黄疸。

部分急性病毒性肝炎恢复后，因肝细胞摄取胆红素障碍而使非结合胆红素增高，其特点是，无家族史，可有肝炎病史，预后好。酒精性肝损害可以通过酶学高的特点来和病毒性肝炎鉴别，酒精性肝炎往往有 AST/ALT = 2/1，但 AST 很少超过 300U/L；肝豆状核变性在年轻人中会发现，与酒精性肝病类似，转氨酶以 AST 增高为主，AST/ALT > 4。自身免疫性肝炎在中年女性中多见，也可以见于各个年龄阶段及男性，需要检测抗核抗体、抗肝肾微粒体抗体等特殊抗体检测，为进一步明确诊断可行肝活检；慢性病容、肝掌、乳腺发育、脐周静脉曲张以及白蛋白和凝血酶原时间化验异常常提示肝硬化。

3. 梗阻性黄疸（胆汁淤积性黄疸）　胆汁淤积性黄疸分为肝细胞至肝内所属的胆管系统的肝内胆汁淤积和肝门到壶腹部的肝外胆汁淤积两大类疾病，其中以肝外胆汁淤积最为常见。胆汁淤积性黄疸时常伴有碱性磷酸酶明显增高，远远高于转氨酶，这也是和肝细胞黄疸的重要鉴别点。

（1）肝内胆汁淤积：如果影像学检查没有胆管扩张的证据，常常提示肝内胆汁淤积,具体病因往往通过血清学和联合进行肝活检明确诊断。常见病因如下:①原发性胆汁性肝硬化常发生于中年女性,表现为小叶间胆管的进行性破坏,特征性的检查是抗线粒体抗体阳性;②胆管缺失综合征组织学可以与原发性胆汁性肝硬化相似,一般见于肝移植和骨髓移植时的移植物抗宿主病,也可以见于结节病和服用某些药物;③肝内胆汁淤积是药物性肝损害的一种表现类型,避孕药是引起胆汁淤积的常见药物,停用药物后常能恢复;④乙型肝炎和丙型肝炎同样也可以引起胆汁淤积;⑤酒精性肝炎、EBV 肝炎、CMV 肝炎同样可以引起胆汁淤积性肝炎;⑥妊娠期胆汁淤积往往发生在中晚期妊娠,机制不清,随着胎儿娩出,自行好转;⑦其他引起肝内胆汁淤积的原因还有全胃肠外营养,败血症、手术后黄疸及副肿瘤综合征。在重症监护病房发生的胆汁淤积常见原因为败血症、肝性脑病、静脉营养。对于骨髓移植后出现的黄疸,常见的原因是肝小静脉闭塞症和移植物抗宿主病。

假阴性结果往往表明胆总管不完全梗阻,或者是伴随有肝硬化(如原发性硬化性胆管炎),因为硬化的肝脏影响了肝内胆管的扩张,对于此类患者,应该完善一些自身抗体的检测。必要时行肝活检。

(2)肝外胆汁淤积:如果影像学检查有胆管扩张的证据则提示肝外胆汁淤积。CT 扫描比超声对于胰头和胆总管远端的结石有更好的效果。ERCP 是诊断胆总管结石的金标准,不仅有诊断作用,还可以经乳头肌切开取石。

肝外胆汁淤积的病因可以分为恶性和良性。恶性疾病包括胰腺、胆囊、壶腹和胆管癌,往往很难切除并且预后差。胆总管结石是最常见的肝外胆管胆汁淤积的良性疾病;慢性胰腺炎可以引起穿越胰头部胆总管的狭窄,进而发生黄疸;原发性硬化性胆管炎主要是大胆管的破坏,大多数肝内和肝外胆管均累及,常需通过 ERCP 确诊,主要表现为肝外胆管的狭窄及狭窄近端的扩张。

一旦确定是胆汁淤积,则下一步要明确是肝内胆汁淤积还是肝外胆汁淤积,单纯通过病史、查体和实验室检查区分肝内还是肝外胆汁淤积往往是很困难的,这需要一些影像学检查。首选超声检查,超声无创廉价,对肝内、外胆管扩张具有很高的敏感性和特异性。由于胆总管远端是超声很难观察的区域,且超声往往很难确定病变性质。此时常需 CT 和 MRCP 来确定诊断。

4. 先天性非溶血性黄疸　以非结合胆红素增高为主的先天性疾病包括 Crigler – Najjar 综合征 I 型和 II 型,以及 Gilbert 综合征。

(1)Crigler-Najjar 综合征 I 型:只发生在新生儿,非常罕见,严重的胆红素增高达 $342\mu mol/L(20mg/dl)$,大多数患者因核黄疸而死亡,其机制是由于尿嘧啶核苷二磷酸葡萄糖醛酸转移酶(uridine diphosphate glucuronyl transferase,

UGT)功能丧失,使非结合胆红素不能转化成结合胆红素,唯一的治疗就是肝移植。

(2) Crigler-Najjar Ⅱ型:该酶活性部分丧失,胆红素水平常 102.6 ~ 427.5μmol/L(6 ~ 25mg/dl),苯巴比妥作为肝酶诱导剂,可以降低该型患者的胆红素,预后相对较好,平均存活年龄为 25 岁。

(3) Gilbert 综合征:相对来说比较常见,据报道在人群中达到 7%,多见于青少年,该类患者肝脏摄取结合胆红素的功能轻度受损,使非结合胆红素轻度升高,往往小于 102.6μmol/L(6mg/dl),在饥饿时更为明显,苯巴比妥治疗有效,预后良好。

以结合胆红素增高的先天性疾病包括 Dubin - Johnson 综合征和 Rotor 综合征,前者有明显的家族背景,常染色体隐性遗传,由于结合胆红素在肝细胞内运转至毛细胆管排泄障碍逆流入血所致,少见,患者多为 10 ~ 30 岁,胆红素水平多在 34.2 ~ 85.5μmol/L(2 ~ 5mg/dl),预后良好。Rotor 综合征与前者相似,可有家族史,好发于年轻人,多预后良好,区别是合并有肝脏摄取功能障碍,血中非结合胆红素也有升高。

四、小结

引起黄疸的病因很多,可以从良性到恶性,如上所述,临床医生可根据以非结合胆红素增高亦或是以结合胆红素增高为主来判断黄疸成因,同时结合病史及查体,进而得出正确诊断。

(陈国栋)

第四节　慢性腹泻

健康人每日排成形便一次,粪便量不超过 300g。腹泻指排便次数增多(>3 次/日),粪便量增加(>200g/d),粪质稀薄(含水量 >85%)。腹泻超过 3 ~ 6 周或反复发作,即为慢性腹泻(chronic diarrhea)。

一、胃肠道水、电解质生理学

在禁食期间,肠腔内含极少量液体。但每日摄取三餐后,约有 9L 液体进入肠道,其中 2L 来自所摄取的食物和饮料,而其余为消化道分泌液。通过小肠消化吸收过程,食糜转变为与血浆相同的渗透压。每日有 1 ~ 2L 液体进入结肠,经结肠吸收后,每日 100 ~ 200ml 随粪便排出。

二、腹泻的病理生理

从病理生理角度分析,腹泻的发病机制主要有以下四种类型。

(一)渗透性腹泻

由肠内容物渗透压增高,阻碍肠内水分与电解质的吸收而引起,如服盐类泻药或甘露醇等,乳糖类吸收不良,肝胆胰疾病导致脂肪和蛋白质吸收不良亦可致腹泻。渗透性腹泻有两大特点:①禁食 48 小时后腹泻停止或显著减轻;②粪便渗透压差(stool osmotic gap)扩大。可用血浆渗透压代替粪便渗透压。计算公式为:粪便渗透压差 = 血浆渗透压 − 2 × (粪[Na^+] + 粪[K^+])。正常人的粪便渗透压差在 50 ~ 125mOsm/L H_2O,渗透性腹泻粪便渗透压差 > 125mOsm/L H_2O。

(二)分泌性腹泻

胃肠黏膜分泌过多的液体而引起,可同时伴有吸收减少。见于各种原因引起的慢性肠炎。霍乱弧菌内毒素引起的大量水样腹泻即属于典型的分泌性腹泻。某些胃肠道内分泌瘤,如胃泌素瘤、血管活性肠肽瘤(VIP 瘤)所致的腹泻也属分泌性腹泻。分泌性腹泻具有如下特点:①每日大便量超过 1L(多达 10L 以上);②大便为水样,无脓血;③血浆 − 粪便渗透差 < 50mOsm/L H_2O,这是由于粪便主要来自肠道过度分泌,其电解质组成和渗透压与血浆十分接近;④粪便的 pH 多为中性或碱性;⑤禁食 48 小时后腹泻仍持续存在,大便量仍大于 500ml/24h。

(三)渗出性腹泻

是由于肠黏膜的完整性受到炎症、溃疡等病变的破坏而大量渗出所致。肠分泌增加、吸收不良和运动加速亦起很大作用。渗出性腹泻可分为感染性和非感染性两类,前者的病原体可是细菌、病毒、寄生虫、真菌等。后者导致黏膜坏死,渗出的疾病可为自身免疫、炎症性肠病、肿瘤、放射线、营养不良等。渗出性腹泻的特点是粪便含有渗出液和血。结肠特别是左半结肠病变多有肉眼脓血便。小肠病变渗出物及血均匀地与粪便混在一起,除非有大量渗出或肠蠕动过快,一般无肉眼脓血,需显微镜检查发现。

(四)胃肠动力失常

部分药物、疾病和胃肠道手术可改变肠道正常的运动功能,促进肠蠕动,使肠内容物过快地通过肠腔,与黏膜接触时间过短,从而影响消化与吸收,发生腹泻。如肠易激综合征、甲状腺功能亢进、糖尿病、胃肠手术、甲状腺髓样癌、类癌综合征等,以及服用莫沙比利、前列腺素等药物。单纯胃肠运动功能异常性腹泻的特点是粪便不带渗出物,往往伴有肠鸣音亢进,腹痛可有可无。

腹泻的发生往往有以上几种机制混合作用,相互推动。此外还有一些腹泻难以用以上机制解释,其病理生理尚待阐明。

三、慢性腹泻的常见病因

(一)消化系统疾病

1. 胃部疾病　慢性萎缩性胃炎、胃萎缩及胃大部切除后胃酸缺乏。

2. 肠道感染　如肠结核、慢性细菌性痢疾、慢性阿米巴性痢疾、血吸虫病、梨形鞭毛虫病、钩虫病、绦虫病等。

3. 肠道非感染病变　Crohn 病、慢性非特异性溃疡性结肠炎、结肠多发性息肉病、吸收不良综合征。

4. 肠道肿瘤　结肠癌、结肠其他恶性肿瘤、小肠淋巴瘤。

5. 胰腺疾病　慢性胰腺炎、胰腺癌、囊性纤维化、胰腺广泛切除。

6. 肝胆疾病　肝硬化、胆汁淤积性黄疸、慢性胆囊炎与胆石症。

(二)全身性疾病

1. 内分泌及代谢障碍疾病　如甲状腺功能亢进、胃泌素瘤、类癌综合征及糖尿病性肠病。

2. 药物副反应　如利血平、甲状腺素、洋地黄类及消胆胺等。

3. 神经功能紊乱　如肠易激综合征(irritable bowel symdrome,IBS)、神经功能性腹泻。

4. 其他　系统性红斑狼疮、尿毒症、硬皮病、糙皮病及放射性肠炎等。

四、诊断

慢性腹泻的原发疾病或病因诊断须从病史、症状、体征及实验室检查中获得依据。可从起病及病程、腹泻次数及粪便性质、腹泻与腹痛的关系、伴随症状和体征、缓解与加重的因素等方面收集临床资料。进一步的辅助检查包括以下方面。

(一)实验室检查

1. 粪便检查　新鲜粪便常规检查对腹泻的诊断非常重要,一些腹泻经粪便检查就能做出病因诊断。

(1)大便常规镜检:涂片查白细胞及脓细胞、红细胞、脂肪、寄生虫及虫卵、脂肪滴、淀粉颗粒、横纹肌纤维和未消化食物等。

（2）大便隐血实验：可检出消化道隐性出血。

（3）粪便涂片检查肠道球菌与杆菌的比例，正常以杆菌为主，如以球菌为主提示有肠道菌群紊乱。

2. 血液检查　检测血红蛋白、白细胞及其分类（嗜酸性粒细胞）、血浆蛋白、电解质、血浆叶酸和维生素 B_{12} 浓度、肾功能等对慢性腹泻的诊断很重要。重症腹泻者进行血气分析。

3. 小肠吸收功能试验

（1）粪脂测定：粪脂量超过正常时反映小肠吸收不良，可因小肠黏膜病变、小肠内细菌过度生长或胰腺外分泌不足等原因引起。检测方法有以下几种。

◈ 苏丹Ⅲ染色　粪涂片用苏丹Ⅲ染色，在显微镜下观察红色脂肪滴，是最简单的定性检查方法。

◈ 脂肪平衡试验　受试者每日摄入含 80～100g 脂肪的饮食 5 天，用卡红（carmine）作指示剂，收集 3 天（72 小时）粪便，用 Van de Kamer 法测定。脂肪吸收率计算公式为：脂肪吸收率（%）＝（摄入脂肪－粪脂肪）÷摄入脂肪×100。粪脂肪量 >6g 或吸收率 <90% 提示脂肪吸收不良。脂肪平衡试验被认为是脂肪吸收试验的"金标准"。此法必须保证每日摄入脂肪 80～100g，准确收集 72 小时粪标本，方能提供准确的未被吸收的粪脂肪量，它可以显示脂肪吸收不良的严重程度，但不能鉴别吸收不良发生的原因是消化、吸收抑或运输的问题。此外，受试者饮食中摄入中链三酰甘油或矿物油，会使粪脂肪测定发生误差。

◈ β-胡萝卜素为脂溶性维生素，它的吸收在一定程度上反映脂肪的吸收情况，鉴于测定粪脂的难度及复杂性，可通过测定血清 β 胡萝卜素含量作为脂肪吸收不良的筛选试验。

（2）糖类吸收试验

◈ 右旋木糖（D-xylose）吸收试验　木糖是一种五碳糖，与其他单糖不同，它在小肠通过易化扩散而不完全吸收。试验时，50% 右旋木糖被小肠吸收，大约吸收的一半在体内代谢，剩下的在尿中排出。即在肾功能正常情况下，口服一定量的右旋木糖后，测定尿中排出量，可以间接反映小肠吸收功能，正常时约摄入的 25% 的右旋木糖由尿排出。该实验的敏感性为 91%，特异性为 98%。方法是禁食一夜后空腹排去尿液，口服 5g 右旋木糖，鼓励患者多饮水，以保持尿量。收集 5 小时全部尿液，测定其中右旋木糖。正常时，5 小时尿中排出量 ≥1.2g。该实验结果阳性反应空肠疾患或小肠细菌过度生长引起的吸收不良。

◈ H_2 呼气试验　正常人对绝大多数可吸收的碳水化合物在到达结肠前可以完全吸收。肠道细菌发酵代谢未被吸收的碳水化合物是人体呼气中氢气的唯一来源。利用这一原理，可测定小肠对糖类的吸收不良。当空腹时给一定量的双糖（如乳糖、蔗糖）或单糖（葡萄糖），正常时在小肠中全部被消化吸收，吸收中无或仅有微量的氢气。呼气中氢气增多，说明小肠内有双糖或单糖吸收不良。方法是患者禁食一夜后，口服 20% 葡萄糖溶液 50ml（10g 葡萄糖），然后用气相色谱仪测定禁食时、30 分钟、60 分钟、120 分钟和 180 分钟的氢气浓度。正常人口服葡萄糖后在小肠完全吸收，呼出的氢气无增加，若任一时段的氢气浓度比禁食时明显增加,则说明该糖吸收不良或细菌过生长。该方法最常用来检测乳糖吸收不良,也可用于少见的蔗糖吸收不良或葡萄糖和半乳糖转运缺陷。

(3)蛋白质吸收试验:原发性脂肪泻患者的氮吸收功能亦常发生障碍,但不如脂肪吸收功能障碍明显。临床上所见大量蛋白质在粪便中丢失常见于胰蛋白分解酶分泌障碍或蛋白丢失性肠病。所以临床上很少用蛋白质吸收实验即氮平衡试验来诊断吸收不良。

(4)维生素 B_{12} 吸收试验(Schilling 试验):维生素 B_{12} 是含钴(Co)的维生素,其吸收的主要部位在回肠末端,吸收过程需要内因子和胰蛋白酶参与。口服小剂量 Co 或 Co 标记的维生素 B_{12},同时肌内注射维生素 B_{12} 100mg 使肝内库存饱和。收集 24 小时尿并测定尿内放射性含量。正常人 24 小时尿内排出放射性维生素 B_{12} >8%。回肠末端吸收功能不良或切除后,所测排出量小于 8%。

(5)胆盐吸收试验:在广泛回肠病变、回肠切除或旁路时,内源性导泻物质胆盐重吸收发生障碍,使进入结肠的胆盐增多而刺激结肠分泌增加,导致分泌性腹泻。放射性的牛黄胆酸类似物不受肠内细菌分解,正常人 24 小时存留口服量的 80%,72 小时存留 50%,7 天存留 19%。用 ^{75}Se – 牛磺胆酸潴留(^{75}Se – homotaurocholic acid retention,^{75}SeHCAT)试验,可了解有无回肠病变所致胆盐吸收障碍。

(6)胰腺外分泌功能测定:苯甲酰 – 酪氨酰 – 对氨基苯甲酸(Bt-PA – BA)试验可帮助判断胰腺疾病引起的吸收不良。

4.血浆胃肠多肽和介质测定　对于各种 APUD 肿瘤引起的分泌性腹泻有重要诊断价值,多采用放射免疫法检测。

(二)器械检查

1.内镜检查　结肠镜检查和活检对于全结肠及回肠末端的肿瘤、炎症等病变具有重要诊断价值。双气囊小肠镜提高了小肠病变的检出率。由于胶囊内镜检查对病变定位尚有困难,故检查时常需选择两种检查相互配合。胃镜检查用于诊断食管、胃及近端十二指肠疾病。超声内镜检查可了解消化道管腔各层解剖结构及病变,对黏膜下病变的诊断帮助很大。

2.X 线检查　包括腹部平片、钡餐、钡灌肠有助于观察胃肠道病变、胃肠动力等。但疑有肠梗阻者不宜做钡餐造影检查,以免加重肠梗阻。

3.影像学检查　B 超、CT、MRI 检查等有助于胃肠道炎症及占位性病变的诊断。

4.选择性血管造影　了解肠系膜血管有无狭窄、畸形及肿瘤等。

五、治疗

腹泻是症状,治疗应针对病因。但相当部分的腹泻需根据其病理生理特点给予对症和支持治疗。

（一）病因治疗

病因治疗是治疗慢性腹泻的基本原则,应在查明引起腹泻的原因之后,采取针对性措施治疗原发疾病,纠正腹泻症状。感染性腹泻需根据病原体使用抗感染治疗。乳糖不耐受症和麦胶性乳糜泻需分别剔除食物中的乳糖或麦胶类成分。高渗性腹泻应停食高渗的食物或药物。炎症性肠病所致的腹泻可能需加用激素或免疫抑制剂等特异性治疗。慢性胰腺炎导致的慢性腹泻多与胰腺外分泌功能不全有关,可选择补充胰酶的替代疗法。肠易激综合征在治疗上除须纠正胃肠平滑肌运动紊乱、调节内脏感觉异常外,尚应配合心理干预治疗,给予个体化的综合性治疗。

（二）对症治疗

包括纠正腹泻所引起的水、电解质紊乱和酸碱平衡失调。对严重营养不良者,应给予营养支持。谷氨酰胺是黏膜修复的重要营养物质,在补充氨基酸时应注意补充谷氨酰胺。严重的非感染性腹泻可用止泻药,如蒙脱石、苯乙哌啶、洛哌丁胺及中药等,切记腹泻主要应针对病因治疗,盲目给予止泻药有时非但无效,反而会干扰腹泻对机体保护的一面(如感染性腹泻),甚至引起严重并发症(如重度溃疡性结肠炎时可致中毒性巨结肠)。但过度频繁的排便会使患者不适难忍,严重水样泻可导致水、电解质、酸碱平衡失调,在这种情况下可短期内使用止泻药作为辅助治疗。肠道菌群紊乱可致腹泻,长期腹泻也会引起正常肠道细菌较少。益生菌(probiotics)和益生元(prebiotics)调节肠道菌群,改善肠道微生态环境,可作为相关疾病的主要治疗或辅助治疗。生长抑素具有抑制内分泌肿瘤细胞分泌激素,抗肠分泌和抑制肠蠕动的作用,适用于类癌综合征、VIP瘤和其他内分泌肿瘤引起的腹泻,对特发性分泌性腹泻也有一定的疗效。

（蒋　绚）

第五节　腹痛

腹痛是临床上最常见的症状,也是患者就诊的常见原因之一。其发病原因众多,临床上鉴别较困难。它可能由内、外、妇科的许多疾病所产生,其原因包括腹腔内脏器的功能性紊乱或器质性病变,也包括腹腔外病变和全身疾病。按腹痛发生的缓急可将腹痛分为急性腹痛与慢性腹痛。

相似的临床表现可能缘于不同的疾病,而不同的临床表现可能用同一种疾病来解释,因此,在腹痛的鉴别诊断中,更应当加以全面的分析和判断。

一、问诊内容

对于腹痛的患者,应当着重注意针对以下要点进行询问。

(1)腹痛为急性/慢性。

(2)疼痛诱因、部位、性质、持续时间、有无放射。

(3)加重和缓解方式:与体位关系、与进食关系、与月经周期关系。

(4)伴随症状:包括呕吐、大便改变、黄疸、寒战、高热、血尿、休克等。

◈ 呕吐　腹痛伴呕吐常见于梗阻类疾病。

◈ 排便情况　腹痛后停止排便、排气,常为机械性肠梗阻;腹泻伴痉挛性腹痛提示急性胃肠炎;小儿腹痛,排果酱样便是小儿肠套叠的特征;脐周疼痛、腹泻、排腥臭味血便提示急性坏死性肠炎。

◈ 伴黄疸　可见于肝、胆、胰疾患,溶血及大叶性肺炎等疾病。

◈ 伴寒战、高热　可见于感染性疾病。

◈ 伴血尿　见于泌尿系疾病。

◈ 伴休克　见于出血、感染中毒性休克等。

(5)疾病演变及治疗经过。

(6)一般情况:有无近期体重下降。

(7)既往史、个人史、家族史。

◈ 既往有无消化系统疾病史(胃十二指肠穿孔,常有溃疡病史或相关症状);

◈ 注意腹部手术史;

◈ 外伤史(内脏破裂相关);

◈ 毒物接触史(铅中毒腹绞痛有长期铅接触史);

◈ 月经史(宫外孕破裂,多有停经史;卵巢滤泡或黄体破裂,常在两次月经的中期发病);

❀ 个人史中注意询问饮酒史。

二、体格检查

体格检查从一定程度上反映了患者病情的严重程度,对于诊断及治疗有着极其重要的意义,因此应当给予足够的重视。

1. 检查生命体征(血压、脉率、呼吸、体温及脱水情况)及表情、体位、疼痛位置、疼痛程度,判断疾病的严重程度 慢性腹痛患者应注意有无贫血及黄疸的表现。

2. 心肺查体 注意有无其他系统疾病引起腹痛的可能。

3. 腹部检查的顺序 视、听、叩、浅触诊、深触诊,最后是直肠检查或盆腔检查,不要忘记检查睾丸和腹股沟。触诊应当从不引起疼痛的部位开始。

(1)视:注意有无皮疹、皮肤色泽改变等(若脐周或侧腹部皮肤呈蓝色,表示腹腔内或腹膜后组织有血液积聚)。

(2)听:注意肠鸣音变化。肠鸣音活跃、高调、气过水声提示机械性肠梗阻;肠鸣音消失提示麻痹性肠梗阻;幽门梗阻或胃扩张时有振水音。

(3)叩:从无痛区开始,肝浊音界消失提示消化道穿孔致膈下游离气体;移动性浊音阳性,提示腹腔内有渗液或出血。

(4)触:从无痛区开始,注意腹膜刺激征,腹部压痛、肌紧张、反跳痛的部位、范围及程度,有无肝脾大,腹部肿块。

(5)直肠指检:检查直肠内有无肿物、触痛,指套有无染血、黏液,直肠膀胱陷窝有无波动感。

三、临床思路及相关检验

(一)急性腹痛

在临床实践过程中,如遇到急性腹痛的患者,首先应区别病变位置为腹腔内或腹腔外。确定后应进一步考虑病变的定位(来自于哪个脏器)、定性(属于哪种病理类型),并最终追溯至病因诊断。在这一过程中,许多检验指标对于诊断有较好的提示意义,但应当首先根据患者的症状、体征加以判断,进一步有针对性地进行某些检验和检查,避免盲目、过度检验。

1. 腹腔内脏器炎症性疾病 此类疾病临床上常有发热表现,血常规通常表现为白细胞升高、核左移,并可有 C 反应蛋白等炎症指标升高表现。根据各不同脏器的炎症分类如下。

(1)急性胃肠炎:患者可能存在进食不洁食物病史,可伴有腹泻,此时粪便常规中出现白细胞对于诊断有重要提示。对于特殊病原体所导致的肠炎应注意粪便镜检。

（2）急性胆管炎：除腹痛、高热外，如患者还有黄疸的表现应考虑急性胆管炎，此时应注意血清酶学及胆红素的检查：胆红素有明显升高表现，以直接胆红素为主；同时碱性磷酸酶（ALP）显著升高，重症时可伴有轻度的转氨酶升高。如患者有寒战、高热等表现，考虑细菌感染导致的化脓性胆管炎时，可行血培养明确细菌种类。细菌种类和胆汁中的一致，最常见细菌为大肠埃希菌、克雷伯杆菌、假单胞菌、肠球菌和变形杆菌等。在约15%胆汁标本中可见到厌氧菌，如脆弱类杆菌或产气荚膜杆菌。

（3）急性胆囊炎：当急性胆囊炎不累及胆管时，可能无显著的血清酶学变化及胆红素变化。此时主要根据患者的症状（右上腹痛）、体征（肿大的胆囊及Murphy 征阳性）及影像学检查（B 超等）加以诊断。

（4）急性胰腺炎：如患者疼痛位于中上腹或左上腹，并伴有向左腰背部的放射，则应高度怀疑急性胰腺炎。此时血、尿淀粉酶对于诊断有决定性意义。血清淀粉酶在发病后 6～12 小时升高，24～48 小时达到高峰，2～5 天内下降至正常。如果升高至正常上限的 3 倍，结合影像学检查可基本确诊。尿淀粉酶在发病后 12～24 小时开始升高，24～48 小时达到高峰，下降较晚且不规律。血清脂肪酶在发病后 24～72 小时开始升高，可持续 7～10 天，亦有一定的诊断价值。一旦确诊急性胰腺炎后，还应行血气分析、血糖、血钙等检验，以及腹部 CT 等影像学检查进行 Ranson 评分和 CT 严重程度分级，明确其轻重程度（详见相关章节）。

（5）急性阑尾炎：急性阑尾炎的症状往往按如下次序出现：脐周或中上腹痛→恶心、呕吐→疼痛转移至右下腹→发热、白细胞升高。然而，很多阑尾炎患者临床表现往往并不典型，容易误诊或漏诊。目前对急性阑尾炎的诊断并无特异性较高的检验，一项对急性阑尾炎患者的回顾性分析显示，中性粒细胞百分比较白细胞计数能更准确地反映急性阑尾炎的严重程度，胆红素异常多预示重型阑尾炎，急性阑尾炎致肝功能异常可能与局部解剖特点有关。

（6）急性肠系膜淋巴结炎：8～12 岁儿童较为多见，常表现为右下腹疼痛，但白细胞增多不明显，有报道显示，高频超声在诊断中有一定价值。

（7）急性腹膜炎

◈ 继发性腹膜炎　可能由腹腔器官直接感染腹膜或感染穿孔刺激腹膜所致。患者常有明确的腹膜刺激征，血常规表现为白细胞升高及核左移，腹水白细胞计数 $>500 \times 10^9/L$，多形核细胞计数 $>50\%$ 或 $>250 \times 10^9/L$，可出现腹水细菌培养阳性（多为厌氧菌）。但应当注意的是,老年患者腹膜炎的症状可不典型,临床上应加以重视。

◈ 结核性腹膜炎 腹膜刺激征较轻,腹水白细胞分类以淋巴细胞为主,可伴有腹水ADA升高及浓缩查结核杆菌阳性,腹水细菌培养阴性。

◈ 原发性腹膜炎 临床上较为少见,可发生于肝硬化患者合并腹水的基础上,偶可见于上呼吸道感染、丹毒、猩红热等感染过程中。通常伴有腹膜刺激征或腹水增多等表现。其诊断除血常规白细胞升高及核左移外,主要依靠腹水白细胞计数($>500 \times 10^9$/L)及多形核细胞计数($>50\%$ 或 $>250 \times 10^9$/L),以及腹水细菌培养阳性,排除继发性腹膜炎及结核性腹膜炎后可诊断。

(8)急性盆腔炎:女性患者出现发热、下腹疼痛伴白带异常时应考虑此诊断。结合病史及妇科检查可加以鉴别。

(9)泌尿系感染:可有尿频、尿急、尿痛等症状。尿常规中有白细胞对诊断意义较大。

(10)其他炎症:包括憩室炎、炎症性肠病等。

2. 胃肠道脏器穿孔 腹腔脏器穿孔引起的腹痛通常较剧烈,并可以发生化学刺激引起的腹膜炎,查体常有腹膜刺激征。可能由胃肠道溃疡、胃癌或者外伤等原因引起。其化验检查表现通常与原发疾病有关。此时腹部平片检查可见游离气体,对诊断意义较大。

3. 腹腔脏器梗阻、扩张或扭转

(1)肠梗阻:急性肠梗阻从病因方面可分为机械性、神经失调性、血管性三种。其主要临床表现为腹部绞痛、呕吐、腹胀及停止排气排便。

(2)胆石症:胆囊结石造成的胆绞痛为阵发性上腹或右上腹绞痛,疼痛常向右肩放射;化验检查可出现白细胞升高。而胆总管结石则表现为阵发性右上腹剧烈疼痛伴黄疸;化验检查除白细胞升高外还有胆红素升高表现(以直接胆红素为主)。

(3)肾及输尿管结石:肾及输尿管结石造成的疼痛通常剧烈,呈急性、间歇性发作。疼痛从患侧腰部开始,向下放射。患者通常伴有肉眼血尿,尿常规中可见大量红细胞,有助于明确诊断。

4. 腹腔脏器血管病变

(1)肠系膜动脉栓塞:肠系膜动脉栓塞以急性腹痛为主要表现,常呈弥漫性、持续性剧烈疼痛,伴阵发性加剧,并通常伴有恶心、呕吐。如临床中有患者存在房颤、感染性心内膜炎等基础性疾病,并出现剧烈腹痛时,应注意考虑此诊断。此类患者便常规偶可见红细胞、隐血等;血常规可见白细胞增高与核左移。

(2)肠系膜静脉血栓形成:通常有间歇性腹部绞痛,伴有恶心、呕吐等表现,腹痛程度较重但通常无腹部体征。此类患者便常规亦可见红细胞、隐血等;血常规偶可见白细胞增高与核左移。CT、MRI等影像学检查对于异常肠段的诊断准确率较高。

(3)腹主动脉瘤:腹主动脉瘤疼痛多位于中上腹,当有出血或破裂时疼痛急性加重。体检可在上腹或中腹触及搏动性包块,压痛明显,并可闻及杂音。血常规可有急性失血导致的贫血表现,CT、MRI等影像学检查可确定诊断。

(4)主动脉夹层:一部分夹层主动脉瘤患者可有腹痛表现,临床上较难诊断。此类患者腹痛常呈撕裂样,可向上、下肢放射,并伴有休克症状。其检验异常主要来源于累及不同的器官。如主动脉夹层导致的分支动脉闭塞累及肾脏,可出现少尿、肌酐升高等急性肾功能不全表现。大动脉CT或MRI造影等影像学检查对于诊断有重要意义。

5.腹腔脏器破裂出血　腹腔脏器破裂出血常表现为急性腹痛,伴有面色苍白、大汗、手足厥冷、脉搏细数等低血容量休克表现。同时血常规可见红细胞及血红蛋白进行性下降。育龄女性应注意筛查尿绒毛膜促性腺激素(HCG),排除异位妊娠破裂出血。

6.腹腔外脏器疾病　许多腹腔外脏器及全身疾病亦可有腹痛表现,临床上应加以注意。

(1)急性心肌梗死:部分急性心肌梗死患者可有上腹部急性疼痛。此时应注意其心电图变化及血清心肌酶的变化情况。

(2)糖尿病酮症酸中毒:此类患者亦可有腹痛表现,可即刻行血糖检查,并查尿常规明确有无尿酮体,以明确诊断。

(3)急性溶血:此类患者可有溶血性贫血表现,并有胆红素升高,以间接胆红素为主。

(4)其他:针对其他可能引起腹痛的腹腔外疾病,可注意询问病史,并根据具体情况,有针对性地选择其他检验以明确诊断,如毒物检测(铅、铊等)。

(二)慢性腹痛

慢性腹痛起病缓,病程长,患者就诊时往往主诉中会有较为明确的腹痛位置。因此,临床医生在鉴别慢性腹痛的病因时,首先可以腹痛的位置为分类进行鉴别。

1.慢性右上腹痛　慢性右上腹痛通常由肝脏或胆道的慢性疾病所引起。包括慢性病毒性肝炎、肝癌、肝脓肿、慢性胆囊炎等;肝曲结肠癌亦可有此表现。血常规、便常规等常规检查在诊断中仍有重要意义。血常规中白细胞升高提示腹痛可能由感染性疾病引起,如肝脓肿;而便常规中如有隐血、红细胞等则提示结肠癌可能。除常规检查外,针对此类患者应侧重于血清酶学、胆红素代谢指标、肝炎病毒指标、肿瘤标志物等检查。

2.慢性中上腹痛　慢性中上腹痛可见于食管、胃、十二指肠疾病及胰腺疾病,如胃食管反流、慢性胃炎、消化性溃疡、胃癌、慢性胰腺炎、胰腺癌等;以及一些小肠疾病,如憩室炎、小肠肿瘤等。应注意询问患者腹痛与进食的关系,以及有无恶心、呕吐、呕血、黑便等伴随症状以协助诊断。

胰腺外分泌功能试验在慢性胰腺炎的诊断有较为重要的意义。①胰功肽试验(N-苯甲酰-L-酪氨酰对氨苯甲酸实验,简称 Bt-PABA 试验):Bt-PABA是一种人工合成肽,口服后经胰液的作用可分解成 PABA,自小肠吸收而从尿中排泄。当胰腺外分泌功能减退,糜蛋白酶分泌不足时,可致尿 PABA 含量减少,约为正常量的60%。某些药物(对乙酰氨基酚、苯佐卡因、氯霉素、普鲁卡因、磺胺药及利尿剂)可干扰胰酶分泌,试验前3天应禁用。该实验对胰腺癌和慢性胰腺炎的敏感性为70%~87.5%,特异性为85%~90.9%。②标准试餐(Lundh)试验:给予 Lundh,收集十二指肠液测定胰蛋白酶或其他酶及电解质含量。本试验对慢性胰腺炎的诊断敏感性、特异性均为75%~85%。试验可受一些非胰性因素影响,因为依赖胰泌素和促胰酶素内源性释放,故肠病时肠黏膜释放激素受损,可影响试验结果,胃肠手术后影响激素释放与结果的准确性。且该试验需要经十二指肠插管,创伤较大,临床上较少采用。③月桂酸荧光素试验(PLT):患者用试验餐同时口服荧光素-甘油月桂酸酯,测定尿中游离荧光素含量。正常值为大于30%,<20% 为异常,20%~30% 则为可疑,应重复本试验,若仍小于30%亦为异常。本试验的敏感性可达75%~93%,特异性为46%~97%。该试验检测轻度慢性胰腺炎的特异性较低,仅为50%左右,胃切除、肝胆疾患及炎性肠病均可致假阳性。④粪便糜蛋白酶:诊断轻、中度胰功能不全患者,该试验的敏感性为41%~64%,特异性为50%~90%。重度慢性胰腺炎患者敏感性可达83%~90%,也可用于诊断伴有囊性纤维化的胰腺外分泌功能不全者。成人乳糜泻、克罗恩病、肝纤维化及毕Ⅱ式胃切除术均可致假阳性。⑤粪便弹性蛋白酶测定:该酶在肠道中不被分解,粪便中的浓度是胰液中的5~6倍。可收集72小时大便及时分析或冻存于-20℃待测,应用酶联免疫吸附法检测。对慢性胰腺炎患者敏感性94%,特异性93%,均优于粪便糜蛋白酶检测。

针对怀疑胰腺癌的患者,还应注意肿瘤标志物的检测,如 CEA,CA19-9,CA24-2,CA125 等肿瘤标志物的血清学水平均可有所升高,但特异性较差。此外,患者还可出现血清碱性磷酸酶、乳酸脱氢酶的升高。

3. **慢性左上腹痛** 胰腺疾病、结肠癌等疾病可表现为慢性左上腹痛。应注意粪便常规中有无红细胞或隐血的出现,并应行肿瘤标志物检查。

4. **慢性右下腹痛** 除慢性阑尾炎、慢性痢疾等可引起右下腹疼痛外,肠结核、克罗恩病、白塞病因经常累及回盲瓣,亦可出现右下腹痛症状。这三种疾病在临床上鉴别较困难,可首先行 PPD 试验、血清结核抗体、结核感染 T 细胞检测,对于结核的诊断具有较好的敏感性和特异性,对于肠结核的敏感性约85%,特异性93%,有助于肠结核与其他疾病的鉴别,其阴性值具有较好的排除诊断意义。

5. **慢性中下腹痛** 慢性膀胱炎可有反复发作的下腹疼痛,此时应注意尿常规检测,可见尿中白细胞升高等感染征象。对于男性患者应注意慢性前列腺炎可能,可行前列腺液检查以明确诊断。对于女性患者则应考虑慢性盆腔炎的可能。

6. **慢性左下腹痛** 慢性菌痢可有慢性左下腹痛表现,严重者可伴有黏液脓血便,便常规诊断中的红细胞、白细胞、脓细胞等对于诊断有重要意义。此外,溃疡性结肠炎的腹痛多位于左下腹,可表现为慢性阵发性绞痛,急性加重期腹痛加重,排便后可缓解;根据临床症状及肠镜结果可加以诊断,应注意行血常规、便常规、动态红细胞沉降率等检查以明确疾病的严重程度(详见相关章节)。

7. **慢性左右腰背部疼痛** 应考虑肾盂肾炎、泌尿系结石等泌尿系统疾病,注意尿常规检测。如尿中可见大量红细胞,应考虑泌尿系结石;如白细胞较多,应考虑肾炎等感染性疾病。

综上所述,针对有腹痛症状的患者,应首先注意对患者病史的询问及体格检查,并先行常规化验检查,如血、尿、便常规,生化指标,血、尿淀粉酶等,以上检验对于常见疾病具有较好的鉴别意义。此外,腹部 B 超、立位腹平片等影像学检查也在诊断过程中具有重要的意义。其他化验检查应根据初步检验、检查结果有针对性地进行,最终明确诊断,并进行针对病因的有效治疗。

(吴　芸)

参考文献

1. 陈文彬,潘祥林. 诊断学. 第 7 版. 北京:人民卫生出版社,2008:338 - 340.
2. 陆再英,钟南山. 内科学. 第 7 版. 北京:人民卫生出版社,2008:446 - 456.

3. 中华医学会. 临床诊疗指南·消化系统疾病分册. 北京：人民卫生出版社, 2005：13 - 20.

4. 徐采朴，张朋彬. 黄疸的分类和鉴别诊断. 现代消化及介入诊疗, 2003, 8(4)：193 - 196.

5. 王海燕. 内科学. 北京：北京大学医学出版社, 2005.

6. 刘新光. 慢性腹泻诊治的临床思维. 中国实用内科, 2009, 29(12)：1075 - 1077.

7. 袭新民. 腹泻. ∥陈文彬. 诊断学. 第 7 版. 北京：人民卫生出版社, 2008：43 - 45.

8. 刘文忠，胡品津. 慢性腹泻. ∥王吉耀. 内科学. 第 2 版. 北京：人民卫生出版社, 2011：482 - 488.

9. 邝贺龄，胡品津. 内科疾病鉴别诊断学. 第 5 版. 北京：人民卫生出版社, 2010.

10. 张立涛，高东宸. 实验室检查在急性阑尾炎诊断中的意义. 临床和实验医学杂志, 2005, 4(4)：199 - 202.

11. 潘雪. 胰腺外分泌功能及其检查方法的临床评价. 胃肠病学, 2002, 7(1)：42 - 44.

12. 刘家云，吴开春，等. 结核感染 T 细胞斑点试验(T - spot. TB)在克罗恩病与肠结核鉴别诊断中的应用价值. 中华医学会第九次全国检验医学学术会议暨中国医院协会临床检验管理专业委员会第六届全国临床检验实验室管理学术会议论文汇编.

13. Tadataka Yamada. Approach to the patient with ascites and its Complications. Atlas of Gastroenterology. 4th ed. Blackwell Publishing Ltd, 2009：103 - 113.

14. European Association for the Study of Liver. EASL clinical practice guidelines on the management of ascites, spontaneous bacterial peritonitis, and hepatorenal syndrome in cirrhosis. J Hepatol, 2010, 53(3)：397 - 417.

15. Diarrhea. In：Marvin H. Sleisenger Sleisenger & Fordtran's gastrointerstinal and liver disease：pathophysiology, diagnosis, management 8th ed. Canada：Saunders Elsevier, 2006：159-177.

16. Roche SP, Kobos R. Jaundice in the adult patient. Am Fam Physician, 2004, 69：299 - 304.

17. Kasper DL, Braunwald E, Fauci A, et al. Harrison's Principles of Internal Medicine. 16th ed. New York：McGraw - Hill Medical Pablishing Division, 2006.

18. Feldman M, Friedman LS, Brandt LJ. Sleisenger and Fordtran's gastrointestinal and liver disease. 8th ed. Canada：Saunders, 2006.

第八章

消化系统疾病的检验与临床诊断策略

第一节　病毒性肝炎

病毒性肝炎是嗜肝病毒所致的肝脏炎性损伤为主的一种全身性的感染性疾病。除了嗜肝病毒之外，很多其他已知病毒均可引起肝脏炎症，如巨细胞病毒、EB病毒、黄热病毒、风疹病毒、柯萨奇病毒、ECHO病毒、单纯疱疹病毒等。但这些病毒各有其特殊的临床表现，肝脏炎症不是主要的，故不属于嗜肝病毒。嗜肝病毒是指其临床表现以肝脏炎症为主者。

急性肝炎是指由嗜肝病毒引起，而在6个月内恢复的急性病毒性肝炎。

慢性肝炎是指不同病因引起的肝脏炎性损伤持续不愈超过6个月以上者，如急性肝炎病情迁延达6个月以上、肝脏炎症与坏死持续6个月以上等。轻度慢性肝炎一般进展较慢或不进展。重度慢性肝炎可能伴有肝脏内瘢痕修复及结构重建，并随着时间的推移最终出现肝硬化。

各型嗜肝病毒（HAV、HBV、HCV、HDV、HEV）所引起的临床表现可以是从无症状携带、隐性感染到暴发性致死性急性感染。甲型肝炎和戊型肝炎都是自限性疾病，不会发展成慢性肝炎。乙型肝炎、丙型肝炎、丁型肝炎等经血传播的病毒性肝炎还可表现为亚临床持续感染到快速进展的慢性肝炎、肝硬化，甚至肝细胞癌。

一、甲型病毒性肝炎

甲型病毒性肝炎（甲型肝炎）是由甲型肝炎病毒（hepatitis A virus，HAV）感染引起的，主要通过粪—口途径传播的急性肠道传染病，本病病程呈自限性。大部分HAV感染表现为急性黄疸/无黄疸型肝炎。甲型肝炎一般不会转为慢性,发展为重型肝炎者也十分少见,大部分预后良好。

（一）病原学

HAV 为核糖核酸病毒,直径 25 ~ 28nm,立方对称,无包膜,为一单股正链 RNA,由 7478 个核苷酸组成,包括 3 个部分:①5′非编码区;②编码区,即单一开放读码框架(open reading frame,ORF),可编码一个大的聚合蛋白和蛋白酶,后者将前者水解为至少 3 ~ 4 个结构蛋白和 7 个非结构蛋白;③3′非编码区。

HAV 目前只发现一个血清型和一个抗原 – 抗体系统,感染 HAV 早期产生 IgM 抗体,一般持续 8 ~ 12 周,少数持续 6 月以上。

HAV 对外界抵抗力较强,耐酸碱。能耐受 60℃至少 30 分钟,室温下可生存 1 周,且不易被一般浓度的消毒剂所灭活。耐酸,置于 pH3.0 下 3 小时仍稳定。采用紫外线(1.1W,0.9cm)照射 1 分钟、85℃加热 1 分钟、甲醛(8%,25℃) 1 分钟、碘(5mg/L)5 分钟或氯(游离氯浓度为 2.0 ~ 2.5mg/L)15 分钟可灭活。HAV 在外界环境中的存活能力很强,在清水、污水和土壤中 12 周后仍可部分存活(0.1% ~ 3.2%);在海水及海水沉积物中,25℃,3 个月还可分别有 0.1% 及 2% 存活;在东方牡蛎中,12 ~ 24℃ 5 天时仍有大于 10% 存活,这说明甲型肝炎病毒非常容易通过日常生活接触传播。甲型肝炎病毒容易通过水源和食物,特别是海产品引起暴发流行。

（二）流行病学

1. 传染源　急性期患者和隐性感染者为主要传染源,后者多于前者。粪便排毒期在起病前 2 周至血清转氨酶高峰期后 1 周;黄疸型患者在黄疸前期传染性最强;少数患者可延长至其病后 30 天。一般认为甲型肝炎病毒无携带状态。

2. 传染途径　HAV 主要由粪—口途径传播。粪便污染水源、食物、蔬菜、玩具等可引起流行。水源或食物污染可导致暴发流行。例如,1988 年上海市居民由于食用受粪便污染且未煮熟的毛蚶而引起甲型肝炎暴发流行,4 个月内发生 30 余万例,死亡 47 人。日常生活接触传染多为散发病例,输血感染或母婴垂直传播极为罕见。

3. 易感人群　人群普遍易感。在我国,大多在儿童、青少年时期受到隐性感染,人群抗 HAV-IgG 阳性率可达 70% ~ 90%。感染 HAV 后可获得持久免疫力,但与其他型肝炎病毒无交叉免疫性。

（三）发病机制与病理组织学

甲型肝炎的发病机制尚未完全阐明。经口感染 HAV 后,由肠道进入血液,引起短暂病毒血症。其发病机制认为是以宿主免疫反应为主。发病早期,可能由于 HAV 在肝细胞中大量复制及 CD8$^+$细胞毒性 T 细胞杀伤作用共同造成肝细胞损伤;疾病后期,体液免疫产生的抗 HAV 抗体,可能通过免疫复合物机制破坏肝细胞。

甲型肝炎的病理组织学特点是以急性炎症病变为主,淋巴细胞浸润,小叶内可见肝细胞点状坏死;也可引起胆汁淤积(淤胆型肝炎)和大块或亚大块坏死(重型肝炎)。

(四)临床表现

甲型肝炎潜伏期 15~45 天,平均 4 周。感染 HAV 后,不一定都出现典型的临床症状,大部分患者感染后没有任何症状,肝功能亦可无变化,而到恢复期可产生抗 HAV – IgG,为亚临床型感染。少部分患者可出现临床症状,主要表现为急性肝炎,少数患者可表现为淤胆型肝炎和急性或亚急性肝衰竭。

1. 急性黄疸型肝炎　80% 患者以发热起病,伴有乏力、四肢酸痛,类似“感冒”的症状。患者退热后出现食欲下降,伴恶心、呕吐、腹胀等消化道症状,临床表现类似“急性胃肠炎”。皮肤、巩膜黄染,尿色加深,似浓茶色。极少数患者临床症状重,可出现腹水、肝性脑病及出血倾向等肝功能衰竭的表现。总病程 2~4 个月。

2. 急性无黄疸型肝炎　本型占甲型肝炎的 50%~90%,尤以儿童多见。起病较缓,症状较轻,恢复较快,病程大多在 2 个月以内。

3. HAV 双重或多重感染　按与其他肝炎病毒感染的时间顺序,可分为混合感染和重叠感染。例如,甲肝病毒感染和乙肝病毒感染同时发生,称为混合感染。在慢性乙型肝炎或乙肝表面抗原携带者基础上新发生甲肝病毒感染,称为重叠感染。无论 HAV 是混合感染或重叠感染所引起的临床症状,除少部分患者与单纯 HAV 感染所致的急性肝炎相似以外,大部分 HAV 与其他肝炎病毒混合感染或重叠感染患者的临床症状更严重,病情也更复杂。重叠感染的预后取决于原有肝脏病变的严重程度,大多数患者预后良好。

(五)辅助检查

1. 肝功能及凝血检查　ALT 和 AST 明显升高,ALT/AST 比值常大于 1。如果患者出现 ALT 快速下降,而胆红素不断升高(即所谓“酶胆分离”现象)或 AST/ALT >1,常常提示肝细胞大量坏死。如果直接胆红素占总胆红素的比例 >70%,GGT 和 ALP 升高,则提示肝内胆汁淤积。绝大部分患者血清白蛋白及 γ 球蛋白、凝血酶原活动度(PTA)均在正常范围。PTA <40% 是诊断肝衰竭的重要依据之一,也是判断其预后的重要指标。

2. 病原学检查

(1)抗 HAV-IgM:在病程早期即为阳性,3~6 个月后转阴,极少数患者的抗

HAV-IgM 在 6 个月后才转阴,因而对早期诊断十分重要。但应注意,接种甲型肝炎疫苗后 2~3 周内,有 8%~20% 接种者可呈抗 HAV-IgM 阳性。

(2)抗 HAV-IgG:于感染后 2~3 个月达高峰,持续多年或终身。因此,它只能提示感染过 HAV,而不能作为诊断急性甲型肝炎的指标。主要用于了解既往感染情况及人群中免疫水平,对流行病学调查更有意义。

(3)HAV-RNA:PCR 检测血液或粪便中 HAV-RNA,阳性率低,临床很少采用。HAV-RNA 载量在轻、中度甲型肝炎患者中与血清 ALT、PTA 正相关;而在严重甲型肝炎患者中,病毒载量与血清 ALT、PTA 水平无明显相关。此外,HAV-RNA 载量与血清 C 反应蛋白呈正相关,与外周血血小板计数呈负相关。

3.其他　少数患者可以出现白细胞减少、蛋白尿等。

(六)诊断及鉴别诊断

1.诊断依据

(1)流行病学资料:发病前是否到过甲型肝炎流行区,有无进食未煮熟海产品如毛蚶、蛤蜊等,不洁饮食及饮用可能被污染的水等接触史。

(2)临床特点:起病较急,以"感冒"样症状起病,常伴乏力、食欲下降、恶心、呕吐,尿颜色深等症状。生化检查常可出现 ALT、AST 升高,伴/不伴胆红素水平升高。

(3)病原学诊断:血清抗 HAV-IgM 阳性,是临床确诊甲型肝炎的依据。

(4)临床要注意的特殊情况

◈ HAV 混合感染/重叠感染　患者原有慢性 HBV 感染或其他慢性肝脏疾病,出现上述临床症状;或原有慢性肝炎、肝硬化病情恶化,均应考虑重叠感染甲型病毒肝炎的可能,应及时进行有关病原学指标检测。

◈ 甲型肝炎所致急性或亚急性肝衰竭　占 0.5%~1.5%。早期表现极度疲乏;严重消化道症状如腹胀、频繁呕吐、呃逆;黄疸迅速加深,出现胆酶分离现象;中晚期表现出血倾向、肝性脑病、腹水等严重并发症,PTA < 40%。

2.鉴别诊断

(1)其他原因引起的黄疸

◈ 溶血性黄疸　常有药物或感染等诱因,表现为贫血、腰痛、发热、血红蛋白尿、网织红细胞升高,黄疸较轻,主要为间接胆红素升高,ALT 和 AST 无明显升高。

◈ 梗阻性黄疸　常见病因有胆石症、壶腹周围癌等。有原发病症状、体征,肝功能损害较轻,以直接胆红素升高为主,B 超等影像学检查显示肝内外胆管扩张。

(2)其他原因引起的肝损害

◈ 急性戊型肝炎　老年人多见,临床表现与甲型肝炎相似。根据病原学检查可以鉴别。

◈ 药物性肝损害　有使用肝损害药物的明确病史,临床症状可有发热伴皮疹、关节痛等。部分患者外周血嗜酸性粒细胞增高,肝炎病毒标志物阴性在鉴别诊断中非常重要。

◈ 感染中毒性肝炎 如流行性出血热、伤寒、钩端螺旋体病等所导致的肝功能异常。主要根据原发病的临床特点和相关实验室检查加以鉴别。

(七)并发症

甲型肝炎的并发症较少,一般多见于婴幼儿、老年人等免疫功能较低者。临床常见的有胆囊炎、胰腺炎、病毒性心肌炎等。少见并发症如皮疹、关节炎、吉兰-巴雷综合征等,可能与 HAV 感染后血清中有短暂的免疫复合物形成有关。严重并发症还包括再生障碍性贫血,发病率为 0.06% ~ 0.4%,机制尚未明确。

(八)治疗

甲型肝炎一般预后良好,在急性期应予休息及适当的保肝药物治疗,如甘草酸制剂、还原型谷胱甘肽制剂等,1 ~ 2 周临床症状完全消失,2 ~ 4 个月肝脏功能恢复正常。HAV 感染后病毒血症期短,不需要抗病毒治疗。对于有明显胆汁淤积或发生急性亚急性肝衰竭者,则应给予相应的治疗。

(九)预防

养成良好的卫生习惯,防止环境污染,加强粪便、水源管理是预防甲型肝炎的主要方法。在儿童及高危人群中注射甲型肝炎疫苗是预防甲型肝炎的有效方法。甲型肝炎减毒活疫苗在我国人群中广泛应用,其价格较便宜,但其抗体水平保持时间相对较短,而且必须在冷链条件下运输和保存。灭活疫苗在国内外人群中广泛使用,其抗体水平较高且持续时间较长(至少 20 年)、无需冷链条件下运输和保存,但其价格相对较贵。

(十)预后

预后良好,多在 2 ~ 4 个月临床康复,病理康复稍晚,不转为慢性肝炎。病死率约 0.01% ~ 0.1%。妊娠后期合并甲型肝炎病死率达到 10% ~ 40%。

二、乙型病毒性肝炎

(一)病原学

乙型肝炎病毒(hepatitis B virus,HBV)属于 DNA 病毒。1970 年 Dane 等在电镜下发现 HBV 完整颗粒,称为 Dane 颗粒。HBV 基因组由不完全的环状双链 DNA 组成,长链(负链)约含 3200 个碱基(bp),短链(正链)的长度可变化,为长链的 50% ~ 80%。HBV 基因组长链中有 4 个开放读码框(open reading frame,ORF)即 S 区、C 区、P 区和 X 区,它们分别编码 HBsAg、HBeAg/HBcAg、DNA 聚合酶及 HBxAg。

（二）流行病学

全世界大约5%的人口为HBsAg携带者,约3.5亿,其中我国约9000多万,约占全国总人口的7.18%（2006年调查数据）。本病婴幼儿感染多见;发病男性高于女性;以散发为主,可有家庭聚集现象。

1. 传染源 乙型肝炎患者和携带者血液和体液（特别是组织液、精液和月经）的HBV都可以为传染源。

2. 传播途径 HBV通过输血、血液制品或经破损的皮肤、黏膜进入机体而导致感染,主要的传播途径有以下几种。

（1）母婴传播:由带有HBV的母亲传给胎儿和婴幼儿,是我国乙型肝炎病毒传播的重要途径。宫内感染只占HBsAg阳性母亲的5%左右,产程传播是母婴传播的主要方式,系因母血、羊水或阴道分泌物通过胎儿破损的皮肤、黏膜而传染。分娩后传播主要由于母婴间密切接触导致。虽然母乳中可检测到HBV,但报道提示母乳喂养并不增加婴儿HBV的感染率。

（2）血液传播:血液中HBV含量很高,微量的污染血进入人体即可造成感染,如输血及血制品、注射、手术、针刺、血液透析、器官移植等均可传播。

（3）日常生活接触传播:HBV可以通过日常生活密切接触传播给家庭成员。接触传播主要通过共用剃须刀、牙刷等;易感者的皮肤、黏膜微小破损接触带有HBV的微量血液及体液等,是家庭内水平传播的重要途径。

（4）性接触传播:无防护的性接触可以传播HBV。因此,婚前应做HBsAg检查,若一方为HBsAg阳性,另一方为乙型肝炎易感者,则应在婚前进行乙肝疫苗接种。

3. 易感人群 抗HBs阴性者均为易感人群,婴幼儿是获得HBV感染的最危险时期。高危人群包括HBsAg阳性母亲的新生儿、HBsAg阳性者的家属、反复输血及血制品者（如血友病患者）、血液透析患者、多个性伴侣者、静脉药瘾者、经常有血液暴露的医务工作者等。

（三）发病机制与病理组织学

1. 发病机制 乙型肝炎的发病机制颇为复杂,目前尚未完全阐明。HBV侵入人体后,未被单核–吞噬细胞系统清除的病毒到达肝脏或肝外组织（如胰腺、胆管、脾、肾、淋巴结、骨髓等）。病毒包膜与肝细胞膜融合,导致病毒侵入。HBV在肝细胞内的复制过程非常特殊,其中包括一个逆转录步骤,同时细胞核内有稳定的cDNA作为HBV持续存在的来源。

HBeAg是一种可溶性抗原,其大量产生可能导致免疫耐受。非特异性免疫应答方面的功能障碍可能与慢性化有明显关系,HBV感染时的年龄是影响慢性化的最主要因素。在围生期和婴幼儿时期感染 HBV 者,分别有 90% 和 25% ~ 30% 发展成慢性感染;在青少年和成人期感染 HBV 者,仅 5% ~ 10% 发展成慢性感染。

慢性 HBV 感染的自然病程一般可分为 4 个时期。

第一时期为免疫耐受期:其特点是血清 HBsAg 和 HBeAg 阳性,HBV 载量高(常常大于 10^6 IU/ml,约相当于 10^7 copies/ml),但血清 ALT 水平正常,肝组织学亦无明显异常并可维持数年甚至数十年,或轻度炎症坏死、无或仅有缓慢肝纤维化的进展。

第二时期为免疫清除期:表现为 HBeAg 阳性,血清 HBV DNA 滴度 > 2000 IU/ml(相当于 10^4 copies/ml),伴有 ALT 持续或间歇升高,临床诊断为 HBeAg 阳性慢性乙型肝炎,肝组织学中度或严重炎症坏死,肝纤维化可快速进展,部分患者可发展为肝硬化和肝衰竭。

第三时期为非活动或低(非)复制期:表现为 HBeAg 阴性、抗-HBe 阳性,HBV DNA 持续低于最低检测限、ALT 水平正常,肝组织学无炎症或仅有轻度炎症;这是 HBV 感染获得免疫控制的结果,大部分此期患者发生肝硬化和原发性肝癌(hepatocellular carcinoma, HCC)的风险大大减少,在一些持续 HBV DNA 转阴数年的患者,自发性 HBsAg 血清学转换率为(1% ~ 3%)/年。

第四时期为再活动期:部分处于非活动期的患者可能出现 1 次或数次的肝炎发作,多数表现为 HBeAg 阴性、抗-HBe 阳性,但仍有 HBV DNA 活动性复制、ALT 持续或反复异常,成为 HBeAg 阴性慢性乙型肝炎,这些患者可进展为肝纤维化、肝硬化、失代偿肝硬化和 HCC。在 6 岁以前感染的人群,约 25% 在成年时发展成肝硬化和 HCC,少部分患者不经过肝硬化阶段而直接发生 HCC。慢性乙型肝炎患者中,肝硬化失代偿的年发生率约 3%,5 年累计发生率约 16%。

2. 病理组织学　慢性乙型肝炎的病理学特点是明显的汇管区及其周围炎症,浸润的炎症细胞主要为淋巴细胞,少数为浆细胞和巨噬细胞;炎症细胞聚集常引起汇管区扩大,并可破坏界板引起界面肝炎(interface hepatitis),又称碎屑样坏死(piecemeal necrosis)。亦可见小叶内肝细胞变性、坏死,包括融合性坏死和桥形坏死等,随病变加重而日趋显著。肝脏炎症坏死可导致肝内胶原过度沉积,形成纤维间隔。如病变进一步加重,可引起肝小叶结构紊乱、假小叶形成,最终进展为肝硬化。

慢性乙型肝炎的组织学诊断内容包括有病原学、肝组织炎症坏死的分级(G0 ~ G4)及纤维化程度的分期(S0 ~ S4)。国际上常用 Knodell HAI 评分系统了解肝脏炎症坏死和纤维化程度及评价药物疗效。

（四）临床表现

乙型肝炎潜伏期 45 ~ 160 天,平均 90 天。临床上,乙型肝炎可表现为急性肝炎、携带者、慢性肝炎、淤胆型肝炎肝硬化及肝衰竭。

1. 急性肝炎　急性肝炎包括急性黄疸型肝炎和急性无黄疸型肝炎。具体表现可参见"戊型肝炎"部分。5 岁以上儿童、少年及成人期感染 HBV 导致急性乙型肝炎者,90% ~95% 可自发性清除 HBsAg 而临床痊愈;仅少数患者可转为慢性。

2. 携带者　多为处于免疫耐受期的 HBsAg、HBeAg 和 HBV DNA 阳性者,1 年内连续随访 3 次以上均显示血清 ALT 和 AST 在正常范围。

3. 慢性肝炎　成年急性乙型肝炎有 10% ~ 15% 转慢性。慢性乙型肝炎定义为急性乙肝病程超过半年,或原有 HBsAg 携带史而再次出现肝炎症状、体征及肝功能异常者;发病日期不明确或虽无肝炎病史,但根据肝组织病理学或症状、体征、化验及 B 超检查综合分析符合慢性肝炎表现者。慢性乙型肝炎依据 HBeAg 阳性与否可分为 HBeAg 阳性或阴性慢性乙型肝炎。

4. 淤胆型肝炎　淤胆型肝炎(cholestatic viral hepatitis),是一种特定类型的病毒性肝炎,参见"戊型肝炎"部分。

5. 肝硬化　病毒持续复制、肝炎反复活动而发展为肝硬化,主要为肝功能障碍和门脉高压症两大临床表现。可有乏力、腹胀、肝掌、蜘蛛痣、脾大、白蛋白下降、PTA 降低、血小板和白细胞减少、食管胃底静脉曲张等肝功能损伤和门脉高压表现。

6. 肝衰竭　肝衰竭(liver failure)是指由于大范围的肝细胞坏死,导致严重的肝功能破坏所致的临床症候群;病因多样,诱因复杂,是一切肝脏疾病重症化的共同表现。

临床表现为多脏器损害症候群;极度乏力,严重腹胀、食欲下降等消化道症状;神经、精神症状(嗜睡、性格改变、烦躁不安、昏迷等);出血倾向明显,凝血酶原时间显著延长及凝血酶原活动度(PTA) <40%;黄疸进行性加深,胆红素每天上升 ≥17.1μmol/L 或大于正常值 10 倍;可出现中毒性巨结肠、肝肾综合征等。

根据病理组织学特征和病情发展速度,可将肝衰竭分为四类:

(1)急性肝衰竭(acute liver failure,ALF):又称暴发型肝炎(fulminant hepatitis),特点是起病急骤,常在发病 2 周内出现Ⅱ度以上肝性脑病的肝衰竭症侯群。发病多有诱因。本型病死率高,病程不超过 3 周;但肝脏病变可逆,可完全恢复。

（2）亚急性肝衰竭（subacute liver failure，SALF）：又称亚急性肝坏死。起病较急，发病 15 天～26 周出现肝衰竭症候群。晚期可有难治性并发症，如脑水肿、消化道大出血、严重感染、电解质紊乱及酸碱平衡失调。白细胞升高、血红蛋白下降、低血糖、胆固醇降低、胆碱酯酶降低。一旦出现肝肾综合征，预后极差。本型病程较长，常超过 3 周至数月，容易转化为慢性肝炎或肝硬化。

（3）慢加急性（亚急性）肝衰竭（acute-on-chronic liver failure，ACLF）：指在慢性肝病基础上出现的急性或亚急性肝功能失代偿。

（4）慢性肝衰竭（chronic liver failure，CLF）：是在肝硬化基础上，肝功能进行性减退导致的以腹水或门脉高压、凝血功能障碍和肝性脑病等为主要表现的慢性肝功能失代偿。

（五）实验室检查

1. 血常规　急性肝炎初期白细胞总数正常或略高，黄疸期白细胞总数正常或稍低，淋巴细胞相对增多，偶可见异型淋巴细胞，一般小于 10%。重型肝炎时白细胞升高，红细胞及血红蛋白可下降。合并肝硬化时，可出现血小板及白细胞减少。

2. 尿常规　尿胆红素和尿胆原的检测有助于黄疸的鉴别诊断。肝细胞性黄疸时，尿胆原增加、正常或减少（视有无肝内胆汁淤积而定），而尿胆红素阳性；淤胆型肝炎时，尿胆红素强阳性，但尿胆原减少或消失；溶血性黄疸时，尿胆原显著增加而尿胆红素阴性；梗阻性黄疸时，尿胆原一般减少甚至缺乏（视梗阻程度而定），而尿胆红素则明显增加；深度黄疸或发热患者，尿中除胆红素阳性以外，还可出现少量蛋白质、红细胞、白细胞或管型。

3. 肝功能试验

（1）急性肝炎时，ALT 明显升高，可达 1000U/L 以上，且 ALT 高于 AST，ALT/AST>1。慢性肝炎时，ALT 和 AST 可以持续和反复升高，AST 可高于 ALT，ALT/AST≤1。在肝衰竭患者，血清胆红素明显升高，但 ALT 和 AST 反而下降，出现"酶胆分离"现象。

（2）急性和慢性肝炎时，GGT 和 ALP 也升高，但在肝内和肝外梗阻性黄疸二者升高程度更高。血清胆碱酯酶活性的检测在重型肝炎的诊断和预后判断方面，具有重要的意义。肝衰竭时，血清胆碱酯酶活性常明显降低，并与预后相关。

（3）血清胆红素测定：急性和慢性肝炎时均可出现胆红素升高，表现为直接和间接胆红素同时升高。肝衰竭时，血清胆红素迅速升高，一般超过正常值上限的 10 倍，与预后相关。淤胆型肝炎时，血清胆红素也明显升高，以直接胆红素升高为主。

(4)血清白蛋白:血清白蛋白只在肝脏产生。在慢性肝炎、肝硬化和重型肝炎时,可出现血清白蛋白降低,同时球蛋白升高,导致 A/G 比值降低,甚至≤1。血清白蛋白半衰期较长(21 天),而血清前白蛋白半衰期较短,仅 1.9 天,因此,血清前白蛋白水平,能较早反映肝脏损害及其严重程度。

(5)凝血功能:肝脏合成多种凝血因子,当肝脏发生严重病变时,凝血因子合成障碍,出现凝血酶原时间(PT)延长、凝血酶原活动度(PTA)降低。由于 PT 和 PTA 可以反映一些半衰期较短的凝血因子水平,如凝血酶原、凝血因子Ⅶ、凝血因子Ⅹ。在肝衰竭时,PT 可明显延长,较对照延长 3 秒以上,活动度常低于40%。PT 和 PTA 的测定可以迅速反映肝坏死程度及预后。

(6)血脂测定:肝衰竭患者的血清总胆固醇水平明显降低,而在淤胆型肝炎时,血清胆固醇水平升高。

4.病原学检查

(1)乙肝抗原抗体系统的检测意义

◈ HBsAg 与 HBsAb 血清 HBsAg 在疾病早期出现。成人感染 HBV 后最早 1~2 周,最迟 11~12 周血中首先出现 HBsAg。急性自限性 HBV 感染时血中 HBsAg 大多持续 1~6 周,最长可达 20 周。无症状携带者和慢性患者 HBsAg 可持续存在多年,甚至终生。HBsAg 阳性是 HBV 感染的重要标志,但不能反映 HBV 复制情况及预后。HBsAb 是一种保护性抗体,在急性感染后期,HBsAg 转阴后一段时间开始出现,在 6~12 个月逐步上升至高峰,可持续多年。HBsAb 阳性表示对 HBV 有免疫力,见于乙型肝炎恢复期、既往感染及乙肝疫苗接种后。一般血清 HBsAb 水平≥10mIU/ml 时,对 HBV 感染有保护作用。

◈ HBeAg 与抗-HBe 血清 HBeAg 阳性,提示有 HBV 复制,出现于 HBV 感染早期。急性 HBV 感染时 HBeAg 的出现时间略晚于 HBsAg,在病变极期后消失,如果 HBeAg 持续存在预示转向慢性。HBeAg 消失而抗-HBe 产生称为血清转换(HBeAg Seroconversion)。抗-HBe 阳转阴后,病毒复制多处于静止状态,传染性降低;但在部分患者由于 HBV 前-C 区及 BCP 区发生了突变,仍有病毒复制和肝炎活动,称为 HBeAg 阴性慢性肝炎。

◈ HBcAg 与 HBcAb 血液中 HBcAg 主要存在于 Dane 颗粒的核心,故一般不用于临床常规检测。HBcAb 为总抗体,包括 HBcAb-IgM 和 HBcAb-IgG,但主要是 HBcAb-IgG 抗体。HBcAb-IgM 是 HBV 感染后较早出现的抗体,大多数出现在发病第 1 周,多数在 6 个月内消失;HBcAb-IgM 阳性提示急性期或慢性肝炎急性活动。HBcAb-IgG 出现较晚,但可保持多年甚至终生。如 HBcAb-IgM 阳性,HBcAb-IgG 阴性,提示为急性乙肝。如 HBcAb-IgM 和 HBcAb-IgG 均阳性,则为慢性乙肝急性发作。

(2)血清 HBV DNA 的检测:HBV DNA 是病毒复制和传染性的直接标志。主要用于慢性 HBV 感染的诊断、治疗适应证的选择及抗病毒疗效的判断。血清 HBV DNA 出现早,在慢性 HBV 感染者血清中,HBV DNA 可持续阳性。目前一般采用聚合酶链反应(PCR)的实时荧光定量技术测定 HBV,根据检测方法的不同,1IU 相当于 5～6 拷贝血清 HBV DNA 的定量检测,不仅可用于 HBV 感染的诊断,还可判断病毒复制水平、评估抗病毒药物疗效等。

(3)HBV 基因分型和耐药突变株检测:常用的方法有:①基因型特异性引物 PCR 法;②限制性片段长度多态性分析法(RFLP);③线性探针反向杂交法(INNO-LiPA);④基因序列测定法等。HBV DNA 基因耐药变异位点检测对核苷(酸)类似物抗病毒治疗有重要指导意义。

5.甲胎蛋白(AFP)　再生的肝细胞和肝癌细胞均可产生 AFP。AFP 含量的检测是筛选和早期诊断 HCC 的常规方法。但在急性肝炎、慢性肝炎、肝硬化和重型肝炎时,AFP 可有不同程度的升高,应动态观察。肝衰竭患者 AFP 升高时,提示有肝细胞再生,对判断预后有帮助。而肝细胞肝癌时,血清 AFP 水平升高明显,常大于 $200\mu g/L$,且呈持续性。

6.肝纤维化指标　透明质酸(HA)、Ⅲ型前胶原肽(PⅢP)、Ⅳ型胶原(C-Ⅳ)、层黏连蛋白(LN)、脯氨酰羟化酶等,对肝纤维化的诊断有一定参考价值。

7.影像学检查　B 型超声有助于鉴别梗阻性黄疸、脂肪肝及肝内占位性病变。对肝硬化有较高的诊断价值,能反映肝脏表面变化,门静脉、脾静脉直径,脾脏大小,胆囊异常变化,腹水等。在肝衰竭中可动态观察肝脏大小变化等。彩超还可观察到血流变化。

CT、MRI 准确性较 B 超高。

肝脏弹性测定(hepatic elastography)是一种无创性检查,其优势为操作简便、可重复性好,能够比较准确地识别出轻度肝纤维化和重度肝纤维化或早期肝硬化;但其测定成功率受肥胖、肋间隙大小等因素影响,其测定值受肝脏脂肪变、炎症坏死及胆汁淤积的影响,且不易准确区分相邻的两期肝纤维化。

8.肝组织病理检查　可在肝组织中原位检测病毒抗原或核酸,有助于明确诊断,以及对肝脏疾病的鉴别诊断。同时可了解肝脏炎症活动度和纤维化程度,对评估疗效及预后判断均有重要价值。

(六)诊断

病毒性肝炎的诊断主要依靠临床表现和实验室检查,流行病学资料具有参考意义。对诊断不明的患者应争取做肝组织学检查。

1.流行病学资料　不安全的医疗操作,如输血或血制品、不洁注射史等,与 HBV 感染者体液、血液及无防护的性接触史,婴儿母亲是 HBsAg 阳性等有助于乙型肝炎的诊断。

2.临床诊断

(1)急性肝炎:起病较急,常出现急性感染症状,畏寒、发热、乏力、纳差、恶心、呕吐等。肝大、质偏软,ALT 显著升高,既往无肝炎病史或病毒携带史。黄疸型肝炎血清胆红素 >17.1μmol/L,尿胆红素阳性。HBsAg 阳性小于 6 个月。

(2)慢性乙型肝炎

◈ HBeAg 阳性慢性乙型肝炎 血清 HBsAg、HBeAg 阳性,抗-HBe 阴性,HBV DNA 阳性,ALT 持续或反复升高,或肝组织学检查有肝炎病变。

◈ HBeAg 阴性慢性乙型肝炎 血清 HBsAg 阳性,HBeAg 持续阴性,抗-HBe 阳性或阴性,HBV DNA 阳性,ALT 持续或反复异常,或肝组织学检查有肝炎病变。

根据生物化学检查、其他临床和辅助检查结果,上述两型慢性乙型肝炎可进一步分为轻度、中度和重度。

(3)乙型肝炎肝硬化:乙型肝炎肝硬化是慢性乙型肝炎发展的结果,其病理学定义为弥漫性纤维化伴有假小叶形成。

◈ 代偿期肝硬化 一般属 Child – Pugh A 级。影像学、生化学或血液学检查有肝细胞合成功能障碍或门静脉高压症(如脾功能亢进及食管胃底静脉曲张)证据,或组织学符合肝硬化诊断,但无食管胃底静脉曲张破裂出血、腹水或肝性脑病等严重并发症。

◈ 失代偿期肝硬化 一般属 Child-Pugh B 和 Child-Pugh C 级。患者已发生食管胃底静脉曲张破裂出血、肝性脑病、腹水等严重并发症。

亦可将代偿期和失代偿期肝硬化再分为活动期或静止期。

(4)携带者

◈ 慢性 HBV 携带者 多为处于免疫耐受期的 HBsAg、HBeAg 和 HBV DNA 阳性者,1 年内连续随访 3 次以上均显示血清 ALT 和 AST 在正常范围,肝组织学检查无明显异常。

◈ 非活动性 HBsAg 携带者 血清 HBsAg 阳性、HBeAg 阴性、抗-HBe 阳性或阴性,HBV DNA 低于最低检测限,1 年内连续随访 3 次以上,ALT 均在正常范围。肝组织学检查显示:Knodell 肝炎活动指数(HAI)<4 或根据其他的半定量计分系统判定病变轻微。

(5)隐匿性慢性乙型肝炎:血清 HBsAg 阴性,但血清和(或)肝组织 HBV DNA 阳性,并有慢性乙型肝炎的临床表现。除 HBV DNA 阳性外,患者可有血清抗-HBs、抗 HBe 和(或)抗-HBc 阳性,但约20% 的隐匿性慢性乙型肝炎患者血清学标记物均为阴性。诊断需排除其他病毒和非病毒因素所致的肝损伤。

(6)肝衰竭:急性黄疸型肝炎病情迅速恶化,出现肝功能失代偿表现。根据发病时间不同可分为四期,即急性、亚急性、慢加急性、慢性肝衰竭。

(七)鉴别诊断

1.其他原因引起的黄疸

(1)溶血性黄疸:常有药物或感染等诱因,表现为贫血、腰痛、发热、血红蛋白尿、网织红细胞升高,黄疸大多较轻,主要为间接胆红素升高。治疗后(如应用肾上腺皮质激素)黄疸消退快。

(2)肝外梗阻性黄疸:常见病因有胆石症、胆囊炎、胆管癌、胰头癌、壶腹周围癌、肝癌、阿米巴脓肿等。有原发病症状、体征,肝功能损害轻,以直接胆红素为主。肝内外胆管扩张。

2. 其他原因引起的肝炎

(1)其他病毒所致的肝炎:巨细胞病毒、EB 病毒等病毒感染均可引起肝脏炎症损害。可根据原发病的临床特点和病原学、血清学检查结果进行鉴别。

(2)感染中毒性肝炎:如流行性出血热、恙虫病、伤寒、钩端螺旋体病、阿米巴肝病、急性血吸虫病、华支睾吸虫病等。主要根据原发病的临床特点和实验室检查进行鉴别。

(3)药物性肝损害:有肝损害药物的使用史,停药后肝功能可逐渐恢复。如为中毒性药物,肝损害与药物剂量或使用时间有关;如为变态反应性药物,可伴有发热、皮疹、关节疼痛等表现。

(4)酒精性肝病:有长期大量饮酒的病史,根据个人史和血清学检查综合判断可鉴别。

(5)自身免疫性肝病:主要是原发性胆汁性肝硬化(PBC)和自身免疫性肝炎(AIH),鉴别诊断主要依靠自身抗体的检测和病理组织检查。

(6)脂肪肝:病毒学检测阴性,影像学检查有支持结果,血清酶学及血脂等检测均可有提示,综合分析可以鉴别。

(7)肝豆状核变性(Wilson 病):先天性铜代谢障碍性疾病。总血清铜及铜蓝蛋白降低,尿铜及游离血清铜升高,眼角膜边缘可出现 K-F 环(Kayser-Fleischer ring)。

(八)并发症

慢性肝炎时可出现多器官损伤。肝内并发症主要有肝硬化、肝细胞癌、脂肪肝。肝外并发症包括胆道炎症、胰腺炎、糖尿病、甲状腺功能亢进、再生障碍性贫血、溶血性贫血、心肌炎、肾小球肾炎、肾小管性酸中毒等。

各型病毒型肝炎所致肝衰竭时可发生严重并发症,主要有以下几种。

1. 肝性脑病 肝功能障碍所引起的神经精神症候群,可发生于重型肝炎和肝硬化。常见诱因有上消化道出血、高蛋白饮食、感染、大量排钾利尿、大量放腹水、便秘、使用镇静剂等,是多种因素共同作用的结果。

2. 上消化道出血 病因主要有:①凝血因子、血小板减少;②胃黏膜广泛糜烂和溃疡;③门脉高压致食管胃底静脉曲张。上消化道出血可诱发肝性脑病、腹水、感染、肝肾综合征等。

3.腹水、自发性腹膜炎及肝肾综合征　腹水往往出现在严重肝病,而自发性细菌性腹膜炎是严重肝病时最常见的临床感染类型之一。发生肝肾综合征者约半数病例有出血、放腹水、大量利尿、严重感染等诱因,主要表现为少尿或无尿、氮质血症、电解质平衡失调。

4.感染　肝衰竭时易发生难于控制的感染,以胆道、腹膜、肺多见,革兰阴性杆菌感染为主,细菌主要来源于肠道,且肠道中微生态失衡与内源性感染的出现密切相关,应用广谱抗生素后,也可出现真菌感染。

（九）预后

1.急性肝炎　多数患者在 3 个月内临床康复。成人急性乙型肝炎 60%～90% 可完全康复,10%～40% 转为慢性或病毒携带者。

2.慢性肝炎　慢性肝炎患者一般预后良好,小部分慢性肝炎发展成肝硬化或 HCC。

3.肝衰竭　预后不良,病死率 50%～70%。年轻患者、治疗及时、无并发症者病死率较低。急性肝衰竭存活者,远期预后较好,多不发展为慢性肝炎和肝硬化;亚急性肝衰竭存活者多数转为慢性肝炎或肝炎后肝硬化;慢性肝衰竭病死率最高,可达 80% 以上,存活者病情可多次反复。

4.淤胆型肝炎　急性者预后较好,一般都能康复。慢性者预后较差,易发展至胆汁性肝硬化。

5.肝炎肝硬化　静止性肝硬化可较长时间维持生命。乙型肝炎活动性肝硬化者一旦发生肝功能失代偿,5 年生存率低于 20%。

（十）治疗

1.急性肝炎　急性乙型肝炎一般为自限性,多可完全康复。一般以对症支持治疗为主,急性期症状明显及有黄疸者应卧床休息,恢复期可逐渐增加活动量,但要避免过劳。清淡饮食,可补充维生素,热量不足者可以静脉补充葡萄糖。避免饮酒和使用损害肝脏药物,辅以药物对症治疗及恢复肝功能,药物不宜太多,避免加重肝脏负担。

2.慢性乙型肝炎　慢性乙型肝炎治疗主要包括抗病毒、免疫调节、抗炎和抗氧化、抗纤维化和对症治疗,其中抗病毒治疗是关键,只要有适应证,且条件允许,就应进行规范的抗病毒治疗。

适当休息,合理饮食,心理疏导。常规护肝药物治疗对于 ALT 明显升高者或肝组织学有明显炎症坏死者,适当选用抗炎保肝药物。甘草酸制剂、水飞蓟宾制剂、多不饱和卵磷脂制剂及还原型谷胱甘肽,有不同程度的抗炎、抗氧化、保护肝细胞膜及细胞器等作用,可改善肝脏生化学指标。联苯双酯和双环醇等可降低血清氨基转移酶。腺苷蛋氨酸注射液、茵栀黄口服液有利胆退黄作用,对于胆红素明显升高者可酌情应用。对于肝内胆汁淤积明显者亦可口服熊去氧胆酸制剂。

抗病毒治疗:对于慢性乙型肝炎,抗病毒治疗是目前最重要的治疗手段。目的是抑制病毒复制改善肝功能;减轻肝组织病变;提高生活质量;减少或延缓肝硬化、肝衰竭和 HCC 的发生,延长存活时间。符合适应证者应尽可能积极进行抗病毒治疗。

抗病毒治疗的一般适应证包括:① HBV DNA $\geqslant 10^5$ copies/ml(HBeAg 阴性肝炎者为 $\geqslant 10^4$ copies/ml);② ALT $\geqslant 2 \times$ ULN;③ 如 ALT $< 2 \times$ ULN,则需肝组织学显示有明显炎症坏死或纤维化。

(1)干扰素治疗过程中应监测:血常规,ALT,AST,病毒学标志(HBsAg、HBeAg、抗 HBe 和 HBV DNA)、甲状腺功能、血糖和尿常规等指标。

(2)核苷(酸)类似物:有拉米夫定(Lamivudine),阿德福韦酯(Adefovir dipivoxil),恩替卡韦(Entecavir),替比夫定(Telbivudine)。疗程中需监测 HBV DNA、HBsAg、HBeAg、抗 HBe、ALT、AST。

(3)抗肝纤维化:有研究表明,经 IFN - α 或核苷(酸)类似物抗病毒治疗后,肝组织病理学可见纤维化甚至肝硬化有所减轻,因此,抗病毒治疗是抗纤维化治疗的基础。

(十一)预防

1.对患者和携带者的管理 对于慢性乙肝患者、慢性 HBV 携带者及HBsAg携带者,应注意避免其血液、精液及皮肤黏膜伤口污染别人及其他物品。

2.注射乙型肝炎疫苗 接种乙型肝炎疫苗是预防 HBV 感染的最有效方法。乙型肝炎疫苗全程接种共 3 针,按照 0、1、6 个月程序。

对 HBsAg 阳性母亲的新生儿,应在出生后 24 小时内尽早注射乙型肝炎免疫球蛋白(HBIG),最好在出生后 12 小时内,剂量 $\geqslant$ 100IU,同时在不同部位接种 10μg 重组酵母乙型肝炎疫苗,可显著提高阻断母婴传播的效果。新生儿在出生 12 小时内注射 HBIG 和乙型肝炎疫苗后,可接受 HBsAg 阳性母亲的哺乳。

3.切断传播途径 大力推广安全注射,牙科器械、内镜等医疗器具应严格消毒。医务人员接触患者的血液、体液、分泌物、排泄物时,均应戴手套,防止医源性传播。服务行业中的理发、刮脸、修脚、穿刺和纹身等用具也应严格消毒。注意个人卫生,不共用剃须刀和牙具等用品。

三、丙型病毒性肝炎

丙型病毒性肝炎(丙型肝炎)是一种主要经血液传播的疾病,丙型肝炎病毒(hepatitis C virus,HCV)感染引起急、慢性肝脏疾病。急性丙型肝炎部分患者可痊愈,但转变为慢性丙型肝炎的比例相当高。HCV 感染除可引起肝炎、肝硬化、肝细胞癌等肝脏疾病之外,还可能产生一系列的肝脏外病变。

(一)丙型肝炎的病原学

1. HCV 的特点　　HCV 属于黄病毒科(flaviviridae),其基因组为单股正链 RNA,易变异。目前可分为 6 个基因型及不同亚型,按照国际通行的方法,以阿拉伯数字表示基因型,以小写英文字母表示基因亚型(如 1a、2b、3c 等)。HCV 基因型和疗效有密切关系。基因 1 型呈全球性分布,占所有 HCV 感染的 70% 以上,干扰素疗效较差。

2. HCV 基因组结构　　HCV 基因组含有一个开放读码框(ORF),长度约 10kb,编码 10 余种结构和非结构(NS)蛋白。非结构蛋白 NS3 是一种多功能蛋白,氨基端具有蛋白酶活性,羧基端具有螺旋酶/三磷酸核苷酶活性;NS5B 蛋白是 RNA 依赖的 RNA 聚合酶,均为 HCV 复制所必需,是抗病毒治疗的重要靶位。

3. HCV 的灭活方法　　HCV 对一般化学消毒剂敏感,100℃ 5 分钟或 60℃ 10 小时、高压蒸汽和甲醛熏蒸等均可灭活 HCV 病毒。

(二)丙型肝炎的流行病学

1. 世界丙型肝炎流行状况　　丙型肝炎呈全球性流行,是欧美及日本等国家终末期肝病及肝移植的最主要原因。据世界卫生组织统计,全球 HCV 的感染率约为 3%,估计约 1.7 亿人感染 HCV,每年新发丙型肝炎病例约 3.5 万例。

2. 我国丙型肝炎流行状况　　全国血清流行病学调查结果显示,我国一般人群抗-HCV 阳性率为 3.2%。各地抗-HCV 阳性率有一定差异,以长江为界,北方(3.6%)高于南方(2.9%)。普通人群中抗-HCV 阳性率随年龄增长而逐渐上升,男女间无明显差异。

HCV 1b 基因型在我国最为常见,约占 80% 以上,是难治的基因型。某些地区有 1a、2b 和 3b 型报道;6 型主要见于香港和澳门地区,在南方边境省份也可见到此基因型。

3. 丙型肝炎传播途径

(1)血液传播:主要有①经输血和血制品传播。我国自 1993 年开始对献血员筛查抗-HCV 后,该途径得到了有效控制。但由于抗-HCV 存在窗口期及检测试剂的质量不稳定及少数感染者不产生抗-HCV,目前尚无法完全筛除 HCV

RNA阳性者,大量输血和血液透析仍有可能感染HCV。②经破损的皮肤和黏膜传播。这是目前最主要的传播方式,在某些地区,因静脉注射毒品导致的HCV传播占60%~90%。使用非一次性注射器和针头、未经严格消毒的牙科器械、内镜、侵袭性操作和针刺等也是经皮肤和黏膜传播的重要途径。一些可能导致皮肤破损和血液暴露的传统医疗方法也与HCV传播有关;共用剃须刀、牙刷,文身和穿耳环孔等也是HCV潜在的经血传播方式。

(2)性传播:性伴侣为HCV感染者及多个性伙伴者发生HCV感染的危险性较高。同时伴有其他性传播疾病者,特别是感染人类免疫缺陷病毒(HIV)者,感染HCV的危险性更高。

(3)母婴传播:抗-HCV阳性母亲将HCV传播给新生儿的危险性为2%,若母亲在分娩时HCV RNA阳性,则传播的危险性可达4%~7%;合并HIV感染时,传播的危险性增至20%。HCV病毒高载量可能增加HCV传播的危险性。

部分HCV感染者的传播途径不明。接吻、拥抱、喷嚏、咳嗽、食物、饮水、共用餐具和水杯、无皮肤破损及其他无血液暴露的接触一般不会传播HCV。

4.HCV传播的预防　因目前尚无可预防丙型肝炎的有效疫苗,主要靠严格筛选献血人员。医院、诊所、美容机构等场所严格按照标准防护(standard precaution)的规定进行消毒、灭菌和无菌操作,通过宣传教育避免共用剃须刀、牙刷及注射针具,减少性伙伴和不安全性活动。

(三)丙型肝炎的自然史

暴露于HCV感染后1~3周,在外周血可检测到HCV RNA。但在急性HCV感染者出现临床症状时,仅50%~70%患者抗-HCV阳性,3个月后约90%患者抗-HCV阳转。

感染HCV后,病毒血症持续6个月仍未清除者为慢性感染,丙型肝炎慢性转化率为50%~85%。感染后20年,儿童和年轻女性肝硬化发生率为2%~4%;中年因输血感染者20年后肝硬化发生率为20%~30%;一般人群为10%~15%。40岁以下人群及女性感染HCV后自发清除病毒率较高;感染HCV时年龄在40岁以上、男性及合并感染HIV并导致免疫功能低下者可促进疾病的进展。合并HBV感染、嗜酒(50g/d以上)、非酒精性脂肪肝(NASH)、肝脏铁含量高、血吸虫感染、肝毒性药物和环境污染所致的有毒物质等,均可促进疾病进展。

HCV相关的HCC发生率在感染30年后为1%~3%,主要见于肝硬化和进展性肝纤维化患者;一旦发展成为肝硬化,HCC的年发生率为1%~7%。上述促进丙型肝炎进展的因素及糖尿病等均可促进HCC的发生。输血后丙型肝炎患者的 HCC 发生率相对较高。

发生肝硬化和 HCC 患者的生活质量均有所下降,也是慢性丙型肝炎患者的主要死因,其中失代偿期肝硬化最为主要。有报道,代偿期肝硬化患者的10年生存率约为80%,而失代偿期肝硬化患者的10年生存率仅为25%。

(四)丙型肝炎的实验室诊断

1.血清生化学检测 急性丙型肝炎患者的 ALT 和 AST 水平一般较低,但也有较高者。发生血清白蛋白、凝血酶原活动度和胆碱酯酶活性降低者较少,但在病程较长的慢性肝炎、肝硬化或重型肝炎时可明显降低,其降低程度与疾病的严重程度成正比。

慢性丙型肝炎患者中,约30%的患者 ALT 水平正常,约40%的患者 ALT 水平低于2倍正常值上限。虽然大多数此类患者只有轻度肝损伤,但有部分患者可发展为肝硬化。ALT 水平下降是抗病毒治疗中出现应答的重要指标之一。凝血酶原时间可作为慢性丙型肝炎患者病情进展的监测指标,但迄今尚无一个或一组血清学标志可对肝纤维化进行准确分期。

2.抗-HCV 检测 抗-HCV 酶免疫法(EIA)适用于高危人群筛查,也可用于 HCV 感染者的初筛。但抗-HCV 阴转与否不能作为抗病毒疗效的考核指标。用第三代 ELISA 法检测丙型肝炎患者,其敏感性和特异性可达99%。抗-HCV 不是保护性抗体,也不代表病毒血症,其阳性只说明人体感染了 HCV;一些血液透析、免疫功能缺陷或自身免疫性疾病患者可出现抗-HCV 假阳性,因此,HCV RNA 检测有助于确诊这些患者是否合并感染 HCV。

3.HCV RNA 检测 在 HCV 急性感染期,血浆或血清中的病毒水平可达到 $10^5 \sim 10^7$ copies/ml(实时荧光定量 PCR 检测技术)。在 HCV 慢性感染者中,HCV RNA 水平在不同个体之间存在很大差异,变化范围在 $5 \times 10^4 \sim 5 \times 10^6$ copies/ml,但同一名患者的血液中 HCV RNA 水平相对稳定。

(1)HCV RNA 定性检测:对抗-HCV 阳性的 HCV 持续感染者,需要通过 HCV RNA 定性试验确证。HCV RNA 定性检测的特异性在98%以上,只要一次病毒性检测为阳性,即可确诊 HCV 感染,但一次检测阴性并不能完全排除 HCV 感染,应重复检查。

(2)HCV RNA 定量检测:定量聚合酶链反应(qPCR)、分支 DNA(bDNA)、实时荧光定量 PCR 法均可检测 HCV RNA 病毒载量。国外 HCV RNA 定量检测试剂盒有 PCR 扩增的 Cobas V2.0、SuperQuant、HCV RNA 定量分析法等,但 bDNA 的 Versant HCV RNA 2.0 和 3.0 定量分析法应用较为广泛。国内的实时荧光定量 PCR 法已获得国家食品药品监督管理局(SFDA)的正式批准。不同

HCV RNA 定量检测法可用 copies/ml 和 IU/ml 两种表示方法,两者之间进行换算时,应采用不同检测方法的换算公式,如罗氏公司 Cobas V2.0 的 IU/ml 与美国国产遗传学研究所的 SuperQuant 拷贝数/ml 换算公式是:$1IU/ml = 0.854 \times copies/ml + 0.538$。

HCV 病毒载量的高低与疾病的严重程度和疾病的进展并无绝对相关性,但可作为抗病毒疗效评估的观察指标。在 HCV RNA 检测中,应注意可能存在假阳性和假阴性结果。

4. HCV 基因分型 HCV RNA 基因分型方法较多,国内外在抗病毒疗效考核研究中,应用 Simmonds 等 1~6 型分型法最为广泛。HCV RNA 基因分型结果有助于判定治疗的难易程度及制定抗病毒治疗的个体化方案。

(五)丙型肝炎的病理学

病理组织学检查对丙型肝炎的诊断、衡量炎症和纤维化程度、评估药物疗效及判断预后等方面至关重要。急性丙型肝炎可有与甲型和乙型肝炎相似的小叶内炎症及汇管区各种病变。但也有其特点:①单核细胞增多症样病变,即单个核细胞浸润于肝窦中,形成串珠状。②肝细胞大泡性脂肪变性。③胆管损伤伴汇管区大量淋巴细胞浸润,甚至有淋巴滤泡形成。胆管细胞损毁,小叶间胆管数量减少,类似于自身免疫性肝炎。④常见界面性炎症。

(六)丙型肝炎的临床诊断

1. 急性丙型肝炎的诊断 急性丙型肝炎可参考流行病学史、临床表现、实验室检查,特别是病原学检查结果进行诊断。

(1)流行病学史:有输血史、应用血液制品或明确的 HCV 暴露史。输血后急性丙型肝炎的潜伏期为 2~16 周(平均 7 周),散发性急性丙型肝炎的潜伏期尚待研究。

(2)临床表现:全身乏力、食欲减退、恶心和右季肋部疼痛等,少数伴低热,轻度肝大,部分患者可出现脾大,少数患者可出现黄疸。部分患者无明显症状,表现为隐匿性感染。

(3)实验室检查:ALT 多呈轻度和中度升高,抗-HCV 和 HCV RNA 阳性。HCV RNA 常在 ALT 恢复正常前转阴,但也有 ALT 恢复正常而 HCV RNA 持续阳性者。

2. 慢性丙型肝炎的诊断

(1)诊断依据:HCV 感染超过 6 个月,或发病日期不明、无肝炎史,但肝脏组织病理学检查符合慢性肝炎,或根据症状、体征、实验室及影像学检查结果综合分析,亦可诊断。

（2）重型肝炎：HCV 单独感染极少引起重型肝炎，HCV 重叠 HBV、HIV 等病毒感染、过量饮酒或应用肝毒性药物时，可发展为重型肝炎。HCV 感染所致重型肝炎的临床表现与其他嗜肝病毒所致重型肝炎基本相同，可表现为急性、亚急性病程。

（3）肝外表现：肝外临床表现或综合征可能是机体异常免疫反应所致，包括类风湿关节炎、眼口干燥综合征（Sjögren Syndrome）、扁平苔藓、肾小球肾炎、混合型冷球蛋白血症、B 细胞淋巴瘤和迟发性皮肤卟啉症等。

（4）混合感染：HCV 与其他病毒的重叠、合并感染统称为混合感染。我国HCV 与 HBV 或 HIV 混合感染较为多见。

（5）肝硬化与 HCC：慢性 HCV 感染的最严重结果是进行性肝纤维化所致的肝硬化和 HCC。

（6）肝脏移植后 HCV 感染的复发：丙型肝炎常在肝移植后复发，且其病程的进展速度明显快于免疫功能正常的丙型肝炎患者。一旦移植的肝脏发生肝硬化，出现并发症的危险性将高于免疫功能正常的肝硬化患者。肝移植后丙型肝炎复发与移植时 HCV RNA 水平及移植后免疫抑制程度有关。

（七）丙型肝炎的抗病毒治疗

抗病毒治疗的目的是清除或持续抑制体内的 HCV 复制，以改善或减轻肝损害，阻止进展为肝硬化、肝衰竭或 HCC，并提高患者的生活质量，延长生存期。干扰素（IFN）特别是聚乙二醇化干扰素（PEG – IFN）联合利巴韦林是目前慢性丙型肝炎抗病毒治疗的标准方法。抗病毒治疗的适应证：只有确诊为血清 HCV RNA 阳性的丙型肝炎患者才需要抗病毒治疗。单纯抗-HCV 阳性而 HCV RNA 阴性者，可判断为既往 HCV 感染者，不需要抗病毒治疗。治疗过程中应定期监测肝功能及 HCV RNA，并根据具体情况，调整个体化治疗方案。

（八）丙型肝炎患者的监测和随访

对接受抗病毒治疗患者的随访监测。

1. 治疗前监测项目　治疗前应监测肝肾功能、血常规、甲状腺功能、血糖及尿常规。开始治疗后的第 1 个月应每周检查 1 次血常规，以后每个月检查 1 次，直至 6 个月，然后每 3 个月检查 1 次。

2. 生化学检测　治疗期间每个月检查 ALT，治疗结束后 6 个月内每 2 个月检测 1 次。即使患者 HCV 未能清除，也应定期复查 ALT。

3. 病毒学检查　治疗 3 个月时测定 HCV RNA；在治疗结束时及结束后 6 个月也应检测 HCV RNA。

4. 不良反应的监测　所有患者在治疗过程中每 6 个月、治疗结束后每 3 ~ 6

个月检测甲状腺功能,如治疗前就已存在甲状腺功能异常,则应每月检查甲状腺功能。对于老年患者,治疗前应做心电图检查和心功能判断。应定期评估精神状态,尤其是对有明显抑郁症和有自杀倾向的患者,应停药并密切防护。

5. 肝硬化患者的随访　如已发展为肝硬化,应每 3~6 个月检测甲胎蛋白(AFP)和腹部 B 超,必要时做 CT 或 MRI,以早期发现 HCC。对于 HCC 高危患者(>50 岁、男性、嗜酒、肝功能不全或已有 AFP 增高),更应加强随访。另外,对肝硬化患者还应每 1~2 年行上消化道内镜或食管 X 线造影检查,以观察有无食管胃底静脉曲张。

6. 提高丙型肝炎患者对治疗的依从性　医生应在治疗开始前向患者详细解释本病的自然病程,并说明抗病毒治疗的必要性、现有抗病毒治疗的疗程、疗效及所需的费用等。还应向患者详细介绍药物的不良反应及其预防和减轻的方法,以及定期来医院检查的重要性,并鼓励患者,取得患者的积极配合,从而提高疗效。

四、丁型病毒性肝炎

(一)病原学

丁型肝炎病毒(hepatitis D virus,HDV)是一种缺陷病毒,必须在嗜肝 DNA 病毒的辅助下才能复制并组装成有感染性的病毒颗粒。其毒粒为直径 35~37nm 的球形颗粒。HDV 基因组为单股环状闭合负链 RNA,长 1679bp,其二级结构具有核酶(ribozyme)活性,能进行自身切割和连接。HDV 可与 HBV 同时感染人体,但大部分情况下是在 HBV 感染的基础上引起重叠感染。当 HBV 感染结束时,HDV 感染亦随之结束。

(二)流行病学

丁型肝炎在世界范围内均有流行,丁型肝炎人群流行率约 1%。急、慢性丁型肝炎患者和 HDV 携带者是主要的传染源。

其传播途径与乙型肝炎相同。HDV 可与 HBV 以重叠感染或同时感染形式存在,以前者为主。

人类对 HDV 普遍易感,抗 HDV 不是保护性抗体。HBV 感染者,包括无症状慢性 HBsAg 携带者是 HDV 感染的高危人群,尤其是多次输血者、静脉药瘾者、同性恋者发生 HDV 感染的机会亦较高。

我国由于 HBsAg 携带率较高,故有引起 HDV 感染传播的基础。HBsAg 阳性者 HDV 的感染率为 5%。我国西南地区感染率较高,在 HBsAg 阳性人群中超过 3%。

（三）发病机制

丁型肝炎的发病机制尚未完全阐明。目前的研究认为 HDV 的复制对肝细胞有直接的致病作用。且 HDV 与 HBV 重叠感染时,使得肝细胞损害加重,并向慢性化发展。慢性丁型肝炎中宿主的免疫反应也是 HDV 导致肝细胞损害的重要原因。

（四）临床表现

丁型肝炎的潜伏期 6～12 周。急性丁型肝炎可与 HBV 感染同时发生或继发于 HBV 感染,这两种感染形式的临床表现有所不同,乙型及丁型肝炎均可转化为慢性肝炎。

同时感染者临床表现与急性乙型肝炎相似,大多数表现为黄疸型,有时可见间隔 2～4 周到 ALT 高峰,分别代表 HBV 和 HDV 感染所致的肝损害,一般预后良好,极少数可发展为重型肝炎。

重叠感染者可发生于慢性乙肝患者或无症状 HBsAg 携带者,其病情常较重,ALT 及胆红素升高可持续达数月,部分可进展为急性重型肝炎(急性肝衰竭),此型大多会向慢性化转化。

（五）实验室检查

HDV 的血清学标记如下。

1. HDVAg、抗 HDV-IgM 及抗 HDV-IgG　HDVAg 是 HDV 唯一的抗原成分,HDV 仅有一个血清型。血清抗-HDV 包括抗 HDV-IgM 和抗 HDV-IgG。HDVAg 最早出现,然后分别是抗 HDV-IgM 和抗 HDV-IgG,一般三者不会同时存在。抗-HDV 不是保护性抗体。

HDVAg 阳性是诊断急性 HDV 感染的直接证据。抗 HDV-IgM 阳性也是现症感染的标志,当感染处于 HDVAg 和 HDV-IgG 之间的窗口期时,可仅有抗 HDV-IgM 阳性。在慢性 HDV 感染中,由于有高滴度的抗 HDV,故 HDVAg 多为阴性。

抗 HDV-IgM 和抗 HDV-IgG 一般出现在感染后 6 周。抗 HDV-IgM 是临床应用较多的检测项目,它在丁肝病毒感染早期出现,恢复期消失,一般持续 3～9 周,以后抗 HDV-IgG 变为阳性。抗 HDV-IgG 滴度低,检出率也低,但持续时间较长,一般 2～18 个月。早期检测时,若抗 HDV-IgM 和 HDVAg 同时阳性,则为丁肝病毒感染。因为丁肝病毒为缺陷病毒,必须有 HBV 的存在方能复制,所以还有一个重叠感染与同时感染的问题,通过抗 HDV 的检测来鉴别。如果抗 HDV IgM 为一过性出现,为 HBV 和 HDV 同时感染;如果抗 HDV IgM 持续升高且随肝损害波动,为 HDV 与 HBV 重叠感染。慢性活动性 HDV 感染,血清抗

HDV IgM 升高并有肝功能检测的异常,可能提示肝脏损害进展。抗 HDV-IgG 不是保护性抗体,高滴度抗 HDV-IgG 提示感染的持续存在,低滴度提示感染静止或终止。

2. HDV RNA　血清或肝组织中 HDV RNA 是诊断 HDV 感染最直接的依据。

HDV RNA:血清或肝组织中 HDV RNA 是诊断 HDV 感染最直接的依据,可以反映 HDV 的复制情况和传染性。可采用分子杂交和定量 RT-PCR 方法检测,目前主要用于科研工作。

（六）诊断

丁型病毒性肝炎的诊断主要依靠临床表现和实验室检查,流行病学资料具有参考意义。

1. 流行病学资料　输血、不洁注射史,有与 HDV 感染者接触史,家庭成员有 HDV 感染者,以及我国西南地区感染率较高。

2. 临床诊断　包括急性和慢性丁型肝炎,临床诊断同乙型病毒性肝炎。

3. 病原学诊断　在现症 HBV 感染者,如果血清抗 HDVAg 或抗 HDV-IgM 阳性,或高滴度抗 HDV-IgG 或 HDV RNA 阳性,或肝内 HDVAg 或 HDV RNA 阳性,可诊断为丁型肝炎。低滴度抗 HDV-IgG 有可能为过去感染。对于不具备临床表现、仅血清 HBsAg 和 HDV 标记物阳性时,可诊断为无症状 HDV 携带者。

（七）鉴别诊断

同乙型病毒性肝炎。

（八）预后

1. 急性肝炎　多数患者在 3 个月内临床康复。急性丁型肝炎重叠 HBV 感染时约 70% 转为慢性。

2. 慢性肝炎　慢性肝炎患者一般预后良好,小部分发展成肝硬化和 HCC。

（九）治疗

1. 急性肝炎　急性肝炎一般为自限性,多可完全康复。以一般治疗及对症支持治疗为主,急性期应进行隔离,症状明显及有黄疸者应卧床休息,恢复期可逐渐增加活动量,但要避免过劳。清淡饮食,补充维生素,热量不足者应静脉补充葡萄糖。避免饮酒和应用肝脏损害药物,辅以药物对症治疗及恢复肝功能。

2. 慢性肝炎　同乙型病毒性肝炎,对于慢性丁型肝炎,目前无特殊专门针对 HDV 的抗病毒药物。

（十）预防

1. 控制传染源　急性患者应隔离至病毒消失。慢性患者和携带者可根据病毒复制指标评估传染性大小。现症感染者不能从事有可能导致血液暴露从而传播本病的工作。严格管理献血人员。

2. 切断传播途径 在医院内应严格执行标准防护措施。提倡使用一次性注射用具,各种医疗器械及用具实行一用一消毒措施,对被血液及体液污染的物品应按规定严格消毒处理。加强血制品管理。

3. 保护易感人群 对丁型肝炎尚缺乏特异性免疫预防措施,目前只能通过乙肝疫苗接种来预防 HBV 感染从而预防 HDV 感染。

五、戊型病毒性肝炎

戊型病毒性肝炎(viral hepatitis E),简称戊型肝炎,是由戊型肝炎病毒(hepatitis E virus,HEV)引起的急性消化道传染病,既往称为肠道传播的非甲非乙型肝炎。

(一)流行病学

1. 传染源 主要是潜伏期末期和急性期早期的患者,其粪便排病毒主要出现在起病后 3 周内。

2. 传播途径 本病主要是经过消化道传播,包括水、食物和日常接触传播。水源传播常常是暴发流行的原因。

3. 人群易感性 人群普遍易感,但以青壮年发病率高,儿童和老年人发病率较低。儿童感染 HEV 后,多表现为亚临床型感染,成人则多为临床型感染。孕妇感染 HEV 后病情较重,病死率较高。我国一般人群的抗 HEV 阳性率为 18%。

4. 流行特征 本病主要发生在亚洲、非洲和中美洲等一些发展中国家,其中印度、尼泊尔、孟加拉国、巴基斯坦和缅甸等国为高流行区,我国和印度尼西亚等国为中流行区。本病发生有季节性,流行多见于雨季或洪水后。男性发病率一般高于女性,男女发病率之比为 $(1.3 \sim 3):1$。

(二)病原学

HEV 属于嵌杯病毒科,为 RNA 病毒,呈圆球状颗粒,直径 $27 \sim 38nm$,平均 $33 \sim 34nm$,无包膜。HEV 抵抗力弱,4℃保存易裂解,对高盐、氯化铯、氯仿敏感,其在碱性环境中较稳定,在镁或锰离子存在下可保持其完整性。HEV 基因组为单股正链 RNA,全长 $7.2 \sim 7.6kb$,编码 $2400 \sim 2533$ 个氨基酸,由 3 个开放读码框架(ORF)组成。HEV 有 8 个基因型,1 型和 4 型只见于我国。

(三)发病机制

与甲型肝炎相似,HEV 感染所导致的细胞免疫是引起肝细胞损伤的主要原因。HEV 可引起急性肝炎、重型肝炎和淤胆型肝炎,具体发病机制尚不完全清楚。

（四）病理学

急性戊型肝炎的组织病理学改变有其特点,主要表现为汇管区炎症、库普弗细胞增生,肝细胞气球样变、形成双核,常有毛细胆管内胆汁淤积。可有灶状或小片状肝细胞坏死,重者甚至大面积坏死,尤以门脉周围区严重。

（五）临床表现

1. 潜伏期　本病的潜伏期为 10～60 天,平均 40 天。我国曾对 3 次同源性戊型肝炎流行进行调查,结果潜伏期为 19～75 天,平均 42 天。

2. 临床类型　人感染 HEV 后,可表现为临床型或亚临床型感染。临床戊型肝炎可表现为急性肝炎、重型肝炎（肝衰竭）和淤胆型肝炎,无慢性肝炎发生。

（1）急性肝炎

◈　急性黄疸型肝炎　病程 2～4 个月。起病较急,有畏寒、发热和头痛等上呼吸道感染的症状,伴有全身乏力、食欲减退、恶心、呕吐、厌油、腹胀、肝区痛、尿色加深等。继而出现消化道症状,自觉症状好转,但尿黄加深,出现巩膜和皮肤黄染,肝大,可有压痛和叩击痛,部分患者可有脾大。部分患者可有一过性灰白色大便、皮肤瘙痒等梗阻性黄疸表现。戊型肝炎较甲型肝炎易出现胆汁淤积,黄疸常在 2～6 个月后消退。戊型肝炎不会慢性化。

◈　急性无黄疸型肝炎　除无黄疸外,其他临床表现与黄疸型相似,但较黄疸型轻,恢复较快,病程大多在 3 个月内。部分患者无临床症状,呈亚临床型,易被忽视。

（2）重型肝炎（肝衰竭）：在急性黄疸型基础上发生,多见于孕妇、既往有 HBV 感染者和老年患者等。孕妇感染 HEV 后易发展成急性或亚急性重型肝炎（肝衰竭）,尤其是妊娠晚期的孕妇,其病死率可达 5%～25%。其他诱因如过度疲劳、精神刺激、饮酒、应用肝损药物、合并细菌感染等。具体可参见"乙型肝炎"部分。

（3）急性淤胆型肝炎：曾称为"毛细胆管肝炎""胆汁淤积性肝炎"。起病类似急性黄疸型肝炎,但自觉症状较轻。黄疸较深,持续 3 周以上,甚至持续数月或更长。有皮肤瘙痒,大便颜色变浅,肝大。肝生化检查血清胆红素明显升高,以直接胆红素为主,常伴 GGT、ALP、总胆汁酸及胆固醇等升高,而自觉症状常相对较轻。血清转氨酶常轻度至中度增高。大多数患者可恢复。

（六）实验室检查

1. 肝生化检查　主要表现为 ALT 和 AST 明显升高;重型肝炎时常表现为酶胆分离;淤胆型肝炎时则表现为肝内胆汁淤积,即除 ALT 和 AST 升高外,可伴有 GGT 和 ALP 明显升高。在重型肝炎时常有血清白蛋白明显下降、凝血酶原时间延长和凝血酶原活动度下降至 40% 以下。

2. 病原学检查

（1）抗 HEV-IgM 和抗 HEV-IgG：抗 HEV-IgM 阳性是近期 HEV 感染的标志。急性肝炎患者抗 HEV-IgM 阳性，可诊断为戊型肝炎。抗 HEV-IgG 在急性期滴度较高，恢复期则明显下降。如果抗 HEV-IgG 滴度较高，或由阴性转为阳性，或由低滴度升为高滴度，或由高滴度降至低滴度甚至阴转，亦可诊断为 HEV 感染。少数戊型肝炎患者始终不产生抗 HEV-IgM 和抗 HEV-IgG，故两者均阴性时不能完全排除戊型肝炎，需结合详细的流行病学暴露史进行诊断。

（2）HEV-RNA：采用 RT-PCR 法在粪便和血液标本中检测到 HEV-RNA，可明确诊断。本方法尚未在临床广泛应用。

（七）诊断

应根据患者的流行病学史、临床表现、实验室检测和病原学检查综合诊断。

1. 流行病学史　HEV 主要经粪—口途径传播，戊型肝炎患者多有饮生水史、进食海鲜史、生食史、外出用餐史、接触戊型肝炎患者史或到戊型肝炎地方性流行地区出差及旅游史。

2. 临床表现　戊型肝炎为自限性疾病，根据临床表现很难与其他型肝炎区分。一般急性黄疸型戊型肝炎的黄疸前期持续时间较长，病情较重，黄疸较深；孕妇常导致重型肝炎，常导致流产和死胎，产后大出血，出血后常使病情恶化并导致多脏器功能衰竭而死亡。

3. 实验室诊断　急性戊型肝炎患者血清抗-HEV 阳转阴或滴度由低到高，或抗 HEV 阳性滴度 >1:20，或逆转录聚合酶链反应法（RT – PCR）检测血清和（或）粪便 HEV – RNA 阳性。

（八）鉴别诊断

需要与其他肝炎病毒所导致的肝炎及药物等其他原因所致的肝损害相鉴别，详见甲型肝炎。

（九）治疗

戊型病毒性肝炎目前无特效治疗方法，主要是休息、支持和对症治疗，以及抗炎、抗氧化等保肝治疗，可以参考甲型肝炎的治疗。

（十）预防

本病的主要预防策略是以切断传播途径为主的综合性预防措施，包括保护水源，防止水源被粪便污染，保证安全用水；加强食品卫生和个人卫生。目前尚无戊型肝炎疫苗。

（十一）预后

戊型肝炎为自限性疾病，一般预后良好，总病死率为 1%～2%。

（王雪梅）

第二节　肝硬化

肝硬化(cirrhosis of liver)是由一种或多种病因长期或反复作用，导致不可修复的广泛肝细胞坏死(伴或不伴炎症过程)，并在此基础上，出现弥漫性结缔组织增生、结节样肝细胞再生和正常小叶结构的破坏或消失，以上的病理变化导致肝内血管的扭曲毁损，从而进一步加重肝细胞损伤的慢性进行性肝病。临床上以肝功能损害(hepatocellular dysfunction)和门脉高压(portal hypertension)为主要表现，晚期常合并消化道出血、肝性脑病、继发感染等并发症。

一、肝硬化的流行病学

肝硬化为一全球性常见病，在欧美发达国家，酒精性肝硬化的发病率很高，约占肝硬化的 2/3；在亚非发展中国家，肝炎性肝硬化占 50% 以上。

二、病因

引起肝硬化的病因很多，西方国家以酒精性肝硬化为主；我国则以肝炎后肝硬化多见，酒精性肝硬化亦逐年增加。

（一）病毒性肝炎(viral hepatitis)

乙型肝炎病毒(hepatitis B virus，HBV)、丙型肝炎病毒(hepatitis C virus，HCV)是引起肝炎后肝硬化的主要病因，在我国以乙型肝炎后肝硬化最多见。肝炎病情持续或反复活动者易发展成肝硬化。

（二）慢性酒精中毒(chronic alcoholism)

乙醇及其代谢物(乙醛)均对肝有直接毒性作用。乙醇可引起包括线粒体在内的所有生物膜的物理改变及肝静脉周围肝细胞缺氧性损伤；乙醛是酒精性肝损伤的始动因素，由于长期饮酒，可导致脂肪性肝炎，静脉及窦周纤维化，最后形成肝硬化。

（三）血吸虫病(schistosomiasis)

长期或反复感染日本血吸虫，血吸虫卵沉积于肝内门脉分支，引起血栓性静脉炎和肉芽肿形成,虫卵可释放可溶性虫卵抗原,介导炎症和免疫损伤,引起肝细胞外基质的异常积聚,导致门脉周围纤维化。虫卵反复在肝内沉积,最终导致肝纤维化和门脉高压症,晚期可形成肝硬化。

（四）自身免疫性肝病

1. 原发性胆汁性肝硬化（primary biliary cirrhosis，PBC）　是一种慢性进行性胆汁淤积性肝病。其特征是小胆管狭窄,闭塞及消失,伴有门脉周围炎症、肉芽肿形成及肝实质碎屑状坏死,最后进展为肝硬化。

2. 原发性硬化性胆管炎（primary sclerosing cholangitis，PSC）　PSC 是肝外胆管各节段的慢性炎症纤维化（也可以累及肝内胆管）,管腔呈进行性狭窄,直至闭塞,最终可发展成胆汁性肝硬化。

3. 自身免疫性肝炎（autoimmune hepatitis，AIH）　由于免疫调节功能的缺陷,肝细胞的抗原成分发生改变,机体免疫系统对自身的肝细胞成分产生了致敏淋巴细胞和（或）抗体,从而引起肝细胞损伤,导致慢性活动性肝炎,长期发展可形成肝硬化。

三、发病机制

肝脏在长期或反复的生物、物理、化学或免疫损伤等病因作用下,均可发生肝细胞变性坏死,肝小叶结构破坏、塌陷。再生肝细胞不能沿支架按单细胞索轮状排列,形成多层细胞相互挤压的结节状肝细胞团（再生结节）。肝星状细胞（hepatic stellate cell，HSC）生成大量胶原纤维,增生的胶原纤维组织自汇管区—汇管区或自汇管区—中央静脉延伸扩张,形成纤维间隔,不仅包绕再生肝结节并将残存的肝小叶（一个或几个）重新分隔,形成假小叶,最后形成肝硬化。

四、临床表现

通常肝硬化起病隐匿,病程发展缓慢,可潜伏 3~5 年或 10 年以上,少数因大片肝坏死,3~6 个月便发展成肝硬化。目前,临床上仍将肝硬化分为肝功能代偿期和失代偿期,但两期界限常不清楚。

（一）代偿期

症状较轻,乏力、食欲减退出现较早,且较突出,可伴有腹胀不适、上腹隐痛、轻度腹泻等。患者营养状态一般,肝轻度肿大,质地结实或偏硬,脾轻中度肿大;肝功能正常或轻度异常。

（二）失代偿期

症状显著,主要为肝功能减退和门脉高压症两大类临床表现。

1.肝功能减退的临床表现　失代偿期的一般情况与营养状态较差,消瘦乏力,精神不振,可有不规则低热、下肢水肿、舌炎等。

消化系统症状可有食欲下降,甚至厌食,上腹饱胀不适、腹胀,对蛋白质和脂肪食物耐受性差,易引起腹泻。由于肝脏合成多种凝血因子,失代偿期患者可出现出血倾向和贫血。内分泌方面:肝功能减退使肝脏对雌激素灭活障碍,导致雌激素(estrogen)(雌二醇、雌酮)蓄积,通过负反馈抑制垂体,使雄激素和肾上腺皮质激素下降,造成性腺及肾上腺皮质功能减退。肝硬化时糖耐量异常、糖尿病发病率增高。其肝性糖尿病(hepatogenous diabetes)的特点是高血糖(hyperglycemia)、胰岛素抵抗(insulin resistance)、胰岛素分泌延迟、高胰岛素血症(hyperinsulinemia)和高胰高血糖素血症(hyperglucagonemia)。肝硬化可引起功能性肾衰竭和呼吸功能衰竭,为肝肾综合征和肝肺综合征诊断标准(详见后)。

2.门脉高压症的临床表现　腹水、脾大及侧支循环开放是肝硬化门脉高压症的主要临床表现,尤其是侧支循环的形成与开放,对门脉高压症具有诊断性价值。

(1)脾大(splenomegaly):肝硬化均有程度不同的脾大,其原因除门脉系统阻塞性充血外,也与一些毒性产物的刺激使单核－巨噬细胞系统增殖和淋巴滤泡扩大有关。当急性消化道大出血后,脾脏可暂时缩小。脾大可出现外周血一系或多系细胞数减少,一般早期只有血小板和(或)白细胞减少,以后随着脾大的加重,可发生全血细胞减少,而骨髓象增生活跃,临床上称之为脾功能亢进。

(2)腹水(ascites):腹水是肝硬化最突出的临床表现,腹水形成机制尚未完全阐明,但其根本原因是水钠潴留(sodium water retention)。腹水形成与下列因素有关:①门脉高压(portal hypertension);②血浆胶体渗透压降低,血清白蛋白(ALB)<30g/L时,常有腹水产生;③肝淋巴液生成增加(excessive formation of hepatic lymph);④神经体液因子的作用,肝硬化时,窦内高压及有效循环血容量不足等因素引起交感神经系统和肾素—血管紧张素—醛固酮系统活性增强,导致肾血管收缩,肾血流量下降,肾小球滤过率降低,引起水钠潴留。

(3)侧支循环形成与开放(formation of portosystemic collaterals):当门脉压力>1.33kPa时,可出现门腔侧支循环。其中临床意义比较重要的有以下三组。

◈ 食管胃底静脉曲张(esophageal and gastric varices)　门脉系统的胃左(冠状)静脉、胃短静脉与腔静脉系统的食管静脉、贲门静脉、胃底静脉及奇静脉、半奇静脉交通形成食管、胃底与贲门部的静脉曲张。食管下段的曲张静脉最显著,也最易破裂,常发生大出血。

◈ 腹壁静脉曲张(abdominal wall varices)　门脉高压时,使出生后已经闭合的脐静脉与副脐静脉重新开放,形成腹壁与脐周静脉曲张,经腹壁上静脉、腹壁下静脉回流入腔静脉系统。

◈ 直肠静脉曲张(rectal varices) 门脉系统的直肠(痔)上静脉与腔静脉系统的直肠(痔)中、下静脉交通扩张而形成直肠静脉曲张。

3. 体征 肝硬化可见肝病面容、黄疸、肝掌、蜘蛛痣、皮肤紫癜或瘀斑;腹部膨隆、腹壁静脉曲张及腹部移动性浊音阳性。肝脏大小与肝内脂肪浸润、再生结节和纤维化程度有关。一般肝质地坚硬、边缘较薄,通常无压痛;脾脏一般轻中度肿大。由于肝硬化病因、病理类型和病程不同,其体征也不完全相同。如肝炎后肝硬化,在疾病早期,肝脏呈现轻中度肿大,这与肝细胞肿胀、脂肪变性有关,晚期肝脏常明显缩小(肝细胞数减少,肝纤维化加重),肝功能不全体征较明显,而门脉高压体征不及血吸虫病肝纤维化显著;原发性胆汁性肝硬化时黄疸突出,肝脏常明显肿大;血吸虫病肝纤维化门脉高压体征突出,肝左叶肿大,巨脾多见,而肝功能不全体征少见。

五、实验室和其他辅助检查

(一)常规化验检查

肝硬化失代偿期,可有不同程度的贫血,脾功能亢进时白细胞和血小板显著减少,少数有红细胞减少。但肝硬化时常有程度不等的贫血,主要为正常细胞性或小红细胞性贫血,偶见巨幼细胞性贫血。贫血与溶血、脾功能亢进、营养摄入不足等因素有关。尿中可出现尿胆红素和尿胆原,有时可有尿蛋白及血尿;有消化道出血时,粪便隐血阳性,由于食管胃底静脉曲张破裂是肝硬化引起消化道出血的最常见病因,出血量往往很大,血红蛋白下降明显。

(二)血电解质分析

肝硬化患者常有电解质紊乱,尤其以低 Na^+、低 K^+、低 Cl^- 为常见。

1. 低钠血症(hyponatremia) 伴有腹水的肝硬化患者虽有继发性醛固酮增多,低钠血症仍较多见,其原因为:①长期摄钠少,白蛋白降低,细胞呈低渗状态,细胞外钠进入细胞内,导致原发性低钠。②肝硬化时,抗利尿激素活性增强,水潴留超过钠潴留,导致稀释性低钠血症,这是肝硬化失代偿期最常见的低钠原因。在少量腹水时,常无稀释性低钠血症,尿钠 > 50mmol/24h,尿 Na^+/K^+ > 2;中量腹水时可有稀释性低钠血症,尿钠为 10 ~ 50mmol/24h,尿 Na^+/K^+ 为 1 ~ 2;大量腹水时,多伴有稀释性低钠血症,尿钠 < 10mmol/24h,尿 Na^+/K^+ < 0.5。③腹泻、利尿和大量放腹水,导致钠丢失。

2. 低钾血症(hypokalemia)及代谢性碱中毒 引起低钾血症的原因有:①呕吐、腹泻、进食少。②继发性醛固酮增多及应用排钾利尿剂。低钾时可导致代谢性碱中毒,是诱发和加重肝性脑病的原因之一。

3.低氯血症　肝硬化伴有低氯血症相当常见。由于继发性醛固酮增多或应用利尿剂,导致尿氯排出增多,此外,呕吐胃液也是造成低氯血症的原因之一,低氯可以导致代谢性碱中毒。

(三)生化功能检查

(1)失代偿期肝硬化肝功能可出现程度不同的损害,但对于肝硬化并没有特殊诊断价值。肝硬化时血清胆红素可正常,也可不同程度升高,一般以结合胆红素(conjugated bilirubin)升高为主。如果胆红素明显升高,而 ALT、AST 及 GGT 下降时,提示预后不良。

ALT 和 AST 是反映肝细胞损害的敏感指标,但同样缺乏特异性,与肝硬化严重程度没有相关性。正常时,AST/ALT≈0.5,肝硬化时 AST/ALT>1,AST/ALT>2 的情况常见于酒精性肝硬化。碱性磷酸酶(alkaline phasphatase,AKP)和 GGT 升高,常常提示胆汁淤积,因此,在胆汁淤积性肝硬化(如 PBC)时升高明显。在酒精性肝硬化时,GGT 升高也较突出。

白蛋白只在肝内合成,正常人每天合成 15g 左右,其半衰期为 20 天,肝硬化时,白蛋白合成明显下降。血浆白蛋白显著降低时,血浆胶体渗透压也随之下降。大多数情况下,当血浆白蛋白低于 28g/L 时,常有腹水形成。一次抽腹水若小于 4L,腹腔穿刺后可不补充白蛋白;如果大量放腹水,可同时补充白蛋白 8~10g/L。血清前白蛋白也是由肝脏合成,当肝细胞损伤尚未引起血清白蛋白降低时,血清前白蛋白已明显下降,肝硬化患者可下降 50% 左右。同时,肝硬化时血清白蛋白降低,球蛋白增高,白蛋白与球蛋白比例降低或倒置,蛋白电泳显示白蛋白降低,γ-球蛋白显著增高,β-球蛋白轻度升高。

肝脏亦合成多种凝血因子,当凝血因子活动度(Ⅶ、Ⅴ、Ⅹ、Ⅱ因子)<35%,特别是Ⅶ因子活动度<40% 时,可出现凝血酶原时间(prothrombin time,PT)延长,当 PT 延长超过对照 3 秒时,可有出血倾向,并且注射维生素 K 后难以纠正。肝脏合成功能是反映肝脏贮备功能的重要指标,对判断预后有重要意义。

肝硬化时可出现内分泌紊乱。出现糖耐量异常,表现为高血糖、胰岛素抵抗、胰岛素分泌延迟、高胰岛素血症和高胰高血糖素血症。并可出现性激素紊乱(雌激素增加,雄激素减少)、肾上腺皮质功能减退、抗利尿激素增多、继发性醛固酮增多,以及血清总 T3 和游离 T3 减低、游离 T4 正常或偏高的现象。

血脂主要在肝脏合成,肝脏在血脂代谢中起着重要作用,病毒或酒精性肝硬化时三酰甘油、胆固醇水平可以降低,胆汁淤积性肝病引起的肝硬化血脂水平可以升高。

肝硬化可引起功能性肾衰竭,也称为肝肾综合征,其诊断标准见表 8 - 1。

表 8 - 1　肝肾综合征的诊断标准

主要标准

1. 肾小球滤过率(GFR)降低[血肌酐 > 132.6μmol/L(1.5mg/dl)或 24 小时肌酐清除率 < 40ml/min]
2. 排除休克、细菌感染、液体丧失、药物肾损害等器质性疾病。
3. 停止利尿及扩容(1.5L)治疗后,肾功能未见持续改善[血肌酐≤132.6μmol/L(1.5mg/dl)或肾小球滤过率(GFR)≥40ml/min]
4. 尿蛋白 <500mg/24h,超声检查无肾实质疾病

次要标准

1. 尿量(urine volume) <500ml/24h。
2. 尿钠(urine sodium) <10mEq/L
3. 尿渗透压(urine osmolality)大于血浆渗透压,二者之比大于 1.5,尿肌酐/血肌酐 > 30 : 1
4. 尿红细胞计数 <50 个/高倍视野
5. 血钠 <130mEq/L

(2)免疫学功能异常:严格地讲,肝脏免疫学功能检查并不能反映肝功能变化,但是,除自身免疫性疾病引起的肝硬化外,其他原因引起的肝硬化也会出现肝脏网状内皮细胞系统损伤,加之门脉高压形成后肝内外分流,肠源性抗原物质未经肝脏的首次通过作用直接进入体循环刺激 B 淋巴细胞产生大量免疫球蛋白,以 IgG 升高最常见,IgM、IgA 亦可升高。另外,还可出现多种自身抗体,如抗核抗体(ANA)、抗线粒体抗体(AMA)等。肝炎病毒(HBV,HCV,HDV)的各种血清标志物也可出现阳性(详见病毒性肝炎章节)。自身免疫性肝病进展至肝硬化阶段仍延续其免疫学异常特点,自身免疫性肝炎常有抗核抗体、抗平滑肌抗体、抗肝肾微粒体抗体、抗肝胰可溶性抗原抗体阳性,并伴有 IgA 增高,原发性胆汁性肝硬化可有抗线粒体抗体阳性(详见各相关章节)。

(3)反映肝纤维化的血清学指标:目前临床上常用的诊断肝纤维化的指标包括Ⅲ型前胶原多肽(type Ⅲ procollagen polypeptide, PⅢP)、Ⅳ型胶原、透明质酸(hyaluronic acid, HA)及层黏连蛋白(laminin)等。PⅢP 升高只能反映肝纤维化的活动性,并不能反映其纤维化程度;Ⅳ型胶原是基底膜的主要成分,HA是细胞外基质的重要成分,二者也是反映肝纤维化的敏感指标;层黏连蛋白是基底膜的特有成分,与门脉高压有良好的相关性。

(4)血气分析:主要用于肝肺综合征(HPS)的诊断和病情分度(表 8 - 2)。

表8-2　HPS分度　　　　　　　　　　　　（单位:mmHg）

分度	肺泡-动脉氧分压差(A-aDO$_2$)	PaO$_2$
轻度	≥15	PaO$_2$≥80
中度	≥15	60≤PaO$_2$<80
重度	≥15	50≤PaO$_2$<60
极重度	≥15	PaO$_2$<50

（5）腹水检查:传统上根据腹水蛋白含量将腹水分为渗出液（蛋白浓度≥25g/L）和漏出液（蛋白浓度<25g/L），肝硬化腹水一般为漏出液。但是,这种传统分类方法面临以下问题:①源于窦后阻塞性肝硬化（如心源性肝硬化等）,早期其腹水蛋白含量也可以大于25g/L;②2/3的肝硬化患者在治疗期间出现高蛋白腹水;③肝硬化合并自发性腹膜炎（SBP）时,腹水特点介于漏出液和渗出液之间。所以,目前临床提出了更精确的分类方法:应用血清腹水白蛋白梯度（SAAG）将腹水分为门脉高压性腹水（SAAG>11g/L）和非门脉高压性腹水。SAAG的计算是用血清白蛋白浓度减去腹水白蛋白浓度（标本必须同一天采集）,其诊断门脉高压性腹水的准确性见表8-3。

表8-3　不同腹水试验准确性的对比

检查项目	准确性
SAAG>11g/L——门脉高压性腹水	96.7%
腹水总蛋白>25g/L——渗出液	56%
按以下标准确定为渗出液:	57%
腹水乳酸脱氢酶(LDH)>400U	
腹水LDH/血清LDH>0.6	
腹水总蛋白/血清总蛋白>0.5	

在临床实际应用中还应注意以下方面的鉴别。

◈ 源于窦后阻塞性肝硬化,如充血性心力衰竭、缩窄性心包炎、下腔静脉阻塞、布加综合征,腹水蛋白含量也可以>25g/L,但乳酸脱氢酶和胆固醇浓度并不增加。

◈ 肝硬化合并SBP时,比重介于漏出液和渗出液之间,其蛋白含量也可不高,但腹水培养阳性并且腹水中中性粒细胞计数升高（如>0.25×10^9/L）腹水白细胞增高（如>0.5×10^9/L）有助于诊断。

◈ 因酒精性肝硬化患者易患腹膜结核,肝硬化腹水与结核性腹膜炎引起的腹水的鉴别很重要,肝硬化合并结核性腹膜炎时,腹水蛋白浓度可以增高,腹水中以淋巴细胞为主,ADA升高。

◈ 如果腹水呈血性,则应怀疑恶性腹水,需进一步行腹水中肿瘤相关抗原（AFP,

CA125,CA19-9,CEA 等)及细胞学检查,在大多数恶性腹水患者中,腹水总蛋白浓度常超过 30g/L,SAAG 在恶性腹水和肝硬化腹水的鉴别时更有意义。此外,恶性腹水的乳酸脱氢酶和胆固醇的浓度较肝硬化腹水的高。

◈ 乳糜样腹水是由富含三酰甘油的高浓度乳糜颗粒形成的肉眼观呈混浊的乳状腹水,成人乳糜状腹水的主要病因为淋巴管的原发异常和肿瘤(主要是淋巴瘤)引起的淋巴系统梗阻。肝硬化并非是乳糜样腹水的常见原因,肝硬化时的乳糜样腹水常与内脏淋巴管内静脉压过高有关,后者可以导致部分淋巴管自发破裂,使淋巴液进入腹腔。

◈ 胆源性和胰源性腹水时由于胆汁或胰液漏入腹腔造成。在胆源性腹水时腹穿放出的腹水为绿色,其内胆红素浓度较血浆值高得多,胰源性腹水常为渗出液,内含浓度非常高的胰酶,主要为继发性慢性胰腺炎。

(四)影像学检查

1. 上消化道造影 食管静脉曲张时可显示虫蚀样蚯蚓状充盈缺损,胃底静脉典张时可见菊花样充盈缺损。

2. 超声检查 典型肝硬化超声图像表现为:①肝脏缩小,各叶比例失调,形态失常。②肝脏表面不光滑,呈锯齿状或凹凸不平。③肝实质回声增强、增粗、分布不均。④门脉主干内径≥14mm;脾静脉内径≥10mm 提示门脉高压,可探及脾大、腹水。

3. CT 和 MRI(磁共振成像) 典型肝硬化 CT 表现为:①肝体积缩小,各叶比例失调,肝轮廓高低不平。②肝裂增宽及肝门区扩大。③由于脂肪浸润、再生结节及纤维化,肝实质密度常呈明显高低不均。④门脉主干≥14mm,脾静脉≥10mm。⑤脾大 >5 个肋单元或脾明显增厚。⑥腹水。MRI 和 CT 具有相似的诊断价值,并可利用 MRI 血流成像进行磁共振门静脉造影(MR portography,MRP)。

(五)内镜检查

内镜检查是诊断食管、胃底静脉曲张最有效的方法。可直接观察静脉曲张部位、程度及有无红色征等,比 X 线检查阳性率高。在并发上消化道出血时,急诊胃镜检查可判明出血部位及病因,并可进行止血治疗。

(六)肝脏病理学检查

为肝脏活组织检查,结合免疫病理、组化、电镜等手段,对判断肝硬化病因很有帮助。若见假小叶形成,可确诊肝硬化。

六、诊断与鉴别诊断

(一)诊断

1. 主要依据

(1)有慢性病毒性肝炎、血吸虫病或长期饮酒等病史。

（2）有肝功能减退及门脉高压症的临床表现。

（3）肝脏质地坚硬有结节感。

（4）肝功能试验及影像学检查有阳性表现。

（5）肝脏病理学检查有假小叶形成。

2. 临床分级　根据临床表现、并发症和肝功能试验综合评定。目前,国内外均采用 Child-pugh 改良分级法。

表 8 – 4　Child-pugh 改良分级法

临床及生化指标	1 分	2 分	3 分
肝性脑病（期）	无	1 ~ 2	3 ~ 4
腹水	无	轻	中度以上
血清胆红素（ $\mu mol/L$ ）	17 ~ 34	35 ~ 51	>51
血清白蛋白（g/L）	35	28 ~ 35	<28
凝血酶原时间延长（秒）	1 ~ 3	4 ~ 6	>6
凝血酶原活动度%	>50	30 ~ 50	<30

注:分级标准:A 级,5 ~ 6 分;B 级,7 ~ 9 分;C 级,10 ~ 15 分(原发性胆汁性肝硬化时,血清胆红素 17 ~ 68 为 1 分,68 ~ 170 为 2 分、>170 为 3 分)。

（二）鉴别诊断

1. 与表现为肝大的疾病鉴别　慢性肝炎、肝癌、华支睾吸虫病等。

2. 与能引起门脉高压症的非肝病性脾大的疾病鉴别　骨髓增殖性疾病,如骨髓纤维化、真性红细胞增多症、原发性血小板增多症、慢性白血病等。

3. 与引起腹水的疾病鉴别　如结核性腹膜炎、间皮细胞瘤、原发性腹膜癌、卵巢肿瘤等。

4. 与能引起窦后性门脉高压症的疾病鉴别　Budd-Chiari 综合征、慢性缩窄性心包炎等。

5. 与能引起窦前性门脉高压症的疾病鉴别　门脾静脉血栓形成、慢性胰腺炎等。

6. 与特发性门脉高压症鉴别

7. 与肝硬化并发症鉴别　①上消化道出血:应与消化性溃疡、急性胃黏膜病变鉴别。②肝性脑病:应与低血糖、尿毒症、药物中毒、精神病鉴别。③肝肾综合征:应与慢性肾炎、急性肾小管坏死。

七、治疗

本病无特效治疗。关键在于预防、延缓肝硬化的发生和早期诊断,针对病因加强一般治疗,延长其代偿期。对失代偿期患者主要是对症治疗,改善肝脏功能和防治并发症。

（一）一般治疗

1. 休息　代偿期患者,宜适当减少体力活动,注意劳逸结合;失代偿期患者应卧床休息,减少肝脏负荷。

2. 饮食　以高热量、高蛋白、高维生素易消化的食物为宜。有腹水或水肿时饮食应低盐;血氨偏高或有肝性脑病倾向者应限制蛋白质,病情好转后恢复蛋白质摄入;有食管静脉曲张者应避免粗糙食物。

3. 支持治疗　失代偿期患者进食少或不能进食,宜静脉给予葡萄糖、维生素、胰岛素、氯化钾、肌苷等,病情严重者应给予复方氨基酸、白蛋白等。

（二）药物治疗

平日可用多种维生素（包括维生素 K）及消化酶类,不宜滥用品种繁多的"保肝"药,以免加重肝脏负担,损伤肝细胞功能。

腹水的产生和持续与肝脏损害的程度密切相关,故治疗腹水的措施应在改善肝脏功能的基础上进行。具体治疗参见腹水相关章节。

（三）自发性腹膜炎的治疗

怀疑腹水感染的患者在得到培养结果之前就应根据经验治疗。一般开始治疗的标准为:①具备 SBP 的临床表现或腹水中多形核中性粒细胞计数（PMNL）>250/μl。②细菌性腹水（BA）其蛋白浓度 <10g/L。

早期合理选择抗生素是治疗的关键。选择抗生素应注意以下问题:①广谱抗生素兼顾引起 SBP 的常见 G⁻ 杆菌及 G⁺ 球菌。②确保腹水药物浓度达足够水平,但不宜腹腔内给药。③避免肾毒性。治疗疗程应根据腹水 PMNL 计数及腹水培养结果而定,通常为 10 ~ 14 天;如果开始治疗 48 小时后腹水中 PMNL 没有降到治疗前的 50% 以下,可能为所用抗生素无效或为继发性腹膜炎,因此,建议治疗 48 小时后腹穿,再行 PMNL 计数和细菌培养。SBP 容易复发,因此,对高危患者如肝硬化腹水合并消化道出血、肝性脑病、进行介入性治疗的患者等可进行预防。

（四）肝肾综合征的治疗

目前尚缺乏针对肝肾综合征（HRS）的特异性治疗。由于 HRS 是肝硬化门脉高压症晚期的并发症,故宜治疗基础肝病,加强支持治疗,保持水电解质平衡,防治可能出现或已出现的诱因及并发症,只有在恢复肝功能及维持内环境恒定的基础上,才能为 HRS 的治疗创造条件。针对 HRS 的发病机制,主要采用扩充血容量及降低肾血管阻力的治疗措施。

1. 合理扩充血容量　扩充血容量是本病的主要治疗手段,但应严格掌握扩容的量及速度,宜以尿量、血压、脉搏及中心静脉压(CVP)作为监测指标,一般使 CVP 达到 $8 \sim 10cmH_2O$ 即可。常用胶体扩容剂为白蛋白、新鲜血浆等。

2. 扩容加大量放腹水(large-volume paracentesis,LVP)　HRS 常伴有难治性腹水,扩容及 LVP 可缓解腹水及其并发的早期 HRS。

3. 降低血管阻力　人们试图应用舒血管活性药物,如小剂量多巴胺、酚妥拉明、PGE 等降低肾血管阻力,以改善肾血流,达到增加肾小球滤过率的目的。

4. 其他治疗　血液透析、经颈静脉肝内门体分流术(TIPS)等。

(五)肝性脑病的治疗

主要是肝性脑病诱因的解除。

(六)门脉高压症的外科治疗

手术治疗的目的主要是降低门脉压力,防治食管胃底静脉曲张出血和消除脾功能亢进。手术方法有各种门腔分流术、断流术和脾切除术,手术治疗效果和病例选择与肝功能状况有关。

(七)肝脏移植(liver transplantation)

目前已成为治疗终末期肝硬化的标准治疗方法。可提高患者的生活质量和存活率。

八、病例分析

(一)病例

患者,男性,48 岁。因"查体发现转氨酶升高 1 年余,便血 8 天"于 2011 年 1 月 24 日收住院。患者 1 年多前体检时 B 超发现门静脉增宽,腹腔内可及少量腹水(深度 2cm),于北京大学人民医院查血生化:ALT 102U/L,AST 89U/L,TBIL 26.4μmol/L,DBIL 10.9μmol/L,收住我院中医科,诊断为"丙肝肝硬化(失代偿期)门脉高压 食管胃底静脉曲张 脾大 腹腔积液",予患者保肝、利尿治疗,症状缓解后出院,院外继续保肝、利尿治疗,病情平稳。8 天前进食"大枣"后出现便血,暗红色,量约 10ml,伴心悸、腹胀,无呕血,无腹痛、腹泻,无头晕、黑矇。血常规示 WBC 9.33×10^9/L,HGB 78g/L,PLT 66×10^9/L;血生化示 ALT 72U/L,AST 81U/L,GGT 69U/L,ALB 29.0g/L,TBIL 55.1μmol/L,DBIL 19.2μmol/L;Na^+ 135mmol/L,DIC 全项 PTA 42.058%,FIB 97.99mg/dl,D-dimer 848.238ng/ml;抗 HCV 阳性,予患者抑酸、降门脉压、止血及纤维蛋白原输注治疗,未再发便血、呕血。为进一步诊治收住消化内科。患者近 8 天来,饮食、睡眠可,小便较前减少,现总量为 $800 \sim 900ml$,大便如前述,体重未测。既往史、个人史:自述自幼肝脾大,脾肋下 2~3 横指;20 年前颅脑外伤开颅术中输血病史,近 20 年未查丙肝,5 年前体检 ALT 134.9U/L,3 年前查 ALT 172.1U/L,腹部 B 超肝脏均未见异常。饮酒史 20 余年,近 5~6 年饮酒量明显增多,每日饮酒相当于酒精80g,已戒酒 3 个月。入院查体:体温 37.0℃,脉搏 80 次/分,呼吸 18 次/分,血压 120/80mmHg。皮肤黏膜色泽苍白,可见肝掌,左上胸壁可见蜘蛛痣。双肺呼吸音清,心律齐。腹部膨隆,腹壁柔软,脐周轻压痛,腹肌无紧张,无反跳痛。肝脾触诊不满意,移动性浊音阳性,肠鸣音正常,4 次/分。双侧下肢无可凹性水肿。

入院后完善相关检查:血常规 WBC 5.60×10^9/L,HGB 77.9g/L,HCT0.2145L/L,PLT 80.3×10^9/L。尿常规:比重 1.020,pH6.5,胆红素:少量,尿胆原 33μmol/L。便常规:隐血(-)。DIC 全项 PT 13.3s,APTT 26.9s,PTA%66%,FIB 140mg/dl,D-dimer 793ng/ml。生化 21（2011 年 1 月 25 日）:ALT:31U/L,AST:30U/L;ALB 32.8g/L,A/G:1.09,TBIL 32.9μmol/L,DBIL:14.0μmol/L,K 3.36mmol/L,HDL:0.69mmol/L,Ca 2.0mmol/L,余项正常。ALB33.9g/L(2011 年 2 月 9 日)。腹水相关检查(2011 年 2 月 9 日):淡黄色;腹水常规:比重 1.020,pH 7.5,李瓦反应阴性,总细胞 3.25×10^9/L,白细胞 350 个/高倍视野,单核 50%,多核 50%。腹水生化:Glu 7.81mmol/L,TP 12.8g/L,LDH57U/L,ADA 3.4U/L。腹水白蛋白定量:7g/L。腹水培养:阴性。抑酸、补蛋白、利尿治疗。24 天后复查血生化:ALT 71U/L,AST 91U/L,ALB 35.9g/L,A/G 0.83,TBIL 22.1μmol/L,DBIL9.3μmol/L,前白蛋白(PA)80mg/L。HCVRNA 1.31×10^6IU/ml。入院后各项指标变化见表 8-5~8-7。腹部 B 超:①肝硬化,门脉高压,脾大,副脾,大量腹水。②胆囊壁增厚。③胰腺显示不清。腹部CT:①肝硬化,门脉高压,门静脉、肠系膜下静脉血栓,脾大,腹水,食管下段静脉曲张。②右肾高密度囊肿。③左肾结石。考虑诊断为:①丙肝肝硬化(失代偿期) 门脉高压 食管胃底静脉曲张出血可能性大 脾大 脾功能亢进 腹腔积液;②左肾结石。

予患者间断抽腹水、利尿及输血、营养支持治疗。病情渐趋平稳,出院。

表 8-5 入院后肝功能主要指标变化

日期	ALT/ (U/L)	AST/ (U/L)	Alb/ (g/L)	TBIL/ (μmol/L)	DBIL/ (μmol/L)	PA/ (mg/L)
2011 年 1 月 25 日	31	30	32.8	32.9	14	
2011 年 1 月 28 日	30	43	34.2			96

日期	ALT/ （U/L）	AST/ （U/L）	Alb/ （g/L）	TBIL/ （μmol/L）	DBIL/ （μmol/L）	PA/ （mg/L）
2011 年 1 月 30 日	37	59	36.9			97
2011 年 2 月 9 日	55	82	33.9			71
2011 年 2 月 17 日	71	91	35.9	22.1	9.3	80

表 8 - 6　入院后腹水常规指标变化

日期	比重	pH	李瓦 反应	总细胞/ （10⁹/L）	WBC/ （个/高倍视野）	单核细 胞/%	多核细 胞/%
2011 年 1 月 25 日	1.020	7.5	阴性	1.18	150	74	26
2011 年 2 月 9 日	1.020	7.5	阴性	3.25	350	50	50

表 8 - 7　入院后腹水生化指标变化

日期	GLU/ （mmol/L）	TP/ （g/L）	LDH/ （U/L）	ADA/ （U/L）	Alb/ （g/L）
2011 年 1 月 25 日	7.85	5.1	31	1.2	
2011 年 2 月 9 日	7.81	12.8	57	3.4	7

（二）病例分析

患者，男性。慢性病程，急性加重。主诉：查体发现转氨酶升高 1 年余，便血 8 天。1 年前诊断为：丙肝肝硬化（失代偿期）门脉高压 食管胃底静脉曲张 脾大 腹腔积液。此次上消化道出血入院，已无活动性出血。查体发现移动性浊音阳性，腹部 B 超证实大量腹水。

腹水的检查：白细胞 < 500 个/高倍视野，介于渗出液与漏出液之间，比重1.020，符合渗出液。李瓦反应阴性，符合漏出液。多核白细胞 175 个/高倍视野（ < 250 个/高倍视野），腹水培养：阴性。SAAG > 11（33.9 - 7 = 26.9）。

肝硬化腹水患者，若有以下表现应考虑自发性腹膜炎（SBP）：①具有腹腔内感染的症状和体征（发热、腹胀或腹痛、腹水进行性增加或消退困难、腹部压痛）；②腹水中多形核中性粒细胞计数 > 0.25 × 10⁹/L；③腹水细菌培养阳性（往往是单一革兰阴性细菌，大肠杆菌多见）；④排除继发性感染（培养为多种细菌感染）。本例患者腹水消退较慢，无发热、腹痛、腹胀，腹水多核白细胞 < 250个/高倍视野，腹水培养阴性。不支持自发性腹膜炎。

SAAG > 11（33.9 - 7 = 26.9），高 SAAG 腹水。高 SAAG 的常见疾病：肝硬化、布加综合征、缩窄性心包炎、肝窦阻塞综合征（既往称为肝小静脉闭塞综合征）、黏液性水肿、透析导致腹水等。本例患者有手术史，HCV RNA 阳性，AST、

ALT 均升高,AST > ALT,血清前白蛋白及白蛋白下降,影像学检查提示肝硬化,结合腹水检查,考虑为肝硬化、门脉高压所致腹水。

(三)肝硬化腹水如何治疗?

肝硬化腹水分三型。①Ⅰ型:多见于初发少量腹水,此型患者的血钠大于130mmol/L,尿钠为 50 ~ 90mmol/L,尿钠/尿钾 >2,自由水清除率大于 1ml/min,肾小球滤过率和肾血管血流量均正常,提示患者对水和钠均可耐受,治疗时不必严格控制水的摄入,经卧床和限钠后,停用利尿药,在第 12 天至 2 个月发生自发性利尿,腹水逐渐消退。②Ⅱ型:多为中量腹水,常在摄入过多钠盐时发生,血钠大于 130mmol/L,尿钠为 40 ~ 50mmol/L,1 < 尿钠/尿钾 <2,自由水清除率大于 1ml/min,肾小球滤过率和肾血流量正常,多数患者对抗醛固酮利尿药或联合使用排钠利尿药有效,利尿期间不必严格控制饮水,提示患者对钠耐受差,但对水尚能耐受。③Ⅲ型:多为大量腹水,持续 3 个月以上,血钠小于 130mmol/L,尿钠小于 40mmol/L,尿钠/尿钾 <1,自由水清除率小于 1ml/min,肾小球肌酐清除率和血流量均低于正常。提示患者对水和钠均不能耐受,应严格控制水和盐的摄入,应用大剂量利尿剂,但易发生肝肾综合征。

肝硬化腹水的治疗原则:①控制水、盐的摄入。根据腹水的分型控制水、盐的摄入,Ⅰ型以限钠(40 ~ 60mmol/d)为主,而Ⅲ型钠、水均应严格限制(钠 < 20mmol/d),有低钠血症(血钠 <125mmol/L)者摄入水应限制在 800 ~ 1000ml/d。基本原则是保持钠、水的负平衡。②利尿剂治疗。限制钠、水后腹水仍不消退者应加用利尿剂,首选螺内酯,可合用襻利尿剂呋塞米。③提高血浆胶体渗透压。有低蛋白血症者应补充白蛋白或血浆提高胶体渗透压,输注白蛋白后可即刻给予呋塞米 20mg(静脉小壶)利尿治疗。④排放腹水同时输注白蛋白。用于难治性腹水。

本例患者可进一步查尿 Na^+ 和 K^+,指导治疗。予低盐饮食、限水、间断抽腹水、利尿及补充白蛋白治疗,腹水消退满意。

(王智峰　陈国栋　王雪梅)

第三节　肝性脑病

肝性脑病(hepatic encephalopathy, HE)是由急、慢性肝衰竭或各种门 - 体分流引起的、以代谢紊乱为基础的、并排除了其他已知脑病的中枢神经系统功能失调综合征,主要表现为意识障碍、行为失常和昏迷,是严重肝病常见的并发症及死亡原因之一。约70%的肝硬化患者均有不同程度的肝性脑病表现,自首次发生有临床症状的肝性脑病起,1年生存率为42%,3年生存率仅为23%。

一、发病机制

肝性脑病的发病机制尚未完全阐明。一般认为,严重肝病导致肠道吸收的毒性物质不能由(或不经过)肝脏解毒、清除,直接进入体循环,透过血脑屏障到达脑组织而引起中枢神经系统功能紊乱,是多种因素综合作用的结果。其中高血氨是公认的最关键因素之一,氨干扰脑能量代谢,其次还可影响中枢兴奋性神经递质如谷氨酸及抑制性神经递质如谷氨酰胺、γ-氨基丁酸(GABA)的平衡而产生中枢神经系统毒性。

肝性脑病常由某些因素诱发加重,如摄入过量的含氮食物、消化道大出血、感染、电解质紊乱、肾前性或肾性氮质血症、便秘、低血糖、应用镇静剂等。

根据病因的不同,肝性脑病分为三型。A型为急性肝衰竭相关的肝性脑病,由于大量肝细胞破坏,残存肝细胞不能有效清除毒物而导致中枢神经系统功能紊乱。B型为门-体旁路性肝性脑病,无肝实质损伤,可以为自发或由外科手术、介入治疗造成。C型为慢性肝病或肝硬化基础上发生的肝性脑病,同时也常伴有门脉高压或门体分流,肝衰竭是主要因素,一旦代谢毒物超过肝脏有限的代偿能力,即发生肝性脑病,是我国最常见的类型。

二、临床表现

A型肝性脑病在急性肝衰竭,如黄疸、出凝血障碍等基础上,出现迅速进展的神经精神异常,从轻度的意识错乱到昏迷,甚至死亡。单纯的B型肝性脑病在我国少见。C型肝性脑病以慢性反复发作的性格、行为改变、甚至木僵、昏迷为特征,常伴有肌张力增高、腱反射亢进、扑翼征、踝阵挛阳性或Babinski征阳性等神经系统异常。根据患者的症状、体征及脑电图改变,肝性脑病共分为5期,各期之间无明确分界,可重叠及相互转化。

0期为轻微型肝性脑病,无行为、性格的异常,只在记忆力、注意力、智能及协调性方面有轻微改变,无阳性神经系统体征,脑电图显示正常α波节律。

1期为前驱期,表现为轻度的认知障碍,注意力不集中,计算力下降,嗜睡、失眠,或睡眠时间倒错(昼睡夜醒),欣快、抑郁或烦躁,思维轻度混乱或迟缓。扑翼样震颤可引出。脑电图出现不规则的本底活动(α和θ节律)。

2期为昏迷前期,以睡眠障碍和精神错乱为主,定向障碍,行为反常,言语不清,理解力减退,性格改变明显,间断出现幻觉、恐惧、狂躁,可有不随意运动或运动失调。查体腱反射亢进、肌张力增高、踝阵挛阳性、巴氏征阳性、扑翼征明显阳性。脑电图显示为持续的 θ 波,偶有 δ 波。

3 期为昏睡期,昏睡但能唤醒,神志不清或有幻觉,定时定向力障碍。仍可引出扑翼征,肌张力增高,腱反射亢进,锥体束征阳性。脑电图显示普通的 θ 波,一过性的含有棘波和慢波的多相综合波。

4 期为昏迷期,不能唤醒,浅昏迷时对疼痛刺激有反应,肌张力仍高,扑翼征无法检查,深昏迷时对各种刺激均无反应,各种反射消失。脑电图为持续的 δ 波,大量的含棘波和慢波的综合波。

三、检验异常

(一)肝功能指标

血清酶学:A 型肝性脑病本身是在急性肝衰竭基础上发生的,因肝细胞大量损害,故常有 ALT、AST 的显著升高,病情进一步恶化时,可有 ALT 水平降低,但血清胆红素却进行性升高,提示肝衰竭进入终末期。C 型肝性脑病的基础是慢性肝病或肝硬化,血清酶学可正常,但肝病活动时有升高。此外,GGT、ALT、LDH 等酶也可相应升高。

血清胆红素:急性肝衰竭及肝硬化失代偿期可出现 TBIL、DBIL 及总胆汁酸 TBA 的升高,胆红素持续显著升高是预后不良的表现。

肝合成功能:肝性脑病发生时,肝脏合成功能通常有明显受损。白蛋白合成降低表现为 ALB、前白蛋白 PA、假性胆碱酯酶 PCHE 水平下降;凝血功能障碍早期表现为 PT 延长,凝血酶原活动度(PT-A)下降,可以补充维生素 K 纠正,若不能纠正,提示有功能的肝细胞减少,后期血浆 FIB 减少,继而出现 APTT 延长。

脂肪代谢:总胆固醇(TC)、高密度脂蛋白胆固醇(HDL-C)、三酰甘油(TG)均可出现减少。

(二)肝性脑病指标

血氨(NH_3):血氨作为经典的肝性脑病指示物,对临床仍有重要的意义。血液中的氨主要由氨基酸或腺苷酸脱氨生成,正常时一旦生成即由肝脏通过鸟氨酸循环合成尿素或合成谷氨酰胺,从而代谢或消除,故血氨量极少。肝衰竭或门-体血液分流时,血氨升高,高血氨的神经毒性成为肝性脑病发生的原因之一,尤其是 B 型及 C 型肝性脑病。肝性脑病患者约有 86% 出现血氨升高,但 A 型肝性脑病患者血氨仍可正常。相反,肝硬化患者可有长期血氨升高,但并不表现出肝性脑病。因而,血氨升高对肝性脑病有提示意义,但与其严重程度并不平行。此外,血氨测定的准确率与标本采集有很大关系。血氨测定要求使用血浆而非血清,并尽快送检,因凝血及血液久置过程中会有氨产生,干扰结果。血浆的采集以动脉血为佳,因其含量较静脉血均匀稳定,且脑的供养来自动脉血,脑组织摄取的氨与动脉血氨浓度呈线性关系。若采集静脉血检验血氨,则不应使用止血带,以避免测定结果假性升高。

血清支链氨基酸/芳香族氨基酸比值:支链氨基酸主要包括亮氨酸、异亮氨酸和缬氨酸,在肝外组织尤其是肌肉中代谢转变,芳香族氨基酸包括苯丙氨酸、酪氨酸和色氨酸,在肝脏中代谢转变,正常时支链氨基酸/芳香族氨基酸比值 > 3,而严重肝病时,因肝外组织代谢增加,肝内代谢减少,二者比值 ≤ 1,但因该项检测需要自动氨基酸分析仪或高效液相色谱仪等特殊设备,昂贵且耗时,临床很少应用。

近来,有学者研究发现肝硬化患者体内一氧化氮合酶活性升高,L - 精氨酸生成一氧化氮(NO)增加,后者可导致星形细胞肿胀,进而形成脑水肿。故肝性脑病中,血液一氧化氮代谢终产物氮氧化物(NO_x)的水平显著升高,可作为反映肝性脑病的指示,并且与严重程度正相关。研究应用总一氧化氮试剂盒,通过格里斯反应检测 NO_x 含量,结合血氨水平,诊断肝性脑病敏感性为 87.8%,特异度为 93.9%,但应用于临床尚不成熟。

关于轻微型肝性脑病,尚缺乏广泛接受的外周血生物标志物,有研究检测了轻微型肝性脑病患者及无肝性脑病的肝硬化患者体内各种氨基酸的水平,提出血清 3 - 硝基酪氨酸、瓜氨酸及蛋氨酸浓度在轻微型肝性脑病患者中有明显升高,根据 3 - 硝基酪氨酸水平诊断敏感性为 89%,特异度为 93%,尚需扩大规模进行临床验证。

除各种检验方法外,评价肝性脑病非常重要的手段还有:各种神经心理和智能测试,如数字连接试验等;神经生理测试,如脑电图、诱发电位、临界闪烁频率检测;影像学检查,包括头颅 CT 及 MRI。

四、诊断及鉴别诊断

肝性脑病无诊断金标准,依赖于排他性诊断。主要依据为:①有引起肝性脑病的基础病,如严重肝病或广泛门 - 体侧支循环;②有神经精神症状和体征,如精神紊乱、昏睡、昏迷,扑翼样震颤、肌张力增高、锥体束征阳性;③虽无神经精神症状和体征,但智能及神经生理测试异常;④有肝性脑病的诱因;⑤排除其他引起神经精神异常的疾病。

需要排除的疾病中包括：①代谢性脑病,如酮症酸中毒、低血糖、尿毒症等；②中毒性脑病,如酒精、药物、重金属中毒；③神经系统疾病,如颅内出血、梗死、肿瘤、感染等；④精神疾病；⑤镇静剂过量等。

五、治疗

肝性脑病具有潜在的可逆性,及早识别并纠正或去除诱因有助于改善预后。肠外营养、保持水电解质平衡、补充白蛋白、改善脑能量代谢等支持治疗十分必要,其次,需要根据发病机制,有针对性地采取治疗措施。

减少肠道氮源性毒物的生成与吸收,首先要限制蛋白质的摄入,尤其是经肠道摄入,乳果糖口服或灌肠,补充微生态制剂,酌情应用抗生素。输注门冬氨酸–鸟氨酸促进氨清除,补充支链氨基酸改善氮平衡,弗马西尼拮抗假性神经递质。

此外,人工肝支持系统可为病情缓解赢得时间,对于内科治疗困难的顽固性、严重肝性脑病,肝移植是有效的手段。

（王俊瑶　陈　宁）

第四节　Wilson 病

Wilson 病又称为肝豆状核变性,是由于第 13 对染色体长臂上（13q14-q21）*WND/ATP7B* 基因突变引起的遗传性铜代谢障碍疾病。由于胆汁铜排泄障碍及血清铜蓝蛋白降低,导致大量铜在肝脏、脑、肾、角膜等组织中过度沉积,临床表现为锥体外系运动障碍、溶血性贫血、肝功能损害等,最终可进展为肝硬化。在我国尚缺乏本病的流行病学数据,国外统计发病率为 1/10 万 ~ 1/3 万。一般认为 Wilson 病的起病年龄在 5 ~ 40 岁,但全球范围内从 3 岁至 70 岁均有发病的报道。起病较早的个体（平均年龄 15.5 岁）常以肝损害为主要表现,而起病较晚的个体（平均年龄 20.2 岁）则常以神经系统症状为主要表现。

一、发病机制

Wilson 病突变基因主要编码一种 P 型铜转运 ATP 酶,称为 ATP7B 酶,可将铜转运至肝细胞内的高尔基体上,一部分与铜蓝蛋白结合,一部分送至胞浆形成小囊泡,并移行至小胆管面,将铜分泌到胆汁中。食物中的铜主要在胃及十二指肠中吸收,经门静脉到达肝脏,当 ATP7B 酶发生变异时,不能将铜分泌至胆汁,导致铜在肝细胞内蓄积,铜的毒性导致肝细胞的损伤。

已有 380 种 *ATP7B* 基因突变已被证实可导致发病,多数为点突变,但也有一些是碱基的删除、插入、错义及剪接位点突变。分析表明,突变的方式与人种有关,其中 H1069Q 突变主要见于白人,而 R778L 突变主要见于中国人,占30% ~ 38%。

二、临床表现

Wilson 病是有多器官损害的全身性疾病,以肝脏疾病及神经精神异常为主。

肝脏受累可为急性肝炎、慢性活动性肝炎、肝硬化,甚至暴发性肝衰竭,其中以肝硬化最为常见,临床表现可有纳差、乏力、黄疸、腹水、下肢水肿、食管胃底静脉曲张、出血倾向、蜘蛛痣、脾大脾功能亢进等。

神经系统异常主要为基底节损害,亦可有小脑体征或下丘脑损害。最初的症状是震颤,特征性的震颤为近端肢体不规则抖动,其他早期症状还包括构音困难、过度流涎、奇怪面容、跳跃性步态、共济失调等;此后出现逐渐进展的锥体外系表现,肌张力增高,腱反射亢进,晚期可有持久性、全身性扭转痉挛,癫痫大发作等。精神异常可在 10% ~ 20% 的患者中观察到,表现在行为、情感、认知方面的异常,包括情绪不稳、人格改变、冲动失控、自残行为、精神分裂症状等。

眼部表现在 Wilson 病中十分常见,铜离子在角膜后缘弹力层沉积形成的角膜色素环称为 Kayser – Fleischer 环(K – F 环),是其标志性体征。绝大多数见于双眼,位于角膜与巩膜交界处,在角膜内表面上,呈绿色或金褐色,宽约1.3mm,早期可通过裂隙灯检查发现。临床上,超过 95% 的出现神经系统症状的患者中可见 K – F 环,而无神经系统症状者,如以肝损伤为主的儿童患者中并不常见,约为 50%。同时,并非出现 K – F 环即确诊 Wilson 病,因其也可存在于其他慢性胆汁淤积性疾病,如部分胆道闭锁、原发性胆汁性肝硬化、原发性硬化性胆管炎及隐源性肝硬化。

Coombs 阴性的溶血性贫血可见于 10% ~ 15% 的临床患者,通常是由于高浓度的铜离子导致红细胞氧化损伤,发生急性血管内溶血。当急性肝衰竭伴发Coombs 阴性的血管内溶血,同时转氨酶轻度升高、碱性磷酸酶降低,需要考虑诊断 Wilson 病。

其他较少见的临床表现可有肾脏疾病(包括氨基酸尿伴肾结石、高钙尿症伴肾钙质沉着症)、心肌病、肌病、软骨钙质沉着症伴骨关节炎等。

三、检验异常

（一）铜代谢

Wilson 病是一种铜代谢疾病，故实验室检查对诊断非常重要，主要包括血清铜蓝蛋白、血清铜、尿铜及肝组织铜。

1. 血清铜蓝蛋白 大多数 Wilson 病患者血清铜蓝蛋白降低，尤其是神经系统受累为主的患者多有显著降低（<0.1g/L）。但血清铜蓝蛋白水平可能受多种因素影响，自身免疫性肝炎或其他原因引起的肝功能不全患者，可由于肝脏合成功能下降导致降低；由于铜蓝蛋白也是一种急性时相反应物，故当存在感染、肿瘤、风湿病、妊娠等情况时可升高。因而单纯血清铜蓝蛋白的高低并不能除外或确诊 Wilson 病，仍需结合临床表现，特别是 K-F 环和严重神经系统症状，以及其他铜代谢相关检查。

2. 血清铜 尽管 Wilson 病为铜元素超负荷性疾病，但血液循环中铜总水平多降低，仅在肝功能严重受损的情况下可能正常或升高。血清游离铜的测定比总铜更有意义，但并非用于诊断，而用于监测药物疗效。

3. 尿铜 需要留取 24 小时尿液检测，Wilson 病患者经尿排泄铜的总量一般大于 $100\mu g/24h$，成分主要为游离铜，尿铜的测定有助于诊断，由于服用驱铜药物后尿铜排泄量会显著增加，因而是反映螯合剂疗效的有用指标。

4. 肝组织铜 由于肝组织内铜沉积是 Wilson 病的标志性病变，若铜代谢相关的生化指标未能确诊，可进行肝穿活检测定肝组织内的铜含量。要求样本长度不短于 1cm、肝铜含量 $>4\mu mol/g$ 干重为 Wilson 病诊断的最佳生物化学依据。但长期胆汁淤积患者肝组织内铜含量也可能升高，故不适用，同时肝内铜分布不均的采样误差也可能干扰结果。

（二）肝功能

神经精神系统受累为主的患者肝功能可正常，但肝损伤为主的患者，因肝病程度的不同，可出现不同程度的肝功能异常，如 ALT 升高，ALB 降低，γ 球蛋白升高等。近年来认识到有些 Wilson 病可以暴发性肝衰竭起病，一些常规肝功能检测项目对于诊断就很有意义，如果将 ALP（IU/L）：TBIL（mg/dl）<4 和 AST：ALT>2.2 结合起来，诊断 Wilson 病的敏感性和特异性均可达 100%。

（三）基因突变检测

根据 Wilson 病发病机制，检测到 ATP7B 致病性基因突变可确诊，但由于 ATP7B 基因包含在一段长 80kb 的 DNA 中，已知的突变有近 500 种，Wilson 病患者多为复合杂合子突变，且基因型与表型之间并不存在明确的相关性，故直接的分子遗传学诊断及确定杂合子携带者较为困难。但在临床疑诊患者中仍建议行基因突变检测,以协助确诊,并作为家庭成员筛查的基础。

四、诊断及鉴别诊断

诊断方法见表 8 - 8。

表 8 - 8   2001 莱比锡国际会议 Wilson 病大会制定诊断评分系统

典型临床症状及体征	分数	其他检测	分数
K-F 环		肝铜含量(无胆汁淤积者)	
有	2	$>4\mu mol/g$	2
无	0	$0.8 \sim 4\mu mol/g$	1
神经系统症状		$<0.8\mu mol/g$	-1
重度	2	Rhodanine 阳性颗粒	1
轻度	1	尿铜(无急性肝炎者)	
无	0	正常	0
血清铜蓝蛋白		$1 \sim 2 \times ULN$	1
$>0.2g/L$	0	$>2 \times ULN$	2
$0.1 \sim 0.2g/L$	1	正常,D-青霉胺治疗后 $>5 \times ULN$	2
$<0.1g/L$	2	突变分析	
Coombs 阴性的溶血性贫血		两条染色体	4
有	1	单一染色体	1
无	0	未检测到	0

注:≥4 分诊断成立;3 分不能确定,需更多检测;≤2 分不诊断。

Wilson 病临床表现复杂多样,鉴别应从肝脏及神经系统两个主要方面的症状及体征考虑,需重点鉴别的疾病有:急慢性肝炎、肝硬化、小舞蹈病、亨廷顿舞蹈病、帕金森病和精神病、心理障碍等。

五、治疗

螯合剂及肝移植是延长 Wilson 病患者寿命的标准疗法。Wilson 病一经诊断则需终身用药,直至进行肝移植后方可停药。

常用的药物有:①D - 青霉胺及曲恩汀,均为铜螯合剂,曲恩汀具有更好的耐受性。②四硫钼酸铵,是优于曲恩汀的强效驱铜剂,且与曲恩汀相比,神经系统退行性变的不良反应少见,目前仍在临床试验阶段。③锌剂,是神经系统受累患者有效的一线治疗用药,不同于青霉胺及曲恩汀,其药理作用是干扰肠道摄取铜,并诱导肠上皮细胞产生内生性螯合剂,减轻肝细胞损伤。在治疗期间,尤其是第 1 年,患者应避免从食物或水中摄取大量铜。治疗期间应定期进行体格检查、神经系统查体,常规监测血清铜及铜蓝蛋白、肝脏酶学指标及 INR、血常规及尿液分析等,每年至少 2 次。

原位肝移植是治疗 Wilson 病引起的急性肝衰竭唯一有效的手段,且所有药物治疗无效的失代偿期肝硬化患者也均具备肝移植指征。肝移植后 1 年生存率为 79% ~ 87%,其中大部分可继续获得长期生存。

目前,肝细胞移植治疗正在动物实验阶段,结果令人鼓舞,也许有机会为 Wilson 病的治疗提供新的选择。

(王俊瑶 陈 宁)

第五节 药物性肝损伤

在药物使用过程中,因药物本身或(和)其代谢产物或由于特殊体质对药物的超敏感性或耐受性降低所导致的肝脏损伤称为药物性肝损伤(drug-induced liver injury,DILI),目前至少有 600 多种药物可引起 DILI,西药中最为常见的有抗生素类药物如抗结核药物利福平、异烟肼等,解热镇痛药物如保泰松、阿司匹林等。中药大黄、苍耳子、相思子、野百合等也比较常见。这些药物可以引起肝细胞坏死、胆汁淤积、细胞内微脂滴沉积或慢性肝炎、肝硬化等,患者多于服药后 5 ~ 90 天及停用药物后 15 天之内出现肝功能异常。临床上可表现为各种急慢性肝病,轻者停药后可自行恢复,重者可能危及生命,需积极治疗、抢救。

一、发病机制

DILI 的发病机制主要有两个方面:①药物及其中间代谢产物对肝脏的直接毒性作用,这类药物性肝损伤是剂量依赖性的、可以预测的,并在动物身上可以复制出来。②机体对药物的特异质反应(idiosyncracy),包括过敏性(免疫特异质)及代谢性(代谢特异质)。前者主要是由于药物或其活性代谢产物作为半抗原,与内源性蛋白质结合形成具有免疫原的自身抗体,可诱导肝细胞死亡或被破坏,机体对药物的特异质反应所诱导的 DILI 与用药剂量和疗程无相关性,此种肝脏损伤仅发生在个别或少数人身上,对大多数人是安全的,是不可预测的,在实验动物模型上也常无法复制出来。

二、临床表现

药物性肝损伤的临床表现多样,一般可分为急性和慢性。急性 DILI 是指第一次发病,肝功能异常持续半年以内的肝损伤,又分为肝细胞性、胆汁淤积性及混合性;发病2次以上或肝功能异常持续半年以上则为慢性DILI。其临床表现缺乏特异性,常有乏力、纳差、黄疸、血清转氨酶的升高等表现,血清胆红素升高和凝血酶时间延长与肝损伤的严重程度密切相关。以过敏反应为主的DILI还可以伴有发热、关节痛、淋巴结肿大等表现。以胆汁淤积为主的DILI可表现为黄疸、皮肤瘙痒和血清碱性磷酸酶、谷氨酰转肽酶的增高。慢性药物性肝病可分为慢性肝实质损伤(包括慢性肝炎及肝脂肪变性、肝磷脂沉积症等)及慢性胆汁淤积、胆管硬化、血管病变(包括肝静脉血栓、肝小静脉闭塞症、紫癜性肝病)、非肝硬化性门脉高压(特发性门脉高压)。

三、实验室检查

1. 生化检查

(1)肝细胞型 DILI:ALT、AST 常明显增高,ALT/ALP >5,血清胆红素一般低于 17.1μmol/L,亦可高达 51.3μmol/L。

(2)胆汁淤积型 DILI:胆红素、ALP、GGT 均中高度升高,ALT/ALP <2。

(3)混合型 DILI:上述指标均增高,5 > ALT/ALP >2。

FDA 提出:当 ALT >8 × ULN,或 ALT >5 × ULN 持续 2 周,或 ALT >3 × ULN 同时伴有血清胆红素 >2 × ULN,PT − INR >1.5 × ULN,或者出现肝损伤症状时意味着有严重的肝脏毒性,建议立即停止使用肝损伤药物。

2. 免疫学相关检查 血清 IgE 含量可以增高,血清自身抗体如 LKM2、抗 CYP1A2、抗 CYP2E1 可呈阳性,嗜酸性粒细胞计数百分比增高(大于 6%),相关药物致敏的巨噬细胞移动抑制试验(MMIT)及(或)淋巴细胞转化试验等免疫学检查阳性。

3. 用于鉴别诊断的化验检查

(1)DILI 常与病毒性肝炎表现相似,应排除 HBV、HCV、HEV 等肝炎病毒感染,同时应排除 EBV、CMV 感染。

(2)因为 DILI 的发病机制中存在免疫因素,因此要同自身免疫性肝炎(AIH)、特别是药物诱导的自身免疫性肝炎(drug-induced autoimmune hepatitis,DAIH)相鉴别,当患者伴有高丙种球蛋白血症,血清中自身抗体如 ANA、ASMA、抗双链 DNA 抗体、抗 I 型肝肾微粒体抗体(LKM1)等阳性时,要注意 DAIH 的发生。

由于 DILI 的临床表现无特异性,且无统一的诊断标准,RUCAM 评分系统(表 8 −9)一直沿用至今。为获得与药物反应特征有关的临床标识性证据,中华医学会消化病学分会肝胆疾病协作组根据急性 DILI 的主要临床特点,将其诊断线索归纳为:①排除肝损伤的其他病因;②具有急性药物性肝损伤血清学指标改变的时序特征;③肝损伤符合该药已知的不良反应特征。

四、诊断及鉴别诊断(表 8-9)

表 8-9 RUCAM 评分系统

指标	评分
1. 药物治疗与症状出现的时间关系	
(1)初次治疗 5~90 天;后续治疗 1~15 天	+2
(2)初次治疗 <5 天或 >90 天;后续治疗 >15 天	+1
(3)停药时间 ≤15 天	+1
2. 病程特点	
(1)停药后 8 天内 ALT 从峰值下降 ≥50%	+3
(2)停药后 30 天内 ALT 从峰值下降 ≥50%	+2
(3)持续用药 ALT 下降水平不确定	0
3. 危险因素	
(1)饮酒或妊娠	+1
(2)无饮酒或妊娠	0
(3)年龄 ≥55 岁	+1
(4)年龄 <55 岁	0
4. 伴随用药	
(1)伴随用药与发病时间符合	-1
(2)已知伴随用药的肝毒性且与发病时间符合	-2
(3)有伴随用药导致肝损伤的证据(如再用药反应等)	-3
5. 除外其他非药物因素	
甲型、乙型或丙型病毒性肝炎;胆道阻塞;酒精性肝病(AST/ALT≥2);近期高血压或心脏病发作史;潜在其他疾病;CMV、EBV 或 HSV 感染	
(1)除外以上所有因素	2
(2)可除外 4~5 个因素	1
(3)可除外 1~4 个因素	-2
(4)高度可能为非药物因素	-3
6. 药物肝毒性的已知情况	
(1)在说明书中已注明	2
(2)曾有报道但未在说明书中注明	1
(3)无相关报告	0
7. 再用药反应	
(1)阳性(单纯用药后 ALT 升高 >2 倍正常值)	2
(2)可疑阳性(ALT 升高 >2 倍正常值。但同时伴有其他因素)	1
(3)阴性(ALT 升高 <2 倍正常值)	-2
(4)未再用药	0

根据上述临床线索,则列出 3 种 DILI 的关联性评价:

(1)诊断标准:①有与药物性肝损伤发病规律相一致的潜伏期;②有停药后异常肝脏指标迅速恢复的临床过程;③必须排除其他病因或疾病所致的肝损伤;④再次用药反应阳性。符合以上诊断标准的①＋②＋③,或前 3 项中有 2 项符合,加上第④项,均可确诊为药物性肝损伤。

(2)排除标准:①不符合药物性肝损伤的常见潜伏期;②停药后肝脏异常升高指标不能迅速恢复;③有导致肝损伤的其他病因或疾病的临床证据。如具备第③项,且具备第①、②项中的任何 1 项,则认为药物与肝损伤无关。

(3)疑似病例:①用药与肝损伤之间存在合理的时序关系,但同时存在可能导致肝损伤的其他病因或疾病状态;②用药与发生肝损伤的时序关系评价没有达到相关性评价的提示水平,但也没有导致肝损伤的其他病因或临床证据。对于疑似病例,应采用国际共识意见的 RUCAM 评分系统进行量化评估。

五、治疗

治疗原则包括立即停用有关或可疑药物(治疗关键)、促进致肝损药物清除和应用解毒剂、应用肝细胞保护剂、治疗肝衰竭。

一旦确诊或怀疑与用药有关,应立即停用一切可疑的损肝药物,多数病例在停药后能恢复。保肝原则上要尽可能的精简用药。症状严重者、重度黄疸在没有禁忌证的情况下可短期应用糖皮质激素治疗。糖皮质激素在 DILI 肝衰竭中的治疗时机及治疗疗程目前仍有争论。传统观点认为,糖皮质激素的推荐使用方法为先使用琥珀酸氢化可的松 200～300mg/d,静脉滴注,持续 1～2 周,再过渡为口服泼尼松。而有报道指出早期糖皮质激素(出现肝衰竭症状的 10 天以内)可能是防止病情恶化的治疗方案,而延迟 10 天以上给予糖皮质激素抑制炎症反应已经无效。当出现肝衰竭时可考虑人工肝支持疗法。对病情严重、进展较快者,肝移植可能是唯一有效的治疗措施。

(尤　鹏)

第六节　酒精性肝病

饮酒人群中的嗜酒者或饮酒过量者可出现酒精相关的健康问题,其中酒精性肝病(alcoholic liver disease,ALD)是酒精所致的最常见的脏器损害。酒精性肝病初期通常表现为脂肪肝,进而可发展成酒精性肝炎、酒精性肝纤维化和酒精性肝硬化。严重酗酒时可诱发广泛肝细胞坏死,甚至肝衰竭。

一、病因和发病机制

饮酒后乙醇主要在小肠吸收,其中 90% 以上在肝内代谢,乙醇经过乙醇脱氢酶(ADH)、肝微粒体乙醇氧化酶系统(MEOS)和过氧化氢酶氧化成乙醛。形成的乙醛进入微粒体内经乙醛脱氢酶(ALDH)作用脱氢转化为乙酸,后者在外周组织中降解为水和二氧化碳。在乙醇脱氢转为乙醛、再进而脱氢转化为乙酸的过程中,氧化型辅酶 I(NAD)转变为还原型辅酶 I(NADH)。

乙醇对肝损害的机制尚未完全阐明。首先,乙醇的中间代谢物乙醛可造成肝细胞的直接损伤及诱导肝细胞产生免疫反应;其次,乙醇代谢导致肝小叶中央区缺氧、肝内氧自由基形成、肝内血管收缩、微循环障碍和低氧血症均可导致肝功能恶化;另外,乙醇导致依赖 NAD 的生化反应减弱而依赖 NADH 的生化反应增强,这可能是导致高脂血症和脂肪肝的原因之一。

二、流行病学

本病在欧美等国多见。在美国,44% 的肝硬化死亡原因与酒精有关(死亡率 4.2/10 万)。21 世纪初,我国南方及中西部省份酒精性肝病流行病学调查资料显示,成人群体中酒精性肝病患病率为 4.3% ~6.5%。酒精性肝病占同期肝病住院患者的比例也在不断上升,从 1991 年的 4.2% 增至 1996 年的 21.3%;酒精性肝硬化在肝硬化的病因构成比从 1999 年的 10.8% 上升到 2003 年的 24.0%。由此可见,在我国,酒精所致的肝脏损害已经成为一个不可忽视的问题。

酒精所造成的肝损伤有阈值效应,即达到一定饮酒量或饮酒年限,肝损害风险就会大大增加。一般而言,平均每日摄入乙醇 80g 达 10 年以上会发展为酒精性肝硬化,但短期反复大量饮酒可发生酒精性肝炎;单纯饮酒不进食或同时饮用多种不同的酒容易发生酒精性肝病。女性比男性易患酒精性肝病,与女性体内 NADH 含量较低有关;其他肝病(如乙型或丙型肝炎病毒感染),可增加酒精性肝病发生的危险性,并可使酒精性肝损害加重。维生素 A 缺乏或维生素 E 水平的下降,也可能加重肝脏损害。富含多不饱和脂肪酸的饮食可促进酒精性肝病的进展,而饱和脂肪酸可对酒精性肝病起保护作用。肥胖或超重可增加酒精性肝病进展的风险。

三、临床表现及体征

患者的临床表现因饮酒的方式、个体对乙醇的敏感性及肝组织损伤的严重程度不同而有明显的差异。可在长时间内没有任何肝脏的症状和体征。或有右上腹胀痛、食欲缺乏、恶心、呕吐、低热、乏力、体重减轻及黄疸等;随着病情加重,可有神经精神症状和蜘蛛痣、肝掌等表现。严重者可并发急性肝衰竭。酒精性肝硬化其临床表现与其他原因引起的肝硬化相似,可以门脉高压为主要表现。可伴有慢性酒精中毒的其他表现如精神神经症状、慢性胰腺炎等。

四. 实验室及其他检查

(一) 血象及生化检查

1. 转氨酶的变化 酒精性脂肪肝可有血清天门冬氨酸氨基转移酶(AST)、丙氨酸氨基转移酶(ALT)轻度升高。其特征性的酶学改变为 AST 升高比 ALT 升高明显,即 AST/ALT 常大于 2,可能的原因是乙醇有线粒体毒性及抑制吡哆醛活性,使主要存在肝线粒体内的 AST 释放入血,故以 AST 升高为主,这一点区别于其他原因肝病早期多为存在于肝细胞胞浆中的 ALT 升高为主。但 AST 和 ALT 值很少大于 500IU/L,否则,应考虑是否合并有其他原因引起的肝损害。

2. GGT(γ 谷氨酰转肽酶) GGT 存在于肝细胞胞浆及线粒体、毛细胆管及整个胆管系统。GGT 诊断酒精性肝损伤的敏感性较高,但特异性不高。慢性酒精中毒患者 69% 阳性,可伴有 ALP 升高。且 GGT 增高程度较 AST 显著,禁酒后 GGT 一段时间内可恢复正常,此与非酒精性肝损伤引起 GGT 升高不同,可资鉴别。

3. 血细胞比容(MCV)测定 ALD 时由于乙醇的长期直接作用和叶酸缺乏,使红细胞的平均体积升高。3/4 酒精性肝炎存在巨幼细胞贫血。GGT 和 MCV 的结合可以改善诊断酒精肝病的敏感性。

4. 血清糖缺陷转铁蛋白(carbohydrate deficient transferring,CDT) 对酗酒者 60% ~90% 的敏感性和 90% 以上的特异性,CDT 的半衰期为 16 天,无肝病的嗜酒者禁酒后 2 ~3 周血清 CDT 即降至正常水平,可用于戒酒者的随访。诊断 ALD 特异性强。但临床未常规开展。其测试也受年龄、性别、BMI 和其他慢性肝病等其他因素影响。

蛋白－乙醛的加合物(protein-acetaldehyde adduct,PAA) 可作为长期饮酒和酒精性肝病的检测指标。乙醛可与血浆脂蛋白、白蛋白、血红蛋白、肝微粒体蛋白和肝胶原蛋白形成 PPA。PPA 检测的敏感性为 71%。PPA 尚可诱生特异性抗体,有报道 PPA 抗体水平与肝病严重程度相关。

5. 血清 IgA、IgG 升高　可出现低水平抗核抗体及抗平滑肌抗体。

6. 其他指标　总胆红素(TBIL)升高,凝血酶原时间(PT)延长,白蛋白降低,可出现高尿酸血症(UA)、高三酰甘油血症等。

上述指标联合检测有助于诊断酒精性肝病。

(二)影像学检查

1. 超声检查诊断　具备以下 3 项腹部超声表现中的 2 项者为弥漫性脂肪肝:①肝脏近场回声弥漫性增强,回声强于肾脏;②肝脏远场回声逐渐衰减;③肝内管道结构显示不清。

2. CT 检查诊断　弥漫性肝脏密度降低,肝脏/脾脏的 CT 比值 <1。弥漫性肝脏密度降低,肝脏/脾脏 CT 比值 <1.0 但大于 0.7 者为轻度;肝脏/脾脏 CT 比值 ≤0.7 但大于 0.5 者为中度;肝脏/脾脏 CT 比值 ≤0.5 者为重度。

影像学检查有助于酒精性肝病的早期诊断。发展至酒精性肝硬化时各项检查发现与其他原因引起的肝硬化相似。CT 诊断准确率更高。

五、病理

酒精性肝病病理学改变主要为大泡性或大泡性为主伴小泡性的混合性肝细胞脂肪变性。依据病变肝组织是否伴有炎症反应和纤维化,可分为酒精性脂肪肝、酒精性肝炎、酒精性肝纤维化和酒精性肝硬化。

1. 酒精性脂肪肝　乙醇所致肝损害首先表现为肝细胞脂肪变性,轻者散在单个肝细胞或小片状肝细胞受累,主要分布在小叶中央区,进一步发展呈弥漫分布。肝细胞无炎症、坏死,小叶结构完整。

2. 酒精性肝炎、肝纤维化　肝细胞坏死、中性粒细胞浸润、小叶中央区肝细胞内出现酒精性透明小体(Mallory 小体)为酒精性肝炎的特征。窦周/细胞周纤维化和中央静脉周围纤维化,严重的出现局灶性或广泛的桥接纤维化。

3. 酒精性肝硬化　小叶结构完全毁损,代之以假小叶形成和广泛纤维化,大体为小结节性肝硬化。根据纤维间隔有否界面性肝炎,分为活动性和静止性。

肝活组织检查是确定酒精性肝病及分期分级的可靠方法,是判断其严重程度和预后的重要依据。但很难与其他病因引起的肝脏损害鉴别。

六、诊断

酒精性肝病的诊断思路为:①是否存在肝病;②肝病是否与饮酒有关;③是

否合并其他肝病;④如确定为酒精性肝病,则其临床病理属哪一阶段;可根据饮酒史、临床表现及有关实验室及其他检查进行分析。必要时肝穿刺活组织检查可确定诊断。

饮酒史是诊断酒精性肝病的必备依据,应详细询问患者饮酒的种类、每日摄入量、持续饮酒时间和饮酒方式等。ALD 的诊断要点:①有长期饮酒史,一般超过 5 年,折合酒精量男性≥40g/d, 女性≥20g/d,或 2 周内有大量饮酒史,折合酒精量 >80g/d;但应注意性别、遗传易感性等因素的影响;乙醇量(g) = 饮酒量(ml) × 乙醇含量(%) × 0.8。②临床症状为非特异性,可无症状,或有右上腹胀痛、食欲缺乏、乏力、体质量减轻、黄疸等;随病情加重,可有神经精神症状和蜘蛛痣、肝掌等体征。③血清天冬氨酸氨基转移酶(AST)、丙氨酸氨基转移酶(ALT)、γ 谷氨酰转肽酶(GGT)、总胆红素、凝血酶原时间和平均血细胞比容(MCV) 和糖缺陷转铁蛋白(CDT) 等指标升高,其中 AST/ALT > 2,GGT 升高,MCV、CDT 升高为酒精性肝病的特点。禁酒后这些指标可明显下降,通常 4 周内基本恢复正常(但 GGT 恢复较慢),有助于诊断。④肝脏 B 超或 CT 检查有典型表现。⑤排除嗜肝病毒的感染、药物和中毒性肝损伤等。符合第 1~3 项和第 5 项或第 1、2、4 项和第 5 项可诊断酒精性肝病;仅符合第 1、2 项和第 5 项可疑诊酒精性肝病。符合第 1 项,同时有病毒性肝炎现症感染证据者,可诊断为酒精性肝病伴病毒性肝炎。

符合酒精性肝病临床诊断标准者,其临床分型诊断如下。

(1)轻症酒精性肝病:肝脏生物化学指标、影像学和组织病理学检查基本正常或轻微异常。

(2)酒精性脂肪肝:影像学诊断符合脂肪肝标准,血清 ALT、AST 或 GGT 可轻微异常。

(3)酒精性肝炎:是短期内肝细胞大量坏死引起的一组临床病理综合征,可发生于有或无肝硬化的基础上,主要表现为血清 ALT、AST 升高和 TBIL 明显增高,可伴有发热、外周血中性粒细胞升高。重症酒精性肝炎是指酒精性肝炎患者出现肝衰竭的表现,如凝血机制障碍、黄疸、肝性脑病、急性肾衰竭、上消化道出血等,常伴有内毒素血症。

(4)酒精性肝硬化:有肝硬化的临床表现和血生物化学指标的改变。

七、鉴别诊断

本病应与非酒精性脂肪性肝病(NAFLD)、病毒性肝炎、药物性肝损害、自身免疫性肝病等其他肝病及其他原因引起的肝硬化进行鉴别。NAFLD 好发于肥胖、2型糖尿病及各种原因引起的营养代谢障碍性疾病患者。值得注意的是,如果禁酒后4周内ALT、AST下降至正常上限值2倍以下,GGT降至正常上限值1.5倍或原有水平40%以下,基本支持ALD的诊断。相反,变化幅度越小,可能越倾向于诊断NAFLD。酒精性肝病和慢性病毒性肝炎关系密切,慢性乙型、丙型肝炎患者对酒精敏感性增高,容易发生酒精性肝病;反之,酒精性肝病患者对病毒性肝炎易感性也增加。

八、治疗

(一)戒酒

戒酒是治疗酒精性肝病的关键。如仅为酒精性脂肪肝,戒酒4~6周后脂肪肝可停止进展,最终可恢复正常。彻底戒酒可使轻、中度的酒精性肝炎临床症状、血清转氨酶升高乃至病理学改变逐渐减轻,而且酒精性肝炎、纤维化及肝硬化患者的存活率明显提高。但对临床上出现肝衰竭表现(凝血酶原时间明显延长、腹水、肝性脑病等)或病理学有明显炎症浸润或纤维化者,戒酒未必可阻断病程发展。戒酒过程中应注意防治戒断综合征。

(二)营养支持

在戒酒的基础上应给予高热量、高蛋白、低脂饮食,并补充多种维生素(如维生素B、维生素C、维生素K及叶酸)。补充钾、镁、锌。

(三)药物治疗

多烯磷脂酰胆碱可稳定肝窦内皮细胞膜和肝细胞膜,降低脂质过氧化,减轻肝细胞脂肪变性及其伴随的炎症和纤维化。美他多辛(metadoxine)有助于改善酒精中毒。糖皮质激素用于治疗酒精性肝病尚有争论,但对重症酒精性肝炎可缓解症状,改善生化指标。其他药物(如S腺苷甲硫氨酸)有一定的疗效。甘草酸制剂、水飞蓟素类、多烯磷脂酰胆碱和还原型谷胱甘肽等药物有不同程度的抗氧化、抗炎、保护肝细胞膜及细胞器等作用,临床应用可改善肝脏生物化学指标。

双环醇治疗也可改善酒精性肝损伤,但不宜同时应用多种抗炎保肝药物,以免加重肝脏负担及因药物间相互作用而引起不良反应。应重视抗肝纤维化治疗,目前有多种抗肝纤维化中成药或方剂,疗效和安全性仍需规范的临床试验认证。积极处理酒精性肝硬化的并发症。

(四)肝移植

严重酒精性肝硬化患者可考虑肝移植,但要求患者肝移植前戒酒3~6个月,并且无严重的其他脏器的酒精性损害。

九、预后

有多种方法用于评价酒精性肝病的严重程度及近期存活率,主要包括Child-Pugh分级、凝血酶原时间–胆红素判别函数(Maddrey判别函数),以及终末期肝病模型(MELD)积分等,其中Maddrey判别函数有较高价值,其计算公式为:$4.6 \times PT(s)$差值$+ TBIL(mg/dl)$。患者的得分≥ 32时,死亡风险程度增高。另外,MELD> 11也是用于预测患者预后差的指标。酒精性脂肪肝一般预后良好,戒酒后可完全恢复。酒精性肝炎如能及时戒酒和治疗,大多可恢复,主要死亡原因为肝衰竭。若不戒酒,酒精性脂肪肝可直接或经酒精性肝炎阶段发展为酒精性肝硬化。

(蒋 绚)

第七节 非酒精性脂肪性肝病

非酒精性脂肪性肝病(non alcoholic fatty liver disease,NAFLD)是一种与胰岛素抵抗(IR)和遗传易感性密切相关的代谢应激性肝损伤,病理学改变与酒精性肝病(ALD)相似,但患者无过量饮酒史,疾病谱包括非酒精性单纯性脂肪肝(non-alcoholic simple fatty liver,NAFL)、非酒精性脂肪性肝炎(non-alcoholic steatohepatitis,NASH)及其相关肝硬化和肝细胞性肝癌。

一、流行病学

在西方发达国家,NAFLD是造成肝酶异常和慢性肝病的最常见原因。成人NAFLD患病率为20%~33%,其中NASH和肝硬化患病率分别为10%~20%和2%~3%。肥胖症患者的单纯性脂肪肝(SFL)患病率为60%~90%、NASH患病率为20%~25%、肝硬化患病率为2%~8%。2型糖尿病患者的NAFLD患病率为28%~55%,高脂血症患者为27%~92%。随着肥胖症和代谢综合征在全球范围内的广泛流行,近20年来亚洲地区的NAFLD患病率增长迅速,并呈现出低龄化趋势。上海、广州、香港等地区的成人NAFLD患病率约为15%。NAFLD的危险因素包括高脂高热量膳食、多坐少动的生活方式、IR、代谢综合征(肥胖、高血压、血脂紊乱和2型糖尿病)。尽管酒精滥用和HCV感染与肝脏脂肪变性的关系密切,但全球范围内的脂肪肝流行仍主要与肥胖症患病率的迅速增长密切相关。近期体重和腰围增加与 NAFLD 发病相关,腰围对脂肪肝的预测作用优于 BMI。

二、自然转归

NAFLD 的肝病进展速度主要取决于初次肝活检的组织学类型。NAFL 进展缓慢,10~20 年的肝硬化发生率较低(0.6%~3%);而 NASH 10~15 年的肝硬化发生率可高达 15%~25%。年龄 >50 岁、肥胖(特别是内脏性肥胖)、高血压、2 型糖尿病、ALT 升高、AST/ALT >1、血小板计数减少等,是 NASH 和进展性肝纤维化的危险因素。在 NAFLD 病程中,NASH 是 NAFL 进展为肝硬化的必经阶段,NASH 患者进展为肝纤维化的速度较慢性丙型肝炎和酒精性肝炎相对缓慢,失代偿期肝硬化和肝细胞性肝癌常发生于老年人。

少数前瞻性队列研究发现,NAFLD 患者(包括不明原因血清 ALT 和 GGT 增高者)的预期寿命缩短,主要死亡原因为恶性肿瘤、动脉硬化性心血管疾病和肝硬化,即使是体重正常的 NAFLD 患者,随访 6~15 年的代谢综合征、2 型糖尿病和冠心病发病率仍显著增高。

三、发病机制

非酒精性脂肪肝的发病机制尚未阐明,研究证明其与促炎性因子增加、脂质代谢紊乱、动脉粥样硬化、高血压病、2 型糖尿病和代谢综合征等密切相关,其中胰岛素抵抗(IR),热量特别是脂肪过度摄入是诱发 NAFLD 的重要因素。

四、临床表现

脂肪肝的病因多样,临床表现与病因和病理类型有关。临床上,根据起病缓急,可分为急性和慢性两大类,急性脂肪肝较少见。通常我们所说的脂肪肝主要指由肥胖、糖尿病和酒精等因素所致的慢性脂肪肝。酒精性脂肪肝见酒精性肝病章节。

(一)急性脂肪肝的临床表现

急性脂肪肝病理表现为肝细胞小泡性脂肪变,脂肪变性常累及肾脏等全身其他脏器,伴广泛的代谢功能障碍。临床上主要见于晚期妊娠、四环素或丙戊酸钠中毒、应用某些核苷类似物或针对有丝分裂的抗肿瘤药物、瑞氏综合征,偶见于酒精性泡沫样脂肪变性。这类疾病起病急骤,临床表现及预后类似于急性或亚急性重症病毒性肝炎。常表现为疲劳、恶心、呕吐和不同程度的黄疸,伴或不伴有意识障碍或癫痫发作,可在短期内发生进行性肝性脑病、肾衰竭、弥散性血管内凝血(DIC)及脑水肿、脑疝。严重病例于数小时内死于并发症,死亡率高达60%以上。及时合理的治疗可使病情短期内循序好转,且不发生慢性肝炎、肝纤维化、肝硬化等。急性脂肪肝病变可轻可重,部分轻症病例可能仅有一过性呕吐及肝功能酶学异常的表现。

(二)慢性脂肪肝的临床表现

慢性脂肪肝较常见,起病隐匿,病程相对较长,一般多呈良性经过,在较长时期内肝组织病理学常无明显变化,只有部分患者可发展为肝纤维化及肝硬化。病理上表现为大泡性肝脂肪变性,一般情况下,NAFLD无临床症状,多是在健康体检或检查其他疾病时发现肝功能异常或脂肪肝。很少一部分患者可因肝脏脂肪变性、肝脏轻度或中等程度肿大或肝功能异常等,表现为右上腹不适、胀感、隐痛和全身乏力。体格检查可有肝大,多与肝内脂肪沉积和炎症有关。当NAFLD不断进展,NASH持续存在并发展为进展期肝病时,可有肝功能失代偿期的表现,有极少数病例可出现黄疸,如腹腔积液、肝性脑病、黄疸,甚至肝癌等,可以有腹水、下肢水肿、蜘蛛痣及暂时性食管静脉曲张。

超重和肥胖是NAFLD发生的危险因素,也是最常见的临床表现之一。患者一般存在腹内型肥胖,腰围与腰臀比是反映腹内型肥胖的良好指标。有56%～79%的患者超重,体重指数(BMI)多大于$25kg/m^2$,有1/3的患者存在代谢综合征。体重正常($BMI < 25 kg/m^2$)的患者通常有一种以上的代谢危险因素,或伴有代谢疾病,如肥胖、代谢综合征、糖尿病和血脂紊乱。

(1)非酒精性脂肪肝:肥胖、糖尿病、高脂血症、饮食失调(长时间高脂高蛋白饮食、营养不良),均可引起相关性的脂肪肝,除了慢性脂肪肝的表现之外,还有各自不同病因的临床特征。

(2)肥胖相关性脂肪肝:肥胖相关性脂肪肝患者肝病本身表现不明显,肝功能酶学及肝纤维化指标改变轻,常合并冠心病、高血压、脑血管疾病、月经异常等。

(3)糖尿病性脂肪肝:可有上腹部不适、肝区胀痛、恶心呕吐、厌食、腹胀、肝脾轻度肿大。实验室检查见血糖升高,肝功能轻度异常。

(4)高脂血症与脂肪肝:高三酰甘油血症与脂肪肝关系最密切。绝大多数高脂血症多同时伴糖尿病、肥胖和酒精中毒,原发性高脂血症所致的脂肪肝占少数。

(5)药物相关性脂肪肝:有使用药物史(如阿司匹林、四环素等),病理上主要表现为小泡型脂肪肝,为药物诱导了线粒体功能损害所致,丙氨酸氨基转氨酶和碱性磷酸酶明显增高,伴有发热、皮疹、血管炎、骨髓抑制、嗜酸性粒细胞增多、肾衰竭等,严重时肝衰竭、昏迷和死亡。

临床上有一些隐源性肝硬化患者,在肝硬化的发展过程中并无明显的临床症状或酶学检查异常,实际上大部分患者是 NAFLD 所致。详细询问病史和系统体格检查对识别 NAFLD 非常重要,从而可以找出危险因素、识别代谢综合征。同时也应除外其他病因,如乙醇摄入过量(男性 >20g/d,女性 >10g/d)、丙型肝炎、药物引起的肝脏毒性和 Wilson 病。对于年轻患者尤其应排除 Wilson 病,因为该病容易与 NAFLD 混淆。

五、辅助检查

1. 实验室检查 脂肪肝的生化异常较轻,且异常程度与脂肪肝的范围和严重程度不成比例。不同病因所致脂肪肝的生化异常亦不一致,严重脂肪肝的各种化验均可正常,所以诊断意义不大。其意义主要在于筛选某些肝脏疾病及动态观察原发疾病的肝脏情况。NAFLD 患者最常见的实验室检查结果是氨基转移酶升高,常表现为一种或两种氨基转移酶(ALT、AST)增高。AST∶ALT 通常 <1,但严重肝纤维化或肝硬化时比值可以 >1。NASH 或 NASH 相关性肝硬化患者氨基转移酶水平可以正常。NAFLD 患者在整个病程中肝脏酶学多数是波动的,因此,血清氨基转移酶水平对确诊 NAFLD 并无太大意义。但是,肝脏酶学水平升高的 NAFLD 患者比酶学水平正常的患者发展为进行性肝病的风险要高。有研究表明,肝脏酶学水平并非与肝脏组织病理学变化一致,不同的肝脏病理学改变可以表现为氨基转移酶水平正常。血清白蛋白降低、血小板减少和胆红素升高时,应考虑为严重肝病,尚需进行其他检查以排除慢性肝病的其他病因。同时必须进行血脂障碍和胰岛素抵抗的实验室评估,可以应用稳态模型计算胰岛素抵抗指数(HOMA-IR),HOMA-IR = 空腹胰岛素(μU/ml) × 空腹血糖(mmol/L) ÷22.5。有 20% ~50% 的患者铁蛋白水平增高,5% ~10% 的患者转铁蛋白饱和度升高,23% ~36%的患者出现自身抗体并常伴有肝纤维化。

急性重症脂肪肝的实验室改变:急性重症脂肪肝多见于瑞氏综合征、妊娠期急性脂肪肝、酒精样泡沫样脂肪变性及四环素和丙戊酸钠中毒等引起的急性小泡性脂肪肝。实验室检查可有肝、肾衰竭所致的相应改变,表现为胆红素和转氨酶显著升高和凝血酶原时间延长,甚至出现酶胆分离现象;血氨、游离脂肪酸及尿素氮、肌酐和尿酸常升高,血浆白蛋白和血糖水平呈下降趋势。严重病例可出现血小板计数进行性减少、纤维蛋白原下降或纤维蛋白降解产物(FDP) >20mg/L 等弥散性血管内凝血的征象。当然,也有部分急性小泡性脂肪肝病例的临床表现和实验室改变轻微,其预后常较好。

2. 影像学检查 一旦发现 NAFLD 的临床线索和危险因素时,如右上腹不适、隐痛、肝功能异常和代谢综合征等,影像学检查就成为识别脂肪肝的重要手段,包括超声、CT、MRI 和磁共振波谱(magnetic resonance spectroscopy,MRS)等。它们有助于识别体内脂肪分布类型、脂肪肝及其程度,对肝硬化、肝脏肿瘤和胆管病变也具有重要的诊断价值,但是影像学检查难以区分单纯性脂肪肝与NASH,以及 <33% 的肝细胞脂肪变性患者,因此,尚不能替代肝活检用于确定NASH 及其肝纤维化程度。

超声检查是无创性检查方法,可定性评估肝脏脂肪变性,但对轻微脂肪变性并不敏感,并且不能区分 NAFLD 亚型,如难以区分脂肪变性和 NASH。超声检查脂肪浸润的敏感性为 49% ~100%,特异性为 75% ~95%,两者随 BMI 增加而降低。在弥漫性肝脂肪变性时,影像学检查的敏感性因脂肪浸润增加而升高。当 33% 以上的肝细胞脂肪变性时均可检出,但是当肝细胞脂肪变性小于30% 时,超声检出脂肪肝的能力极低。NAFLD 的超声影像学特征包括肝回声增强和血管模糊,但也见于其他类型的慢性肝病。肝脏脂肪含量增加使肝脏超声回声增强,显示为"光亮肝"图形,与脾脏和肾皮质的低回声形成反差。脂肪肝患者可见肝大、门静脉和肝静脉显像减弱。尽管如此,回声模式和多普勒超声评估肝静脉仍然有助于识别脂肪肝。

有研究表明,应用利声显(Levovist)进行对比超声检查及瞬时弹性图检查(Fibroscan)对肝脏病变能提供更为准确的诊断。瞬时弹性图是一种可重复、无痛超声测量肝脏硬度的方法,对丙型肝炎肝纤维化的诊断价值已有研究报道,但对 NAFLD 和肥胖患者的诊断尚需进一步研究。国内制定的《NAFLD 脂肪肝超声检查指南》中列出了如下参数:①肝脏近场回声弥漫性增强(高于脾脏和肾脏),远场回声衰减;②肝内管道结构显示不清晰;③肝脏体积增大,肝边缘角变钝;④彩超见肝内彩色血流信号减少或不易显示,但肝内血管走向正常;⑤肝右叶包膜及横膈回声显示不清或不完整。凡具备第 1 项加第 2~4 项之一者可确诊为弥漫性脂肪肝。具体地讲,具备上述第 1 项及第 2~4 项中一项者为轻度脂肪肝;具备上述第 1 项及第 2~4 项中两项者为中度脂肪肝;具备上述第 1 项及第 2~4 项中两项和第 5 项者为重度脂肪肝。

CT、MRI 和 MRS 也可用于 NAFLD 患者的评估。它们都能够准确测量肝脏脂肪含量,但不能有效区分单纯性脂肪肝、NASH 和肝纤维化。CT 平扫较增强图像对诊断 NAFLD 肝脏脂肪变性更有价值。肝脏密度随肝脏脂肪变性加重而减低,肝内血管亮而明显,甚至有时误认为是增强扫描。有门脉高压时可以发现脾大,提示 NAFLD 患者伴有进展期肝纤维化。CT 可以对脂肪变性进行分级,计算出的肝衰减指数与脂肪变程度相关。

中华医学会肝脏病学分会制定的指南指出,肝脏密度普遍低于脾脏或肝/脾 CT 比值≤1.0 可考虑存在弥漫性脂肪肝。具体地讲,肝/脾 CT 比值≤1.0 者为轻度;肝/脾 CT 比值≤0.7 者为中度;肝/脾 CT 比值≤0.5 为重度。不过要注意弥漫性肝脏密度降低也是肝硬化的 CT 表现之一。

常规脉冲序列 MRI 不适用于诊断肝脂肪变,但梯度回波化学位移技术(gradient-echo chemical-shift technique)对于测量肝脂肪沉积很敏感。有证据表明快速梯度回波序列 MRI 能够精确快速地评估肝脂肪变。MRS 还可提供一种定量测量肝脏中三酰甘油含量的方法,将来 MRS 也许能作为一种精确、低风险的方法用于 NAFLD 患者的长期监测。已有研究表明,通过 CT 或 MRI 可以明确诊断腹型肥胖,当腹腔内脂肪面积≥100cm^2,内脏脂肪面积/皮下脂肪面积比(V/S)>4 时则为腹型肥胖。

对影像学检查的评估:影像学检查属于非创伤性检查,便于动态观察脂肪分布和脂肪肝的严重程度,发现肝硬化等病变。CT 诊断肝脂肪变的特异性优于超声检查,并可以及时发现肝脏结节性病变;但 CT 的敏感性低,特别是轻度肝脂肪变时则更明显。在评估脂肪肝的严重程度时,超声与肝/脾 CT 比值的结果并非一致。无论超声或 CT 均不能区分单纯性脂肪肝与 NASH,而且糖原积聚、水肿和炎症可影响脂肪肝影像学表现,导致观察结果不一致。同时影像学检查受临床经验与仪器检测敏感性的影响较大,检测结果可能与病理结果不一致。

3. 病理学特点

肝活检及其适应证:当临床表现、实验室和放射学检查不能精确诊断 NASH 时,肝活检对 NAFLD 的诊断就显得很重要。因为肝活检是诊断 NAFLD 的金标准,可以区分单纯性脂肪肝与 NASH,准确评价肝纤维化的程度,并且有助于判断 NAFLD 患者的预后。但是,NAFLD 是否需要做肝活检,国际上还存在很大争议,主要因为 NAFLD 缺乏有效治疗措施,90% 以上的 ALT 升高患者病因清楚,无需进行肝活检;而且肝活检属于创伤性检查,存在穿刺和抽样误差等。因此,应该掌握肝活检的适应证。以下情况建议行肝活检:①常规检查和诊断性治疗未能明确诊断者;②进展性肝纤维化高危人群,但缺乏临床或影像学肝硬化证据;③入选药物临床试验和诊断试验者;④因其他目的(如胆囊切除术、胃捆扎术)行腹腔镜检查者;⑤强烈要求了解肝病性质和预后者。权衡肝活检的费用、风险与估计预后和指导治疗的价值,肝组织学评估应考虑标本和读片者误差等因素。

NAFLD 组织病理学特征为肝腺泡 3 区大泡性或以大泡为主的混合性肝细胞脂肪变性,伴或不伴肝细胞气球样变、小叶内混合性炎症细胞浸润和窦周纤维化。与成人不同,儿童 NASH 门管区病变(炎症和纤维化)常较小叶内病变严重。推荐参照美国国立卫生研究院 NASH 临床研究网病理工作组指南以评估 NAFLD 的组织病理学诊断和临床疗效,并常规评估 NAFLD 活动度积分(NAS)和肝纤维化分期。

NAS(0~8分):①肝细胞脂肪变性:<5%,0分;5%~33%,1分;34%~66%,2分;>66%,3分。②小叶内炎症(200倍镜下计数坏死灶):无,0分;<2个,1分;2~4个,2分;>4个,3分。③肝细胞气球样变:无,0分;少见,1分;多见,2分。NAS 为半定量评分系统,不属于诊断程序。NAS<3分者可排除 NASH,>4者可诊断为 NASH,介于两者之间者为 NASH 可能。规定不伴小叶内炎症、气球样变和纤维化,但肝脂肪变性>33% 者为 NAFL,脂肪变性不达此程度者仅为肝细胞脂肪变性。

肝纤维化分期(S0~4):S0,无纤维化;S1a,肝腺泡3区轻度窦周纤维化;S1b,肝腺泡3区中度窦周纤维化;S1c,仅门静脉周围纤维化;S2,肝腺泡3区窦周纤维化合并门静脉周围纤维化;S3,桥接纤维化;S4,高度怀疑或确诊为肝硬化,包括 NASH 合并肝硬化、脂肪性肝硬化和隐源性肝硬化(肝脂肪变性和炎症随肝纤维化进展而减轻),不应轻易将无脂肪性肝炎组织学特征的隐源性肝硬化归因于 NAFLD,须排除其他原因所致的肝硬化。

六、诊断

(一)诊断标准

1. 临床诊断　诊断 NAFLD 需符合以下3项:①无饮酒史或折合乙醇摄入量男性<140克/周,女性<70克/周;②除外病毒性肝炎、药物性肝病、全胃肠外营养、肝豆状核变性、自身免疫性肝病等可致脂肪肝的特定疾病;③肝活检组织病理学改变符合脂肪性肝病诊断标准。

鉴于肝组织较难获得,因此 NAFLD 的工作定义为:①肝脏影像学表现符合弥漫性脂肪肝诊断标准,且无其他原因可解释;②和(或)伴代谢综合征相关组分,不明原因血清 ALT 和(或)AST、GGT 持续增高达半年以上。减肥、改善 IR 后,脂肪肝影像学和肝酶异常改善或恢复正常者,可明确诊断为 NAFLD。

2. 组织病理学诊断　见前述。

3. 影像学诊断　见前述。

4. 代谢综合征的诊断　推荐采用改良的2005年国际糖尿病联盟标准诊断代谢综合征各组分,符合以下5项中任意3项者可诊断为代谢综合征:①肥胖症:腰围男性>90cm,女性>80cm。和(或)BMI>25 kg/m^2;②三酰甘油(TG)

增高:血清 TG≥1.7 mmol/L 或已诊断为高 TG 血症;③高密度脂蛋白胆固醇
(HDL-C)降低:男性<1.03 mmol/L,女性<1.29 mmol/L;④血压增高:动脉血
压≥130/85mmHg(1mmHg=0.133kPa)或已诊断为高血压;⑤空腹血糖(FPG)
增高:FPG≥5.6 mmol/L 或已诊断为 2 型糖尿病。

(二)排除标准

(1)在将影像学或组织病理学检查结果(脂肪肝)归因于 NAFLD 前,需除
外酒精性肝病、慢性丙型肝炎、自身免疫性肝病、肝豆状核变性等特定肝病所致
的脂肪肝外,还需除外药物(他莫昔芬、乙胺碘呋酮、丙戊酸钠、甲氨蝶呤、糖皮
质激素等)、全胃肠外营养、炎症性肠病、甲状腺功能减退症、库欣综合征、β 脂
蛋白缺乏症、某些与 IR 相关的综合征(脂肪萎缩性糖尿病、Mauriac 综合征)等
特殊情况所致的脂肪肝。

(2)在将血清转氨酶和(或)GGT 增高归因于 NAFLD 前,需除外病毒性肝
炎、酒精性肝病、自身免疫性肝病、肝豆状核变性、α_1-抗胰蛋白酶缺乏症等其
他类型肝病;除外肝脏恶性肿瘤、感染、胆道疾病、正在服用或近期服用过可致
肝酶升高的药物。

(3)无过量饮酒史的慢性 HBV 和非基因型 3 型 HCV 感染者并存的弥漫性
脂肪肝,常归于 NAFLD 范畴。血清转氨酶持续异常的 HBsAg 阳性患者,若血清
HBV DNA 载量低于 10copies/ml,且存在代谢危险因素,则转氨酶异常更可能由
NAFLD 所致。

(4)每周乙醇摄入量介于少量(男性<140 克/周,女性<70 克/周)和过量
(男性>280 克/周,女性>140 克/周)者,常难以确定血清肝酶异常和脂肪肝的
确切病因,此类患者需考虑酒精滥用和代谢因素并存的可能。代谢综合征合并
嗜肝病毒现症感染和(或)酒精滥用者,需警惕病毒性肝炎/脂肪性肝病和 ALD/
NAFLD 并存的可能。

(三)病情评估

(1)对存在代谢危险因素(内脏性肥胖、2 型糖尿病、血脂紊乱、高血压、代
谢综合征,近期体重急剧下降)者,除需评估有无心、脑、肾等脏器损伤外,建议
常规行肝功能和上腹部超声检查。

(2)对无症状性肝大、血清肝酶异常和(或)影像学检查提示为弥漫性脂肪
肝者,建议进一步询问病史并做相关检查,明确有无其他肝脏损害因素,是否存
在 NAFLD 并寻找潜在的代谢危险因素。除详细采集包括近期体重和腰围变
化、饮酒史、药物和肝毒性物质接触史、糖尿病和冠心病家族史外,常规检查项
目还包括:①人体学指标(身高、体重、腰围)和动脉血压;②全血细胞计数;③血

清肝酶指标如 ALT、AST、GGT 和 ALP;④HBsAg(阳性者检测 HBV DNA)、抗 HCV(阳性者检测 HCV RNA)、抗核抗体;⑤血脂谱,包括 TG、HDL-C、低密度脂蛋白胆固醇;⑥FPG 和糖化血红蛋白,如 FPG≥5.6mmol/L 但无糖尿病史者,行口服葡萄糖耐量试验(OGTT)。

(3)临床诊断为 NAFLD 者,可选择的参考指标包括:①根据 FPG 和胰岛素计算稳态模型评估的胰岛素抵抗指数(HOMA-IR),根据 OGTT 判断餐后血糖调节功能和胰岛素敏感性;②全血黏度、超敏 CRP、尿酸、尿微量白蛋白等代谢综合征有关组分;③血清总胆红素、白蛋白、凝血酶原时间等反映肝脏贮备功能的指标,疑似肝硬化者行胃镜检查以筛查有无食管胃底静脉曲张,并检测甲胎蛋白以筛查有无肝癌;④颈部彩色多普勒超声检查有无动脉硬化;⑤肝脏超声检查结论不明确,尤其是不能除外恶性肿瘤者,行 CT 和 MRI;⑥行相关检查以明确有无铁负荷过量、睡眠呼吸暂停综合征、多囊卵巢综合征、甲状腺功能减退症、垂体前叶功能减退症等;⑦肝活检仍是区分 NAFL 与 NASH 和明确 NAFLD 分级、分期的唯一方法,但 NAFLD 的临床诊断常无需肝活检证实。

(4)建议仅用于科学研究的检测项目:①葡萄糖钳夹测定 IR 或通过空腹肝葡萄糖输出与胰岛素乘积计算肝脏 IR 指数;②磁共振波谱分析检测肝脏 TG 含量;③双能 X 线扫描或腹部 CT 判断体脂含量及其分布类型;④双源 CT 检查心脏和冠状动脉;⑤用于鉴别 NAFL 与 NASH、评估肝纤维化的无创性检查措施,如血清脂联素、瘦素、凋亡相关指标、肝脏瞬时弹性超声检查等。

七、治疗对策

鉴于 NAFLD 是代谢综合征的重要组分,且多数患者肝组织学改变处于 NAFL 阶段,因此治疗 NAFLD 的首要目标为改善 IR、防治代谢综合征及其相关终末期脏器损伤,从而改善患者的生活质量和延长存活时间;次要目标为减少肝脏脂肪沉积。避免"二次打击"导致的 NASH 和肝功能失代偿;NASH 患者需阻止肝病进展,减少或防止肝硬化、肝癌及其并发症的发生。治疗措施如下。

1.健康宣教,改变生活方式 通过健康宣教纠正不良的生活方式和行为,推荐中等程度热量限制。

2.控制体重,减小腰围 合并肥胖的 NAFLD 患者若在改变生活方式 6～12 个月后,体重下降达不到 5% 以上,建议行二级干预,谨慎选用二甲双胍、西布曲明、奥利司他等药物。

3.改善 IR,纠正代谢紊乱 根据临床需要,可采用药物治疗代谢危险因素及其并发症。NAFLD 患者可安全使用血管紧张素受体阻滞剂、胰岛素增敏剂

(二甲双胍、吡格列酮、罗格列酮)和他汀类药物,以降低血压、防治糖脂代谢紊乱和动脉硬化。

4.减少附加打击以免加重肝脏损伤,严禁过量饮酒

5.抗炎保肝类药物防治肝炎和肝纤维化 建议根据疾病活动度和病程、药物效能和价格,合理选用多烯磷脂酰胆碱、水飞蓟素(宾)、甘草酸制剂、双环醇、维生素 E、熊去氧胆酸、S-腺苷蛋氨酸、还原型谷胱甘肽等 1~2 种中西药物,疗程通常需达 6~12 个月或以上。

6.积极处理肝硬化并发症 根据临床需要采取相关措施,防治肝硬化门静脉高压和肝衰竭并发症。NASH 并发肝衰竭、失代偿期肝硬化和 NAFLD 并发肝细胞性肝癌者,可考虑行肝移植术。

八、监测与随访

(1)通过健康宣教加强自我监督,监测患者自身饮食、运动、体重、腰围等生活质量相关因素。

(2)疗效判断需综合评估代谢综合征各组分、血清肝酶和肝脏影像学变化,并监测不良反应,及时启动和调整药物治疗方案:动态肝组织学检查仅用于临床试验和某些特殊患者。

(3)推荐 NAFLD 患者每半年测量体重、腰围、血压、肝功能、血脂、血糖,每年行肝、胆、脾上腹部超声检查。

(王雪梅)

第八节 自身免疫性肝炎

一、概述

自身免疫性肝炎(autoimmune hepatitis,AIH)是一种病因不明的肝脏慢性炎症,以高球蛋白血症、循环自身抗体和组织学上有界面型肝炎及汇管区浆细胞浸润特征。在西方国家发病较多,包括我国在内的亚洲人群相对少见,日本报道为每年(0.015~0.08)/10 万。但近年随着对该病的认识增加,我国诊断病例有增多趋势。

AIH 发病机制尚不明,目前认为遗传是主要因素,遗传易感性可影响机体自身抗原的免疫反应性及临床表现。此外病毒感染、药物和环境可作为促发因

素,促使 AIH 发病。在 AIH 的发病过程中,体液免疫和细胞免疫反应均参与了自身免疫反应。

二、临床表现

(一)临床表现

女性多见,可占 75%,起病缓慢,也有急性起病者。症状轻重不一,轻者可无症状,一般表现为不适、黄疸。约 1/4 表现类似于急性病毒性肝炎。早期肝大,后期缩小,晚期可出现蜘蛛痣、脾大、腹水、肝性脑病、出血倾向等肝硬化表现。该病如不及时干预,进展相对迅速,在诊断时,25% 患者已出现肝硬化。肝外表现可有持续性发热、关节疼痛,也可合并其他自身免疫疾病,如自身免疫性甲状腺疾病、炎症性肠病等。详细的病史采集,包括酒精摄入和药物应用史、流行病学接触史有助于鉴别诊断。

(二)肝穿刺病理检查

对于 AIH 的诊断及指导治疗尤为重要。表现为中、重度界面性肝炎,可伴有或不伴有肝小叶炎症或中央静脉 – 汇管区桥接坏死,汇管区和小叶内淋巴浆细胞浸润,肝细胞玫瑰样花结被认为是特征性 AIH 组织学改变。无胆道损伤、明确的肉芽肿或提示其他病因的组织学变化有助于鉴别诊断。

(三)实验室检查

1. 肝功能检查 主要表现为血清胆红素、ALT、AST 升高和凝血酶原时间延长。

2. 球蛋白、γ 球蛋白或 IgG 升高 其中 IgG 升高超过正常上限 1.5 倍对诊断 AIH 具有重要意义,IgG 同时也是反映 AIH 疗效的指标之一。

3. 自身抗体 对 AIH 的诊断及分型尤为重要。AIH 可能出现的自身抗体包括以下几种。

(1)ANA(抗核抗体)和 SMA(抗平滑肌抗体):为 AIH 最常见的自身抗体,阳性率可达 50%~80%,但 ANA 阳性可见于多种自身免疫性疾病,特异性较差。SMA 特异性略好于 ANA,其中的 F – 肌动蛋白可能对于 AIH 诊断相对特异,有文献认为其特异性可达 98%。

ANA 和(或)SMA 阳性的患者,属 1 型 AIH。70% 该型患者为女性,发病高峰年龄在 16~30 岁,但有 50% 患者超过 30 岁。

(2)抗 LKM – 1(肝肾微粒体抗体)和抗 HC – 1(肝脏胞质抗原 – 1):可见于少于 5% 的 AIH,其阳性对于诊断价值较大。此二者抗体阳性的患者属 2 型 AIH,该型患者儿童多见,患者免疫球蛋白水平多升高,合并其他自身免疫疾病较为常见,诊断时很多患者已经出现肝硬化,可能以急性暴发症状为首发表现。

上述(1)和(2)是 AIH 较为经典的自身抗体,此外还可出现以下自身抗体。

(3)抗 SLA/LP(可溶性肝抗原/肝 - 胰腺):可存在与 1 型和 2 型 AIH 患者中,对 AIH 诊断较(1)和(2)抗体更为特异,阳性患者可能提示病情更重,预后较差。

(4)其他:如 ANCA, SS-A, gp210, Sp100, dsDNA 抗体等。

部分患者可能上述各自身抗体均阴性,可能存在目前尚不能检测的某些抗体。此外,AMA(抗线粒体抗体)检测有助于与原发性胆汁性肝硬化(PBC)的鉴别诊断。

4. 病毒学指标 HAV,HBV,HCV,HEV,EBV,CMV 现症感染指标阴性有助于排除病毒性肝炎。

5. 肝脏代谢指标 α_1 抗胰蛋白酶、血清铜、铜蓝蛋白等有助于排除代谢性肝病。

三、诊断和鉴别诊断

(一) AIH 的诊断

AIH 的临床表现是非特异性的,而且目前尚无特异的实验室检查确诊 AIH,其诊断需要有相关的临床症状和体征、实验室异常(血清 AST、ALT 及 IgG 或 γ 球蛋白升高)、血清学(ANA、SMA、抗 LKM - 1 或抗 LC - 1 阳性)和组织学(界面性肝炎)证据,并排除其他可导致慢性肝炎的疾病如病毒性、遗传性、代谢性、胆汁淤积性及药物性肝病等。对于所有病因不明的急性或慢性肝炎,包括急性重症肝炎均需考虑 AIH 的可能。对于临床、实验室、血清学或组织学表现较少或不典型的病例诊断困难,需要应用诊断评分系统评估(表 8 - 10)。

表 8 - 10 国际 AIH 小组简化诊断积分系统

血清总 IgG 升高	
IgG > 16g/L	1 分
IgG > 18.5g/L	2 分
自身抗体	
ANA 或 SMA ≥ 1:40	1 分
ANA 或 SMA ≥ 1:80,或 LKM ≥ 1:40,或 SLA/LP 阳性	2 分
慢性肝炎组织学表现	
典型 AIH 表现	2 分
符合 AIH	1 分
排除病毒性肝炎	2 分

注:组织学表现为界面性肝炎,汇管区和小叶内淋巴浆细胞浸润,肝细胞玫瑰样花结被认为是特征性 AIH 组织学改变,3 项同时存在时为典型 AIH 表现。评分≥5,AIH 可能;≥6,确诊 AIH。

（二）鉴别诊断

1. 其他自身免疫性肝病 包括原发性胆汁性肝硬化（PBC）和原发性硬化性胆管炎（PSC），与 AIH 在临床表现、实验室检查及病理学方面具有许多相似处，其主要鉴别点见表 8 - 11。

表 8 - 11 AIH 与 PBC 及 PSC 的鉴别诊断

	AIH	PBC	PSC
受累部位	肝小叶	肝内毛细胆管	相对较大的胆管（包括肝内和肝外）
临床表现	非特异性不适	皮肤瘙痒，黄疸	梗阻性黄疸
生化检查	转氨酶升高，可伴肝细胞性黄疸	胆汁淤积性黄疸，ALP、GGT 明显升高	胆汁淤积性黄疸
自身抗体	ANA，SMA，LKM1，LC1，SLA/LP	AMA-M2	—
影像学	可能出现肝硬化	可能出现肝硬化	胆管串珠样改变
治疗	激素 + 硫唑嘌呤	熊去氧胆酸	对症，局部扩张

AIH 与 PBC 和 PSC 之间经常存在重叠现象。对于应用激素治疗 3 个月无应答成人 AIH 患者、所有儿童 AIH 及合并 IBD 的成人 AIH，建议行进一步检查以除外 PSC。AIH 与 PBC 重叠的诊断可参考表 8 - 12。

表 8 - 12 AIH 与 PBC 重叠诊断

诊断标准	PBC	AIH
生化检查	ALP > 2 倍 ULN 或 GGT > 5 倍 ULN	ALT > 5 倍 ULN
自身抗体	AMA ≥ 1 : 40	IgG > 2 倍 ULN
		或 SMA 抗体阳性
病理组织学	汇管区胆管损伤	中至重度汇管区周围或小叶间隔淋巴细胞碎屑样坏死（界板炎）（为必备条件）

注：分别符合上述两种疾病主要诊断标准中的 2 个，可诊断重叠综合征。

2. 病毒性肝炎（包括巨细胞病毒和 EB 病毒） 应进行相应现症感染指标的筛查。值得注意的是，慢性病毒性肝炎中合并自身抗体阳性者并不少见，尤其是 HBV 和 HCV 感染患者，可存在包括 ANA、SMA 在内的众多自身抗体，应予以鉴别。

3. 酒精性肝病 除仔细询问酒精摄入史以外，对于存在饮酒史而难以辨别的患者，肝穿刺病理明确是否存在肝细胞脂肪变性及 Mallory 小体有助于鉴别。

4. 药物性肝损伤 仔细询问药物应用史，有部分药物性肝损伤可能同时出现自身抗体阳性,称之为"药物性肝损伤合并自身免疫现象",另有部分 AIH 为药物诱发,称为"药物诱导自身免疫性肝炎",目前上述名称仍存在争议,病理组织学也难以完全进行鉴别。目前认为以下几点有助于鉴别诊断:①停用可疑药物后肝损伤是否永久性恢复;②自身抗体是否自行转阴;③再次用药是否出现肝损伤,对于鉴别困难、肝损伤持续不改善者,可暂时予以短期激素治疗,激素治疗有效并逐步停药后,再次复发者可考虑 AIH,若不再复发,考虑药物性肝损伤。

5. 代谢性肝病　病史、其他系统损害的临床表现、肝穿刺病理,以及 α_1 抗胰蛋白酶、血清铜蓝蛋白等检测有助于排除代谢性肝病。

6. 其他胆道疾病　如胆总管结石,个别患者可能出现无痛性黄疸,伴转氨酶升高、胆石症病史及影像学检查有助于鉴别。

(三) 血清学指标在 AIH 诊断和鉴别诊断中的应用(图 8 − 8)

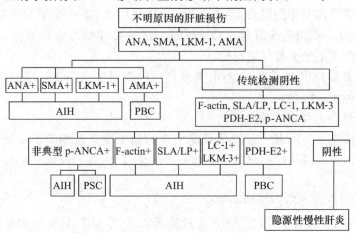

图 8 − 8　血清学指标在 AIH 诊断及鉴别诊断中的应用

四、治疗

(一) 免疫抑制剂治疗指征

(1)血清 AST 或 ALT 大于 10 倍正常上限;或 AST 或 ALT 大于 5 倍正常值上限且 γ 球蛋白至少大于 2 倍正常上限,和(或)组织学表现为桥接样坏死或多小叶坏死。

(2)对于无症状、实验室和组织学轻度异常的患者也可考虑免疫抑制剂治疗,但治疗决策应个体化,同时权衡治疗风险。

（3）对于轻微或无疾病活动的患者及非活动性肝硬化患者，无需免疫抑制剂，但需要长期密切随访，一般 3～6 个月 1 次。

（4）对于有严重伴发疾病者（椎体压缩、精神疾病、脆性糖尿病、不可控制的高血压）或已知不能耐受泼尼松者，不应给予免疫抑制治疗；但对于病情严重且不断进展的 AIH 患者，在采取适当的措施控制并发疾病后，可予免疫抑制剂治疗。

（5）硫唑嘌呤不适用于下列情况：治疗前有严重血细胞减少者（白细胞计数小于 $2.5 \times 10^9/L$ 或血小板小于 $50 \times 10^9/L$），或已知有巯基嘌呤甲基转移酶活性完全缺乏者。

（6）无论症状如何，儿童患者在确立诊断时就应开始免疫抑制剂治疗。

（二）治疗方案

泼尼松（起始剂量 30mg/d，4 周内逐渐减量至 10mg/d）联合硫唑嘌呤（50mg/d 或欧洲常用的每日 1～2mg/kg）；或单用大剂量泼尼松（起始剂量 40～60mg/d，4 周内逐渐减量至 20mg/d）。优先推荐联合治疗方案，此外可用相同剂量的泼尼松龙替代泼尼松。

对于未接种甲型肝炎、乙型肝炎疫苗或已知对这些病毒易感的患者，在治疗前应接种相应疫苗。

（三）治疗相关的不良反应

治疗前需要与患者一起评估可能出现的糖皮质激素相关不良反应。对于硫唑嘌呤治疗前或治疗中出现血细胞减少的患者，应测定血巯基嘌呤甲基转移酶活性。

（四）治疗终点及治疗中的策略

（1）在治疗过程中，应每 3～6 个月检测 AST 或 ALT、总胆红素及 γ 球蛋白或 IgG，以了解病情是否改善。

（2）治疗应一直持续到 AST 或 ALT、总胆红素、γ 球蛋白或 IgG 恢复正常，且肝组织学正常无炎症活动的表现。

（3）需治疗至少 24 个月、且有一段时间的生化指标缓解，才能停用免疫抑制剂。

（4）对于治疗失败的患者，即常规治疗期间出现症状、实验室指标或组织学表现恶化者，应给予大剂量泼尼松（60mg/d）或泼尼松（30mg/d）联合硫唑嘌呤（150mg/d）治疗。

（5）对不完全应答患者，即经过至少 36 个月的治疗后临床、实验室及组织学改善仍未达到治疗终点标准者，应予泼尼松或硫唑嘌呤长期维持治疗，剂量调整到确保无症状及实验室指标稳定。

（6）对于不能耐受药物治疗（药物毒性）的患者，需减量或停用。

（五）停药后复发

（1）对于停药后初次复发的患者，应再次予泼尼松联合硫唑嘌呤治疗（剂量同初治方案），然后逐渐减量改为硫唑嘌呤（每日 2mg/kg）单药长期维持治疗，对于不能耐受硫唑嘌呤者可给予小剂量泼尼松（<10mg/d）长期治疗。

（2）对于曾有复发患者，只有在至少治疗 24 个月、且 AST 或 ALT 持续正常的情况下，经充分权衡利弊后，才可尝试将硫唑嘌呤或小剂量长期维持的泼尼松逐渐停用。

对应答欠佳者的替代性治疗包括以下几方面。

（1）对于治疗失败的成人患者，在考虑应用其他药物如环孢素 A、他克莫司、吗替麦考酚酯前，应先尝试大剂量泼尼松（60mg/d）或泼尼松（30mg/d）联合硫唑嘌呤（150mg/d）治疗。

（2）对于治疗失败的患者，吗替麦考酚酯或环孢素 A 是使用最多的试验性替代用药。

（3）对于初次接受治疗、且依从性良好但病情仍加重的儿童患者，应增加泼尼松和硫唑嘌呤的剂量，他们有可能成为肝移植的候选者。

（六）肝细胞癌监测

同其他病因所致的肝硬化一样，AIH 肝硬化患者需每 6 个月复查 1 次肝脏超声显像以监测肝癌。

（七）肝移植

对于有以下情况的 AIH 患者需考虑肝移植：急性肝衰竭、失代偿期肝硬化患者 MELD 评分≥15，或肝癌且符合肝移植标准者。

（陈　宁）

第九节　原发性胆汁性肝硬化

一、概论

原发性胆汁性肝硬化（primary biliary cirrhosis，PBC）是一种成年人慢性进行性胆汁淤积性肝疾病，1857 年首次由 Addison 和 Gull 描述。以肝内进行性非化脓性小胆管破坏伴门静脉炎症和肝纤维化为特点,绝大多数 PBC 患者抗线粒体抗体(antimitochondrial antibodies,AMA)阳性。最终进展为肝硬化和肝衰竭。

近年来国内外报道的 PBC 的患病人数及患病率均显著增加。PBC 可发生在各个年龄段,女性和男性患者比例约为 9∶1,多见于 40~60 岁的中年女性。其发病不受地区和人种的限制,年发病率和患病率为(2~24)人/100 万和(19~240)人/100 万。患者的一级亲属中患病率远远高于普通人群。

PBC 的原因尚不清楚,但因为其有标志性的血清学标记——抗线粒体抗体(AMA)及特异的胆管病理学,PBC 被认为是一种自身免疫性疾病。其病因可能为遗传因素和环境因素共同作用,但具体机制仍不清楚。已完成的几项大型流行病学研究还显示,PBC 与泌尿道感染、生殖激素的替代治疗、指甲油、吸烟史等因素有关。多项证据都表明 PBC 可能与遗传、环境等因素均有关系。

二、临床表现

(一)早期 PBC

早期 PBC 患者可无症状,但肝功能正常的患者血清也可能检测到 AMA,肝活检病理可能已有异常并且符合 PBC 诊断。此类患者在以后的随访过程中可以逐渐出现 PBC 的症状,约有 80% 的患者在随访的第一个 5 年产生 PBC 的症状和体征,并可以出现肝功能的异常和循环 AMA,而这些患者中相当一部分(60%)在诊断时已经形成肝纤维化。PBC 患者从诊断到死亡的中位时间是 8~12 年。

(二)PBC 本身症状

患者呈现出慢性进行性胆汁淤积变化,早期主要症状为伴或不伴黄疸的瘙痒(25%~70%)、非特异的症状如乏力(65%~85%)、右上腹痛,当疾病进展至肝硬化期,患者可出现肝硬化失代偿的表现如腹水、静脉曲张出血等。体检可发现患者出现皮肤色素沉着、瘙痒、黄斑瘤和黄瘤(皮下大量胆固醇沉积)。肝脾大在早期就常见,而门脉高压的体征可能在发展成肝硬化之前就出现。患者常常没有其他慢性肝病的皮肤表现,如蜘蛛痣。

(三)并发症

PBC 患者的常见并发症包括骨质疏松、脂溶性维生素缺乏、高胆固醇血症、脂肪泻等,晚期患者出现进展性肝病的表现如静脉曲张出血、腹水和肝性脑病。PBC 患者可以合并其他的自身免疫性疾病及结缔组织病,多见干燥综合征(75% 合并)、硬皮病(10% 以上)、类风湿关节炎、皮肌炎、混合结缔组织病等,此类患者还会有其本身自身免疫病的症状。还有少部分患者可出现抗甲状腺抗体,淋巴细胞性甲状腺炎。少于5%的患者可出现不明原因的肺间质纤维化和炎症性肠病。约1/3的PBC患者发生肝细胞性肝癌的相对危险度增加20%,发生其他肿瘤的危险度也增高。

三、实验室检查

(一)肝脏生化检测

PBC典型的肝功能检查表现为碱性磷酸酶,γ-谷氨酰转肽酶显著升高,若高于正常值4倍,则高度提示PBC,血清氨基转移酶常常仅轻度升高,一般不会增高到正常上线的5倍。血清胆红素水平早期可正常,晚期随疾病进展升高。

1. 碱性磷酸酶(alkaline phosphatase,ALP)　成人血清ALP主要来自肝脏,半衰期为7天。在胆汁淤积、肝脏炎症及肝癌时,肝细胞过度制造ALP;胆汁淤积时,肝细胞内ALP大量释放入血,均使血清ALP显著升高。ALP升高是PBC早期或无症状患者中最常出现的生化学指标,血清ALP升高率达96%。但一般均伴随γ-GT的升高。

2. γ-谷氨酰转肽酶(γ-glutamyl transpeptidase,γ-GT)　人体内γ-GT主要分布于肾、胰腺及肝脏组织,肝内存在于肝细胞浆和肝内胆管上皮中。PBC发生时若γ-GT和ALP均升高,二者可协助判断ALP为肝源性升高。在骨病时,血清ALP可能升高,但γ-GT正常。有研究表明ALP及γ-GT水平可以预测PBC患者是否对熊去氧胆酸治疗产生完全疗效。

3. 丙氨酸氨基转移酶(alanine aminotransferase,ALT)和天门冬氨酸氨基转移酶(aspartate aminotransferase,AST)　早期PBC的患者肝功能无明显变化或有轻度异常,所以血清ALT和AST水平多为正常或轻度升高,一般不超过正常值上限的5倍,在PBC患者晚期升高较明显,但需进一步检查排除其他肝酶升高的原因,如存在重叠综合征或药物性肝损害。

4. 总胆汁酸(total bile acid,TBA)　血清TBA是反映PBC早期胆汁淤积的敏感指标。它的敏感性高于血清胆红素,胆汁淤积时,TBA循环及代谢障碍,肝脏清除TBA减少,血TBA浓度升高。PBC早期,空腹血清TBA即可升高,UD-CA治疗也可使TBA水平降低。TBA水平也具有判定预后的价值。

5. 胆红素(bilirubin,BIL)　血清胆红素敏感性较TBA低,但随着病程的发展直接胆红素升高显著,但应当除外其他梗阻性黄疸的原因(如胆管结石、病毒性肝炎、胰腺癌、妊娠等),在AMA阳性时,胆红素升高更具有诊断价值。血清胆红素(主要是直接胆红素)升高是PBC患者较晚期的表现,与患者的生存率显著相关,并且是判断患者预后的重要指标,也可协助判断肝移植的时机。有研究显示,如果患者血清胆红素持续超过 100μmol/L,患者生存期一般不超过 2 年。

6. 血脂　PBC 早期胆汁淤积时不仅肝功能异常,血脂水平也有异常改变,约 85% 的 PBC 患者有高胆固醇血症和高脂血症。其中血清总胆固醇和高密度脂蛋白胆固醇明显升高,随病程发展,高密度脂蛋白胆固醇下降而低密度脂蛋白胆固醇升高。

(二)免疫学指标

1. 免疫球蛋白(immunoglobulins,Ig)　PBC 早期肝组织受自身免疫攻击,合成白蛋白减少,血清球蛋白异常增高,70% 为 IgM 增高,IgG 和 IgA 可增高或正常。部分 AMA 阴性患者血清 IgG 增高明显,IgM 和 IgA 常为正常,补体 C3、C4 水平为降低或正常。因此 Ig 可作为 PBC 的辅助诊断指标。

2. 抗线粒体抗体(antimitochondrial antibody,AMA)　1965 年以来,AMA 逐渐成为诊断 PBC 的主要检查项目。高滴度的 AMA 是 PBC 患者的重要血清学标志,并且这种高滴度 AMA 可在 PBC 的临床、生化和组织学表现之前就出现。AMA 可分为 M1 ~ M9 共 9 个亚型,其中 M2 为 PBC 特异性抗体。研究显示,AMA 阳性可提示 PBC 患者存在明显的组织学特征。在无症状的患者中,AMA 阳性的患者很多组织病理已经产生了变化,且随时间延长患者可出现 PBC 的临床症状。所以,对于 AMA 的监测将有利于患者在疾病早期诊断。测量 AMA 有几种方法:酶联免疫吸附试验(enzyme – linked immunosorbent assay,ELISA)和免疫印迹法(western blot,WB),联合使用各种方法测定 AMA,AMA 的诊断敏感性和特异性可达 90% 和 95%。

3. 抗核抗体(antinuclear antibody,ANA)　研究显示,约 50% PBC 患者除特异性 AMA 外还产生 ANA,尤其是当 AMA 为阴性时,ANA 的出现可作为 PBC 的一项诊断依据。尤其在 AMA 阴性患者中常检出抗核点蛋白 Sp100 和抗核包膜蛋白 gp210、LBR 等抗核抗体。研究发现抗 Sp100 诊断 PBC 的特异性为 97%,敏感性 30%。核包膜蛋白 gp210 是构成核孔复合体的一种调节糖蛋白,可调节大分子物质在细胞核和细胞质之间的转运,其对 PBC 的诊断的特异性达 99%,其他自身免疫性肝病、类风湿关节炎及干燥综合征等患者几乎不出现该抗体,但敏感性仅为 20% ~41%,在 PBC 患者中,此抗体阳性率仅为 25%,且多表现为肝功损害严重,提示预后较差。核包膜组成中的核板层素有 A、B、C、D 四种蛋白构型,其中与 B 型相结合的一种蛋白质受体称为核板层素 B 受体(lamin B receptor,LBR),连接核内膜。LBR 蛋白与自身免疫疾病相关,当机体受免疫攻击时 LBR 抗原性增强,产生抗 LBR,并且 LBR 常出现于 AMA 阴性的 PBC 患者血清中,该抗体在 PBC 的诊断中有较高特异性,但敏感性较低,在 PBC 患者中阳性率仅为 9%。

4. 其他自身抗体 还有一些自身抗体也可出现在 PBC 患者中,PBC 患者中 20%~50% 抗平滑肌抗体(SMA)为阳性,抗着丝点抗体(ACA)阳性反应率为 10%~20%,且 PBC 患者中 ACA 阳性常伴 PBC 其他相关自身抗体阳性,最常见的是 AMA,PBC 患者中约 20% 的 AMA 阳性伴 ACA 阳性。

四、影像学检查

有胆汁郁积的患者均有必要完成肝脏和胆管的无创影像学检查。B 超可排除肝胆系统肿瘤及结石,CT 及 MRI 可除外肝外胆道梗阻,并可除外肝内淋巴瘤及肝转移性腺瘤,ERCP 可提示肝内外胆管正常,从而与 PSC 进行鉴别。

五、病理改变

PBC 以慢性、非化脓性胆管炎为特征,主要累及小叶间胆管及中隔胆管。PBC 经典的组织学损伤分为四期:Ⅰ 期为以汇管区炎症伴或不伴小胆管肉芽肿性破坏;Ⅱ 期为门静脉周围炎症伴胆管增生;Ⅲ 期可见肝纤维间隔和桥接坏死形成;Ⅳ 期为肝硬化期。肝活检中若见到肝硬化和肝纤维化提示预后不良。虽然 PBC 在组织学中分为四期,但在同一份活检标本上,可同时具有不同时期的典型表现,所以说在 PBC 患者中,肝脏标本必须有足够数量的汇管区组织。但由于 AMA 特异性较强,有学者认为,在 AMA 阳性的 PBC 患者中,肝活检对诊断并非必需的。

六、诊断

PBC 患者的诊断给予 3 条标准:具备下述三条标准中的两条即符合 PBC 的诊断:①有胆汁淤积的生化学证据,即 ALP 及 γ-GT 升高;②血清可检测到自身抗体 AMA;③肝组织学检查示非化脓性胆管炎和小叶间胆管的损伤。

诊断时需要排除其他肝病,如血清 AMA 阴性,需行胆管成像排除原发性硬化性胆管炎。

如患者有难以解释的 ALP 增高(超声示胆管正常),需警惕 PBC,可以进行自身抗体检验,除外 AMA 阳性外,还可以有 SMA 和其他免疫球蛋白的阳性,若仍无法诊断,则需进行肝活检组织学检查以确诊。而有部分的患者存在 PBC 的典型症状、生化特征和组织学的所有表现,已经符合 PBC 的诊断标准,但 AMA 持续阴性,此类 PBC 应与自身免疫性肝炎进行鉴别诊断。而少部分自身免疫性肝炎的患者 AMA 也会阳性,此时则需进行进一步的检查以明确诊断。

七、治疗

所有肝功能异常的患者均应进行治疗,包括药物治疗及手术治疗。并发症的治疗也十分重要。

(一)药物治疗

1. 熊去氧胆酸(UDCA)　可促进 PBC 患者肝内的胆汁从肝细胞分泌到胆小管,从而降低细胞内疏水胆酸的水平,起到保护细胞膜的作用。另外 UDCA 还具有免疫调节、明显改善患者胆汁淤积的生化指标,延缓患者门静脉高压的发生,降低食管胃底静脉曲张的发生率,可能对瘙痒有效,但对乏力和骨质疏松似乎无效。剂量为 13～15mg/(kg·d) 的 UDCA 是唯一获得美国食品和药品监督管理局批准的治疗药物及其用药方案。UDCA 已被广泛采用,并有研究显示其能够降低该疾病对于肝脏移植的需要。处于较早期组织学阶段的患者通常对 UDCA 的反应也较好,但是晚期患者也可以通过使用这种药物,获得生存率的改善并可避免对肝脏移植的需要。其不良反应少见,主要为腹泻,可加用益生菌来调节肠道菌群,改善副反应。

2. 免疫抑制剂　由于 PBC 是一种自身免疫病,已有数个随机对照实验来研究免疫抑制药物的疗效。但尚无足够的证据支持免疫抑制剂治疗 PBC 有效,包括糖皮质激素、环孢素 A、硫唑嘌呤、甲氨蝶呤等。有研究报道提示对于合并干燥综合征或 AIH 伴 IgG 升高患者,可合并应用免疫抑制剂,但需警惕药物不良反应。很多药物曾与 UDCA 联合使用,以观察是否可以进一步使肝病改善。倍增 UDCA 剂量以及添加秋水仙碱、甲氨蝶呤或者水飞蓟素并不能产生超越单用 UDCA 的效益。

3. 并发症的治疗　瘙痒为 PBC 患者常见的症状,所以治疗瘙痒也成了首要的对症处理。治疗瘙痒的一线药物是离子交换树脂考来烯胺,早餐后服用可降低瘙痒的严重程度;二线药物为利福平,可快速起效和缓解症状,但偶可引起肝毒性和骨髓抑制。

80% 的 PBC 患者会出现高脂血症,并可能成为最早出现的血清学异常。血清胆固醇和三酰甘油的浓度均增高。可凭经验使用考来烯胺和 3-羟-3-甲基-戊二酰辅酶 A 还原酶抑制剂。

(二)肝移植

肝移植是终末期 PBC 患者唯一有效的治疗方法。可显著提高晚期 PBC 患者的生存率。肝移植的指征与其他原因引起的肝衰竭相同。肝移植术后 1 年生存率>90%,5 年生存率80% ~85%。许多患者在原位肝移植术后没有肝病征象,但 AMA 滴度可能不变。移植术后复发率为 18%,极少发生供体衰竭。

(段天娇 蒋 绚)

第十节 原发性硬化性胆管炎

一、概念

原发性硬化性胆管炎(primary sclerosing cholangitis, PSC)是慢性胆汁淤积性疾病,其特征为肝内外胆管炎症和纤维化,进而导致多灶性胆管狭窄。大多数患者最终发展为肝硬化、门静脉高压和肝功能失代偿。

PSC 发病率不详,有报道西方国家 PSC 的发病率为 1.3/10 万,患病率为(8~14)/10 万,稍低于原发性胆汁性肝硬化(1.6/10 万和 14.6/10 万)和自身免疫肝炎(1.9/10 万和 16.9/10 万)。PSC 可在任何年龄发病,通常在 30~40 岁时才得以诊断,男女之比为 2:1。大约 75% 的 PSC 患者并发炎症性肠病,其中大部分为溃疡性结肠炎,克罗恩病仅占 7%;且 PSC 是炎症性肠病患者最常罹患的慢性肝病,有 2.4%~4% 的溃疡性结肠炎伴随 PSC。虽然高达 44% 的 PSC 在诊断时无症状,但是 PSC 是持续进展的疾病,最终可发展成为肝衰竭、肝硬化、胆管癌等。平均存活时间为 12~17 年。

二、临床症状

患者的主要临床表现为无症状的肝功能异常,或以慢性胆汁淤积、复发性胆管炎、慢性肝病的并发症就诊。常见有乏力、瘙痒、黄疸症状,还可有体重减轻、发热等不适。体征可以有肝大、黄疸、脾大、色素过度沉着、黄瘤等。部分患者并发炎症性肠病(特别是慢性溃疡性结肠炎)而有相应的肠道表现。

三、实验室检查

(一)肝脏生化监测

在单纯的 PSC 中,肝功能检查为典型的淤胆型的改变。ALP 和 γ-GT、总胆汁酸(total bile acid, TBA)明显升高,胆红素的升高情况与病情呈平行关系。ALT 和 AST 可轻度升高,至 PSC 晚期可显著升高。

1. ALP　75% PSC 患者早期血清 ALP 会显著升高(≥4×正常值)。血清 ALP 轻度升高对于判断胆汁淤积缺乏特异性,可见于各种类型的肝病及充血性心力衰竭。若 ALP、GGT 同时增高常见于肝脏疾病;ALP 单独升高,常见于肝外疾病。动态观察血清 ALP 活性有助于观察 PSC 引起的胆汁淤积情况。

2. γ-GT　γ-GT 在肝内主要存在于肝细胞浆和肝内胆管上皮中。在 PSC 中,胆道阻塞造成 γ-GT 升高,与 ALP 相同,在 PSC 中早期有显著升高〔≥(5－10)×正常值〕。联合 ALP 可早期发现 PSC。

3. TBA　空腹血清胆汁酸是胆汁淤积的标志之一,它能较特异性地反映肝排泄功能,并早期发现胆汁淤积。

4. BIL　是证实黄疸的可靠检验。胆道梗阻时血清胆红素明显升高,但一般小于 500μmol/L,这是因为胆红素不断经尿排泄,如果大于 500 μmol/L,常提示存在严重肝实质性病变,或伴有溶血或肾衰竭。晚期患者出现严重的胆汁淤积时,BIL 会显著升高。

5. ALT 与 AST　ALT 及 AST 升高可见于多种肝脏疾病。在 PSC 的患者中,指标早期可轻度升高,随患者 PSC 疾病加重,ALT 及 AST 可显著升高。

(二)免疫学指标

30% 左右患者有高丙球血症,免疫球蛋白会有所升高,约 50% 患者的 IgM 增高。血清 IgA、IgG 有不同程度的增高。自身抗体如抗核抗体(antinuclear antibody,ANA)、抗线粒体抗体(antimitochondrial antibody, AMA)及抗平滑肌抗体(SMA)可以阳性,但一般滴度不高。

1. ANCA　ANCA 是一组对中性粒细胞许多胞浆抗原所产生的抗体。靶抗原包括髓过氧化物酶(MPO),蛋白酶 3(PR3);在 PSC 患者中,抗中性粒细胞抗体(ANCA)阳性率可达 60%~80%,多为 p-ANCA。

2. ANA　在 PSC 患者中阳性率较高,但对于 PSC 的诊断和预后并没有实际意义,所以与 PSC 并没有直接的相关性。

由于 PSC 晚期可合并胆管癌,其发病率为 10%~30%,若 PSC 患者胆红素短时间内由 85.5μmol/L 升至 171μmol/L 则应考虑恶变。但若要诊断胆管癌应当有病理诊断。

四、诊断

对于 PSC 的诊断,生化指标仅为辅助诊断,PSC 的主要诊断手段还是影像学及病理诊断。内窥镜逆行胰胆管造影(endoscopic retrograde cholangio-pancreatography, ERCP)、经皮肝穿刺胆管造影(percutaneous transhepatic cholangiography,PTC)及磁共振胰胆管造影(magnetic resonance cholangiopancreatography,MRCP)是诊断 PSC 的最主要方法,确诊率可达 90% 以上。它们均可显示胆管呈普遍性或局限性狭窄,或呈多处节段性狭窄及串珠状改变。B 超、CT 可作为辅助检查方法。

ERCP 诊断 PSC 典型的造影所见为多灶性胆管狭窄和扩张,即所谓的"串珠"状;胆管壁僵硬。ERCP 诊断 PSC 具有典型的影像学特征,是临床常用的检查方法,但检查过程比较复杂,有时可出现胆道感染和急性胰腺炎等并发症。

MRCP 诊断 PSC 准确率达 90% 以上。MRI 显示 PSC 胆管不规则、多灶性狭窄与扩张,呈枯枝状,胆管壁增厚。比较 MRCP 与 ERCP 对 PSC 的诊断,结果示MRCP 相对 ERCP 的诊断敏感性、特异性分别为 89%、80%,认为 MRCP 作为非创伤性影像学检查,对 PSC 的诊断准确率高。MRCP 可清楚地显示胆管梗阻的部位,并且可以排除肝硬化和门脉高压,但是 MRCP 可能会对狭窄长度做出过长的评估,从而产生一定的偏畸。

组织学诊断标准(Ludwig 分期系统):①Ⅰ期,门脉期,表现为门脉肝炎(局限于界板);②Ⅱ期,门脉周围期,表现为门脉周围纤维化/炎症(超出界板);③Ⅲ期,间隔期,表现为间隔区纤维化和(或)桥样坏死;④Ⅳ期,硬化期,表现为胆汁性肝硬化。

五、治疗

目前尚无治疗 PSC 的有效药物,熊去氧胆酸(UDCA)是否对于 PSC 治疗有效尚无定论,治疗的主要目标为 PSC 的相关并发症,包括:脂溶性维生素缺乏、骨质疏松、大胆管狭窄、胆管癌。PSC 伴重叠综合征的成年患者,推荐使用糖皮质激素和其他免疫抑制剂作为药物治疗。终末期患者,肝移植是唯一有效的治疗方法。对胆管显著狭窄的 PSC 患者,建议以内镜扩张为初始治疗,可同时放置或不放置支架。如果经内镜治疗不成功,应该考虑经皮胆管造影扩张胆道,可同时放置或不放置支架。内镜和(或)经皮治疗效果不佳的显著狭窄患者,如果无肝硬化,建议行手术治疗。大部分患者在肝移植后情况较好,5 年存活率达75% ~ 85%。肝移植后 PSC 复发的情况正越来越受到关注。另外,尽管伴有炎症性肠病的患者在肝移植后炎症性肠病的症状保持静止,但有发生结肠癌的报道,因此对这些患者继续监测结肠癌的发生是重要的。

(段天娇 蒋 绚)

第十一节　胆系感染

　　"胆系感染"主要指的是胆道系统(包括胆囊及胆管)的感染性疾病,其中又以急性胆系感染为临床急症。急性胆道系统感染主要包括急性胆囊炎和急性胆管炎,是导致急腹症的常见疾病之一。

　　胆囊炎与胆石症关系密切,炎症可促使结石形成,而结石梗阻又可诱发或加重炎症,二者往往合并存在。在胆囊炎的病例中,90%以上属结石性的,余者为非结石性胆囊炎,两者在病程和临床表现有很大的相似之处。

一、流行病学

　　(1)90%~95%的急性胆囊炎由胆囊结石引起,仅有5%~10%为非结石性胆囊炎。急性胆囊炎的危险因素有:蛔虫、妊娠、肥胖、艾滋病等。短期服用噻嗪类、第三代头孢菌素类、红霉素、氨苄西林等药物,长期应用奥曲肽、激素替代治疗等也有可能诱发急性胆囊炎。急性胆囊炎的并发症主要有:胆囊穿孔、胆汁性腹膜炎、胆囊周围脓肿等,并发症发生率为7%~26%,总病死率为0~10%。上述并发症的出现通常提示预后不佳。急性非结石性胆囊炎是一种特殊类型的急性胆囊炎,通常起病严重,预后比急性结石性胆囊炎差,总病死率为15%。急性非结石性胆囊炎的危险因素主要有:大手术、严重创伤、静脉营养、肿瘤、感染及糖尿病血糖控制不佳等。

　　(2)急性胆管炎是指肝内、外胆管的急性炎症,单纯的胆道感染而没有胆道梗阻可以不引起急性胆管炎症状。造成胆管感染常见的病因有:胆道结石、胆管良性狭窄、胆道恶性肿瘤及先天性胆道畸形等各种引起胆道梗阻的因素。胆汁中存在细菌和内镜逆行胰胆管造影是急性胆管炎的危险因素。急性胆管炎的总病死率为10%~30%,死因大多是感染性休克及多器官功能衰竭。

二、生理-病理基础及发病机制

　　正常胆道系统被形象地描述为"倒树冠样结构",各级胆管逐级汇合形成胆总管,最后通过 Oddi 括约肌与胰总管共同开口于十二指肠。胆管壁由大量弹力纤维构成,正常情况时肝脏分泌胆汁的压力为 $2.8 \sim 3.6 \mathrm{kPa}(29 \sim 37 \mathrm{cmH_2O})$,而在发生胆道梗阻时,梗阻以上的胆管扩张,胆囊增大,若梗阻持续不解除,胆管内的压力将持续升高,超过了肝脏的分泌压时,肝脏停止排泌胆汁,胆管内的胆汁淤积,形成化学性胆管炎症,由于消化道是一个开放性的管腔,在很短时间内消化道发生菌群移位,进而在化学性炎症的基础上形成胆道系统化脓性细菌感染,进而造成胆管壁、邻近器官和全身各重要器官损害。急性胆系感染时,患者肝内和(或)肝外胆管壁充血水肿、增厚;胆管黏膜充血、水肿、糜烂、出血,并形成小溃疡,在溃疡内发生小结石嵌顿时即可形成胆管壁微脓肿,甚至局部的坏死、穿破,发生死亡率极高的胆汁性腹膜炎。同时,由于胆道梗阻,胆管内压力升高,当压力超过 3.43kPa(36cmH_2O)时,肝内的毛细胆管上皮细胞坏死,毛细胆管破裂,胆汁经胆小管静脉进入血液,产生高胆红素血症。而由于肝脏毛细胆管上皮坏死、毛细胆管破裂,胆汁经肝窦或淋巴管逆流入血,同时可将其中的细菌带入血液循环,引起菌血症和败血症,留在肝脏内的细菌可以引起肝脓肿,若胆系炎症迁延不愈,还有可能形成胆汁性肝硬化、局灶性肝萎缩,临床上以肝脏左外叶最为常见。

(一)胆囊炎的病因

1. 梗阻因素 是由于胆囊管或胆囊颈的机械性阻塞,胆囊即膨胀,充满浓缩的胆汁,其中高浓度的胆盐即有强烈的致炎作用,形成早期化学性炎症,以后继发细菌感染,造成胆囊化脓性感染。有时胆囊管过长、扭曲、粘连压迫和纤维化等亦是不可忽略的梗阻因素。少数情况可能有蛔虫钻入胆管、胆囊,除造成机械刺激外,随之带入致病菌,引起感染。此外,胆囊、Oddi 括约肌功能障碍(SOD)、胆管运动功能失调等,均能引起胆道排空障碍、胆汁滞留,使胆囊更易受化学刺激和细菌感染。

2. 感染因素 全身感染或局部病灶的病菌经血行、淋巴、胆道、肠道或邻近器官炎症扩散等途径侵入,寄生虫的侵入及其带入的细菌等均是造成胆囊炎的重要原因。常见的致病菌主要为大肠埃希菌,其他有链球菌、葡萄球菌、伤寒杆菌、产气杆菌、绿脓杆菌等,有时可有产气荚膜杆菌,形成气性胆囊炎。

3. 化学性因素 胆汁潴留于胆囊,其中高浓度的胆盐,或胰液反流进入胆囊具有活性的胰酶,均可刺激胆囊壁发生明显炎症变化。在一些严重脱水者,胆汁中胆盐浓度升高,亦可引起急性胆囊炎。

4. 其他 如血管因素,严重创伤、烧伤、休克、多发骨折、大手术后等因血容量不足、血管痉挛,血流缓慢,使胆囊动脉血栓形成,可致胆囊缺血坏死,甚至穿孔。

(二)胆石形成原因

1. 胆囊结石成因

(1)代谢因素:正常胆囊胆汁中胆盐、卵磷脂、胆固醇按比例共存于一稳定的胶态离子团中。当其中各组分的比例不合适时,胆固醇便沉淀析出,经聚合就形成较大结石。妊娠后期、老年人的血浆内胆固醇含量明显增高,故多次妊娠者与老年人易患结石。同样,肝功能受损者,胆酸分泌减少也易形成结石。先天性溶血患者,因长期大量红细胞破坏,可产生胆色素性结石。

(2)胆系感染:从胆石核心中已培养出伤寒杆菌、链球菌、魏氏芽孢杆菌、放线菌等多种细菌,可见细菌感染在结石形成中有重要作用。细菌感染除引起胆囊炎外,其菌落、脱落上皮细胞等可成为结石的核心,胆囊内炎性渗出物蛋白成分,可成为结石的支架。

(3)其他:如胆汁的淤滞、胆汁 pH 过低、维生素 A 缺乏等,也可能是结石形成的原因之一。

2.胆管结石成因

(1)继发于胆囊结石:胆囊结石下移至胆总管,称为继发性胆管结石。此种情况多发生于结石性胆囊炎病程长、胆囊管扩张、结石较小的病例,其发生率为14%。

(2)原发性胆管结石:可能与胆道感染、胆管狭窄、胆道寄生虫感染有关。当胆道感染时,大肠杆菌产生 β-葡萄糖醛酸苷酶,活性很高,可将胆汁中结合胆红素水解成游离胆红素,后者与胆汁中钙离子结合成为不溶于水的胆红素钙,沉淀后即成为胆色素钙结石;胆道蛔虫可形成结石的核心;胆管狭窄造成胆汁滞留,胆色素及胆固醇更易沉淀形成结石;当合并慢性炎症时,则结石形成过程更为迅速。

(三)胆石的类型

1.胆固醇结石 含胆固醇为主,多呈椭圆形(单发者)或多面形(多发者),表面平滑或稍呈结节状,淡灰色,质硬,剖面呈放射性线纹,X 线平片上不显影。此种结石在胆囊内。

2.胆色素性结石 以胆红素为主要成分,多为泥沙样,质软而脆,有的如泥团状,有的如沙粒,为棕黑或棕红色。大小不等,因含钙少,X 线平片上多不显影。多在肝内、外胆管中。

3.混合性结石 由胆固醇、胆色素和钙盐等间隔而成。外形不一,为多面形颗粒,表面光滑,边缘钝圆,呈深绿或棕色,切面呈环层状。因含钙质较多,在 X 线平片上有时显影(即称阳性结石)。多在胆囊内,亦可见于胆管中。

三、临床表现

1.胆囊炎 为胆囊的常见病。在腹部外科中其发病率仅次于阑尾炎,本病多见于35～55 岁的中年人,女性发病较男性为多,尤多见于肥胖且多次妊娠的妇女。

急性胆囊炎的症状主要有:右上腹痛、恶心、呕吐和发热等。急性胆囊炎会引起右上腹疼痛,一开始疼痛与胆绞痛非常相似,但急性胆囊炎引起的腹痛其持续的时间往往较长,呼吸和改变体位常常能使疼痛加重,因此患者多喜欢向右侧静卧,以减轻腹痛。有些患者会有恶心和呕吐,但呕吐一般并不剧烈。大多数患者还伴有发热,体温通常在 38.0 ~ 38.5℃,高热和寒战并不多见。少数患者还有巩膜和皮肤轻度发黄。当医生检查患者的腹部时,可以发现右上腹部有压痛,并有腹肌紧张,大约在 1/3 的患者可触及肿大的胆囊。多数患者血中的白细胞计数及中性白细胞增多。B 超检查可发现胆囊肿大、囊壁增厚,并可见结石堵在胆囊的颈部。根据以上的症状、体格检查和各种辅助检查,医生一般能及时做出急性胆囊炎的诊断(表 8 – 13,8 – 14)。

表 8 – 13　急性胆囊炎的诊断标准

诊断依据	诊断标准
症状和体征	右上腹疼痛(可向右肩背部放射),Murphy 征阳性、右上腹包块/压痛/肌紧张/反跳痛
全身反应	发热,C 反应蛋白升高(≥30mg/L),白细胞升高
影像学检查	超声、CT、MRI 检查发现胆囊增大,胆囊壁增厚,胆囊颈部结石嵌顿、胆囊周围积液等表现

注:确诊急性胆囊炎,症状和体征及全身反应中至少各有 1 项为阳性;疑似急性胆囊炎,仅有影像学证据支持。

诊断急性非结石性胆囊炎最佳的影像学方法是腹部超声和 CT 检查,但诊断困难,确诊率低。

表 8 – 14　急性胆囊炎严重程度分级

严重程度	评估标准
轻度	胆囊炎症较轻,未达到中、重度评估标准
中度	1. 白细胞 $>18 \times 10^9/L$ 2. 右上腹可触及包块 3. 发病持续时间 >72 小时 4. 局部炎症严重:坏疽性胆囊炎,胆囊周围脓肿,胆源性腹膜炎,肝脓肿
重度	1. 低血压,需要使用多巴胺 $>5\mu g/(kg \cdot min)$ 维持,或需要使用多巴酚丁胺 2. 意识障碍 3. 氧合指数 $<300mmHg(1mmHg = 0.133kPa)$ 4. 凝血酶原时间国际标准化比值 >1.5 5. 少尿(尿量 <17ml/h),血肌酐 $>176.8\mu mol/L(2mg/dl)$ 6. 血小板 $<10 \times 10^9/L$

注:中度胆囊炎,符合中度评估标准 1 ~ 4 项中任何 1 项;重度胆囊炎,符合重度评估标准 1 ~ 6 项中任何 1 项。

2. 胆管炎　胆道炎症以胆管炎症为主者称胆管炎(cholangitis),常与胆囊炎同时发生,其病因、发病机制及病理变化大致相同,多是在胆汁淤积的基础上继发细菌(主要为大肠埃希菌、副大肠埃希菌和葡萄球菌等)感染所致。细菌可经淋巴道或血流到达胆道,也可从肠道经十二指肠乳头逆行进入胆道。在我国以后者更为常见。按病程长短和起病形式可分为急性胆管炎和慢性胆管炎。

急性化脓性胆管炎系胆道梗阻(最常见为胆石梗阻)使胆汁淤滞、胆管内压力迅速增高所致胆道急性化脓性感染。感染的菌种主要是革兰阴性杆菌,其中大肠埃希菌最多见。本病起病急剧凶险,是胆结石患者死亡的主要原因之一。

在这部分患者中,除了出现 Charcot 三联征(腹痛、寒战高热、黄疸)外,往往伴有休克、中枢神经系统表现,称为 Reynolds 五联征。起病常急骤,突然发生剑突下或右上腹剧烈疼痛,一般呈持续性。继而发生寒战和弛张型高热,体温可超过40℃。常伴恶心和呕吐。多数患者有黄疸,但黄疸的轻重与病情的严重性可不一致。近半数患者出现烦躁不安、意识障碍、昏睡乃至昏迷等中枢神经系统抑制表现,易发生败血症和感染性休克,病情危重。急性胆管炎的诊断标准及严重程度见表 8 - 15,8 - 16。

表 8 - 15　急性胆管炎的诊断标准

诊断依据	诊断标准
症状和体征	胆道疾病史,高热和(或)寒战,黄疸,腹痛及腹部压痛(右上腹或中上腹)
实验室检查	炎症反应指标(白细胞/C 反应蛋白升高等),肝功能异常
影像学检查	胆管扩张或狭窄、肿瘤、结石等

注:确诊急性胆管炎,症状和体征中≥2 项 + 实验室检查 + 影像学检查;疑似急性胆管炎,仅症状和体征中≥2 项。

表 8 - 16　急性胆管炎严重程度

严重程度	评估标准
轻度	对于支持治疗和抗菌治疗有效
中度	对于支持治疗和抗菌治疗无效,但不合并 MODS
重度	1. 低血压,需要使用多巴胺 >5μg/(kg·min)维持,或需要使用多巴酚丁胺 2. 意识障碍 3. 氧合指数 <300mmHg(1mmHg = 0.133kPa) 4. 凝血酶原时间国际标准化比值 >1.5 5. 少尿(尿量 <17ml/h),血肌酐 >176.8μmol/L(2mg/dl) 6. 血小板 <10×10^9/L

注:重度胆管炎,符合重度评估标准 1～6 项中任何 1 项。

3. 梗阻性黄疸　无论是肝内的毛细胆管、微细胆管、小胆管,还是肝外肝胆管、总肝管、胆总管及乏特壶腹等处的任何部位发生阻塞或胆汁淤积,阻塞或淤积的上方胆管内压力都会不断增高,胆管不断扩张,最终必然导致肝内小胆管或微细胆管、毛细胆管发生破裂,使结合胆红素从破裂的胆管溢出,反流入血液中而发生黄疸。此外,某些肝内胆汁淤积并非全由胆管破裂等机械因素所致(如药物所致的胆汁淤积),还可由于胆汁的分泌减少(分泌功能障碍)、毛细胆管的通透性增加、胆汁浓缩、淤滞而致流量减少,最终导致胆管内胆盐沉积与胆栓的形成。

梗阻性黄疸的表现:肤色呈现暗黄、黄绿或绿褐色,甚至黑色。患者皮肤瘙痒显著,常出现在黄疸之前,具体致痒机制不清楚,有人认为可能与血中胆盐刺激皮肤神经末梢有关。间歇性黄疸是胆石症的表现;持续性黄疸,且逐渐加重,程度较深,常见恶性肿瘤所致;壶腹周围癌黄疸较早出现,呈进行性加重,但少数患者可因肿瘤坏死,胆管再通而黄疸暂时消退或减轻,但以后重新加深,呈现波动性黄疸。因胆盐入肠道受阻,肠道常缺乏胆汁酸易导致腹胀、脂肪泻及脂溶性维生素(维生素 A、维生素 D、维生素 E、维生素 K)缺乏;维生素 K 缺乏时,因肝脏不能合成凝血因子Ⅱ、凝血因子Ⅶ、凝血因子Ⅸ和凝血因子 X 而发生出血倾向;因胆道部分或完全阻塞,粪便中缺少胆红素或尿胆原,不能将粪便染黄,故粪便呈灰白色(白陶土色)。无论肝内或肝外阻塞均伴有淤胆性肝大,当梗阻位于胆囊管以下时常伴有胆囊肿大,可无压痛。

四、重要的实验室检查及意义

1. 急性炎症指标及一般实验室检查

(1)血常规:由于胆道感染通常继发于消化道菌群异位,临床上发生胆系感染时通常有血象的变化,常表现为白细胞明显升高,中性粒细胞比例明显升高,部分重症患者有核左移的表现。

(2)血沉及 C 反应蛋白:血沉和 C 反应蛋白是反应炎症的良好指标,在发生胆系感染时会明显升高。相比血沉而言,C 反应蛋白增快出现的早,消失也快。同时,血沉和 C 反应蛋白亦可作为细菌感染的重要临床实验室检查指标。

(3)血尿淀粉酶、脂肪酶:由于胰胆共同开口于十二指肠,胆系感染,尤其是伴有胆道梗阻时可伴有一过性淀粉酶、脂肪酶的升高,当患者有胆道结石、出现明显的腹痛伴有血尿淀粉酶持续升高的情况下应警惕胆源性胰腺炎的可能。

(4)凝血功能检测:因胆盐入肠道受阻,肠道常缺乏胆汁酸易导致腹胀、脂肪泻及脂溶性维生素(A、D、E、K)缺乏;维生素 K 缺乏时,因肝脏不能合成凝血因子Ⅱ、凝血因子Ⅶ、凝血因子Ⅸ和凝血因子 X 而发生出血倾向,主要表现为 PT 延长。

(5)CA19-9:CA19-9 是糖抗原的一种,它的升高常提示有胰腺炎和消化道肿瘤的可能。大部分胰腺癌患者血清 CA19-9 水平明显增高;肝胆系癌、胃癌、结直肠癌的 CA19-9 水平也会升高;慢性胰腺炎、胆石症、肝硬化、肾功能不全、糖尿病等疾病是 CA19-9 呈现低浓度增高、一过性增高。在胆道疾病感染,尤其是出现胆道梗阻时检测 CA19 - 9 有助于除外肿瘤性梗阻。

2. 胆系感染相对特征性检查指标

(1)胆红素:每日有 250 ~ 300mg 的血红蛋白在体内要转化为间接胆红素。间接胆红素在肝细胞内转化为直接胆红素分泌至毛细胆管成为胆汁的主要成分并被分泌到肠道,经小肠下段和大肠中的细菌还原,转变为胆素原,每日约排出 40 ~ 280mg 的粪胆素(由胆素原氧化而成),把大便染成黄色。胆素原的另一小部分重新由肠道吸收入血,再回到肝脏,随血循环由肾脏排出(每日约 0.5 ~ 4.0mg),即尿胆原。周而复始,产生量和排泄量处于动态平衡中。所以正常人体内的胆红素量是恒定的。血液中胆红素含量为 17.1μmol/L,尿胆原为少量,大便保持正常黄色。当胆红素反流或存留在血中,血清胆红素量就可以升高。当血液中血清胆红素 > 34.2μmol/L 时,巩膜、皮肤黏膜就会发黄,称为黄疸。

单纯的胆囊结石时胆红素水平并无明显的变化,但发生胆道梗阻时血清胆红素,包括直接胆红素和间接胆红素均增高,以直接胆红素升高为主。

(2)GGT:存在于肾、胰、肝、脾、肠、脑、肺、骨骼肌和心肌等组织中,肾内最多,其次为胰和肝,胚胎期则以肝内最多,正常人血清中 GGT 主要来自肝脏。GGT 在肝内主要存在于肝内胆管上皮和肝细胞浆中,任何部位的胆管梗阻都将造成 GGT 排泌受阻、随胆汁反流入血,致血清 GGT 异常。GGT 在急性肝炎、慢性活动性肝炎及肝硬化失代偿时仅轻、中度升高,而当梗阻性黄疸时,血清 GGT 升高显著。

除肝脏外,肾、肺、睾丸、心、脑、肌肉也都含有 GGT,因此,除胆囊及胆管疾病外,肾盂肾炎、大叶性肺炎、脑炎、心肌炎、血吸虫病等,都会造成 GGT 的异常,此外,药物过敏及药物性肝损害也能够造成 GGT 升高。

(3)ALP:属于同源二聚体蛋白,广泛分布于人体肝脏、骨骼、肠、肾和胎盘等组织,这种酶能催化核酸分子脱掉 5′磷酸基团。目前已发现有 6 种同工酶。其中第 1、2、6 种均来自肝脏,第 3 种来自骨细胞,第 4 种产生于胎盘及癌细胞,而第 5 种则来自小肠绒毛上皮与成纤维细胞。

患有梗阻性黄疸、原发性肝癌、继发性肝癌、胆汁淤积性肝炎时,肝细胞过度制造 ALP,经淋巴道和肝窦进入血液,同时由于肝内胆道胆汁排泄障碍,反流入血而引起血清 ALP 明显升高。但由于骨组织中此酶亦很活跃。因此,孕妇、骨折愈合期、骨软化症、佝偻病、骨细胞癌、骨质疏松、肝脓肿、肝结核、肝硬变、白血病、甲状腺功能亢进时,血清 ALP 亦可升高。

五、影像学

1. 腹部 X 线片 一方面可以排除其他病因引起的腹痛,如肠梗阻或穿孔;

另一方面有 15% ~20% 的病例在腹部 X 线片上可以发现胆系结石。此外,对于气肿性胆囊炎的诊断有帮助;但对胆管炎的诊断价值有限。

2. 腹部超声检查 具有简便、易行、无创、安全、准确性高的优点,可急诊进行,费用低廉,尤其是对急性胆囊炎的诊断很有帮助。主要表现有胆囊结石、胆囊不显影、胆囊壁增厚、胆囊增大、变圆,胆囊周围积液。超声下的 Murphy 征阳性与胆结石的存在相结合,诊断急性胆囊炎的预计值达 92% 。

超声容易识别胆总管扩张,可以探查胆总管梗阻部位及原因,当胆管确实存在梗阻时,其假阴性率大约是 10% 。B 超可以在约 30% 的患者中发现引起胆总管梗阻的结石。但用超声来确诊胆总管结石并不十分可靠,由于肠道内气体的干扰,胆总管下段往往显示不清。

3. 核素扫描 适用于临床怀疑急性胆囊炎而超声检查结果不肯定的患者。该检查阴性不支持急性胆囊炎的诊断,敏感性为 70% ~ 100% ,特异性为 80% ~ 100% 。对胆管炎的诊断意义有限,由于放射性核素扫描的解剖定位模糊,所以很难确定梗阻的部位和原因。

4. 腹部 CT 不仅可以辅助明确梗阻原因,亦可协助确定是否有肝脓肿、肝管结石嵌顿和肝段萎缩。

5. ERCP 可以直接显示胆管及其分支、胆囊,可以发现梗阻部位及可能的原因,同时具有治疗作用,需要时可行乳头肌切开、取石、引流术。但是检查本身也会导致胆管炎发生,特别好发于胆管梗阻的患者。ERCP 更适合检查不完全胆管梗阻。

6. MRCP 如果成像良好,其诊断意义基本同 ERCP,且无创、安全,适用于年老、体弱、有过胃十二指肠手术,特别是 Roux – en – Y 吻合术后上消化道重建而 ERCP 检查困难者。同 ERCP 相比较,MRCP 不具备治疗作用,价格相对较昂贵。

7. PTC 可以直接显示胆管及其分支,可以发现胆管梗阻部位及可能的原因,可以置管引流达到减轻黄疸的目的。适用于有肝内胆管扩张、梗阻部位较高或近肝门部位梗阻者,较适用于不能耐受 ERCP、手术等治疗方式的患者及肿瘤性胆道梗阻的姑息性引流治疗。可在 X 线或 CT、B 超引导下操作,需有经验医师完成,属于有创性检查。

六、治疗

1. 急性胆囊炎

(1)急性胆囊炎的抗菌治疗:对所有急性胆囊炎患者,尤其是重度患者应进行胆汁和血液培养(A 级推荐)。在我国引起胆道系统感染的致病菌中,革兰阴性菌约占 2/3,前 3 位依次为大肠埃希菌、铜绿假单胞菌、肺炎克雷伯杆菌。革兰阳性细菌前 3 位依次为粪肠球菌、屎肠球菌、表皮葡萄球菌。14.0% ~75.5% 的患者合并厌氧菌感染,以脆弱拟杆菌为主。大肠埃希菌和肺炎克雷伯杆菌对第三代、第四代头孢菌素耐药率分别为 56.6% 和 31.1%,对氟喹诺酮类药物耐药率分别为 64.6% 和 29.2%。铜绿假单胞菌对亚胺培南、头孢哌酮/舒巴坦耐药率分别为 28.7%、19.8%。屎肠球菌对抗菌药物耐药率高于粪肠球菌,革兰阳性菌对万古霉素和替考拉宁耐药率较低。

轻度急性胆囊炎常为单一的肠道致病菌感染。如果患者腹痛程度较轻,实验室和影像学检查提示炎症反应不严重,可以口服抗菌药物治疗,甚至无需抗菌药物治疗。在解痉、止痛、利胆治疗的同时,适当使用非甾体抗炎药物。如需抗菌药物治疗,应使用单一抗菌药物,首选第一代或第二代头孢菌素(如头孢替安等)或氟喹诺酮类药物(如莫西沙星等)。由于肠道致病菌多可产生 β-内酰胺酶,对青霉素类和头孢唑啉耐药,推荐使用含 β - 内酰胺酶抑制剂的复合制剂如头孢哌酮/舒巴坦、哌拉西林/他唑巴坦、氨苄西林/舒巴坦等。

中度和重度急性胆囊炎应根据当地病原学分布和细菌耐药情况、病情的严重程度、既往使用抗菌药物的情况、是否合并肝肾疾病选择抗菌药物。首先进行经验性治疗,在明确致病菌后,应根据药敏试验结果选择合适的抗菌药物进行目标治疗,并定期对疗效进行评估,避免不必要的长期使用抗菌药物。

对中度急性胆囊炎,应静脉用药。经验性用药首选含 β - 内酰胺酶抑制剂的复合制剂、第二代头孢菌素或者氧头孢烯类药物。重度急性胆囊炎常为多重耐药菌感染,应静脉用药,首选含 β - 内酰胺酶抑制剂的复合制剂、第三代及第四代头孢菌素、单环类药物。如果首选药物无效,可改用碳青霉烯类药物,如美罗培南 1.0 ~3.0g/d,亚胺培南/西司他丁 1.5 ~3.0g/d,帕尼培南/倍他米隆 1.0 ~2.0g/d。急性胆囊炎抗菌治疗 3 ~5 天后,如果急性感染症状、体征消失,体温和白细胞计数正常可以考虑停药。注意规范化足疗程使用抗生素,以减少耐药菌株的出现。

(2)急性胆囊炎的外科治疗:任何抗菌治疗都不能替代解除胆囊管梗阻的治疗措施。胆囊切除是针对急性胆囊炎的有效治疗手段,应遵循个体化原则,正确把握手术指征与手术时机,选择正确的手术方法。首先结合影像学检查(超声、CT、MRI),若患者一般情况稳定,应尽早行胆囊切除术(A 级推荐)。首选早期(发病时间 <72 小时)行腹腔镜胆囊切除术(laparoscopic cholecystomy,LC)。

不同严重程度的急性胆囊炎手术治疗方法不同。对于轻度急性胆囊炎,LC是最佳治疗策略。中度急性胆囊炎,可以立即行 LC,但如果患者局部炎症反应严重(发病时间 >72 小时、胆囊壁厚度 >8mm、白细胞 $>18 \times 10^9/L$),因手术难度较大无法行早期胆囊切除术,在抗菌药物、对症支持等保守治疗无效时,应行经皮经肝胆囊穿刺置管引流术或行胆囊造瘘术,待患者一般情况好转后行二期手术切除胆囊。重度急性胆囊炎患者首先应纠正多器官功能障碍(multiple organ dysfunction syndrome,MODS),通过经皮经肝胆囊穿刺置管引流术减轻严重的局部炎症反应,抗菌药物治疗的同时延期手术切除胆囊。对于老年、一般情况较差、手术风险极高或合并胆囊癌的患者,也应先行经皮经肝胆囊穿刺置管引流术。少数情况下能够保证手术安全时,发现胆囊穿孔,也可早期行胆囊切除术,否则可行胆囊造瘘 + 腹腔引流术。

急性非结石性胆囊炎的治疗原则是应尽早行胆囊引流治疗。一般经皮经肝胆囊穿刺置管引流术后复发率极低。但如果经胆囊引流后患者症状、体征没有明显改善,需考虑行胆囊切除术。急性胆囊炎的治疗流程见图 8 – 9。

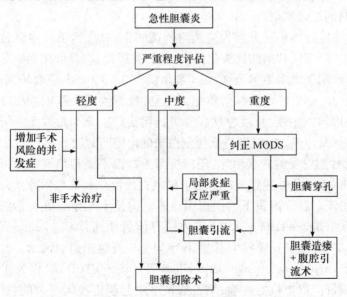

图 8 – 9　急性胆囊炎治疗流程图

2. 急性胆管炎　急性胆管炎的病程发展迅速,有可能因全身炎症反应综合征和(或)脓毒血症造成 MODS。因此,应及时对急性胆管炎做出诊断与严重程度评估。

超声、CT、MRI 等影像学检查通常难以直接确诊胆管的急性细菌性炎症,而是通过胆管扩张证明存在胆道梗阻和(或)发现其他病因学证据(肿瘤、胆囊结石、寄生虫等)来间接支持急性胆管炎的诊断。

(1)急性胆管炎的抗菌治疗:所有怀疑急性胆管炎的患者应立即使用抗生素并进行胆汁培养和血液培养。胆系感染的致病菌多为耐药菌,MRSA、万古霉素耐药的肠球菌及铜绿假单胞菌。胆汁细菌培养阳性时,通常提示急性胆管炎病情严重、预后不佳。

在选择经验性治疗的抗菌药物时需综合考虑所选抗菌药物抗菌谱、急性胆管炎的严重程度、有无肝肾疾病、患者近期(1 年内)使用抗菌药物史,当地致病菌及其耐药情况、抗菌药物在胆汁中的浓度。在明确致病菌后,应根据药敏试验结果选择合适的抗菌药物进行目标治疗,避免出现双重感染或细菌耐药而导致治疗失败。

轻度急性胆管炎时首选第一代或第二代头孢菌素(如头孢替安等)或氟喹诺酮类药物(如莫西沙星等)。由于耐药菌的存在,推荐使用 β-内酰胺类/β-内酰胺酶抑制剂复合制剂。

中度、重度急性胆管炎常为多重耐药菌感染,首选含 β-内酰胺酶抑制剂的复合制剂、第三代和第四代头孢菌素、单环类药物,应静脉用药。如果首选药物无效,可改用碳青霉烯类药物,如美罗培南 $1.0 \sim 3.0 g/d$,亚胺培南/西司他丁 $1.5 \sim 3.0 g/d$。如果怀疑铜绿假单胞菌感染,推荐使用头孢哌酮/舒巴坦、哌拉西林/他唑巴坦。中度、重度急性胆管炎抗菌治疗应至少持续 $5 \sim 7$ 天,之后根据症状、体征及体温、白细胞、C 反应蛋白来确定停药时间。

(2)急性胆管炎的介入治疗:任何抗菌治疗都不能替代解除胆道梗阻的治疗措施。中、重度急性胆管炎通常对于单纯支持治疗和抗菌治疗无效时需要立即行胆道引流。首选内镜下的胆道引流术。内镜十二指肠乳头括约肌切开术(endoscopic sphincterectomy,EST)和内镜鼻胆管引流术(endoscopic nasobiliary drainage,ENBD)的并发症发生率、病死率均低于开腹胆道引流术。经皮经肝胆道引流术(percutaneous transhepatic biliary drainage,PTCD)可作为次选治疗方式。肝门或肝门以上位置肿瘤、结石或狭窄引起胆道梗阻所致的急性胆管炎,首选 PTCD。如果患者内镜下胆道引流和 PTCD 失败,或存在禁忌证时,可考虑行开腹胆道引流术,先放置 T 管引流解除梗阻,待二期手术解决胆道梗阻病因。急性胆管炎的治疗流程见图 8 - 10。

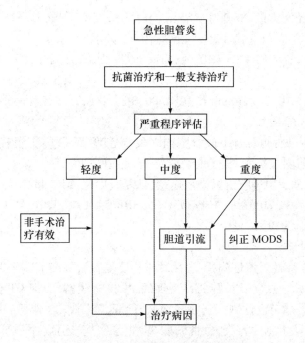

图 8 - 10　急性胆管炎治疗流程图
流程图引用自急性胆道系统感染的诊断和治疗指南(2011 版)

七、病例分析

(一)病例

患者,女性,84 岁。反复餐后剑突下疼痛 3 年。3 年前患者反复发作剑突下痛,进油腻食物加重,无发热、黄疸、放射痛,禁食、抗生素等治疗可缓解,腹部 B 超提示胆囊结石,行腹腔镜下胆囊切除术,术后 2 年未发作。2 个月前再次反复出现餐后剑突下疼痛,可自行缓解,腹部 CT 可见:胆总管上段及下段可见多发结节状高密度影,提示胆总管结石,并胆系梗阻扩张,十二指肠水平部及降部憩室。

血常规:WBC 4.29×10⁹/L,NE 64.01%,HGB 131.0g/L,PLT 124.7×10⁹/L。

生化:ALT 19U/L, AST 27U/L, LDH 223U/L, GGT 111U/L, ALP 118U/L, TBIL 11.8μmol/L, TG 1.20mmol/L。

1 天前进餐后再次出现持续性剑突下疼痛,剧烈绞痛,阵发加重,无放射痛,伴恶心呕吐,呕吐后腹痛缓解,伴寒战、发热,体温 38.9℃,逐渐出现皮肤巩膜黄染,尿色加深。

体格检查:体温 38.9℃,脉搏 100 次/分,血压 130/80mmHg,一般情况差,痛苦面容,巩膜轻度黄染,双肺呼吸音清,心律齐,腹部平软,剑下压痛(+),反跳痛(-),无肌紧张,肝脾肋下未及,肠鸣音 4 次/分。

复查血常规:WBC 4.03 × 10^9/L,NE 86.9%,HGB 133g/L,PLT 111 × 10^9/L。

生化:ALT 571U/L,AST 1692U/L,LDH 1396U/L,GGT 224U/L,ALP 237U/L,HBD 547U/L,TBIL 39.9μmol/L,DBIL 26.8μmol/L,TG 1.38mmol/L。

血淀粉酶:61U/L。

腹部 CT 可见:胆总管下段管腔内多发高密度影,肝内胆管轻度扩张,肝总管、胆总管较前明显扩张,提示胆总管结石、胆道梗阻。

给予舒普深及甲硝唑抗感染治疗,次日复查生化:ALT 482U/L,AST 731U/L,LDH 796U/L,GGT 201U/L,ALP 207U/L,HBD 547U/L,TBIL 44.0μmol/L,DBIL 33.2μmol/L,血淀粉酶:34U/L。

(二)病例分析

患者,老年女性。慢性病程,急性发作。反复餐后剑突下疼痛 3 年,胆囊切除术后缓解。近 2 个月反复餐后剑突下疼痛,可自行缓解,腹部 CT 提示胆总管结石。1 天前进餐后持续性剑突下疼痛,剧烈绞痛,阵发加重,伴恶心呕吐、寒战、发热。上腹痛常见于急性胃炎,急性胰腺炎,胆系疾病,还需注意排除下壁心肌梗死。本例患者结合病史,首先考虑胆系疾病所致。急性胃炎几乎不伴发热,胰腺炎不能排除,急查血淀粉酶正常,需动态监测淀粉酶的变化。急查生化:ALT 明显升高(19~571U/L),AST 明显升高(27~1692U/L),GGT 升高(111~224U/L),ALP 升高(118~237U/L),TBIL 升高(11.8~39.9μmol/L)。这时出现的转氨酶升高不是急性病毒性肝炎,而是胆管炎症所致。肝细胞损伤的表现常常先于胆管酶升高而出现,动态监测患者的生化酶学演变趋势,会观察到转氨酶逐渐下降,而胆管酶逐渐上升。复查腹部 CT 可见:胆总管下段管腔内多发高密度影,肝内胆管轻度扩张,肝总管、胆总管较前明显扩张,提示胆总管结石、胆道梗阻。证实该患者诊断:胆总管结石,急性胆管炎,胆总管梗阻。

(李 晶 王雪梅)

第十二节 急性胰腺炎

急性胰腺炎是指多种病因引起的胰酶激活,继以胰腺局部炎症反应为主要特征,伴或不伴有其他器官功能改变的疾病。临床分为轻症急性胰腺炎(mild acute pancreatitis,MAP)及重症急性胰腺炎(severe acute pancreatitis,SAP)。重症胰腺炎诊断标准包括器官衰竭(尤其是休克、肺功能不全、肾衰竭)和(或)局部并发症(尤其是胰腺坏死,也包括脓肿、假性囊肿)。国外统计发病率每年在(4.8~24)/10万,成年人居多,平均发病年龄55岁。临床上,大多数患者的病程呈自限性,20%~30%患者临床经过凶险,总体死亡率为5%~10%。

一、病因与发病机制

(一)病因

胆道疾病、酗酒及高脂血症为急性胰腺炎的常见病因。其他病因包括:药物、手术后、感染、遗传性等。部分经临床与影像、生化等检查,不能确定病因,称为特发性胰腺炎。

(二)发病机制

胰酶在胰腺胰管内被激活是引起胰腺局部炎症的先决条件,而胰蛋白酶原转化成胰蛋白酶是整个胰酶系统被激活的起始步骤,胰酶被激活后产生一系列的病理生理过程。胰蛋白酶催化胰酶系统,激活补体和激肽系统,进而引起胰腺局部组织炎症反应,严重的导致全身病理生理改变,包括白细胞趋化、活性物质释放、氧化应激、微循环障碍、细菌易位等。激活的消化酶或活性物质共同作用,造成胰腺实质及邻近组织的自身消化,又进一步促使各种有害物质释出,形成恶性循环,损伤越来越重。消化酶、活性物质和坏死组织液,经血液循环、淋巴管转移至全身,引起全身多脏器损害,甚至出现器官衰竭。此外,微循环障碍、细菌易位在急性胰腺炎的发病中也起了重要作用。

(三)病理

急性胰腺炎在病理上分为水肿型和出血坏死型。急性水肿型胰腺炎,显微镜下见间质充血、水肿和炎性细胞浸润。急性出血坏死型胰腺炎,显微镜下胰腺组织凝固性坏死,间质小血管壁坏死导致出血和血栓形成;坏死发生后常继发细菌感染,在坏死灶中出现化脓性炎症或脓肿形成;坏死性胰腺炎病程后期可有假性囊肿形成。

二、临床表现

(一)症状

腹痛、恶心、呕吐是急性胰腺炎特征性临床表现。腹痛多位于中上腹部,可向腰背部放射,多在起病后30~60分钟达到疼痛的顶峰,并可持续数天。弯腰抱膝或前倾坐位可能会减轻疼痛。

发热常源于急性炎症、胰腺坏死组织继发细菌或真菌感染。发热与病情有一定关系，MAP仅有轻度发热，一般持续3~5天，SAP发热较高，且持续不退，特别在胰腺或腹腔有继发感染时，呈弛张高热。

重症胰腺炎常发生低血压和休克。休克主要由下列原因引起有效循环血容量不足所致：①血液和血浆大量渗出，引起血容量不足；②频繁呕吐丢失体液和电解质；③血中缓激肽增多，引起血管扩张和血管通透性增加；④并发消化道出血。

（二）体征

急性轻症胰腺炎的腹部体征较轻，上腹有压痛，无腹肌紧张与反跳痛，可有腹胀和肠鸣音减弱及一过性黄疸。急性重症胰腺炎有显著的上腹部压痛，并有肌紧张和反跳痛，肠鸣音减弱甚至消失。血液、胰酶及坏死组织液穿过筋膜及肌层深入腹壁时，可见两侧胁腹皮肤呈灰紫色斑称之为 Grey – Turner 征或脐周皮肤青紫称 Cullen 征。此外可出现腹膜炎、梗阻性黄疸、血容量不足及感染中毒的体征，少见体征还有皮下脂肪坏死小结、下肢血栓性静脉炎、多发性关节炎等。

（三）并发症

胰腺坏死指局限性或弥漫性胰腺实质失活，伴特征性胰周脂肪坏死，可由CT诊断。胰腺坏死可分为无菌性或感染性，后者坏死组织内存在细菌和（或）真菌。病程早期，胰液渗出至胰腺之外到达肾前间隙或其他部位，称为急性液体积聚。当纤维组织及肉芽组织形成囊壁，包裹渗出液及胰液时，称为假性囊肿，多在起病4周以后形成。大的囊肿可产生压迫症状，囊壁破裂可造成胰源性腹水。已感染的胰腺假性囊肿称为胰腺脓肿，胰腺脓肿也可能发生于胰腺坏死后继发液化、感染。

器官衰竭指休克、肺功能不全、肾衰竭、消化道出血，具体为：休克＋收缩压＜90mmHg；$PaO_2 \leqslant 60mmHg$；$Cr > 176.8\mu mol/L(2mg/dl)$（补液后）；消化道出血＞500ml/24h。弥散性血管内凝血（血小板＜$100 \times 10^9/L$，纤维蛋白原≤100mg/dl，纤维蛋白裂解物＞80μg/ml）和严重的代谢紊乱（血钙≤7.5mg/dl）也提示急性重型胰腺炎。其他全身并发症还包括：中枢神经系统异常、败血症、全身性炎症反应综合征（SIRS）。

三、辅助检查

（一）淀粉酶

血清淀粉酶是诊断急性胰腺炎最常用的指标。因为血清淀粉酶55%~60%来源于唾液腺，所以检测胰淀粉酶可以提高诊断率，它的准确性达92%，特异性92%，然而由于检测方便、价格低廉，所以采用总淀粉酶检查仍十分普遍。

一般认为血清淀粉酶在起病6～12小时开始升高,24小时内超过正常值上限的3倍,48小时内达高峰,而后逐渐下降,可持续3～5天或更长时间。血清淀粉酶活性高低与病情不呈相关性。动态监测血清淀粉酶有助于早期发现并发症。胰源性腹水和胸水的淀粉酶显著增高,可作为急性胰腺炎的诊断依据。在血清淀粉酶达高峰时,尿淀粉酶开始升高,检查血清淀粉酶准确性高,影响因素小,建议以血清淀粉酶为主,尿淀粉酶仅做参考。

并非所有的急性胰腺炎淀粉酶均升高,不升高的情况有:检测时间延迟;极重症急性胰腺炎;极轻胰腺炎;慢性胰腺炎基础上急性发作;急性胰腺炎恢复期;高脂血症性胰腺炎,三酰甘油升高可能使淀粉酶抑制物升高。

并非只有胰腺炎可出现淀粉酶升高,其他疾病有:①急腹症,如消化性溃疡穿孔、肠系膜梗死、肠梗阻、阑尾炎、胆道感染、胆石症、异位妊娠,绝大多数情况下,淀粉酶升高不超过正常值上限的3倍;②巨淀粉酶血症,表现为血清淀粉酶升高,而尿淀粉酶正常,主要是因为淀粉酶与免疫球蛋白或异常血清蛋白结合形成复合物无法通过肾脏滤过;③Munchausen综合征,主要表现为尿淀粉酶升高而血清淀粉酶正常;④肾功能不全,血清淀粉酶经肾脏清除,在肾功能不全时可出现淀粉酶假性升高,有时可达5倍正常上限值;⑤腹外疾病,如腮腺炎、肺癌、头部损伤。

(二)血清脂肪酶

通常于起病后24小时内升高,持续时间较长(7～10天),超过正常上限3倍有诊断意义,活性与疾病严重程度不呈正相关。与血清淀粉酶类似,肾功能不全可造成血脂肪酶假性升高;检测时间延迟、高三酰甘油血症时,血脂肪酶不升高;肠缺血、肠梗死、肠梗阻、胆囊炎、胆总管结石等情况时,血脂肪酶可升高。总体而言,其特异性优于血清淀粉酶,敏感性与血清淀粉酶基本相同。在血清淀粉酶活性已经下降至正常,或其他原因引起血清淀粉酶活性增高时,脂肪酶测定有互补作用。

(三)血、尿胰蛋白酶原

人胰蛋白酶可分为胰蛋白酶1和胰蛋白酶2,其相应前体分别为胰蛋白酶原1和胰蛋白酶原2。生理状况下,仅有极少数胰蛋白酶原漏到外周血中,急性胰腺炎是大量胰蛋白酶原2被释放入外周血中,造成血清免疫反应性胰蛋白酶(IRT)的升高。急性胰腺炎发病30分钟IRT即开始升高,一般较正常高10～40倍,可维持5～7天。血清IRT水平与急性胰腺炎的严重程度也有一定关系。另外,胰蛋白酶原的相对分子质量较小,容易从肾小球滤过,但肾小管对胰蛋白酶原2的重吸收率要远低于胰蛋白酶原1,因此,尿中主要是胰蛋白酶原2,以50μg/L作为判别值,其对急性胰腺炎的诊断敏感性达94%,特异性达95%。

（四）淀粉酶、肌酐清除率比值的测定

由于测定周期比较长，对急性胰腺炎的及时诊断意义不大，临床上已少有应用。

（五）胰蛋白酶原活性肽（TAP）

急性胰腺炎时，血液中可测出 TAP，重症急性胰腺炎时可迅速出现尿 TAP 水平的升高。

（六）人胰腺特异蛋白（hPSP）

存在于人类胰腺细胞质内的一种蛋白，急性胰腺炎时，外周血中的 hPSP 含量明显升高，其浓度变化与胰腺的坏死程度呈正相关。

（七）胰腺相关蛋白（PAP）

是胰腺非酶分泌物，可以在急性胰腺炎时增高。

（八）生化

暂时性的血糖升高常见，可能与胰岛素释放减少和胰高血糖素释放增加有关。持久的空腹血糖高于 10mmol/L 反应胰腺坏死，提示预后不良。高胆红素血症可见于少数患者，多于发病后 4~7 天恢复正常。血清转氨酶、乳酸脱氢酶和碱性磷酸酶可增高。暂时性低钙血症（<2mmol/L）常见于重症急性胰腺炎，低血钙程度与临床严重程度平行。严重患者血清白蛋白降低，血尿素氮升高。急性胰腺炎时可出现高三酰甘油血症，这种情况可能是病因或是后果，后者在急性期过后可恢复正常。通常认为当血三酰甘油升高至 11.3mmol/L（1000mg/dl）时，可导致急性胰腺炎的发生，若无外源性因素，在发病 48~72 小时内，升高的血三酰甘油可以被清除。高三酰甘油血症与胰腺炎的严重程度是否相关尚有争议，但认为降低三酰甘油可以改善预后。由于血脂容积效应，可引起假性低钠血症，当离心除脂后，血钠值可恢复。三酰甘油升高可能使淀粉酶抑制物升高，使血清淀粉酶在正常水平。

（九）其他实验室检查

多有白细胞增多及中性粒细胞核左移，血细胞比容水平有助于评估病情预后。C 反应蛋白是组织损伤和炎症的非特异性标志物，有助于评估与检测急性胰腺炎严重程度。

（十）影像学检查

1. 腹平片　可排除胃肠穿孔、肠梗阻等急腹症，同时提供支持急性胰腺炎的间接证据：①哨兵襻征，空肠或其他肠段节段性扩张；②结肠切割，结肠痉挛，近端肠腔扩张，含有大量气体，而远端肠腔无气体；③麻痹性肠梗阻；④胰腺区见气液平面提示脓肿。

2. 胸片　可发现胸腔积液、膈肌抬高、肺不张、肺间质炎、心衰等。

3. 超声检查腹部 B 超　作为常规初筛检查,可在入院 24 小时内进行。作用有:发现胰腺肿大,弥漫性胰腺低回声,但难以发现灶状回声异常;发现胰腺钙化、胰管扩张;发现胆囊结石、胆管扩张;发现腹腔积液;发现与追踪假性囊肿。B 超检查受肠胀气影响大,诊断价值有限。超声内镜诊断结石的敏感性和准确率高于常规 B 超及 CT。对不明原因的胰腺炎,超声内镜可以发现胆管微小结石、壶腹病变等。

4. CT 扫描　增强 CT 是排除疑似胰腺炎病例、判断急性胰腺炎严重程度及确诊胰腺炎并发症的最佳影像学检查。其在诊断急性胰腺炎,确诊胰腺坏死、胰周积液方面优于 B 超,但在诊断胆管结石方面不如 B 超。CT 下可见胰腺增大、边缘不规则、胰腺内低密度区、胰周脂肪炎症改变、胰内及胰周液体积聚,甚至气体出现。增强 CT 是目前诊断胰腺坏死的最佳方法。重症急性胰腺炎在起病后 3 天进行 CT 增强扫描对胰腺坏死具有确诊意义。造影剂加重胰腺坏死的证据不足,但造影剂过敏或肾功能不全为离子造影剂的禁忌证。CT 检查尚可发现急性胰腺炎后期局部并发症如胰腺脓肿及胰腺假性囊肿。疑有坏死合并感染,可在 CT 引导下进行穿刺检查。对以下患者 CT 检查是必要的:初发、合并炎症基础病、合并系并发症、病情好转延迟及诊断不明。

5. MRI　在诊断急性胰腺炎、确认胰腺坏死、其他疾病与胰腺炎的鉴别方面,MRI 与 CT 具有相似的作用,但目前尚未广泛应用于急性胰腺炎患者。其优势有:与增强 CT 所需的碘相比,钆无肾毒性;无放射暴露的担忧;更有利于辨别液体与坏死;MRI 判定急性胰腺炎炎症程度及其并发症的总可靠性优于 CT。有研究显示,胰泌素刺激 – MRCP(magnetic resonance cholangiopancreatography) 能准确认定胆管结石存留和胰管渗漏。其不足之处在于:急诊时不可行;不同中心的 MRI 质量差别;重症患者进行 MRI 检查时难于监护病情。

6. ERCP　可判断胰管有无阻塞、胆管内有无结石、有无 Oddi 括约肌功能障碍、有无胰腺分裂等。有助于判断急性胰腺炎的病因,如有必要可同时行内镜下治疗。

四、诊断与鉴别诊断

(一)诊断

诊断急性胰腺炎一般需满足以下 3 点中的 2 点:①具有急性胰腺炎特征性腹痛;②血清淀粉酶和(或)脂肪酶≥正常值上限 3 倍;③急性胰腺炎特征性的 CT 表现。

（二）确定病因

相关的病史线索包括任何既往诊断的胆道疾病或结石、胆囊切除术、其他胆系或胰腺手术、急性或慢性胰腺炎及其并发症、饮酒、服药情况及其起始时间、近期腹部外伤史、体重下降或其他提示恶性疾病的症状、胰腺炎家族史。

入院 24 小时内血液检测包括肝脏生化指标、血钙和三酰甘油。腹部 B 超检测胆总管结石敏感性有限，但特异性相当高。增强 CT 可以提供病因诊断线索：如偶尔直接观察到胆总管结石、胰腺钙化提示饮酒或其他原因所致的慢性胰腺炎，胰腺肿块提示恶性病变，弥漫性胰管扩张或囊性变提示胰管内乳头状黏液瘤或囊性新生物。MRI 和 MRCP 在显示胰管解剖结构和检测胆总管结石方面优于 CT。

（三）病情估计

1. 入院时查找重症危险因子　如高龄（>55 岁）、肥胖、器官衰竭、胸腔积液和（或）渗出等。肥胖患者（BMI >30kg/m^2）具有更多的全身和局部并发症，但死亡率并不增加。入院 24 小时内联合计算 APACHE Ⅱ评分和肥胖评分有助于预测急性胰腺炎严重程度。BMI 在 26～30kg/m^2 则 APACHE Ⅱ评分增加 1 分，大于 30kg/m^2 则 APACHE Ⅱ评分增加 2 分。几篇报道指出经 X 线胸片确认入院 24 小时内出胸腔积液与重症相关，意味着胰腺坏死、器官衰竭或高死亡率。此外，入院 24 小时内胸片显示渗出者与高死亡率相关。

2. 入院时或入院 72 小时内的实验室检查　血细胞比容、APACHE Ⅱ评分、Ranson 评分、CRP 可用于确定严重程度。此外也有研究认为，入院时及入院 24 小时内血 Cr >176.8μmol/L（2mg/dl）与高死亡率相关，入院时血糖 >250mg/dl 也与高死亡率相关，入院时血糖 >6.94mmol/L（125mg/dl）与住院时间延长有关，但与器官衰竭、重症监护时间或死亡率无关。

血液浓缩是坏死性胰腺炎的预测指标，入院时没有血液浓缩者发生坏死性胰腺炎的可能性极低。通常认为入院或第一个 24 小时血细胞比容 <44% 高度提示良性临床过程。入院时、入院后 12 小时和 24 小时内检测血细胞比容有利于测算补液量。

APACHE Ⅱ评分系统包括一系列入院后病理生理变量、年龄和平时慢性健康状况（表 8 - 17）≥8 分提示重症急性胰腺炎。入院时和 72 小时内高 A-PACHE Ⅱ评分与高死亡率相关。其优势在于第一个 24 小时内及每天的可行性。通常，第一个 48 小时内 APACHE Ⅱ评分增加高度提示重症急性胰腺炎，而评分下降则高度提示轻症胰腺炎。但仅凭 APACHE Ⅱ评分区分患者病情轻重尚有不足，也有研究认为：间质性胰腺炎和坏死性胰腺炎 APACHE Ⅱ评分没有显著的分界点；无菌性坏死和感染性坏死 APACHE Ⅱ评分无统计学差异。

表 8-17 急性胰腺炎的急性生理评分

	+4	+3	+2	+1	0	+1	+2	+3	+4
1 直肠体温/℃	>41	39~40.9		38~38.9	36~38.4	34~35.9	32~33.9	30~31.9	<29.9
2 平均动脉压/mmHg	>160	130~159	110~129		70~109		50~69		<49
3 心率/bpm	>180	140~179	110~139		70~109		55~69	40~54	<39
4 呼吸频率/bpm	>50	35~49		25~49	12~24	10~11	6~9		<5
5 氧输出量 ml/min	>500	350~499	200~349		<200				
6 PO$_2$/mmHg					>70	61~70	55~60	55~60	<55
7 动脉/pH	>7.7	7.6~7.69		7.5~7.59	7.3~7.49		7.25~7.3	7.15~7.2	<7.15
8 血钠/(mmol/L)	>180	160~179	155~159	150~154	130~149		120~129	111~119	<110
9 血钾/(mmol/L)	>7	6~6.9		5~5.9	3.5~5.4	3~3.4	2.5~2.9		<2.5
11 血肌酐/(mmol/L)(mg/dl)	>309.4(3.5)	176.8~300.6(2~3.4)	132.6~168.0(1.5~1.9)		53.0~123.8(0.6~1.4)		<53.0(0.6)		
12 血细胞比容/%	>60		50~59.9	46~49.9	30~45.9		20~29.9		<20
13 白细胞/(×10^9/L)	>40		20~39.9	15~19.9	3~14.9		1~2.9		<1

年龄评分

年龄	评分
<44	0
45~54	2
55~64	3
65~74	5
>75	6

慢性健康评分

严重器官功能不全病史	评分
未手术者	5
急诊手术者	5
选择性手术者	2

Ranson 评分一直用于急性胰腺炎严重程度的评估,入院时指标:①年龄 >55 岁;②白细胞数 >1.6×10^9/L;③血糖 >11.2mmol/L;④乳酸脱氢酶 >350U/L;⑤AST >250U/L。入院后 48 小时内指标:① HCT 下降 >10%;② PaO_2 <60mmHg;③血钙 <2.0mmol/L;④碱缺失 >4mmol/L;⑤血 BUN 增加 >1.875mmol/L(5mg/dl);⑥估计体液丢失 >6000ml。入院时及入院后 48 小时内指标每项 1 分,其和≥3 分为重症。其不足之处有:需长达 48 小时才能做出完整的评估;近期的 110 项研究的深入再评估显示其判断急性胰腺炎的严重程度的价值非常有限;2 项研究显示无菌性坏死和感染性坏死的 Ranson 评分无差异。

C 反应蛋白在发病后的第一个 72 小时内血浆水平高于 150mg/L 与坏死相关,其敏感性及特异性均大于 80%。

3. 住院期间可行腹部 CT 协助评估病情的严重程度 器官衰竭意味着高死亡率,凡发现器官衰竭征象者,均需转诊至特别医疗单元(如 ICU)直至器官衰竭缓解或改善。腹部 CT 是诊断急性胰腺炎的标准影像学方法,发病 3 天后行增强 CT 能有效区别间质性和坏死性胰腺炎。坏死性胰腺炎特征性表现为微循环受损,即胰腺失活区域不强化。住院期间可能需要额外的增强 CT 以检测和监测急性胰腺炎的腹部并发症,如胰腺积液,胃肠道和胆道并发症(如十二指肠梗阻、横结肠炎、胆道梗阻),实质器官受累(如脾梗死),血管并发症(如假性动脉瘤、脾静脉血栓形成及曲张、门静脉血栓形成)及胰源性腹水。国内外常用的为 Balthazar-Ranson CT 分级系统(表 8 – 18)。A-C 级为轻型,D-E 级为重型,总分 = CT 表现(0 ~ 4) + 坏死范围计分(0 ~ 6),分值越高,预后越差。

表 8 – 18 急性胰腺炎的 CT 分级

CT 分级	分值	坏死	分值
A	0	无	0
B	1	1/3	2
C	2	1/2	4
D	3	>1/2	6
E	4		

注:A:正常;B:局限性弥漫性胰腺肿大;C:胰腺异常及胰周脂肪炎症所致的胰腺边缘模糊和强化斑;D:单一的界限不清的积液区;E:2 个或以上积液区。

(四)鉴别诊断

胰腺炎主要需与各种急腹症、发生于其他脏器的急性腹痛相鉴别。

1. 消化性溃疡穿孔 多有消化性溃疡病史;起病突然,腹痛剧烈,且有腹肌板样强直;立位腹平片见膈下游离气体,血清淀粉酶中度升高。

2. 胆石症和急性胆囊炎　疼痛多在右上腹,多有右肩牵涉痛;B 超、CT 检查示胆囊炎和胆结石的征象。若血清淀粉酶超过正常值的 3 倍,提示同时合并急性胰腺炎。

3. 急性机械性肠梗阻　有阵发性腹部绞痛,高亢肠鸣音,可见肠型。急性重症胰腺炎可出现麻痹性肠梗阻。

4. 肠系膜血管栓塞　老年人、高血脂或心脏病患者;有剧烈腹痛、腹胀、发热、便血、血性腹水、休克和腹膜刺激征;肠系膜血管造影可显示血管阻塞征象。

5. 心绞痛或心肌梗死　血、尿淀粉酶正常,而心电图显示心肌缺血或心肌梗死改变。

五、治疗

(一) 常规治疗

1. 支持治疗　防止低氧血症和充分补液是关键。应通过监测生命体征、尿量、入院后 12 小时和 24 小时血细胞比容来评估液体是否充分补充。首个 24 ~ 48 小时内应给氧,定期床边监测血氧饱和度,必要时检测血气。

2. 抑制胰腺外分泌　生长抑素及其类似物(奥曲肽)、H_2 受体拮抗剂或质子泵抑制剂主张在重症急性胰腺炎治疗中应用。

3. 镇痛　疼痛剧烈时考虑镇痛治疗。在严密观察病情下,可注射盐酸哌替啶(杜冷丁)。不推荐应用吗啡或胆碱能受体拮抗剂。

(二) 营养支持

1. 轻症急性胰腺炎　一般不需要营养支持。

2. 重症急性胰腺炎　一旦明确患者数周内不能经口摄食,则应开始营养支持(通常入院后 3 ~ 4 天内进行评估)。推荐选择肠内营养。肠内营养:将鼻饲管放置 Treitz 韧带远端,输注能量密度为 4.187J/ml 的要素营养物质。如能量不足,可辅以肠外营养,并观察患者的反应,如能耐受,则逐渐加大剂量。以下方法可提高患者对肠内营养的耐受性:①早期实施肠内营养。②将营养管置入胃肠道的更远端。③改变营养制剂成分,将整蛋白换成短肽,长链脂肪酸换成中链三酰甘油或几乎不含脂肪的要素膳。④将营养制剂连续滴注。当肠内营养无法实施时,可给予静脉营养。静脉营养应在入院 5 天后才开始使用。

3. 其他　腹痛缓解,不需胃肠外麻醉剂,腹部压痛明显减轻,无恶心、呕吐,肠鸣音恢复,医师整体评价患者情况好转时一般开始摄入限定热量的食物。应先摄入清淡或流质饮食。重症的坏死性胰腺炎患者,需谨慎地给予高效口服胰酶,并在随后的恢复期内评估有无胰源性脂肪泻。

（三）抗生素的应用

1.胆源性胰腺炎 常规使用抗生素。遵循抗菌谱为革兰阴性菌和厌氧菌为主、脂溶性强、有效通过血胰屏障三大原则。推荐甲硝唑联合喹诺酮类药物为一线用药,疗效不佳时改用其他广谱抗生素,疗程 7～14 天,特殊情况下可延长。要注意真菌感染的诊断。

2.重症急性胰腺炎 目前不推荐坏死性胰腺炎患者预防性使用抗生素以预防胰腺感染。坏死性胰腺炎合并发热、白细胞升高和(或)器官衰竭者,进行培养同时,予以恰当的抗生素是合理的。如未发现感染源,则停用抗生素。对于坏死性胰腺炎而言,鉴别无菌性和感染性坏死是贯穿始终的重要问题。除病程的第 1 周之外,经皮抽吸(通常 CT 引导)被证实是鉴别无菌性和感染性坏死安全而有效的措施。因此,如基于全身中毒症状和(或)器官衰竭而疑有感染性坏死,推荐进行 CT 引导经皮抽吸物行革兰染色和培养。抽吸以确定之后发生的感染性坏死,如提示革兰阴性菌感染,在培养及药敏结果未定前可选用抗生素包括碳青霉烯类、氟喹诺酮联合甲硝唑或第三代头孢霉素联合甲硝唑。如果涂片显示革兰阳性菌感染,在培养和药敏结果确定前的合理选择是万古霉素。

3.轻症急性胰腺炎 非胆源性轻症急性胰腺炎,不常规使用抗生素。

（四）胆源性胰腺炎

1.急诊 ERCP(适于入院 24 小时内) 重症胰腺炎(器官衰竭),疑诊胆管炎。

2.择期 ERCP＋胆道括约肌切开(EST) 影像学检查显示持续存在的胆总管结石;胆道梗阻的证据(如肝生化指标升高);不适合腹腔镜胆囊切除术;胆囊切除术后高度疑似胆道结石。

3.EUS 或 MRCP 确定是否需行 ERCP 临床病程改善不足以允许及时进行腹腔镜胆囊切除术及术中胆道造影;孕妇;高风险或高难度 ERCP(如凝血功能障碍、解剖变异);胰腺炎不确定的胆道病因。

4.不推荐行 ERCP 对于低到中度可能的胆道结石者应避免实施常规 ER-CP,此类患者应择期行胆囊切除术。

（五）转诊 ICU

持续器官衰竭、重症胰腺炎或存在重症倾向者应转入 ICU 诊治。

（六）外科治疗

1.感染性胰腺坏死 标准治疗是坏死物清除术。

2.无菌性坏死 发病 2～3 周内最好内科治疗。此后,如腹痛持续存在或不能进食者,应考虑清除坏死物。以下情况需急诊手术:发生腹腔间隔综合征;发生明显腹痛,提示炎性渗出播散导致结肠或小肠穿孔或梗死;发生假性动脉瘤大出血。

3.胰腺脓肿　治疗包括手术引流、经皮导管引流或可能的内镜引流。

4.胰腺假性囊肿　多发生于急性起病4周以后,应密切观察,部分自行吸收。若假性囊肿直径>6cm,且有压迫现象和临床表现,可行穿刺引流或外科手术引流。

5.胰管漏　治疗需要内镜、外科和放射科专家合作。内科治疗的目的在于最小化胰液分泌。胰管漏的内镜治疗包括在主胰管仍保持连续时置入胰管支架以桥接漏的两端。

6.胰管离断综合征　发生于坏死所致的主胰管宽裂隙,不能为支架桥接,常需手术治疗。

六、病例分析

(一)病例

患者,女性,54岁。主因"间断上腹痛2年,再发5天"入院。

现病史:患者2年前进食糯米后出现腹痛,上腹部为著,剧烈难忍,伴后背痛,伴恶心、呕吐,无发热、胸闷,就诊于当地医院,查血、尿淀粉酶明显升高,腹部增强CT示"急性胰腺炎,胆囊结石",诊为"急性胰腺炎(胆源性)",给予禁食、抑酸、补液、抗感染及保肝等治疗2周后症状好转而出院。5天前患者进食后出现上腹痛,钝痛,伴后背痛,伴恶心、腹胀,无呕吐、反酸、胃灼热、胸闷,给予催吐及多潘立酮等药物对症治疗后症状好转。4天前患者再次于进食后出现上腹及后背痛,催吐及进食多潘立酮等药物不缓解,于当天就诊,查血常规:WBC 15.36×10^9/L,NE% 79.8%,HGB 149g/L,HCT 43.3 L/L,PLT 269×10^9/L。血淀粉酶:1178U/L。生化 ALT 107U/L,AST 108U/L,LDH 287U/L,GGT 346U/L,ALP 133U/L,CHO 7.23mmol/L,TBIL 50.4μmol/L,DBIL 24.1μmol/L,LDL 5.39mmol/L,BUN 3.45mmol/L,GLU 7.51mmol/L,Ca 2.34mmol/L,CO_2CP 24.7mmol/L。腹部CT:"急性胰腺炎,腹膜炎,腹腔积液;胆囊多发结石、泥沙样结石,近胆囊底部低密度影,肝外胆管扩张,胆总管末端炎症不除外",诊为"急性胰腺炎",予禁食水、胃肠减压、补液,潘妥洛克抑酸,头孢呋辛及依替米星抗感染及其他对症治疗。2天前复查血常规:WBC 16.12×10^9/L,NE% 80.2%,HGB 128g/L,HCT 38.3 L/L,PLT 205×10^9/L,PLT 269×10^9/L。血清淀粉酶:206U/L。尿淀粉酶:466U/L。生化:ALT 44U/L,AST 25U/L,LDH 266U/L,GGT

224U/L,TBIL 32.6μmol/L,DBIL 8.6μmol/L,BUN 5.02mmol/L,GLU 7.51mmol/L,Ca 2.03mmol/L。CO_2CP 24.5mmol/L。1 天前患者诉腹痛较前缓解,仍无排气排便。现为进一步诊治收住院治疗。自发病以来,患者精神可,禁食水,睡眠正常,无大便,小便 1500~2000ml/d,体重无显著改变。既往体健。

入院查体:体温 36.0℃,脉搏 72 次/分,呼吸 18 次/分,血压 120/70mmHg,BMI 21kg/m²,神清,精神可,皮肤巩膜无黄染,全身浅表淋巴结未触及肿大,双肺呼吸音清,心律齐。腹平软,上腹部压痛,无反跳痛及肌紧张,肝脾肋下未及,Murphy 征阴性,移动性浊音阴性,肠鸣音正常,5 次/分。双下肢无可凹性水肿。

辅助检查。全血细胞分析:白细胞计数 9.24×10^9/L,中性粒细胞百分比72.2%,血红蛋白含量 115g/L,血小板计数 209×10^9/L。血清淀粉酶:39U/L。血脂肪酶:16.1U/L。尿淀粉酶:84U/L。尿 10 项(含尿沉渣及自动分析)均阴性。粪便常规(含隐血):阴性。血糖 8.15mmol/L,钙 1.93mmol/L。DIC 全项:纤维蛋白原 402mg/dl,纤维蛋白降解产物 10.1μg/ml,D-二聚体定量 1512ng/ml。C 反应蛋白:101mg/L。生化:总蛋白 57.1G/L,转肽酶 149U/L,总胆红素28.5μmol/L,直接胆红素 8.7μmol/L,高密度脂蛋白胆固醇 0.91mmol/L,磷0.55mmol/L,钙 1.96mmol/L,余正常。血沉:72mm/h。消化道肿瘤标志物均阴性。胸片正侧位:左肺下野斑片影,少许感染?请随诊。腹部 CT 描述:胰腺体积弥漫性增大,胰腺实质内可见弥漫片状低密度改变,CT 值约 20Hu,增强扫描明显、均匀强化,胰管无明显扩张,胰腺边界模糊,胰周脂肪密度增高。胆囊略饱满,囊壁无明显增厚,腔内隐约可见液平面,下层密度较高并可见多发点状高密度灶,胆囊底部局部可见几个点状低密度影,CT 值约为 -100\R\-200Hu。肝脏形态、大小、位置未见异常,各叶比例适中,实质内散在几个类圆形水样密度影,边界清晰,增强扫描无强化,左外叶及右后叶较大者直径约 0.7cm,肝内胆管及门脉未见明显扩张,肝总管、胆囊管及胆总管增宽,管壁轻度增厚,以汇入十二指肠处管壁增厚略明显,胆总管最宽处直径约 1.3cm,腔内未见明显异常密度影。脾脏大小形态未见异常,实质内未见明显异常密度影。双肾大小形态未见异常,左肾中上部近肾门处局部实质内小囊肿,双肾盂肾盏未见扩张。腹部 CT 诊断:急性胰腺炎,腹膜炎,腹腔积液。胆囊多发结石、泥沙样结石,近胆囊底部低密度影,肝外胆管扩张,不除外胆总管末端炎症。肝脏多发小囊肿。左肾小囊肿。

(二)病例分析

患者,中年,女性。慢性病程,急性发作。上腹钝痛,伴后背痛,伴恶心。查体上腹部压痛。辅助检查:白细胞及中性分类升高;血清淀粉酶:1178U/L,正常值<200U/L,升高超过3倍。诊断:急性胰腺炎。

进一步了解急性胰腺炎的病因及评估病情的严重程度。

生化:ALT 107U/L, AST 108U/L, GGT 346U/L, ALP 133U/L, CHO 7.23mmol/L,TBIL 50.4μmol/L,DBIL 24.1μmol/L,腹部CT:"急性胰腺炎,腹膜炎,腹腔积液;胆囊多发结石、泥沙样结石,近胆囊底部低密度影,肝外胆管扩张,不除外胆总管末端炎症"。生化GGT、ALP升高,提示胆管损伤,结合腹部CT结果,病因考虑为胆源性。

Ranson评分一直用于急性胰腺炎严重程度的评估,入院时指标:①年龄>55岁;②白细胞数>1.6×10^9/L;③血糖>11.2mmol/L;④乳酸脱氢酶>350U/L;⑤AST>250U/L。入院后48小时内指标:①HCT下降>10%;②PaO$_2$<60mmHg;③血钙<2.0mmol/L;④碱缺失>4mmol/L;⑤血BUN增加>1.875mmol/L(5mg/dl);⑥估计体液丢失>6000ml。入院时及入院后48小时内指标每项1分,其和≥3分为重症。

该患者入院时指标:①年龄54岁;②WBC 16.12×10^9/L(+1);③GLU 7.51mmol/L;④LDH 287U/L;⑤AST 108U/L。入院后48小时内指标:①HCT下降6%;②PaO$_2$未查;③Ca 2.03mmol/L;④CO$_2$CP无变化,无明显碱缺失;⑤血BUN增加0.59mmol/L(1.57mg/dl);⑥估计体液丢失<6000ml。Ranson分级<3分,轻症胰腺炎。

腹部CT分级:A为正常;B为局限性弥漫性胰腺肿大;C为胰腺异常及胰周脂肪炎症所致的胰腺边缘模糊和强化斑;D为单一的界限不清的积液区;E为2个或以上积液区。A-C级为轻症,D-E级为重症。

该患者的CT分级:轻症。

因此,该患者的入院诊断:急性胰腺炎(复发,胆源性,轻症);胆囊结石。

(田　珂　王雪梅)

第十三节　慢性胰腺炎

慢性胰腺炎(chronic pancreatitis,CP)是指各种病因引起的胰腺组织和功能不可逆的慢性炎症性疾病。结构异常包括腺泡萎缩、胰管变形、部分或广泛纤维化、钙化、假性囊肿形成;功能异常以胰腺内外分泌功能障碍造成的糖尿病、吸收不良为突出表现。我国患病率约为13/10万,且有逐年增多的趋势。

一、病因、发病机制与病理

慢性胰腺炎发病常是多因素作用的结果,慢性酒精中毒是主要病因之一,其他因素有胆道系统疾病、高脂血症、免疫功能异常、基因突变、特发性等。目前无单独发病机制可解释慢性胰腺炎。大体病理可见胰腺变硬,表面苍白呈不规则结节状,体积缩小。基本病理变化包括不同程度的腺泡破坏、胰腺间质纤维化、导管扩张和囊肿形成等。按病理变化可分为慢性钙化性胰腺炎、慢性梗阻性胰腺炎和慢性炎症性胰腺炎。

二、临床表现

(一)症状

根据病程,临床表现可分为四型。Ⅰ型(急性发作期):急性上腹痛,伴血清淀粉酶升高和影像学急性炎症改变。Ⅱ型(慢性腹痛型):间歇性或持续性上腹疼痛。Ⅲ型(局部并发症型):假性囊肿、消化道梗阻、左侧门脉高压症、腹水、胰瘘等并发症。Ⅳ型(外、内分泌功能不全型):消化吸收不良、脂肪泻、糖尿病和体重减轻等症状。

腹痛是慢性胰腺炎最突出的症状,但无明显特点,3% ~20%的患者可无明显腹痛。腹痛多位于中上腹或左上腹,可放射至腰背部,性质为隐痛、钝痛、剧痛或钻痛,早期多为间歇性,随病情加重最后转为持续性。进食、饮酒、高脂肪餐可为诱因。前倾坐位、侧卧屈膝时疼痛可减轻,平卧位加重。大多数腺泡组织损坏后会出现胰腺外分泌功能不全,最终50% ~80%的患者可出现吸收不良综合征,以脂肪吸收不良最早出现。胰脂肪酶分泌量下降至正常的10%以下发生脂肪泻,表现为排便次数增多,大便量多,泡沫样、有恶臭,表面发油光或含有油滴,镜检可见脂肪滴。胰腺内分泌不全表现为糖尿病,长期饮酒导致的慢性胰腺炎更易并发糖尿病。

(二)体征

无特异性体征,腹部压痛轻,与腹痛程度不相等。急性发作时可有腹膜刺激征。由于消化吸收功能障碍可导致消瘦,也可出现其他并发症相关体征。

三、辅助检查

(一)一般实验室检查

急性发作期可有血清淀粉酶升高。CA19-9也可升高,但应警惕合并胰腺癌的可能。有条件可行 IgG4、血钙、血脂等检查以明确病因。

（二）胰腺外分泌功能测定

1.直接试验　用外源性胃肠激素（促胰液素、胆囊收缩素、促胰液素－胆囊收缩素）刺激胰腺分泌，通过插管至十二指肠收集胰液，分析胰液分泌的量与成分，评估胰腺外分泌功能。该方法敏感性和特异性较高，但有创、昂贵、耗时，临床极少开展。胰泌素试验：静脉注射胰泌素后测定胰液总量、碳酸氢盐浓度和淀粉酶含量。胆囊收缩素：测定静脉注射胆囊收缩素后分泌入十二指肠的淀粉酶、胰蛋白酶和脂肪酶量。

2.间接试验

（1）试餐试验（Lundh 试验）：可反应胰腺病变程度，但不能诊断病因，敏感性和特异性可达90%。口服试餐后，测定十二指肠胰蛋白酶浓度。

（2）十二指肠灌注必需氨基酸：向十二指肠内灌注必需氨基酸混合液后测定胰酶分泌量。

（3）苏丹Ⅲ染色：可定性了解粪便脂肪含量。以苏丹酒精染色，未被胰酶消化的中性脂肪呈红色、大小不等的圆球形。有时还可以见到未被消化的肌纤维。

（4）粪脂肪定量测定：正常人每日进食脂肪 100g，收集 3 天大便，24 小时粪脂肪量应小于6g，脂肪吸收率应大于94%。慢性胰腺炎时粪便中脂肪量增加，脂肪吸收率减低。

（5）N-苯甲酰-L-酪氨酸-对氨基苯甲酸（BT-PABA）试验：主要反映胰腺分泌糜蛋白酶的能力，是诊断中重度胰腺外分泌功能不全敏感性较高的方法，但难以与小肠吸收障碍性疾病相鉴别。服用胰泌锭 0.6g 后收集 6 小时尿，测尿中的胰泌锭量，如小于 50% 即有意义。

（6）胰月桂酸试验（PLT）：反映胰腺分泌芳香酯酶的能力，较 BT-PABA 试验可能更敏感和特异。月桂酸荧光素口服后，被胰腺分泌的羧酸酯酶分解，游离的荧光素在小肠吸收，肝内代谢，尿中排出。检测血或尿中的荧光素可以反映胰腺外分泌功能。

（7）^{131}I－三酰甘油/油酸吸收试验：^{131}I－三酰甘油在小肠被胰脂肪酶分解并吸收，若小肠吸收功能良好、胰腺功能不全，则血中放射性物质减少，粪便中放射性物质增加。再用^{131}I－油酸检查，由于油酸不需胰酶即可被肠道吸收，单纯胰腺功能不全时，血液和粪便内放射性物质的量均正常，可鉴别小肠吸收障碍。

（8）^{13}C-呼气试验：非侵入性、简单易行、重复性好，但对轻度胰腺外分泌功能不全诊断的敏感性较差。胆固醇－^{13}C－辛酸呼气试验：口服^{13}C 标记的辛酸胆固醇后测定呼气中放射性 CO_2 的含量。谷淀粉呼吸试验：比较口服 ^{13}C – 淀粉后呼气中放射性 CO_2 和口服 ^{13}C – 葡萄糖后呼气中放射性 CO_2。

(9)双标记 Schilling 试验：口服内因子 – ^{57}Co – 钴胺素和 R 蛋白 – ^{58}Co – 钴胺素后测定尿中 ^{57}Co 和 ^{58}Co。

(10)粪便或血清酶含量测定：血胰蛋白酶原浓度降低对中重度慢性胰腺炎的诊断有价值,准确性高。与 BT-PABA 比,检测粪便中糜蛋白酶或弹力蛋白酶含量影响因素小。

(三)胰腺内分泌功能测定

1. 血清 CCK 测定　正常为 30~300pg/ml,慢性胰腺炎患者可高达 8000pg/ml。这是因为胰腺外分泌功能减退,对 CCK 的反馈抑制作用减弱。

2. 血浆胰多肽(PP)测定　PP 主要由胰多肽细胞分泌,正常空腹血浓度为 8~313pmol/L。餐后其浓度迅速升高,而慢性胰腺炎患者明显下降。

3. 血浆胰岛素浓度测定　可有血糖升高或糖耐量试验异常,血浆胰岛素水平降低。

(四)影像学检查

1. 腹部 X 线片　部分患者可见胰腺区域的钙化灶、阳性结石影。

2. 超声检查　腹部 B 超可作为初筛检查,但敏感性不高。超声内镜对慢性胰腺炎的诊断优于腹部超声,敏感性约为 80%。主要表现为胰实质回声增强、主胰管狭窄或不规则扩张及分支胰管扩张、胰管结石、假性囊肿等。

3. CT 扫描　敏感性为 75%~90%,特异性为 49%~100%。表现为胰腺增大或缩小、轮廓不规则、胰腺钙化、胰管不规则扩张或胰腺假性囊肿等。应注意,胰腺萎缩和胰胆管扩张也可见于胰腺癌。

4. ERCP　是目前诊断慢性胰腺炎最敏感、最特异的方法,可见胰管扭曲、扩张和狭窄,可发现胰腺分裂症、胆系疾病。

5. 磁共振胰胆管成像(magnetic resonance cholangiopancreatography,MRCP)可较精确地反映胰腺、胰管的形态变化,为无创性。对主胰管扩张、狭窄、结石、假性囊肿的检出率与 ERCP 基本相同。

(五)病理学和细胞学检查

手术活检是理想的标本,也可经超声/超声内镜引导做细针穿刺活检,或经 ERCP 收集胰管分泌液做细胞学染色检查。

四、诊断与鉴别诊断

（一）诊断标准

主要诊断依据：①典型的临床表现（反复发作上腹痛或急性胰腺炎等）；②影像学检查提示胰腺钙化、胰管结石、胰管狭窄或扩张等；③病理学特征性改变；④胰腺外分泌功能不全表现。②或③可确诊；①＋④拟诊。

（二）临床分期

根据临床表现、并发症进行分期，对治疗具有指导意义。1期：仅有Ⅰ型或Ⅱ型临床表现；2期：出现Ⅲ型临床表现；3期：出现Ⅳ型临床表现。

（三）鉴别诊断

1. 胰腺癌　两者在腹痛、消瘦、黄疸等临床表现上相似，甚至B超、CT等影像学检查也难于区别，血清肿瘤标志物检查、ERCP和超声内镜下胰腺组织细针穿刺对诊断有帮助。

2. 其他　如消化性溃疡、胆系疾病（反复上腹痛）、小肠吸收不良（脂肪泻）等。

五、治疗

（一）一般治疗

禁酒、戒烟、避免过量高脂饮食、补充脂溶性维生素等。

（二）内科治疗

（1）急性发作期治疗原则同急性胰腺炎。

（2）胰腺外分泌功能不全时，给予外源性胰酶制剂替代并辅助饮食疗法。

（3）糖尿病宜采用强化的常规胰岛素治疗方案。

（4）疼痛的治疗包括：戒酒、控制饮食；止痛药、胰酶制剂、生长抑素及类似物；梗阻性疼痛可内镜治疗，非梗阻性疼痛可行腹腔神经阻滞术；手术治疗。

（三）介入治疗

主要用于胰管减压和取石，术式包括胰管扩张、支架置入、取石、碎石、囊肿引流等。

（四）外科治疗

胰管减压及引流术，胰腺部分切除，腹腔神经节切除术，胰腺空肠吻合术，针对胆道疾病或门脉高压的手术。

（田　珂）

第十四节　自身免疫性胰腺炎

胆道疾病和酗酒是慢性胰腺炎常见的病因,但仍有 30% ~40% 的慢性胰腺炎患者病因不明。1961 年 Sarles 等首先报道伴有高丙种球蛋白血症的胰腺炎,随后有大量类似报道。1995 年由 Yoshida 正式提出自身免疫性胰腺炎(autoimmune pancreatitis, AIP)的概念后,2001 年本病作为慢性胰腺炎的一种独立分型而存在。

一、病因及发病机制

AIP 的病因和发病机制目前还不清楚,目前认为与自身免疫有密切关系,与其他自身免疫性疾病相似,自身免疫性胰腺炎常与风湿性关节炎、干燥综合征、炎症性肠病相关。免疫学异常包括高 γ 球蛋白、IgG4 升高,抗碳酸酐酶抗体和抗乳铁蛋白抗体的存在是此病的重要标志物。AIP 患者外周血中有更多的 $CD4^+$ T 淋巴细胞,它分泌大量的干扰素 γ。给鼠以淀粉酶敏感的 $CD4^+$ T 淋巴细胞能制造自身免疫性胰腺炎模型。自身免疫性胰腺炎患者中血循环免疫复合物处于激活状态,水平升高,它与经典补体激活途径有关。血中高循环免疫复合物水平经过激素治疗后下降。Cavalini 等认为体内产生针对胰管上皮的抗体,导致胰管周围的炎性浸润,最终导致胰管周围纤维化。IgG4 浓度升高与 AIP 和疾病活动度紧密相关,其确切机制不明。

二、流行病学

随着临床上对于该病的认识深入,报告的病例逐渐增多,但目前统计总的患病率不高,AIP 在所有慢性胰腺炎患者中 AIP 占 5% ~11%。男、女比例为 2:1,多数患者年龄 >50 岁。常伴发其他自身免疫病(如类风湿关节炎、干燥综合征、炎症性肠病等)。对于 AIP 的流行病学特性,仍需在不同地区、不同种族之间进行系统的流行病学研究。发病年龄一般大于 55 岁, Kamisawa 报道日本发病年龄平均为 65.5 岁。但各年龄段皆可发病。在我国近年来随着诊疗水平的不断提高,AIP 的个案报道不断出现,但没有具体全面的统计学调查。

三、临床表现

本病早期临床症状轻微而无特异性,故早期诊断比较困难。患者可有轻微上腹隐痛、周身不适、四肢乏力、恶心、厌食等症状,部分患者有梗阻性黄疸(多由于胰腺头部炎症肿胀压迫远端胆管导致狭窄所致)。Okazaki 等报道梗阻性黄疸是其常见表现,通常占到 AIP 患者的 40%,腹部体检可无阳性体征。化验提示可有高丙种球蛋白血症 IgG 升高(特别 IgG4 的升高)。约有半数 AIP 患者的肿瘤标志物(如 CA19 - 9)水平升高。通常认为抗碳酸酐酶 II 抗体在 AIP 患者中多见。IgG4 和抗碳酸酐酶 II 抗体是 AIP 较为特异性的临床检验指标。此外,如抗乳铁蛋白抗体、抗平滑肌抗体与其他自身免疫病类似,AIP 患者血清中抗核抗体等非特异性抗体也可以出现阳性。

四、实验室检查

本病属于自身免疫病。实验室检查的特征性改变是血清 IgG 升高,尤其是 IgG4 升高。抗乳铁蛋白抗体(anti - lactoferrin antibody,ALA)、抗碳酸酐酶 II 抗体(anticarbonic anhydrase II antibody,ACA II)及 ASMA、ANA 阳性。血清中 IgG 水平升高,这是本病特点也是诊断标准之一,IgG 是血清免疫球蛋白的主要成分,含量最高,占血清 Ig 总量的 75% ~ 80%,多以单体形式存在,相对分子量为 150kD。主要由脾脏和淋巴结中的浆细胞合成,是机体重要的防御力量。半衰期为 23 小时,分为四个亚类,根据其在人体内含量不同,将其分为 IgG1 ~ IgG4,其中 IgG1 ~ IgG3 与相应抗原结合后可经传统途径激活补体,但 IgG4 不能结合固定补体,但其凝集物可经旁路途径激活补体。AIP 与 IgG4 阳性浆细胞的关系于 2001 年首次被介绍并提出,AIP 常合并其他器官和组织,如唾液腺、胆管和腹膜后组织等的类似病变,而这些器官和组织的(包括 AIP)典型活检标本,有大量 IgG4 阳性淋巴细胞浸润。IgG4 不仅仅在 AIH 中升高,最近的研究发现包括米库利兹病、自身免疫性胰腺炎、间质性肾炎及腹膜后纤维化等多种疾病。随着研究地不断深入,Kamisawa 等于 2003 年首次引入 IgG4 系统性疾病概念,即 IgG 4 相关性疾病(IgG4-related disease)。

IgG4 相关性疾病发病机制尚不清楚,但其特征性病理改变为组织及多个器官中广泛的 IgG4 阳性淋巴细胞浸润,进而导致硬化和纤维化。在 AIP 研究中发现,$CD4^+$ 和 $CD8^+$ 细胞可能参与此病的发生。

IgG4 水平升高对诊断 IgG4 相关疾病具有很高的敏感性(95%)和特异性(97%),在自身免疫性胰腺炎的诊断中近期数据提示敏感性 70% ~ 80%,是诊断自身免疫性胰腺炎的有力支持。但仅血清 IgG4 水平升高并不能确诊 IgG4 相关性疾病,因为在原发性胆管炎、胰腺癌、急性胰腺炎患者,甚至普通健康人中也有 3% ~ 10% 血清 IgG4 增高。

五、病理组织学改变

胰腺质地变硬,有弥漫性硬结或明显的局部肿块。特征性的组织学改变是导管周围有大量淋巴细胞和浆细胞浸润,免疫组化证实这些浆细胞分泌 IgG4,这是本病病理的重要特点。有大量成纤维细胞增生。

六、影像学检查

AIP 经常是先由影像学检查发现,但难与胰腺癌相鉴别。与组织学改变对应,CT 检查可见胰腺密度均匀的弥漫性增大,无胰腺周围脂肪浸润。有血管病变和假性囊肿。中度信号增强,周围环状低密度"晕环",可有弥漫性胰管变细。有学者将 AIP 影像学改变描述为"腊肠样改变"。普通慢性胰腺炎常见的胰腺钙化和胰管内结石在 AIP 中罕有。局灶性 AIP 最常见于胰头部位,形成低密度肿块。ERCP:可显示主胰管弥漫性或节段性不规则狭窄,这是 AIP 的标志性改变,是由于胰管周围大量的炎性细胞浸润和纤维化所致。狭窄程度因人而异。弥漫性狭窄是指整个主胰管狭窄;节段性狭窄是指多段胰管有狭窄改变,间有正常胰管;不规则狭窄并非是指狭窄段胰管壁的不规则性,而是指同一患者胰管的不同部位的狭窄程度不同。对于老年 AIP 的诊断,主胰管狭窄的不规则性更具有诊断意义。

七、AIP 的诊断

影像学表现符合 AIP 时应进行实验室检查。如血清 IgG4 水平升高高度怀疑本病的可能。本病最需与慢性酒精性胰腺炎、胰腺癌相鉴别,必要时可用皮质类固醇(泼尼松)试验治疗(第 1 周 40mg/d,第 2 周 35mg/d, 第 3 周 30mg/d,同时用 CT 监测疗效,如为 AIP,治疗 2～4 周临床症状与影像学的改变均可显著好转。)如诊断存在疑问,尤其是局灶型 AIP 患者需要与胰腺癌进行鉴别时需要进行超声内镜引导下胰腺穿刺,病理组织学检查的目的主要是为排除胰腺癌,但 AIP 的炎症区域呈斑片状分布,细针抽吸易漏检,故细针穿刺易漏诊。高度怀疑胰腺癌时可以手术切除病变以明确诊断。

关于本病的临床诊断标准:关于本病目前国际尚无统一公认标准。目前存在日本胰腺协会、韩国 Kim 标准、美国 Mayor Clinic 制定的 HISORt 标准及 2008年 AIP 诊断的亚洲标准。这些标准主要是围绕着影像学、血清学、病理学及对糖皮质激素的治疗反应来确定诊断。

（一）日本胰腺协会 AIP 标准

Ⅰ．主胰管弥漫性或局限性狭窄伴管壁不规则，胰腺弥漫性或局限性增大。

Ⅱ．血清 γ 球蛋白、IgG 或 IgG4 升高，或自身抗体如抗核抗体、类风湿因子等阳性。

Ⅲ．小叶间纤维化和导管周围明显的淋巴细胞和浆细胞浸润，胰腺中偶可见淋巴滤泡。

其中Ⅰ为必备条件，Ⅱ或Ⅲ可仅有其一。但仍需排除胰腺和胆道等恶性肿瘤。

（二）韩国 2006 年 Kim 标准

Ⅰ．影像学：胰腺弥漫性增大，胰管弥漫性或局限性狭窄。

Ⅱ．实验室检查：血清 IgG4 升高或其他自身抗体阳性。

Ⅲ．组织学：纤维化和淋巴浆细胞浸润。

Ⅳ．激素治疗有反应。

其中Ⅰ为必备条件，Ⅱ ~Ⅳ中至少有一条符合。

（三）美国 Mayor Clinic 的 2006 年 HISORt 标准

Ⅰ．组织学：①手术标本或针芯活检显示淋巴浆细胞硬化性胰腺炎改变。②对淋巴浆细胞浸润的胰腺组织进行免疫染色显示 IgG4 阳性细胞，10 个/高倍视野。

Ⅱ．影像学：①典型表现为 CT 或 MRI 示胰腺弥漫性增大伴有延时的"边缘"强化，主胰管弥漫性不规则变细。②不典型表现为局灶性胰腺肿块或增大；局限性胰管狭窄；胰腺萎缩；胰腺钙化或胰腺炎。

Ⅲ．血清学：血清 IgG4 水平升高（正常范围：8 ~140mg/dl）。

Ⅳ．其他器官受累：肝门部/肝内胆管狭窄、持续远端胆管狭窄、腮腺或泪腺受累、纵隔淋巴结增大、腹膜后纤维化。

Ⅴ．对激素治疗的反应：激素治疗后，胰腺/胰腺外表现消退或明显改善。

HISORt 诊断标准详细分为下列 3 组，其中任意一组均可单独诊断 AIP。A组：胰腺组织学 1 或 2 均具备。B 组：影像学典型表现 + 血清 IgG4 水平升高。C组：难以解释的胰腺疾病 + 血清 IgG4 水平升高和（或）其他脏器中出现 IgG4 细胞 + 激素治疗后胰腺/胰腺外表现消退或明显改善。

（四）2008 年 AIP 诊断的亚洲标准

Ⅰ．影像学（2 条必备）　①胰腺实质影像学，腺体弥漫性/局限性/局灶性增大，有时伴有包块和（或）低密度边缘。②胰胆管影像学，弥漫性/局限性/局灶性胰管狭窄，常伴有胆管狭窄。

Ⅱ.血清学(可仅具备一条):①血清高水平 IgG 或 IgG4;②其他自身抗体阳性。

Ⅲ.组织学:胰腺病变部位活检示淋巴浆细胞浸润伴纤维化,有大量 IgG4 阳性细胞浸润。

其中 2 条影像学为必备条件,血清学和组织学可仅具备其一;手术切除的胰腺标本组织学表现为淋巴浆细胞硬化性胰腺炎时,也可做出 AIP 诊断。

Ⅳ.可选择的标准:对激素治疗的反应。在患者仅满足影像学 2 条必备条件,且胰腺肿瘤检查指标均为阴性的情况下,激素试验性治疗可在胰腺专家的密切注视之下进行。

八、鉴别诊断

AIP 不需要手术治疗,内科治疗可获痊愈,所以鉴别诊断极具意义。目前,AIP 的误诊和误治几乎是一个全球性的问题。北美的情况是,行胰十二指肠切除术的良性肿瘤患者中,AIP 占 1/4。我国尚缺乏类似的统计资料,但情况决不容乐观。诊断 AIP,必须排除两种疾病。①酒精性慢性胰腺炎(ACP):典型的胰管改变是主胰管的不规则扩张,而不是不规则狭窄;ACP 时胰腺实质常呈萎缩状,而 AIP 则是弥漫性肿大;另外,ACP 常伴有假性囊肿、胰实质钙化和胰管内结石,而 AIP 常不伴有这些病变。②胰腺癌:胰腺癌和 AIP 有许多共同的临床特征,如年龄偏大、无痛性黄疸、新发的糖尿病、体重减轻。细针穿刺活检对于鉴别诊断的价值并非像人们期望得那样大,最主要的问题是假阳性率较高,即便是术中冰冻也容易出现假阳性结果。临床上区分这两种疾病实有困难。加之对 AIP 的警惕性不够,临床上将 AIP 误诊为胰头癌或弥漫性胰腺癌行手术治疗者大有人在,至少我国目前的情况是这样。这也正是尽快提高对 AIP 认识程度的意义所在。

九、治疗

尽管激素治疗 AIP 的效果甚好,且被广泛应用,但具体方案仍有待进一步完善。通常的方案是:泼尼松 30～40mg/d,持续 1～2 个月,此后,每 2～4 周递减 5mg。有学者建议持续服用泼尼松 5～10 mg/d,以防症状复发。随访主要是对临床症状和影像学改变的追踪:治疗不但能缓解或消除 AIP 的症状,对影像学的改变也有明显的疗效,肿大的胰腺可恢复至正常,主胰管的不规则狭窄消失。这样的疗效可反证 AIP 的诊断。激素治疗需观察数周,这会延误胰腺癌的诊断和治疗。Pearson 等建议,激素治疗的效果应尽量在 2～4 周内做出初步评价,如果影像学观察未见明显改善,AIP 的诊断应重新论证,并考虑剖腹探查的必要性。激素治疗也同样使 IgG 和 γ 球蛋白恢复至正常。

十、病例分析

(一)病例

患者,女性,52 岁。因"上腹部隐痛半年"于 2011 年 7 月 15 日收住消化内科。

患者半年前无明显诱因出现持续性上腹部隐痛,饥饿时及饱餐后均加重,疼痛可放射至腰背部。无恶心、呕吐,无反酸、胃灼热、嗳气,无皮肤巩膜黄染。未予特殊诊治。3 个月前患者体检时,腹部超声检查发现"胰腺增大,回声异常,胰头低回声区,不除外炎性病变";就诊于当地医院,行腹部 CT 检查考虑胰腺炎可能。遂于北京肿瘤医院就诊,查肿瘤标志物正常,腹部 MRI 考虑自身免疫性胰腺炎可能性大,建议进一步检查明确诊断,未予治疗。1 个月余前患者就诊于北京大学人民医院门诊,给予得美通 300mg,每日 3 次口服治疗后,患者腹痛较前稍好转。现患者为进一步诊治入院。患者自发病以来,无发热、皮疹,无恶心、呕吐,无腹胀、腹泻,无烦渴、多饮、多尿。近期精神、体力可,食欲正常,食量减少,睡眠差,大小便未见异常,体重近半年下降约 8kg。既往患"慢性胃炎"10 余年;口干、眼干病史 4 年,平素需间断应用人工泪液。

院外辅助检查:腹部超声(2011 年 4 月 23 日,体检机构)报告胰腺增大,回声异常,胰头低回声区,不除外炎性病变,请结合临床,进一步检查。

乙肝五项(2011 年 4 月 23 日,体检机构):全阴性。

腹部 CT(2011 年 4 月 25 日,门头沟医院):①胰头占位性病变,考虑胰头部囊实性乳头状瘤或肿块性胰腺炎可能,建议进一步检查除外胰头癌。②胰腺体尾部肿胀伴密度减低,考虑胰腺炎可能。③脾静脉远端未见显示,胃底静脉及腹腔内静脉侧支循环形成扩张。④肝右叶低密度灶,囊肿?建议进一步检查核实。

腹部 B 超(2011 年 4 月 27 日,北京肿瘤医院):胰头低回声区,倾向良性,炎症可能性大,密切观察。肝多发囊肿。

肿瘤标志物(2011 年 4 月 29 日,北京肿瘤医院):CEA,CA19-9,CA72-4,CA242 均正常。

腹部 MRI(2011 年 5 月 4 日,北京肿瘤医院):①胰头及胰体尾病变,考虑良性,自身免疫性胰腺炎可能性大。②肝脏多发囊肿。③左侧肾上腺内侧肢略增粗,追查。

协和医院 2011 年 5 月 4 日腹部 MRI 片:①肝右叶小圆形长 T1 长 T2 信号,为囊肿;②脾大,脾静脉迂曲;③胰腺形态饱满,信号均匀,主胰管不扩张。

腹部 B 超(2011 年 7 月 6 日,北京大学人民医院):①胰腺低回声病变,性质?②脾大。

抗体过筛:ANA 1:80;门诊抗心磷脂抗体:正常;血常规、急诊八项、ESR,血、尿淀粉酶未见明显异常。

入院后完善检查:生化、DIC 全项、便常规 + 隐血均未见明显异常,尿常规无异常。

自身抗体谱:抗核抗体 1:40,均质。

蛋白电泳:白蛋白 59.4%,γ 球蛋白 19.4%;免疫:补体 3 0.601G/L,补体 4 0.0683G/L,C 反应蛋白 11.9mg/L。

肿瘤常规、乙肝病毒、丙肝病毒、艾滋病病毒抗体均正常。

腹部 CT:胰腺体积弥漫增大,边缘模糊,增强后动脉期不均匀强化,胰管无扩张,胰腺体尾部未见胰管显影;门脉期胰腺强化较均匀,胰体尾部周围可见环状低密度影,呈"胶囊征"改变。印象:考虑自身免疫性胰腺炎可能,合并左侧型门脉高压,脾大、胃底静脉曲张。肝脏多发囊肿。胆囊壁局限增厚,考虑胆囊腺肌症可能。

类风湿 5 项:磷酸葡萄糖异构酶 >4.0mg/L(+);类风湿因子正常。

协和 IgG 亚类测定:IgG1 10700mg/L 升高,IgG4 3650mg/L 升高。

MRCP:胰腺弥漫性肿大。肝脏多发囊肿。门脉高压,脾大,脾门静脉曲张。胆囊壁局限增厚,请进一步检查。请结合临床。

2011 年 7 月 26 日患者于北大医院行超声内镜引导下胰腺穿刺术。超声内镜进入胃内扫描见胰腺体尾部明显增厚,回升偏低,内回声不均匀,有散在强回声点,胰管无扩张。十二指肠内扫描见胰头部也明显增大,胰管可见,无扩张,胰腺实质呈小叶样结构,回声不均匀。在胰腺尾部应用 22G 穿刺针穿刺胰腺组织,共穿刺 2 针。抽出少许血性液体及少量组织条。分别送细胞学及组织学检查。胰腺穿刺病理:(胰尾)液体离心涂片为血液成分。包埋切片中可见个别小灶淋巴细胞及个别宽胞浆细胞。未见明确肿瘤细胞。(胰尾)活检标本:送检大部分为出血变性组织,可见少量胰腺腺泡成分,间质中见灶状淋巴细胞浸润。

诊断:①自身免疫性胰腺炎;②门脉高压,胃底静脉曲张,脾门静脉曲张,脾大;③肝囊肿。

治疗:泼尼松 30mg,每日 1 次,口服,患者及家属要求出院,予自动出院。

（二）病例分析

患者为中年女性,存在可疑自身免疫现象:口干眼干。近半年出现上腹痛,外院影像学提示胰腺肿大。肿瘤学指标阴性。血中抗核抗体升高、磷酸葡萄糖异构酶 >4.0mg/L(+)。协和 IgG 亚类测定:IgG1 10700mg/L 升高,IgG4 3650mg/L 升高。腹部 CT:胰腺弥漫肿大,考虑自身免疫性胰腺炎可能,合并左侧型门脉高压,脾大、胃底静脉曲张。MRCP:胰腺弥漫肿大。肝脏多发囊肿。门脉高压,脾大,脾门静脉曲张。胆囊壁局限增厚,请进一步检查。

目前本病已经具备特点:中年女性,存在自身免疫背景。腹痛,胰腺肿大(胰腺体积弥漫增大,边缘模糊,增强后动脉期不均匀强化,胰管无扩张,胰腺体尾部未见胰管显影;门脉期胰腺强化较均匀,胰体尾部周围可见环状低密度影,呈"胶囊征"改变。),目前无支持胰腺肿瘤证据。血中 IgG 及 IgG4 水平明显升高。

此时本患者已经具备影像学和血清学标准。按照目前国际上四种公认 AIP 诊断标准此时已经可以临床诊断 AIP。

此时主要与胰腺肿瘤及慢性胰腺炎进行鉴别。

1. 胰腺肿瘤 患者肿瘤标志物均为阴性,影像学检查见弥漫增大,不符合胰腺肿瘤的影像学特点,胰腺活检标本病理学不支持肿瘤。

2. 慢性胰腺炎 患者无导致慢性胰腺疾病的基础病,否认慢性胰腺疾病病史,临床症状上不具备内外分泌功能减退的表现,补充胰酶症状不能完全缓解。发作期淀粉酶正常。影像学检查中胰腺肿大而不是萎缩,胰腺内无钙化,胰腺腺管无局限狭窄及扩张,所以本病目前基本可以排除。

按照流程应予以激素试验性治疗,2 ~ 4 周内做出初步评价,如果激素治疗后影像学观察未见明显改善,AIP 的诊断应重新论证,并考虑胰腺穿刺或剖腹探查的必要性。如果有效则支持 AIP 诊断,此时 IgG 和 γ 球蛋白恢复至正常。

本患者未行激素治疗,而是进行胰腺穿刺,病理:未见明确肿瘤细胞,间质中见灶状淋巴细胞浸润。可进一步行 IgG4 免疫组化染色。

至此本患者已获得组织学证据,本患者诊断基本明确为 AIP,可以进行糖皮质激素治疗。但是一次组织学检查并不能完全确诊本病,治疗期间仍然需要进行影像学和血清学检测。

（彭 涛）

第十五节 真菌性食管炎

真菌性食管炎(fungous esophagitis)是指真菌侵入食管黏膜所致的炎症。可由各种真菌引起,病原菌以念珠菌最为多见,最常见的是白色念珠菌,其次是热带念珠菌和克鲁斯念珠菌,其他的还有少见的放线菌、毛真菌、组织胞浆菌、曲霉菌、隐球菌、芽生菌以及一些植物真菌等。

一、病因及流行病学

真菌在自然界中广泛分布,念珠菌存在于正常人体的皮肤和黏膜,当机体全身和局部抵抗力降低或大量使用广谱抗生素,使其他微生物的生长受到抑制时,念珠菌便会大量生长而致病。食管是较常侵犯的器官,近年来由于抗生素、激素、免疫抑制药、抗肿瘤药物的广泛应用,以及器官移植、慢性衰竭患者日益增多,同时也由于内镜检查的应用诊断水平的提高,真菌性食管炎的发生率有增加趋势。因为许多感染而无症状的患者未做内镜检查,目前本病的发病率尚不明了。因为正常口腔中的念珠菌是与之竞争的细菌控制之下,只有在宿主的抵抗力被削弱或用抗生素杀灭了细菌,才使真菌侵入食管上皮产生坏死的、烂皮样的假膜。念珠菌食管炎多见于:①肿瘤患者,尤其是晚期肿瘤,并接受放射治疗或抗肿瘤药物治疗者。②长期接受抗生素或类固醇激素治疗者。③某些慢性病,如糖尿病或再生障碍性贫血患者。④反流性食管炎,食管黏膜有明显糜烂或溃疡者。⑤艾滋病或艾滋病病毒携带者等免疫缺陷性疾病患者。

二、临床表现

真菌性食管炎的临床表现多不典型,最常见的表现为为咽痛、吞咽痛、咽下困难、恶心、呕吐、胸痛、胸骨后不适等,个别患者甚至出现厌食、呕血,症状持续时间从数天至数月不等,少数可达数年。其症状的轻重与炎症发生的缓急和程度有关。婴儿常伴发口腔鹅口疮,成年念珠菌性食管炎可以在没有念珠菌性口炎的情况下发生。严重时可并发食管狭窄,真菌团引起梗阻、上消化道出血、食管穿孔、食管-气管瘘、真菌扩散及继发性细菌感染所致的败血症。

三、化验及相关检查

1. 血常规　常可发现中性粒细胞减少。

2. 血清学试验 测定已感染患者血清凝集滴度有 2/3 患者高于 1∶160；用放射免疫法和酶联法检测血清中甘露聚糖抗原(念珠菌细胞壁上的多糖)；用琼脂凝胶扩散和反向免疫电泳检测念珠菌抗体,在已感染者血清中抗原及其抗体滴度有 1/3 迅速升高。

3. 内镜进行活检及细胞刷涂片和培养 是确诊该病的唯一方法。若培养阳性尚不足以诊断,因念珠菌是胃肠道一种共生菌。涂片显微镜下观察见有大量真菌菌丝或孢子,特别是菌丝的存在表示念珠菌处于致病状态,意义较大,可以明确诊断,若镜下只检测到少量孢子,应结合临床症状及镜下表现分析,有可能为口腔的路过菌。

四、诊断及鉴别诊断

通过临床表现、内镜及细胞刷涂片和培养可确诊该病。同时应与食管静脉曲张、食管癌、食管结核及其他类型食管炎相鉴别。

五、治疗

主要是去除易感因素、消除诱因及药物抗真菌治疗,如停用部分药物、纠正营养不良及增强免疫力等。抗真菌药物有多种,但国内外以制霉菌素应用最广,其有抑菌和杀菌的作用,制霉菌素肠道吸收很少,不会引起菌群失调,但治疗期间需注意药物不良反应,尤其是肝损伤。还有氟胞嘧啶和咪唑衍生物如克霉唑也可治疗念珠菌感染。常规治疗,一般持续 10 天,若症状未完全消失尚可延长。如有全身性真菌感染,可选用两性霉素 B 静注,其副反应大,小心慎用,注意毒性反应。有狭窄穿孔等并发症时可考虑外科治疗。

(张明君 尤 鹏)

第十六节 自身免疫性胃炎

自身免疫性胃炎是由 CD4$^+$T 细胞介导的自身免疫性疾病,是慢性萎缩性胃炎的一种。慢性萎缩性胃炎根据病变部位分为 A、B 两型。A 型主要表现为胃体部弥漫性萎缩,壁细胞抗体(parietal cell antibody, PCA)阳性,血清胃泌素水平升高,可发展为恶性贫血,但胃窦黏膜基本正常;B 型则以胃窦部病变为主,血清胃泌素水平多正常。1990 年世界胃肠病学大会提出的"胃炎新分类——

悉尼系统"将 A 型慢性萎缩性胃炎称为自身免疫性胃炎(autoimmune gastritis, AIG)。

自身免疫性胃炎的发病率仍缺乏确切数据,其发病率的研究主要依赖自身抗体检测。研究表明,AIG 每年发病率估计波动在 0 至 11% 之间,在非幽门螺杆菌感染者发病率低于 1%,且随着年龄的增加自身免疫性胃炎发病率也随之升高,在对 5229 名德国人的调查中显示,50 ~ 74 岁的人群 AIG 平均发病率为 1.1%,且发病率由 50 ~ 54 岁人群的 0.5% 增加至 70 ~ 74 岁人群的 2.1%。亚洲发病率低于欧美国家,AIG 在我国并不少见。

一、病因及发病机制

自身免疫性胃炎的发病机制尚不明确,大部分学者认为自身免疫性胃炎与自身免疫有关。临床上常可见自身免疫性胃炎与自身免疫性甲状腺疾病、1 型糖尿病、白癜风等自身免疫性疾病伴发,同时可在 1 型糖尿病、桥本甲状腺炎患者中检测到壁细胞抗体,提示其发病机制可能存在相关性。自身免疫性胃炎以富含壁细胞的胃体黏膜萎缩为主要表现,患者血清中存在自身抗体,如壁细胞抗体、内因子抗体。壁细胞抗体攻击壁细胞,使壁细胞总数减少,导致胃酸分泌减少或丧失,内因子抗体与内因子结合,导致维生素 B_{12} 吸收不良从而发生恶性贫血。

研究发现幽门螺杆菌(Helicobacter pylori, Hp)感染可能在自身免疫性胃炎疾病早期的发病机制中发挥作用。幽门螺杆菌可诱导自身反应性 T 细胞,激活胃的 $CD4^+T$ 细胞(为 Thl 型),产生 Th1 细胞因子如 $TNF-\alpha$,辅助 B 细胞免疫球蛋白产生,增强穿孔素介导的细胞毒性。自身反应性 T 细胞可交叉识别胃内 H^+-K^+-ATP 酶的 α 和 β 亚单位,导致腺体破坏,即通过分子模拟机制,参与胃黏膜的自身免疫。

二、临床表现

AIG 常无特异性症状,且症状的严重程度与胃黏膜病理组织学改变无平行关系。部分患者有上腹部饱胀感,反酸、嗳气等消化不良表现;当胃黏膜萎缩导致内因子生成不足时,可引起维生素 B_{12} 的吸收减少,最终导致恶性贫血,表现为面色苍白、乏力头晕,舌炎、舌乳突萎缩。维生素 B_{12} 缺乏同时可引起远端肢体麻木、深感觉障碍等周围神经病变相关的症状。AIG 体征不明显。胃镜检查可见胃窦基本正常,而胃体部萎缩明显,黏膜红白相间,以白为主,皱襞变细、平坦,黏膜变薄,血管透见。组织病理学检查可见黏膜及黏膜下层炎性细胞浸润,腺体减少或消失。随着病情的发展,胃底、胃体黏膜的分泌腺、壁细胞、主细胞数量逐渐少,取而代之的是类似小肠黏膜细胞的含黏液的柱状细胞(肠腺化生)。由于胃酸分泌减少,胃泌素水平升高,在持续高胃泌素血症的刺激下,胃分泌细胞中的肠嗜铬样(enterochromaffin-like,ECL)细胞增生,少数患者可发生胃类癌。

三、临床检验异常及应用价值

(一)血清自身抗体检测

包括壁细胞抗体(gastric parietal cell antibody,PCA)、内因子抗体(intrinsic factor antibody,IFA)等自身抗体测定。

1. 壁细胞抗体 壁细胞抗体是一种具有器官特异性、非种属特异性的自身抗体。壁细胞抗体正常滴度<1:10,其抗原存在于胃黏膜壁细胞胞浆内的微粒体部分和胞质膜上;除血清外,胃液中也可检测出 PCA。自身免疫学胃炎患者,PCA 阳性率可高达 90%,阳性率与胃黏膜病变的进展程度相关。正常人可有2% ~8% 的假阳性率;某些缺铁性贫血、十二指肠溃疡、原发性肾上腺萎缩、甲状腺疾病、其他胃病、肝脏疾病、糖尿病、干燥综合征等,可有 10% ~30% 阳性率。在临床诊断中应给予注意。约 1/8 的丙型肝炎患者经干扰素治疗后,可产生抗壁细胞抗体和抗甲状腺抗体,治疗结束后可降低。

2. 内因子抗体 具有特异性,几乎仅在恶性贫血患者中检出。内因子抗体也属 IgG,可分为两型:第一型抗体为阻滞抗体,在恶性贫血患者血清中阳性率44% ~75%,第二型抗体为结合抗体,约 1/3 恶性贫血患者阳性。前者与内因子结合后能阻止维生素 B_{12} 与内因子形成复合体,后者与内因子结合后并不干扰维生素 B_{12} 与内因子结合,但此复合物不能被末端回肠上皮细胞所吸收。IFA效价通常与疾病严重程度、病程长短不相关。其他疾病如 1 型糖尿病、甲状腺功能亢进、自身免疫性甲状腺炎、缺铁性贫血有时也可呈阳性。1 型糖尿病患者阳性率为 1% ~3%,甲状腺功能亢进患者为 0.7% ~4.7%,自身免疫性甲状腺炎约 3%,缺铁性贫血约为 2%。正常人阳性率<1%。

(二)胃蛋白酶原(pepsinogen,PG)测定

胃蛋白酶原是胃蛋白酶的无活性前体,可分成 PGⅠ、PGⅡ两个亚群。PGⅠ主要由胃体的主细胞分泌,PGⅡ除由胃体和胃底黏膜的主细胞分泌外,贲门腺和胃窦的幽门腺的黏液细胞及十二指肠上段的 Brunner 腺也能产生 PGⅡ。血清 PG 水平反映了不同部位胃黏膜的形态和功能。PGⅠ是检测胃泌酸腺细胞功能的指标,胃酸分泌增多 PGⅠ升高,分泌减少或胃黏膜腺体萎缩 PGⅠ降

低;PGⅡ与胃底黏膜病变的相关性较大(相对于胃窦黏膜),其升高与胃底腺萎缩、胃上皮化生或假幽门腺化生、异型增生有关。在自身免疫性胃炎患者中,PGⅠ值降低,PGⅠ/PGⅡ比值进行性降低,可反应胃黏膜萎缩进展程度。

(三)血清胃泌素测定

由于胃体黏膜损伤,壁细胞减少,胃酸降低,AIG 患者血清胃泌素可明显升高。75% 伴有恶性贫血的患者血清胃泌素可显著升高,达 1000ng/L,甚至更高水平,此时应排除胃泌素瘤可能。

(四)血清维生素 B_{12}

在人体内,维生素 B_{12} 与内因子结合后,最终在末端回肠吸收。自身免疫性胃炎患者自身抗体攻击壁细胞,导致胃酸分泌减少或丧失,由壁细胞分泌的内因子也随之减少,导致维生素 B_{12} 吸收障碍。早期储存在肝脏的维生素 B_{12} 可代偿,血清维生素 B_{12} 浓度变化不明显,随着疾病的发展,可检测到血清维生素 B_{12} 降低,最终导致恶性贫血的发生。

(五)Hp 检测

目前诊断 Hp 的方法可分为侵入性检查和非侵入性检查,前者包括快速尿素酶试验、病理组织学检查、微需氧 Hp 培养、PCR 检测等,后者包括 ^{13}C 或 ^{14}C 尿素呼吸试验、血清抗 Hp 抗体、粪便抗原检测等。

上述任何一项诊断方法(除外血清 Hp 抗体检测)阳性可作为临床诊断 Hp 阳性的依据。临床上常用快速尿素酶试验、病理组织学检查、^{13}C 或 ^{14}C 尿素呼气试验和粪便抗原检测 Hp,其他方法主要用于科研。活检组织细菌培养因为具有创伤性且结果易受到 Hp 在胃黏膜分布不均匀的影响,临床上不作为首选。非侵入式检查因为其无痛苦、简单便捷等优势越来越被医师和患者所接受,成为检测 Hp 的主要方法。其中 ^{13}C 或 ^{14}C 尿素呼吸试验准确性和可靠性与金标准相当,也常作为 Hp 根治效果的评价指标。而血清 Hp 抗体阳性结果可能是曾经感染的结果,不能证实是否存在 Hp 现症感染,适用于 Hp 感染的初筛检查和流行病学研究。

(六)胃酸分泌功能检测

自身免疫性胃炎患者基础胃酸分泌量(BAO)可减低,最大胃分泌量(MAO)轻度降低,较重者可明显下降,严重者可无酸。但胃液分泌的影响因素较多,应结合临床其他检查和症状综合分析,才能得出正确的判断。

AIG 易合并 1 型糖尿病和自身免疫性甲状腺疾病,建议 AIG 患者完善胰岛细胞抗体、胰岛素自身抗体、甲状腺球蛋白抗体等检测以免漏诊。

四、诊断和鉴别诊断

自身免疫性胃炎患者常无明显症状和体征,典型的胃镜、病理表现出现较晚,故疾病早期常漏诊。确诊依靠自身抗体检测、胃镜检查及胃黏膜组织活检。临床上常在胃镜、组织学检查异常,或出现维生素 B_{12} 缺乏及伴发其他免疫系统疾病时方确诊自身免疫性胃炎。因此,对于有消化不良症状或恶性贫血的患者,可通过自身抗体联合胃蛋白酶原(Ⅰ,Ⅱ,Ⅰ/Ⅱ)值,血清胃泌素 G17 水平,进行筛检检测(表8-18)。

表8-18 AIG 主要血清学检查异常

血清 PCA	血清 IFA	血清胃泌素	维生素 B_{12} 水平	胃蛋白酶原 Ⅰ/Ⅱ
阳性	阳性	升高	降低	降低

自身免疫性胃炎主要需与以下几种疾病相鉴别。

1. 功能性消化不良 主要表现为上腹痛、上腹灼热感、餐后饱胀和早饱,呈持续反复发作的慢性过程,胃镜、超声等检查排除可解释症状的器质性疾病。

2. 消化性溃疡 主要表现为慢性病程、周期性发作的节律性上腹疼痛,且上腹痛可为进食或抗酸药所缓解,确诊有赖胃镜检查。X 线钡餐检查发现龛影有确诊价值。

3. 胃癌 早期胃癌多无症状,进展期胃癌最早出现上腹痛,常伴有纳差厌食、体重减轻。胃癌的诊断主要依靠内镜及病理学检查。

4. 慢性胆囊炎 多数表现为胆源性消化不良,厌油腻食物,胆囊区可有压痛和叩击痛。腹部 B 超等影像学检查可有助于鉴别。

5. 慢性胰腺炎 腹痛主要集中在中上腹,也可偏右上腹和左上腹,放射至背部,累及全胰则成腰带状向腰背部放射。可伴有消化不良的表现,如腹泻。也可伴有胰腺内分泌功能不足的相关表现,如血糖异常。血清淀粉酶、脂肪酶检查可异常。腹部 B 超、CT 等影像学检查可有助于鉴别。

五、治疗及疾病监测

对于自身免疫性胃炎,暂无有效的治疗,主要针对症状及并发症治疗,对于无症状人群常无需治疗。自身免疫性胃炎引起的恶性贫血及神经病变者可应用维生素 B_{12} 替代治疗。开始 2 周每天肌内注射维生素 B_{12} 100μg 以补充体内储存量,以后每周注射 2 次。贫血纠正后,改为每月肌内注射 1 次,维持终生。

对 AIG 患者应长期随访,每年复查胃泌素、维生素 B_{12}、血清铁和血常规。

对于幽门螺杆菌阳性的 AIG 患者,应给予根治幽门螺杆菌治疗。研究表明,根治幽门螺杆菌后可减轻胃黏膜萎缩和肠化生程度。

AIG 患者发生胃癌、胃类癌的危险性增加。流行病学研究显示,高达 10%的自身免疫性胃炎患者倾向于发生胃类癌或胃腺癌,而在胃类癌患者的研究中,85%的胃类癌与自身免疫性胃炎相关。因此,对于自身免疫性胃炎者,应定期复查胃镜,了解胃黏膜病变情况,争取对疾病做出早期诊断。

(王晶桐)

第十七节 消化性溃疡

消化性溃疡(peptic ulcer)指胃肠道黏膜被胃酸和胃蛋白酶等自身消化而发生的溃疡,其深度达到或穿透黏膜层。胃溃疡和十二指肠溃疡是最常见的消化性溃疡。

一、流行病学

随着社会发展及生活节奏的加快,消化性溃疡的发病率逐渐增高,我国消化性溃疡的发病率约为 10%。消化性溃疡包括胃溃疡和十二指肠溃疡。2007 年我国消化性溃疡治疗现状调查报告提示,十二指肠溃疡与胃溃疡之比为 1.49∶1,男女比例为 2.14∶1,年龄 20～40 岁者占 31.6%,40～60 岁者占 34.9%,>60 岁者占 10.6%。

二、病因与发病机制

消化性溃疡发病的主要原因是攻击因子与防御因子失衡。攻击因子包括:幽门螺杆菌、胃酸、胃蛋白酶、非甾体抗炎药(non-steroid anti-inflammatory drugs,NSAIDs)、应激等。防御因素包括:黏膜屏障、黏液－碳酸氢盐屏障、前列腺素等。

1983 年首次分离出幽门螺杆菌(Helicobacter pylori,Hp),并证实 95%的十二指肠溃疡和 70%的胃溃疡存在 Hp 感染,此后消化性溃疡的病因学发生了重大变革。Hp 主要定植于胃黏膜、十二指肠黏膜和食管的胃型上皮化生区。在牙斑中分离出 Hp 提示 Hp 也可在非胃型上皮环境中短暂存活或繁殖。Hp 在胃内定植后,每年仅有 1% 可自然消退。Hp 存在三种传播途径,口 – 口传播、粪 – 口传播、医源性传播,未严格消毒的内镜检查、活检等是医源性传播的主要途径。

Hp 的致病因子按其致病机制大致分为四大类。①与 Hp 定植相关的致病因子:鞭毛、尿素酶、黏附因子等;②以损伤胃黏膜为主的致病因子:VacA、Ca-gA、溶血素、脂多糖、尿素酶、脂酶和蛋白酶等;③与炎症、免疫相关的致病因子:脂多糖、CagA、热休克蛋白、趋化因子、尿素酶等;④其他致病因子:过氧化氢酶、过氧化物歧化酶、离子结合蛋白和 ice 基因等。Hp 致胃十二指肠溃疡的机制目前主要有以下 5 种学说:漏屋顶学说、胃泌素 – 胃酸相关学说、胃上皮化生学说、介质冲洗学说和免疫损伤学说。

Hp 的发现对消化性溃疡的治疗是一个飞跃性进展。经过 10 余年的抗 Hp 治疗,目前国内消化性溃疡发病率尤其是复发率明显降低。

三、临床表现

消化性溃疡最主要的症状为腹痛,占 76.5%,性质为灼烧痛、压迫痛或闷胀痛等,多为隐痛或钝痛。腹痛的部位与溃疡的位置有关。胃溃疡多为左上腹痛,十二指肠溃疡为右上腹痛。疼痛范围一般局限于 2 ~ 3 指,位置明确,患者可明确指出具体的疼痛部位。十二指肠溃疡疼痛多出现于空腹时,即饥饿痛,进食后疼痛可缓解。午夜是胃酸分泌的高峰期,十二指肠溃疡也常出现夜间痛,午夜过后胃酸分泌逐渐减少,晨 5 ~ 11 点分泌最低,所以疼痛很少出现在早上。胃溃疡的腹痛多发生于餐后 0.5 ~ 1.5 小时,持续 1 ~ 2 小时,下次进餐前消失。消化性溃疡疼痛表现为周期性发作,发作时逐日出现疼痛,持续数月后渐渐缓解,数月或数年后再发。溃疡疼痛多发生于晚秋,夏季常无疼痛。消化性溃疡还可以表现为非特异性症状,如反酸、胃胀、嗳气、恶心、呕吐等。由于胃溃疡进食后腹痛,进食减少,常体重下降。而十二指肠球部溃疡进食后疼痛缓解,常体重增加。

NSAIDs 引起的溃疡常见于胃体大弯侧和胃窦部,较大且多发,由于 NSAIDs 的止痛作用,溃疡常无疼痛,以出血、穿孔首发。

消化性溃疡的腹部体征为局限性压痛。若出现明显的压痛、反跳痛、肌紧张、板状腹则提示出现溃疡穿孔。若可见胃肠型、蠕动波、振水音阳性则提示幽门梗阻。若大便发黑应警惕溃疡出血。

四、Hp 的辅助检查方法

Hp 的检查方法较多,不同方法都各有优劣,各医院开展的检查项目也不尽相同。Hp 感染的诊断方法大体分为侵入性和非侵入性。侵入性检查通过内镜取活检,行快速尿素酶试验、组织学检查、微需氧培养、PCR 检测等。非侵入性检查包括:^{13}C 或 ^{14}C 尿素呼气试验、粪便 Hp 抗原检测、血清 Hp 抗体检测。

（一）快速尿素酶试验

产生大量尿素酶是 Hp 的一个重要特征,它能水解尿素,生成氨和二氧化碳,在 Hp 菌体周围形成一层保护性"氨云",中和胃酸,使局部的 pH 升高,利于细菌定植致病。快速尿素酶试验用于诊断 Hp 感染正是基于这一原理。将尿素、pH 指示剂(酚红)制成试液、琼脂和纸片等检测剂。于胃窦部进行活检,将标本放置于试剂中观察颜色变化。酚红在酸性条件下呈黄褐色,若试剂颜色不变则为阴性,若试剂颜色由黄褐色变为红色或紫红色则提示尿素酶将尿素分解为氨,存在 Hp 感染。快速尿素酶试验属于间接试验,其强度取决于活检标本中细菌的浓度,标本中必须含有 10^4 以上的 Hp 快速尿素酶试验才能显示阳性。此外,标本的大小、反应时间的长短、环境温度的高低等因素均可影响试验结果。但此方法操作简便、费用低,适合在基层单位开展,是目前临床上最常用的诊断方法。

（二）组织学检查

行胃镜检查后可将钳取组织送病理学检查。切片进行 HE 染色或银染色,在显微镜下通过观察细菌的形态特点诊断有无幽门螺杆菌的感染。病理组织学切片需要较高的检验经验,且敏感性不高,细菌数量较少时易漏诊。

（三）Hp 培养

将胃镜活检组织研磨成匀浆后接种于血琼脂平皿上,在 37℃、湿度 >90% 的微需氧环境中培养 3~5 天,从中选取半透明小菌落进行分离鉴定。Hp 是革兰染色阴性的 S 形或海鸥状短杆菌,菌落呈半透明状,尿素酶试验强阳性,过氧化氢酶试验阳性,硝酸盐还原试验阴性,H-S 试验阴性。Hp 培养较快速尿素酶试验费时长,但特异性可达 100%,是 Hp 检测的"金标准"。目前 Hp 耐药情况日趋严重,Hp 培养及药敏测试可对耐药菌株的抗生素应用起到重要指导意义。但细菌培养受到培养条件、技术、细菌本身及服药等因素影响,Hp 在不利环境下可出现细胞壁缺陷,使之处于静止状态不繁殖,导致检出率降低。

（四）PCR 检测

PCR 法检测 Hp 较其他方法更为敏感,能证实现症感染。但 PCR 检测技术和费用相对较高,目前主要用于科研。少数医院用于各种临床标本的检测。

（五）^{14}C 和^{13}C 呼气试验

^{14}C 呼吸试验让受试者口服适量稳定性同位素^{14}C 标记的尿素,Hp 可使胃内标记的尿素分解成氨和$^{14}CO_2$,通过质谱仪或红外光谱仪检测呼气中的$^{14}CO_2$,即可诊断 Hp 的感染。^{14}C 呼气试验能反应全胃现症感染的状态,准确性高,且操作简便快速,自动化程度高。但^{14}C 具有放射性,半衰期长达 5000 余年,虽然用量很少,但对于受检者尤其是孕妇和儿童的远期影响有待进一步研究。此外,^{14}C 尿素呼气试验需要昂贵的专门设备和试剂。^{13}C 尿素呼气试验费用较^{14}C 呼气试验更高,但^{13}C 尿素呼气试验无放射性,对人体无损害。^{13}C 或^{14}C 尿素呼气试验以 Hp 尿素酶活性为基础,易受到消化道中其他产尿素酶细菌干扰而产生假阳性。若服用抑酸药或抗生素时进行尿素呼气试验会出现假阴性,因此需停用所有抗 Hp 药物 4 周后进行呼气试验。

（六）Hp 抗原检测

Hp 抗原诊断能检测活动性感染,无创、价格便宜、操作简单,目前关于 Hp 抗原检测各地开展较多,现有 Hp 抗原检测包括以下项目。

1. 粪便 Hp 抗原试验　正常胃黏膜上皮细胞每 1～3 天更新 1 次,定植在细胞表面的 Hp 在更新中脱落,随粪便排出体外。Hp 抗原免疫快检卡法采用横向流动色谱技术,使用高效单克隆抗体快速免疫层析试验检测粪便中的 Hp 抗原,不依赖于尿素酶,检查结果受药物的影响小。据 2002 年雅典第 15 届消化病理与幽门螺杆菌学术讨论会报道,该方法诊断 Hp 感染的敏感性为 96.1%,特异性为 90.6%。由于粪便标本易获得,不受年龄、性别和疾病严重程度限制,所以适合人群较广,老年人、孕妇也可放心使用。免疫快检卡法是一种简易的抗原诊断方法,操作快速,5 分钟后即可得出结果,无须在实验室进行,不需要昂贵设备和特殊技术,价格适宜,故适合于基层医院广泛开展。相比之下,快速免疫层析试验较单克隆抗体的酶联免疫吸附试验准确性要低。但酶联免疫吸附试验需要借助酶标仪,对技术人员要求高,检测较慢。

2. 血清 Hp 抗原测定　Hp 定植于胃黏膜后会释放一些可溶性抗原入血,少部分形成抗原抗体复合物排出体外,大部分仍以游离状态继续存在于血中。通过纯化特异性 Hp 抗体对受试者血液中的 Hp 抗原进行检测可以诊断 Hp 现症感染。血清 Hp 可溶性抗原的含量随 Hp 的根治而迅速消失,为药物疗效观察提供了实用的方法。此方法操作简便、成本低廉,适宜在基层医院开展。

3. 唾液和牙菌斑 Hp 抗原测定　近年来从唾液、牙菌斑及龈沟液中成功培养出 Hp,且与胃内 Hp 具有相同的形态、生化及免疫学特征,推翻了胃是 Hp 唯一生存环境的观点,提示口腔可能是 Hp 的重要储存库。通过测定唾液中 Hp 抗原可以检验 Hp 感染。但口腔内影响 Hp 活性及测定的因素较多,用酶联免疫吸附方法检测 Hp 感染患者唾液中的可溶性 Hp 抗原阳性率较低,故是否可通过唾液 Hp 抗原检测诊断 Hp 感染尚未定论。目前唾液 Hp 抗原检测尚未大规模展开。

(七)血清 Hp 抗体检测

血清酶联免疫吸附法检测 Hp – IgG 抗体,方法简便、成本低廉。但血清学阳性只能提示既往 Hp 感染的结论,无法判断是否存在现症感染,不利于判断药物疗效,故临床中较少使用。

综上所述,确认 Hp 现症感染的检测方法包括快速尿素酶试验,^{13}C 和^{14}C 尿素呼气试验,组织培养。在检查前尽量避免服用影响检查的药物。

五、诊断和鉴别诊断

诊断:与进食相关的反复周期性腹痛伴压痛,上消化道造影显示腔外龛影,内镜直视下胃或十二指肠溃疡,是消化性溃疡的特征。内镜下溃疡可分为 3 期:①活动期,溃疡边缘水肿;②愈合期,溃疡缩小,上皮再生,皱襞集中;③瘢痕期,溃疡修复,再生上皮覆盖。

消化性溃疡需与癌症相鉴别。十二指肠球溃疡很少出现癌变。胃溃疡癌变率约为 1%。上消化道造影良性溃疡的特点为:胃角远端直径小于 2cm 的圆形或椭圆形病变;边缘光滑、整齐;溃疡口呈花瓣形,凸面向外;龛影突出于胃壁外;溃疡底较干净。上消化道造影恶性溃疡的特点为:胃角近端直径大于 2cm 的不规则病变;边缘不整齐;溃疡口凹凸不平;腔内龛影;溃疡底不规则。胃镜下良性溃疡常表现为:基底有灰白或黄白苔覆盖;周边多有充血红晕、肿胀;边界光滑,界限清楚;皱襞平缓向溃疡集中,逐渐变细。胃镜下恶性溃疡表现为:基底不平,有组织坏死和出血,伴污秽苔;周边多呈结节状隆起、僵硬,可有糜烂;边界不规则,呈锯齿状,界线不清,白苔可溢出边界;皱襞中断、虫噬状、笔尖状变细或相互融合。

对于非 Hp 非 NSAIDs 引起的溃疡应除外继发因素,如 Zollinger-Ellison 综合征、多发性内分泌肿瘤 I 型、原发性或继发性甲状旁腺功能亢进、尿毒症、原发性红细胞增多症等。

六、治疗

对于消化性溃疡的患者应明确是否存在 Hp 现症感染,若存在 Hp 感染则应进行 Hp 根除治疗。大多数抗生素在胃内较低 pH 的环境下活性降低,无法穿透黏液层到达细菌发挥作用,导致 Hp 根除困难。因此,根除 Hp 需多药联合,采用三联或四联疗法。三联疗法以质子泵抑制剂(PPI)为基础,加阿莫西林、克拉霉素、甲硝唑和呋喃唑酮中的 2 种,服用 1 周。或以铋剂为基础,加上述 2 种抗生素,服用 1~2 周。但因 PPI 能使胃内 pH 升高,不利于细菌生长,使 Hp 对抗生素更敏感,故 PPI 的三联疗法优于铋剂的三联疗法。初次治疗失败者应采用 PPI、铋剂合并两种抗生素的四联疗法。根除 Hp 后继续服用抑酸药物 1 个疗程。一般胃溃疡 1 个疗程为 8 周,十二指肠溃疡 1 个疗程为 4~6 周。此外,还可配合氢氧化铝、铝碳酸镁、硫糖铝等中和胃酸,临时止痛。Hp 根除治疗完毕并停药 4 周后进行复查,明确 Hp 根除情况。

NSAIDs 引起的溃疡是否进行 Hp 根除尚无定论。无明确证据证明根除 Hp 后是否可以减少溃疡的发生或复发。但在长期 NSAIDs 用药前应先行 Hp 根除。

非 Hp 非 NSAIDs 溃疡应积极寻找是否存在引起溃疡的继发因素,如为继发性溃疡则应积极治疗原发病。

七、病例分析

(一)病例

患者,男性,64 岁。主因"黑便 2 日"于北京大学人民医院住院治疗。

病史:患者 2 天前开始排黑色糊样便,每日 8~10 次,每次量少,共 400ml 左右,伴心悸、头晕及乏力、恶心、腹部不适、无腹痛、腹胀、反酸、胃灼热、呕吐。患者近半年每日自行服用阿司匹林肠溶片 100mg。

查体:体温 36.8℃,脉搏 88 次/分,呼吸 18 次/分,血压 130/70mmHg,双肺呼吸音清,心律齐。腹部平软,无压痛、反跳痛、肌紧张,未及包块,肝脾肋下未及。肠鸣音 5 次/分。

辅助检查:便隐血弱阳性。

入院后检查:HGB 97.6g/L,HCT 29%,BUN 14.01mmol/L。5 天后 BUN 3.45mmol/L。

胃镜提示胃窦体交界一直径约 0.4cm 溃疡,底覆灰白苔,可见黑色血痂,Forrest Ⅱb。

(二)病例分析

患者,老年,男性。急性病程,黑便 2 日,伴心悸、头晕及乏力。便隐血弱阳性。黑便、便隐血阳性提示消化道出血,结合患者服用阿司匹林病史,考虑阿司匹林相关胃肠道黏膜损害。完善血常规及生化检查,血红蛋白降低,提示贫血,尿素氮升高,提示上消化道出血,因此阿司匹林相关胃溃疡出血可能性大。行急诊胃镜检查证实胃溃疡出血。给予禁食、兰索拉唑静脉抑酸、静脉营养支持治疗,监测血压、脉搏、血常规、生化。5 天后尿素氮下降。患者无活动性出血,肠鸣音恢复正常,5 天后复查便隐血转阴,血色素上升,逐渐恢复饮食,将抑酸药改为口服后出院。嘱患者 3 个月后复查胃镜,避免无适应证服用阿司匹林。

(王 倩 王雪梅)

第十八节　嗜酸细胞性胃肠炎

嗜酸细胞性胃肠炎(eosinophilic gastroenteritis,EG)是以胃肠道组织中嗜酸性细胞异常浸润为特征的罕见疾病。病变可累及从食管到直肠的全胃肠道壁各层。最容易受累的器官是胃和小肠。其发病机制尚不明确,临床表现多种多样,症状和内镜下表现无特异性,易造成临床误诊误治。

一、流行病学

EG 主要发生在年龄 30 ~ 50 岁的人中,但所有年龄段的人群均可发病;男性发病率比女性稍高;其人群发病率很难确定,发病率在(1 ~ 25)/10 万。

二、病因和发病机制

EG 的病因及发病机制迄今未明。过敏原、Th2 型细胞因子、嗜酸性粒细胞趋化因子、IL-3、IL-5、GM-CSF 与 EG 的发病有关。一般认为是由内源性或外源性过敏原所引起的变态反应所致。

三、临床表现和分类

EG 的临床表现症状多样,缺乏特异性,症状的出现取决于病变累及部位、病理类型、病变范围和程度。可因胃流出道梗阻而急性起病,也可表现为腹痛或不适,恶心、呕吐、吞咽困难、体重下降、腹胀、腹泻、食欲缺乏、腹水、水肿、营养不良、幽门狭窄、黄疸、焦虑、肠梗阻、腹水等慢性症状。

分类:根据病变部位和浸润程度,本病可有不同的分类。

(一)按部位分类

1.局限性　多见于中老年,病变仅累及胃,约占 EG 的 26% ,此型又称为嗜酸性粒细胞性胃炎(eosinophilic gastritis)。胃窦部最常见,主要表现为上腹部的痉挛性疼痛、恶心呕吐等;胃内的肿块可以导致恶变或胃流出道梗阻。

2. 弥漫性 多见于中青年,主要表现为上腹部痉挛性疼痛、恶心呕吐,发作有规律,可能与摄入某些食物有关,约50%患者可出现肠梗阻表现。

（二）按浸润程度分类

最常用的分型方法是由 Klein 等根据浸润消化道壁层深度的不同而表现的临床症状提出的,将本病分为3型。

1. 黏膜型 最常见,占 EG 患者总数的25%~100%。此型病变主要累及胃肠黏膜。胃黏膜充血、水肿、糜烂、嗜酸性粒细胞浸润。患者可有过敏性病史和较高的血 IgE 浓度,其临床表现为腹痛、腹泻、恶心、呕吐等消化吸收不良症状。严重者可发生蛋白丢失性胃肠病而出现低蛋白血症,由于胃肠道出血而导致贫血,慢性小肠营养吸收不良而出现体重下降。

2. 肌层型 此型病变主要累及肌层。此型较少见,占 EG 患者总数的13%~70%,胃肠壁增厚,僵硬,呈结节状。以幽门梗阻和肠梗阻为主要表现,偶有胃肠道出血和瘘管形成。

3. 浆膜型 此型病变主要累及浆膜。罕见。浆膜增厚并可累及肠系膜淋巴结。临床表现为腹痛、腹膜炎、腹水和腺体病。与其他两型相比,渗出性腹水中含有较高的嗜酸性粒细胞为其特点。

以上3型可单独或混合出现。

四、辅助检查

（一）外周血和骨髓检查

外周血和骨髓嗜酸细胞增高是 EG 的重要特点,也是诊断 EG 的主要线索。80%的患者有嗜酸性粒细胞增高,黏膜型患者浓度更高。但外周血嗜酸性粒细胞增高并不是诊断本病的必要条件,有部分患者并无嗜酸性粒细胞增高的表现,而且外周血嗜酸性粒细胞的数量会随病情变化出现波动。骨髓细胞学检查有助于排除其他疾病。

（二）血清学检查

IgE 可升高,血沉、CRP 可轻度升高。

（三）可有大便隐血阳性,部分患者可有中度脂肪泻

（四）腹水检查

腹水嗜酸性粒细胞增高对诊断有意义。

（五）内镜检查和病理学检查

EG 内镜下表现无特异性，但内镜检查及活检对本病有极其重要的诊断价值。内镜下病变散在而分布较广，病变常分布于胃窦、十二指肠、回肠末段和回盲部，可表现为充血水肿、散在红斑、糜烂、出血、溃疡形成，可覆白苔。其他部位亦可累及，如食管、胃体和结肠各段，病变散在而分布较广，小肠也是累及部位之一。由于嗜酸性粒细胞为片状节段性浸润胃肠道，在取活检时应在胃肠道多点取材，以免漏诊。内镜活组织检查最常见的征象是正常血管结构丧失，出现不同强度、形状、大小的白色分泌物（细微网线型、针尖样瘤、鳞屑型、斑片状）。内镜活检证实胃肠道黏膜组织有大量嗜酸性粒细胞浸润是诊断 EG 的关键，建议在病变部位和正常部位多点活检，每高倍视野嗜酸性粒细胞计数大于 20 个可确诊。内镜对黏膜型和混合型的诊断意义较大，尤其是对有消化不良症状而肉眼观察无特异表现者。黏膜活检对肌层或浆膜层病变诊断价值不大，后者腹腔镜下浆膜活检有助于诊断。对浆膜型患者应抽腹水观察腹水中有无嗜酸性粒细胞浸润。

（六）超声

超声检查有助于腹水的诊断。超声发现消化道各板层的萎缩或者发现假肾征（靶点高亮征）可以支持临床诊断。超声亦可作为某些病例的随访措施。

（七）CT

CT 可见胃和小肠结节状不规则皱褶和增厚。CT 表现与本病的病理改变即嗜酸性粒细胞胃肠壁浸润的深度与广度密切相关，CT 检查无特异性，但可以显示肠壁及胃肠道外的病变情况，且 CT 检查有助于鉴别诊断防止误诊。

（八）胃肠双对比造影

在造影之前可先行腹部 X 线片或进行腹部透视检查，虽表现无特异性，但如果发现肠梗阻，可以帮助确定病变主要部位。特征性表现包括黏膜弥漫颗粒样改变、疣状糜烂及溃疡。糜烂和溃疡常多发，好发于胃窦与小肠。还可表现为胃肠蠕动功能差，胃腔内有食物存留，幽门管黏膜肿胀明显，造影剂通过球部困难等。食管往往有食管贲门裂孔疝和反流性炎症改变。小肠及结肠造影表现有回肠、结肠及盲肠黏膜僵硬、糜烂、肠痉挛、肠腔狭窄。胃肠道双对比造影可清楚显示黏膜皱襞增粗、管腔狭窄的表现，但均无特异性。由于该方法无创伤、直观，可以全方位、大视野确定病变范围和类型，成为诊断本病不可缺少的重要检查手段。

五、诊断和鉴别诊断

目前 EG 尚无诊断的金标准,主要根据临床表现、血象、放射学、内镜和活检病理检查的结果做出诊断。许多 EG 患者有季节性过敏史、食物过敏、皮疹、哮喘和特异性反应等。常用的有两种诊断标准。应用较广的是 Talley 标准。

(一)Talley 标准

①存在胃肠道症状。②活检病理显示从食管到结肠的胃肠道有 1 个或 1 个以上部位的嗜酸性粒细胞浸润,或有影像学结肠异常伴有嗜酸性粒细胞增多;③除外寄生虫感染和胃肠道以外嗜酸性粒细胞增多的疾病,如结缔组织病、嗜酸性粒细胞增多症、克罗恩病、淋巴瘤、原发性淀粉样变性、Menetrier 病等。

(二)Leinbach 标准

①进食特殊食物后出现胃肠道症状和体征;②外周血嗜酸性粒细胞增多;③组织学证明胃肠道有嗜酸粒细胞增多或浸润。

本病应与寄生虫感染、嗜酸性肉芽肿、嗜酸性粒细胞增多症(HES)、Churg-Strauss 综合征、慢性胰腺炎、自身免疫性疾病、肠道恶性肿瘤、炎症性肠病、过敏性紫癜及药物过敏引起的嗜酸细胞性胃肠炎等疾病相鉴别。其中 HES 是一种病因未明的全身性疾病,它也可以累及胃肠道。Hardy 和 Anderson 提出的 HES 诊断标准:①周围血嗜酸性粒细胞计数 $\geq 150 \times 10^9/L$,持续 6 个月以上,且不能用其他疾病解释;②有 HES 的临床表现,如血管性水肿、心脏或肺部表现或胃肠道症状。

六、治疗

由于 EG 的病因和发病机制未明,所以尚无确切的治疗方法。但避免过敏源、抑制变态反应可缓解症状。糖皮质激素疗效明确,其他有效药物包括肥大细胞抑制剂、抗组胺药、白三烯拮抗剂等。梗阻症状严重和穿孔者需手术治疗。

(一)饮食治疗

EG 是自限性变态反应性疾病,部分患者不经治疗而痊愈,但可复发。临床以保守治疗为主,对由于食物或药物引起的 EG,应停止进食这种药物和食物,除去诱因,应用剔除过敏食物的治疗方法证明是有效的。

(二)药物治疗

1. 类固醇类药物 激素是治疗 EG 的有效药物,可在几天到几周内迅速有效地缓解症状,并使外周血嗜酸性粒细胞恢复正常。糖皮质激素可抑制嗜酸性粒细胞生长因子 IL-3、IL-5 和 GM-CSF。泼尼松龙 20~40mg/d,持续 6~8 周,临床症状和体征改善后逐渐减量。EG 虽然有一定的自限性,但是不接受激素治疗的患者容易复发,所以对无激素禁忌证的 EG 患者,应常规使用激素短程治疗。对激素不敏感者可加用免疫抑制剂,如硫唑嘌呤 50 ~ 150mg/d,应注意不良反应。

2. 抗组胺药和肥大细胞抑制剂 酮替芬每日 2 ~ 4mg,应用 4 个月可明显改善症状、减少外周血和肠道嗜酸性粒细胞。但在了解 EG 的发病机制前,抗组胺药不能作为主要药物。色甘酸二钠 200mg,每日 4 次,可缓解 EG 症状。

3. 白三烯受体拮抗剂 孟鲁司特口服每日 10 ~ 40mg,持续数月,可改善症状,减少外周血嗜酸性粒细胞。

4. 其他药物 抑制细胞因子 IL-4 和 IL-5 作用的抗过敏剂,如甲磺司特和抗 IL-5 单克隆抗体。小规模临床试验证实 12 周内 3 次应用抗 IL-5 单克隆抗体间隔 4 周静脉注射,可降低外周血嗜酸性粒细胞,显著改善患者临床症状并提高患者的生活质量。但是该结果还需进一步证实。

(三)手术治疗

手术治疗适用于有梗阻或穿孔的患者,手术可缓解梗阻症状,但是术后 EG 症状可持续或者复发,应配合饮食和药物治疗。食管狭窄者可做食管扩张术。

七、预后

EG 若能及时治疗,预后良好。但仍有死亡病例。EG 是临床上很少见的疾病,病因不明确,诊断率低,极易误诊,需要引起临床医师特别是消化内科医师的重视。

(解玲玲 彭 涛)

第十九节 炎症性肠病

一、概述

炎症性肠病一种病因尚不十分清楚的慢性非特异性肠道炎症性疾病,包括溃疡性结肠炎(UC)和克罗恩病(CD)。前者是一种慢性非特异性结肠炎症,病变主要累及结肠黏膜和黏膜下层,范围多自远端结肠开始,可逆行向近段发展,甚至累及全结肠和末端回肠,呈连续性分布。临床主要表现为腹泻、腹痛和黏液脓血便。后者为一种慢性肉芽肿性炎症,病变可累及胃肠道各部位,以末端回肠及其邻近结肠为主,呈穿壁性炎症,多为节段性、非对称性分布。临床主要表现为腹痛、腹泻、瘘管、肛门病变等。两者均可合并不同程度的全身症状。UC在西方国家相当常见,欧洲和北美的发病率为(10~20)/10万、患病率达(100~200)/10万,CD的发病率为(5~10)/10万,患病率达(50~100)/10万。在我国,近年报道的病例明显增多,基于多家医院病例统计推测,UC与CD的患病率分别为11.6/10万和1.4/10万,且有可能被低估。目前该病已成为消化系统常见疾病和慢性腹泻的主要病因,患者多为青壮年,给社会生产力和个人生活质量带来极大影响,引起了各界高度重视。UC和CD的发病机制不十分清楚。目前认为环境因素、遗传因素、免疫调节紊乱在二者的发病中占有重要作用,推测可能是环境因素(感染、药物或其他)触发具有遗传易感性的个体,产生免疫调节异常而发病。吸烟可增加罹患CD的危险,却降低UC的风险,具体机制不详。

二、临床表现

(一)溃疡性结肠炎

病因未明的直肠和结肠炎性病变,病变限于大肠黏膜与黏膜下层。临床表现主要为反复腹泻、黏液脓血便、腹痛。本病可发生在任何年龄,多见于20~40岁,男女发病率无明显差异。病变部位:位于大肠,呈连续性非节段性分布,多数在直肠、乙状结肠。也可扩展至全结肠,如果累及回肠末端,称为倒灌性回肠炎。

1.临床表现 该病起病多数缓慢,少数急性起病,偶见暴发起病,病程呈慢性经过,发作期与缓解期交替,少数持续并逐渐加重。可能的诱因包括饮食失调、劳累、精神刺激、感染等。

消化系统临床表现包括以下几方面。①腹泻:尤其是黏液脓血便,是活动期的重要表现。②腹痛:典型表现有疼痛—便意—便后缓解的规律,在发生中毒性巨结肠时呈持续性剧烈腹痛。③其他:常有腹胀,食欲不振、恶心、呕吐等。④体征:轻、中型者左下腹轻压痛,重型和暴发型者有明显压痛,中毒性巨结肠、肠穿孔等并发症时可出现腹膜炎。

全身表现:活动期可出现低热或中等发热,重症或有合并症者高热、心率增快,病情进展与恶化患者伴有消瘦、贫血、水和电解质失衡、低蛋白血症、营养障碍等。

肠外表现:部分患者有杵状指、关节炎、虹膜睫状体炎、葡萄膜炎、结节性红斑、坏疽性脓皮病、口腔黏膜溃疡、硬化性胆管炎等。

2. 病理　早期黏膜弥漫性炎症、充血、水肿、灶性出血，黏膜面呈弥漫性细颗粒状，组织变脆、触之易出血。有浅溃疡、隐窝脓肿、杯状细胞减少等，病变主要在黏膜层与黏膜下层；晚期：大量肉芽组织增生，出现假性息肉，结肠变形缩短，肠腔变窄，少数可癌变。

3. 并发症

（1）中毒性结肠扩张：多发生于暴发型或重症患者，毒血症明显，脱水、电解质紊乱，腹部膨隆，腹部压痛，肠鸣音消失。X 线腹部平片：结肠扩张，结肠袋消失可引起急性穿孔。常因低钾、钡灌肠、使用抗胆碱药或鸦片酊诱发。

（2）直肠结肠癌变。

（3）其他并发症：肠大出血发生率约 3%，肠穿孔、肠梗阻，偶见瘘管形成、肛门直肠周围脓肿。

4. 实验室检查

（1）血液检查

◈ 血常规：血红蛋白在中、重度患者下降，多为小细胞低色素贫血，也可表现为正细胞或大细胞贫血；白细胞在活动期升高，以中性粒细胞升高为主；血小板数量在活动期有所升高，有时可达 $(400 \sim 600) \times 10^9/L$。

◈ 红细胞沉降率及 C 反应蛋白升高是活动期的标志。

◈ 血生化：血清白蛋白下降是提示病情较重、预后差的指标之一；合并硬化性胆管炎患者可出现胆管酶异常（ALP、GGT、TBIL、DBIL 升高）。

◈ 电解质及酸碱平衡：病情较重者可能出现低钾血症、低钠及低氯血症、代谢性酸中毒。

◈ 自身抗体检测：p - ANCA（抗中性粒细胞胞浆抗体）在 UC 中相对特异，但阳性率不高，对于临床表现难于与 CD 鉴别时，p - ANCA 阳性更支持 UC 诊断，特异性可达 14% ~ 98%。患者由于存在自身免疫异常，可能同时合并其他自身抗体阳性，如抗甲状腺球蛋白抗体等。

（2）粪便检查

◈ 常规检查：常有黏液、脓血便，镜检有红细胞、白细胞。

◈ 病原学检查：用于排除感染性结肠炎，包括常规致病菌培养、新鲜粪便找阿米巴滋养体、血吸虫卵等。由于近年来发现 UC 合并艰难梭状芽孢杆菌感染概率较高，对于治疗效果不佳的 UC 患者，可进行艰难梭状芽孢杆菌培养及 A 毒素鉴定。

5. 其他辅助检查

（1）结肠镜检查及活检病理：对于 UC 的诊断及评价病变活动程度和范围具有十分重要的意义。病情危重时慎用，以防检查前导泻及检查过程中诱发中毒性巨结肠及肠穿孔的可能。

(2)钡灌肠:对于诊断意义有限,已少用,病情较重时慎用,警惕诱发中毒性巨结肠。

（二）克罗恩病

病变多见于末端回肠和邻近结肠,呈节段性分布。临床上以腹痛、腹泻、腹块、瘘管形成和肠梗阻为特点,可伴有发热、贫血、营养障碍及关节、皮肤、眼、口腔黏膜、肝脏等肠外损害,有终生复发倾向,重症患者迁延不愈,预后不良。

1. 临床表现　不同病例差异较大,多与病变部位、病期及并发症有关。

消化系统表现:(1)腹痛。为最常见症状,多为右下腹或脐周,发作特点为间歇性发作,痉挛性疼痛伴有肠鸣,餐后加重,排便后暂时缓解。如持续性腹痛、压痛明显,提示炎症波及腹膜或腹腔内脓肿形成。如表现为急腹症则应警惕肠穿孔。(2)腹泻。为常见症状,多为糊状便,一般无脓血或黏液,病变涉及结肠下段或直肠者,可有黏液血便及里急后重。(3)腹部肿块。以右下腹与脐周为多见。(4)瘘管形成。是本病的临床特征之一,分为内、外瘘。(5)肛门直肠周围病变。瘘管、脓肿形成及肛裂等病变,是部分患者的首发症状。

全身表现:发热、营养障碍、消瘦、贫血、低蛋白血症、维生素缺乏、缺钙致骨质疏松等。急性发作期有水、电解质紊乱。

肠外表现:同 UC 肠外表现,且较 UC 更为常见。

2. 病理　病变分布呈节段性,呈纵行或匍行性溃疡,溃疡周围黏膜正常或增生呈鹅卵石样改变,并可出现肠腔狭窄及瘘管形成。组织学为全壁性肠炎,淋巴管闭塞、淋巴液外漏、黏膜下水肿、肠壁非干酪性肉芽肿性炎症等。

3. 并发症　肠梗阻最常见,还可并发腹腔内脓肿、吸收不良综合征、急性穿孔、大量便血;偶见中毒性巨结肠,约 1% 的患者可出现受累肠道癌变。

4. 实验室检查

(1)血液检查

◈ 血常规、生化及红细胞沉降率、C 反应蛋白:活动期可出现相应异常表现,同 UC。也可出现电解质紊乱。

◈ 自身抗体检测:抗酿酒酵母抗体(ASCA)在与 UC 的鉴别诊断中具有重要意义,特异性可达 56% ~92%,但阳性率偏低。

◈ T – SPOT.TB 有助于与肠结核进行鉴别,但 CD 患者可出现 T – SPOT.TB 假阳性,该检验的阴性预测值更有临床意义。

(2)粪便检查

◈ 常规检查:镜检可出现红细胞、白细胞。

◈ 病原学检查:用于排除感染性结肠炎,包括常规致病菌培养、新鲜粪便找阿米巴滋养体、血吸虫卵等。粪便中找到抗酸杆菌有助于与肠结核进行鉴别。

❀ 粪便钙卫蛋白、乳铁蛋白

（3）PPD：有助于与肠结核进行鉴别。

5．其他辅助检查

（1）结肠镜检查及活检病理：对于回结肠型 CD 的诊断及评价病变活动程度和范围具有十分重要的意义。活检组织还可进行 TB－PCR 检测，有助于与肠结核相鉴别。

（2）影像学检查：小肠钡剂造影有助于明确小肠受累患者的诊断，气钡双重造影可提高诊断率，但检测手段费时较多，应用受到限制。近年来 CT 及 MRI 小肠造影技术（CTE）对于诊断小肠 CD 的意义日益受到重视，CTE 可见典型的梳样征及小肠肠腔狭窄，已逐渐取代传统的小肠钡剂造影。

（3）胶囊内镜及小肠镜：有助于小肠 CD 诊断，但胶囊内镜有嵌顿于狭窄肠段的风险，应在接受检查前仔细评估是否有肠腔狭窄。小肠镜耗时较长、费用昂贵，虽能取得活检组织，对于 CD 诊断价值仍然有限。

三、诊断和鉴别诊断

（一）溃疡性结肠炎

1．诊断标准

（1）临床表现：有持续或反复发作的腹泻、黏液脓血便伴腹痛、里急后重和不同程度的全身症状。病程多在 4 周以上。可有关节、皮肤、眼、口及肝胆等肠外表现。

（2）结肠镜检查：病变多从直肠开始，呈连续性、弥漫性分布。表现为：①黏膜血管纹理模糊、紊乱或消失、充血、水肿、易脆、出血及脓性分泌物附着，亦常见黏膜粗糙，呈细颗粒状；②病变明显处可见弥漫性、多发性糜烂或溃疡；③慢性病变者可见结肠袋囊变浅、变钝或消失，假息肉及桥形黏膜等。

（3）黏膜病理学检查：有活动期和缓解期的不同表现。

活动期：①固有膜内有弥漫性、慢性炎症细胞及中性粒细胞、嗜酸性粒细胞浸润；②隐窝有急性炎细胞浸润，尤其是上皮细胞间有中性粒细胞浸润及隐窝炎，甚至形成隐窝脓肿，可有脓肿溃入固有膜；③隐窝上皮增生，杯状细胞减少；④可见黏膜表层糜烂、溃疡形成和肉芽组织增生。

缓解期：①中性粒细胞消失，慢性炎症细胞减少；②隐窝大小、形态不规则、排列紊乱；③腺上皮与黏膜肌层间隙增宽；④潘氏细胞化生。

（4）手术切除标本病理检查：可见肉眼及组织学上 UC 的上述特点。

在排除细菌性痢疾、阿米巴痢疾、慢性血吸虫、肠结核等感染性结肠炎及结肠 CD、缺血性结肠炎、放射性结肠炎等疾病的基础上,可按下列标准诊断。①具有上述典型临床表现者为临床疑诊,安排进一步检查。②同时具备(1)和(2),可拟诊为本病。③如再加上(3)或(4)项中病理检查的特征性表现,可以确诊。④初发病例、临床表现和结肠镜改变均不典型者,暂不诊断 UC,须随访3~6个月,观察发作情况。⑤结肠镜检查发现的轻度慢性直肠、乙状结肠炎不能与 UC 等同,应观察病情变化,认真寻找病因。

2. 诊断内容　完整的诊断应包括以下内容。

(1)临床类型:可分为初发型和慢性复发型。初发型指无既往史而首次发作,此型在鉴别诊断中要特别注意,亦涉及缓解后如何进行维持治疗的考虑。慢性复发型指临床缓解期再次出现症状,临床最常见。既往所称之暴发型结肠炎,因概念不统一而造成认识的混乱,目前已弃用,将其归在重度 UC 中。

(2)病变范围:采用蒙特利尔分类,见表8-16。

表8-16　溃疡性结肠炎病变范围的蒙特利尔分类

分类	分布	结肠镜下所见炎症病变累及的最大范围
E1	直肠	局限于直肠,未达乙状结肠
E2	左半结肠	累及左半结肠(脾曲以远)
E3	广泛结肠	广泛病变累及脾曲以近乃至全结肠

(3)疾病活动性的严重程度:UC 病情分为活动期和缓解期,活动期的疾病按严重程度分为轻、中、重度。详见 Truelove & Witts 分度(表8-17)。

表8-17　Truelove & Witts 分度 *

项目	轻度	重度
粪便	<4 次/天	>6 次/天
便血	轻或无	重
体温	正常	>37.8℃
脉搏	正常	>90 次/分
Hb	正常	<75% 正常值
ESR	<20mm/h	>30mm/h

注:* 中度介于轻、重度之间。

(4)肠外表现及并发症:肠外可有关节、皮肤、眼部、肝、胆等系统受累;并发症可有下消化道大出血、穿孔、中毒性巨结肠及癌变等。

3. 鉴别诊断

(1)急性感染性肠炎:各种细菌感染,如痢疾杆菌、沙门菌等。急性起病常伴发热和腹痛,具自限性,病程一般数天至1周,不超过6周,粪便检查可分离出致病菌,抗生素治疗有良好效果。

(2)阿米巴肠病:有流行病学特征,果酱样大便,病变主要侵犯右侧结肠,也可累及左侧结肠,结肠镜下溃疡较深,边缘潜行,溃疡间的黏膜多属正常。粪便或结肠镜取溃疡渗出物检查可找到溶组织阿米巴滋养体或包囊。血清抗阿米巴抗体阳性。抗阿米巴治疗有效。

(3)血吸虫病:有疫水接触史,常有肝脾大,粪便检查可发现血吸虫卵,孵化毛蚴阳性,直肠镜检查在急性期可见黏膜黄褐色颗粒,活检黏膜压片或组织病理检查发现血吸虫卵。免疫学检查亦有助鉴别。

(4)克罗恩病:鉴别要点见后。

(5)大肠癌:多见于中年以后,直肠指检常可触到肿块,结肠镜与X线钡剂灌肠检查对鉴别诊断有价值,活检可确诊。须注意溃疡性结肠炎也可引起结肠癌变。

(6)UC合并艰难梭状芽孢杆菌或巨细胞病毒(CMV)感染:重度UC或在免疫抑制剂维持治疗病情处于缓解期患者出现难以解释的症状恶化时,应考虑到合并艰难梭状芽孢杆菌或CMV感染的可能。确诊艰难梭状芽孢杆菌可行粪便艰难梭状芽孢杆菌毒素试验(酶联免疫测定Toxin A/B)。确诊CMV感染可行肠镜下活检HE染色找巨细胞包涵体及免疫组化染色,以及血CMV-DNA定量。

(7)其他:其他感染性肠炎(如肠结核、真菌性肠炎、抗生素相关性肠炎)、缺血性肠炎、放射性肠炎、过敏性紫癜、白塞病、结肠息肉病、结肠憩室炎以及HIV感染合并的结肠炎应与本病相鉴别。此外应特别注意因下消化道症状行结肠镜检查发现的轻度直、乙状结肠炎不能与UC等同,需认真检查病因,观察病情变化。

4. 诊断步骤

临床表现疑诊为UC时,推荐以下诊断步骤。

(1)病史中注意病程,腹泻腹痛多在4周以上,应特别注意新近肠道感染史、抗生素和NSAIDs等用药史,戒烟与应激因素等。

(2)粪便常规与培养不少于3次,根据流行病学特点为除外阿米巴痢疾、血吸虫病等疾病应做相关的检查。

(3)结肠镜检查,兼做活检。重症患者可缓做或仅做直、乙状结肠镜检查,以策安全。

（4）钡剂灌肠检查可酌情使用。重度患者不推荐。

常规的实验室检查，血常规、血浆蛋白、血沉、C反应蛋白、腹部X线片、超声检查有助于确定疾病的严重程度和活动度。

（二）克罗恩病

1. 诊断标准

（1）临床表现：慢性起病、反复发作的右下腹或脐周腹痛、腹泻，可伴腹部肿块、梗阻、肠瘘、肛门病变和反复口腔溃疡，以及发热、贫血、体重下降、发育迟缓等全身症状。阳性家族史有助于诊断。

（2）影像学检查：胃肠钡剂造影，必要时结肠钡剂灌肠。可见多发性、跳跃性病变，呈节段性炎症伴僵硬、狭窄、裂隙状溃疡、瘘管、假息肉及鹅卵石样改变等。腹部超声、CT、MRI可显示肠壁增厚、腹腔或盆腔脓肿、包块等。

（3）肠镜检查：结肠镜应达末端回肠。可见节段性、非对称性的黏膜炎症、纵行或阿弗他溃疡、鹅卵石样改变，可有肠腔狭窄和肠壁僵硬等。胶囊内镜对发现小肠病变，特别是早期损害意义重大。双气囊小肠镜更可取活检助诊。如有上消化道症状，应做胃镜检查。超声内镜有助于确定范围和深度，发现腹腔内肿块或脓肿。

（4）活组织检查：内镜活检最好包括炎症与非炎症区域，以确定炎症是否节段性分布；每个有病变的部位至少取2块组织。病变部位较典型的改变有非干酪型肉芽肿、阿弗他溃疡或裂隙状溃疡、固有膜慢性炎细胞浸润、底部和黏膜下层淋巴细胞聚集、黏膜下层增宽、淋巴管扩张及神经节炎，而隐窝结构大多正常，杯状细胞不减少。

（5）切除标本：可见肠管局限性病变、节段性损害、鹅卵石样外观、肠腔狭窄、肠壁僵硬等特征，镜下除以上病变外，病变肠段更可见穿壁性炎症、肠壁水肿、纤维化以及系膜脂肪包绕等改变，局部淋巴结亦可有肉芽肿形成。

在排除肠结核、阿米巴痢疾、耶尔森菌感染等慢性肠道感染以及肠道淋巴瘤、憩室炎、缺血性肠炎、白塞病、UC等基础上，可按下列标准诊断。

（1）具备上述临床表现者可临床疑诊，安排进一步检查。

（2）同时准备（1）和（2）或（3）特征者，临床可拟诊为本病。

（3）如再加上（4）或（5）项病理检查，发现非干酪性肉芽肿与其他1项典型表现或无肉芽肿而具备上述3项典型组织学改变者，可以确诊，即临床拟诊，病理确诊。

对无病理确诊的初诊病例，随访6个月以上，根据对治疗的反应及病情变化判断,符合 CD 自然病程者,可做出临床确诊。如与肠结核混淆不清但倾向于肠结核者,应按肠结核做诊断性治疗 8 ~ 12 周,再行鉴别。

2. 诊断内容 CD 诊断成立后,诊断内容应包括以下内容,以利全面估计病情和预后,制定治疗方案。

(1)临床类型:推荐按蒙特利尔 CD 表型分类,见表 8 – 19。

表 8 – 19 克罗恩病的蒙特利尔分型

确诊年龄(A)	A1	≤16 岁	
	A2	17 ~ 40 岁	
	A3	>40 岁	
病变部位(L)	L1	回肠末端	L1 + L4[a]
	L2	结肠	L2 + L4[a]
	L3	回结肠	L3 + L4[a]
	L4	上消化道	
疾病行为(B)	B1[b]	非狭窄非穿透	B1p[c]
	B2	狭窄	B2p[c]
	B3	穿透	B3p[c]

注:[a] 可与 L1、L2、L3 同时存在;[b] 随着时间推移 B1 可发展为 B2 或 B3;[c] 为肛周病变,可与 B1、B2、B3 同时存在。

(2)严重程度:CD 活动指数(CDAI)可正确估计病情及评价疗效。临床上采用 Harbey 和 Bradshow 标准(简化 CDAI)较为简便实用(表 8 – 20)。

表 8 – 20 简化 CDAI 计算法

1. 一般情况	0 良好、1 稍差、2 差、3 不良、4 极差
2. 腹痛	0 无、1 轻、2 中、3 重
3. 腹泻	稀便每日 1 次记 1 分
4. 腹块	0 无、1 可疑、2 确定、3 伴触痛
5. 并发症(关节痛、虹膜炎、结节性红斑、坏疽性脓皮病,阿弗他溃疡、裂沟、新瘘管及脓肿等)	每种症状记 1 分

注:<4 分为缓解期;5 ~ 8 分为中度活动期;9 分以上为重度活动期。

内镜下病变的严重程度及炎症标志物如血清 CRP 水平亦是疾病活动性评估的重要参考指标。

（3）肠外表现及并发症：肠外可有口、眼、关节、皮肤、泌尿及肝、胆等系统受累；并发症可有肠梗阻、瘘管、炎性包块或脓肿、出血、肠穿孔等。

3. 鉴别诊断

（1）CD 与肠结核的鉴别：回结肠型 CD 与肠结核的鉴别常相当困难，活检发现干酪样坏死性肉芽肿为肠结核的特异性指标，但干酪样坏死性肉芽肿在活检中的检出率很低。

下列表现倾向 CD 诊断：肛周病变（尤其是肛瘘、肛周脓肿），并发瘘管、腹腔脓肿，疑为 CD 的肠外表现如反复发作口腔溃疡、皮肤结节性红斑等；结肠镜下见典型的纵行溃疡、典型的卵石样外观、病变累及≥4 个肠段、病变累及直肠肛管。

下列表现倾向肠结核诊断：伴活动性肺结核，结核菌素试验强阳性；结肠镜下见典型的环形溃疡、回盲瓣口固定开放；活检见肉芽肿分布在黏膜固有层且数目多、直径大（长径 >400μm）、特别是有融合，抗酸染色阳性。

其他检查：活检组织结核杆菌 DNA 检测阳性有助肠结核诊断。IFN – γ 释放试验（如 T – SPOT. TB）阴性有助排除肠结核。CT 检查见腹腔肿大淋巴结坏死有助于肠结核诊断。

鉴别仍有困难者，予诊断性抗结核治疗，治疗数周内（2 ~ 4 周）症状明显改善，并于 2 ~ 3 个月后肠镜复查病变痊愈或明显好转，支持肠结核，可继续完成正规抗结核疗程。有手术指征者行手术探查，绝大多数肠结核可在病变肠段或肠系膜淋巴结病理组织学检查中发现干酪样坏死性肉芽肿而获确诊。

（2）CD 与白塞病的鉴别：推荐白塞病国际研究组的诊断标准。①反复发生口腔溃疡，过去 12 个月内发病不少于 3 次；②反复发生生殖器溃疡；③眼病；④皮肤病变；⑤皮肤针刺试验阳性（无菌穿刺针刺入患者前臂，24 ~ 48 小时后出现大于 2mm 的无菌性红斑性结节或脓疱）。

确诊需有①加其他 2 项特征。

（3）其他需要鉴别的疾病：包括缺血性肠炎、显微镜下结肠炎、放射性肠炎、转流性肠炎、药物性肠炎（NSAIDs）、嗜酸细胞性肠炎、恶性淋巴瘤和癌等。对于一些难以与 IBD 相鉴别的疾病，应密切随访观察。

（4）UC 与 CD 的鉴别：UC 和 CD 根据临床表现、内镜和组织学特征不难鉴别。临床上前者为结肠性腹泻，常呈血性，口炎与腹块少见；后者腹泻表现不定，常有腹痛和营养障碍，口炎、腹块与肛门病变常见。内镜与影像学上，前者为直肠受累、弥漫性、浅表性结肠炎症；后者以回肠或右半结肠多见，病变呈节段性、穿壁性、非对称性，典型者可见鹅卵石样改变、纵行溃疡与裂沟等。组织学上，前者为弥漫性黏膜或黏膜下炎症，伴浅层的糜烂溃疡；后者为黏膜下肉芽肿性炎症,呈节段性分布或灶性隐窝结构改变,近段结肠偏重等特征。对于结肠炎症性肠病一时难以区分 UC 与 CD 者,临床上可诊断为 IBD 类型待定(IB-DU),观察病情变化。未定型结肠炎(IC)为病理检查未能确诊。中性粒细胞胞浆抗体(ANCA)与酿酒酵母菌抗体(ASCA)检测,有助于二者鉴别。

4. 诊断步骤 临床怀疑 CD 时,推荐以下诊断步骤。

(1)病史中注意病程,腹痛、腹泻多在 4 周以上,应特别注意结核病史、院内感染、抗生素和 NSAIDs 等用药史,吸烟与应激因素,还应注意生长发育和营养状况。

(2)为除外肠结核应行胸部 X 线片、PPD 皮试和血清结核抗体检测等,有条件可行 IFN – γ 释放试验(如 T – SPOT. TB)。

(3)结肠镜检查应进入末端回肠;无论结肠镜检查结果如何(确诊或疑诊 CD)均需选择有关检查明确小肠和上消化道的累及情况,可根据各医院具体情况选择 CT 或磁共振肠道显像(CTE/MRE)、小肠气钡双重造影、胃镜、胶囊内镜、双气囊小肠镜等。

(4)腹部超声或 CT 检查对肠壁病变和肠外并发症诊断有帮助。

(5)常规实验室检查:大便常规和必要的病原学检查、血常规、血浆蛋白、电解质、血沉、C 反应蛋白、腹部 X 线片等。有条件的单位亦可做粪便钙卫蛋白、乳铁蛋白、α_1 抗胰蛋白酶等检查。

(6)病变肠段活检病理检查有助于确诊,应多点活检,必要时应多次活检。

四、治疗

IBD 的药物治疗包括:氨基水杨酸类、糖皮质激素、硫代嘌呤类、甲氨蝶呤、环孢菌素、生物制剂(如英夫利昔)。除此之外,药物治疗效果不佳时,还可考虑手术治疗。IBD 的治疗应根据患者的发病类型、活动程度及受累肠管范围、既往对药物的疗效以及患者的自身情况(经济、家庭、年龄等)等综合因素,制定个体化的治疗方案,同时还要兼顾包括营养、支持、心理及对症处理,由内、外科医师共同会诊以确定内科治疗的限度和进一步处理的方法。

1. UC 对于初发患者,从国情出发,应认真排除各种"有因可查"的结肠炎,对疑诊病例可按本病治疗,进一步随诊,但建议先不用糖皮质激素。活动期以控制炎症及缓解症状为主要目标,而缓解期应继续持续缓解,预防复发。重度溃疡性结肠炎必须由胃肠病专家与结直肠外科医师联合处理。必须不断告知患者治疗情况和预后,包括 25% ~ 30% 的概率需要结肠切除。

病情稳定维持治疗者,在维持用药期间,应定期监测红细胞沉降率、C 反应蛋白等炎症指标,防止病情复发;同时警惕药物不良反应,如应用氨基水杨酸类应定期检查白细胞计数及肝、肾功能,糖皮质激素应注意电解质紊乱、血糖异常,硫代嘌呤等免疫抑制剂应注意白细胞计数,肝、肾功能及机会性感染,环孢菌素应检测血镁水平及血药浓度,英夫利昔应注意结核感染、乙肝及机会性感染等。

2.CD 其严重度的评估较 UC 更难。一般原则是在与患者决定治疗方案前综合考虑病变部位、类型和活动性。治疗手段包括激素、营养、英夫利昔、免疫抑制剂或手术,5 - 氨基水杨酸对于结肠型 CD 疗效不确切。对于高危患者(有 2 个或以上下列因素:合并肛周病变、广泛性病变累及肠段 >100cm、食管胃十二指肠病变、发病年龄轻、首次发病即需要激素治疗等),宜在开始治疗时就考虑早期积极治疗,包括激素联合免疫抑制剂,或直接给予英夫利昔。治疗包括诱导缓解和维持治疗,维持治疗通常需至少 4 年。治疗期间需密切监测疗效及药物的不良反应,并及时调整药物使用,监测的实验室指标包括血常规、动态红细胞沉降率、CRP、便常规及肝、肾功能,应用免疫抑制剂及英夫利昔时,尤其要警惕机会性感染(如 CMV 感染、艰难梭状芽孢杆菌感染)的发生。

UC 与 CD 治疗方案简单总结于表 8 - 21。

表 8 - 21　UC 与 CD 治疗方案

	远端 UC	广泛 UC	CD
轻度	直肠或口服 5-ASA	口服 5-ASA	随诊观察或口服 Bud、Cipro
	直肠 GCS		
中度	直肠或口服 5-ASA	口服 GCS(Bud)	
	直肠 GCS	口服 5-ASA	AZA 或 6-MP
重度	口服或静脉 GCS	口服或静脉 GCS	口服或静脉 GCS
	直肠 GCS	静脉 CsA	MTX、AZA 或 IFX
缓解期	直肠或口服 5-ASA	口服 5-ASA	甲硝唑
	口服 AZA 或 6-MP	口服 AZA 或 6-MP	AZA 或 6-MP、IFX
肛周	—	—	口服抗生素、AZA 或 6-MP、IFX

注:5-ASA—氨基水杨酸;GCS—糖皮质激素;AZA—硫唑嘌呤;6-MP—6-巯基嘌呤;CsA—环孢菌素;Cipro—环丙沙星;Bud—布地奈德;MTX—甲氨蝶呤;IFX—英夫利昔。

参考文献

1. 中华医学会消化病学分会炎症性肠病协作组. 对我国炎症性肠病诊断治疗规范的共

识意见. 胃肠病学,2007,12(8):488-495.

2. Satsangi J,Silverberg M S,Vermeire S,et al. The Montreal classification of inflammatory bowel disease:controversies,consensus,and implications. Gut,2006,55:749-753.

3. 胡品津. 炎症性肠病//叶任高,陆再英. 内科学. 第6版. 北京:人民卫生出版社,2005:406-416.

4. Van Assche G, Dignass A, Panes J, et al. The second European evidence-based consensus on the diagnosis and management of Crohn's disease:Definitions and diagnosis. J Crohns Colitis, 2010, 4(1): 7-27.

5. Dignass A, Van Assche G, Lindsay JO,et al. The second European evidence-based Consensus on the diagnosis and management of Crohn's disease: Current management. J Crohns Colitis, 2010,4(1):28-62.

6. Stange EF, Travis SP, Vermeire S, et al. European evidence-based Consensus on the diagnosis and management of ulcerative colitis:Definitions and diagnosis. J Crohns Colitis, 2008,2(1):1-23.

7. 中华医学会消化病学分会炎症性肠病协作组. 炎症性肠病诊断与治疗的共识意见(2012年·广州). 中华内科杂志,2012,51(10):818-831.

（陈　宁）

第二十节　肠结核

肠结核(intestinal tuberculosis)是结核分枝杆菌引起的肠道慢性特异性感染。一般见于中青年,女性稍多于男性。近几十年来,随着生活及卫生条件改善,本病已逐渐减少。但由于肺结核目前在我国仍然常见,故在临床上对本病须继续提高警惕。

一、病因和发病机制

肠结核主要由人型结核分枝杆菌引起。结核分枝杆菌侵犯肠道主要是经口感染。患者多有开放性肺结核或喉结核,因经常吞下含结核分枝杆菌的痰液而引起本病。肠结核也可由血行播散引起,见于粟粒性肺结核;或由腹腔内结核病灶如女性生殖器结核直接蔓延引起。

结核病的发病是人体和结核分枝杆菌相互作用的结果。经上述途径而获得感染仅是致病的条件,只有当侵入的结核分枝杆菌数量较多、毒力较大,并有人体免疫功能低下、肠功能紊乱引起局部抵抗力削弱时,才会发病。

二、临床表现

肠结核好发于回盲部即回盲瓣及其相邻的回肠和结肠,其他部位依次为升结肠、空肠、横结肠、降结肠、阑尾、十二指肠和乙状结肠等处,少数见于直肠。偶见胃结核、食管结核。

按大体病理,肠结核可分溃疡型、增生型、混合型三种,临床表现有差异。

(一)腹痛

腹痛多位于右下腹或脐周,间歇性发作,于进餐后加重,排便或肛门排气后缓解。查体常有腹部压痛,部位多在右下腹。腹痛亦可由部分或完全性肠梗阻引起,此时伴有其他肠梗阻症状。

(二)腹泻与便秘

腹泻是溃疡型肠结核的主要临床表现之一。排便次数因病变严重程度和范围不同而异,一般每日 2~4 次,重者每日达 10 余次。粪便呈糊样,一般不含脓血,不伴有里急后重。有时患者会出现腹泻与便秘交替,这与病变引起的胃肠功能紊乱有关。增生型肠结核可以便秘为主要表现。

(三)腹部肿块

腹部肿块常位于右下腹,一般比较固定,中等质地,伴有轻度或中度压痛。腹部肿块主要见于增生型肠结核,也可见于溃疡型肠结核,病变肠段和周围组织粘连,或同时有肠系膜淋巴结结核。

(四)全身症状和肠外结核表现

结核毒血症状多见于溃疡型肠结核,表现为不同热型的长期发热、盗汗、消瘦、贫血、乏力,可同时有肠外结核特别是活动性肺结核的临床表现。增生型肠结核病程较长,全身情况一般较好,无发热或有时低热。

(五)并发症

并发症有肠梗阻、瘘管和腹腔脓肿等,以肠梗阻多见。肠道出血较少见,亦少有急性肠穿孔。可因合并结核性腹膜炎而出现相关临床表现。

三、实验室检查

溃疡型肠结核可有轻至中度贫血,无并发症时白细胞计数一般正常。血沉多明显增快,可作为估计结核病活动程度的指标之一。溃疡型肠结核的粪便多为糊样,一般无肉眼黏液和脓血,但显微镜下可见少量脓细胞与红细胞,隐血试验阳性。结核菌素试验呈强阳性有助于本病诊断。

（一）血象

溃疡型肠结核可有轻至中度贫血,无并发症时白细胞计数一般正常。

（二）红细胞沉降率、C反应蛋白

血沉大多增快,可作为估计结核病活动程度的指标之一。

（三）结核菌素（PPD）试验

标准剂量的结核菌素（5U,0.1ml）,进行皮内注射,并在72小时后观察结果。无硬结或硬结平均直径<5mm者为阴性,硬结平均直径在5~9mm为一般阳性,10~19mm为中度阳性,20mm以上或者局部有水疱、出血、坏死及淋巴管炎者均为强阳性。结核菌素试验呈强阳性有助于本病诊断。

（四）粪便检查

1. 大便常规检查　溃疡型肠结核的粪便多为糊样,一般无肉眼黏液和脓血,但显微镜下可见少量脓细胞与红细胞,隐血试验阳性。

2. 大便找抗酸杆菌　大便涂片染色找到抗酸杆菌对肠结核的诊断具有重要意义,但阳性率低。当有活动性肺结核时,吞食含有结核杆菌的痰液也可在大便中找到抗酸杆菌,须注意鉴别。

3. 大便结核杆菌培养　意义同大便涂片找抗酸杆菌,但培养耗时长,临床应用受限。

4. 结核分枝杆菌PCR　利用PCR方法检测粪便中结核分枝杆菌DNA片段,特异性高,敏感性高于直接涂片及培养。该方法也可检测外周血中结核分枝杆菌DNA片段。

（五）γ-干扰素释放试验（TB – SPOT. TB）

该技术是利用结核分枝杆菌感染者外周血单个核细胞中存在结核特异性T细胞,这些淋巴细胞在受到结核杆菌特异抗原刺激后分泌γ干扰素而设计的T细胞免疫斑点试验。根据斑点数可以推测体内是否存在对结核杆菌反应的效应T细胞,从而实现对结核杆菌感染进行辅助诊断。目前该技术已在国外广泛用于活动性结核病和结核潜伏感染者的诊断,敏感性及特异性均很高。

（六）活检组织PCR

用PCR技术检测肠活检组织中的结核分枝杆菌DNA,有报道称该方法的敏感性为64.1%,特异性为100%。

四、诊断和鉴别诊断

诊断本病应结合病史、查体、实验室检查、影像学检查、消化内镜及组织学检查等综合分析。对高度怀疑肠结核的病例,如抗结核治疗数周内（2~6周）

症状明显改善,2~3个月后肠镜检查病变明显改善或好转,可做出肠结核的临床诊断。对诊断有困难而又有手术指征的病例行手术剖腹探查,病变肠段或(及)肠系膜淋巴结病理组织学检查发现干酪性肉芽肿可获确诊。

鉴别诊断需考虑下列有关疾病。

1. 克罗恩病 本病的临床表现、影像学表现及内镜所见常与肠结核酷似,两者鉴别常常很困难。对鉴别有困难不能除外肠结核者,应先行诊断性抗结核治疗。有手术指征者可行手术探查,同时对病变肠段及肠系膜淋巴结进行病理组织学检查。

2. 右侧结肠癌 本病比肠结核发病年龄大,常在40岁以上。一般无发热、盗汗等结核毒血症表现。结肠镜检查及活检可确定结肠癌诊断。

3. 阿米巴病或血吸虫病性肉芽肿 既往有相应感染史。脓血便常见。大便常规或孵化检查可发现有关病原体。结肠镜检查多有助于鉴别诊断。相应特效治疗有效。

4. 其他 肠结核有时还应与肠恶性淋巴瘤、耶尔森菌肠炎及一些少见的感染性肠病如非典型分枝杆菌感染(多见于艾滋病患者)、性病性淋巴肉芽肿、梅毒侵犯肠道、肠放线菌病等鉴别。以发热为主要表现者需与伤寒等长期发热性疾病鉴别。

五、治疗

肠结核的治疗目的是消除症状、改善全身情况、促使病灶愈合及防治并发症。强调早期治疗。

1. 一般治疗 休息与营养可加强患者的抵抗力,是治疗的基础。

2. 抗结核化学药物治疗 是本病治疗的关键。抗结核化学药物的选择、用法、疗程参见肺结核病。

3. 对症治疗 腹痛发作时可给予抗胆碱药等解痉药物。摄入不足或腹泻严重者应注意纠正水、电解质与酸碱平衡紊乱。对不完全性肠梗阻患者,需进行胃肠减压。

4. 手术治疗 适应证包括:①完全性肠梗阻;②急性肠穿孔或慢性肠穿孔瘘管形成经内科治疗而未能闭合者;③肠道大量出血经积极抢救不能有效止血者;④诊断困难需剖腹探查者。

(王江源 何晋德)

第二十一节　结核性腹膜炎

结核性腹膜炎(tuberculous peritonitis, TBP)是由结核分枝杆菌引起的慢性弥漫性腹膜感染。本病可见于任何年龄,以儿童及青壮年多见,女性多于男性,男女之比约为1∶2。近年来肺结核病有抬头趋势,结核性腹膜炎也非少见,常因忽视而导致漏诊、误诊。

一、病因和发病机制

本病由结核分枝杆菌感染腹膜引起,多继发于肺结核或体内其他部位结核病。结核分枝杆菌感染腹膜的途径以腹腔内的结核病灶直接蔓延为主,肠系膜淋巴结结核、输卵管结核、肠结核等为常见的原发病灶。少数病例由血行播散引起,常可发现活动性肺结核、关节结核、骨结核、睾丸结核等,并可伴结核性多浆膜炎、结核性脑膜炎等。

二、临床表现

根据本病的病理解剖特点,可分为渗出型、粘连型、干酪型三型。结核性腹膜炎的临床表现因病理类型及机体反应性的不同而有差异。一般起病缓慢,早期症状较轻;少数起病急骤,以急性腹痛或骤起高热为主要表现;有时起病隐匿,无明显症状,仅因与本病无关的腹部疾病在手术进入腹腔时,才被意外发现。

(一)全身症状

结核中毒症状常见,主要是发热与盗汗。热型以低热与中等热为最多,约1/3患者有弛张热,少数可呈稽留热。高热伴有明显毒血症者,主要见于渗出型、干酪型,或见于伴有粟粒性肺结核、干酪样肺炎等严重结核病的患者。后期有营养不良,表现为消瘦、水肿、贫血、舌炎、口角炎等。

(二)腹痛

腹痛症状可不明显,以隐痛或钝痛为主。疼痛部位多位于脐周及下腹部,有时在全腹。当并发粘连性肠梗阻时,表现为阵发性绞痛。偶可表现为急腹症,系因肠系膜淋巴结结核或腹腔内其他结核的干酪样坏死病灶溃破引起,也可由肠结核急性穿孔所致。

（三）大便改变

腹泻较常见，一般每日不超过 3~4 次，粪便多呈糊样。腹泻主要由腹膜炎所致的肠功能紊乱引起，偶可由伴有的溃疡型肠结核或干酪样坏死病变引起的肠管内瘘等引起。有时腹泻与便秘交替出现，对该病的诊断有提示意义。

（四）腹水

腹水多见，少量腹水在临床检查中不易查出，因此必须认真检查及借助影像学检查。患者常有腹胀感，可由结核毒血症或腹膜炎伴有肠功能紊乱引起，不一定都有腹水。

（五）腹部肿块

多见于粘连型或干酪型，常位于脐周，也可见于其他部位。肿块多由增厚的大网膜、肿大的肠系膜淋巴结、粘连成团的肠曲或干酪样坏死脓性物积聚而成，其大小不一，边缘不整，表面不平，有时呈结节感，活动度小。

（六）腹部触诊

腹壁柔韧感是结核性腹膜炎的常见体征，系腹膜受轻度刺激或有慢性炎症的一种表现。腹部压痛一般轻微，少数压痛严重，且有反跳痛，常见于干酪型结核性腹膜炎。

（七）其他

并发症以肠梗阻为常见，多为粘连型。肠瘘一般多见于干酪型，往往同时有腹腔脓肿形成。当合并其他部位结核感染时，可有相应的临床表现。

三、实验室检查

（一）血象

患者可有轻度至中度贫血。外周血白细胞计数多正常，有腹腔结核病灶急性扩散或在干酪型患者，外周血白细胞计数可增高。血象对诊断缺乏特异性。

（二）红细胞沉降率、C 反应蛋白

血沉大多增快，可作为病情活动及治疗监测的指标。敏感性较高，但特异性低。

（三）结核菌素（PPD）试验

标准剂量的结核菌素（5U，0.1ml），进行皮内注射，并在 72 小时后观察结果。无硬结或硬结平均直径 <5mm 者为阴性，硬结平均直径在 5~9mm 为一般阳性，10~19mm 为中度阳性，20mm 以上或者局部有水疱、出血、坏死及淋巴管炎者均为强阳性。结核菌素试验强阳性有较好的特异性，但其敏感性很低。目前该试验主要用于潜伏性结核的发现，而不再用于包括结核性腹膜炎在内的活

动性结核的诊断,只能作为诊断时一个辅助性参考。

(四)腹水检查

1. 外观　大部分的结核性腹水肉眼观常呈草黄色,混浊,少数也可呈血性。当合并肝硬化腹水时,由于稀释作用,颜色常较清亮。

2. 细胞计数　腹水白细胞计数通常在$(0.5 \sim 1.5) \times 10^9/L$,细胞分类通常以淋巴细胞或单核细胞为主,对 TBP 诊断的敏感性可达68%。但以淋巴细胞为主的腹水也见于门脉高压性腹水经利尿治疗后或合并自发性腹膜炎经抗感染治疗后,而且在终末期肾病合并 TBP 时,腹水白细胞计数却以中性粒细胞为主。因此,以淋巴细胞为主的腹水不是诊断 TBP 的可靠指标,而只是提示应对是否为 TBP 行进一步的检查。

3. 腹水总蛋白　几乎所有的结核性的腹水总蛋白均大于 $25g/L$,但并非特异,在感染性或恶性腹水中总蛋白均可升高。当患者有肝硬化时,腹水总蛋白含量就降低,此时血清腹水蛋白梯度(SAAG)比腹水总蛋白有更好的诊断意义。

4. 血清腹水蛋白梯度(SAAG)　为患者同一天血清和腹水白蛋白的差值,对鉴别门脉高压性腹水有较大的意义。几乎所有单纯性的结核性腹水 SAAG < $11g/L$,但当肝硬化腹水合并结核感染时,SAAG 可能大于此值。

5. 乳酸脱氢酶(LDH)　对鉴别渗出液与漏出液有意义。各种渗出液按 LDH 升高的幅度比较:化脓性 > 癌性 > 结核性。

6. 葡萄糖　结核性腹水中葡萄糖含量下降。

7. CA-125　CA-125 曾被推荐为诊断结核性腹水的间接指标,后来研究表明,无论何种原因的腹水患者的血清和腹水,CA-125 均升高。基于这样的原因,CA-125 的检测对结核性腹膜炎的诊断没有任何帮助。

8. 腺苷脱氨酶(ADA)　ADA 是嘌呤核苷酸循环中的一种重要的酶,广泛分布于人体的小肠黏膜、脾、肝、肾等组织、细胞中。其作用与 T 细胞的增殖和分化有关。在结核性胸水或腹水中,由于结核杆菌抗原的刺激,T 细胞增殖和分化能力加强,故 ADA 活性增加,在癌性胸水或腹水中 T 细胞增殖受抑,ADA 活性下降。ADA 对鉴别腹水性质有重要价值。临床上将 ADA >40U/L 判断为结核性腹水, <20U/L 为非结核性腹水。

9. 腹水结核分枝杆菌检查　结核病诊断的"金标准"为临床各标本中培养出结核分枝杆菌。腹水抗酸染色涂片找到结核分枝杆菌的阳性率仅为3%左右。结核杆菌培养的阳性率较高,约为40%,但耗时长,4 ~ 8 周,临床应用价值有限。目前有用 PCR 方法结合 DNA 探针检测腹水中的结核杆菌 DNA 片段,敏感性和特异性较高,明显优于涂片及培养,若联合 ELISA 方法检测结核杆菌特异性抗体,可提高检出率。

（五）γ–干扰素释放试验（T – SPOT. TB）

结核性腹膜炎腹水中 γ–干扰素平均值为 6.7U/ml,恶性肿瘤腹水为 3.1U/ml,肝硬化腹水为 3.08U/ml。以 3.2U/ml 为界限,结核性腹膜炎的诊断敏感性是 93%,特异性是 98%,正确性是 96%。测定结果与 ADA 定量有很好的相关性。本法可以诊断曾注射卡介苗的人群中的结核分枝杆菌感染。

四、诊断和鉴别诊断

诊断本病应结合病史、查体、实验室检查、影像学检查等综合考虑。典型病例可做出临床诊断,给予抗结核治疗(2 周以上)有效可确诊。不典型病例,可行试验性抗结核治疗,必要时可行腹腔镜检查并做活检。

根据临床表现须鉴别以下疾病。

(1)以腹水为主要表现者:特别要排除其他性质的腹水,如肝源性腹水、恶性腹水、心源性腹水、肝静脉阻塞综合征、自身免疫性疾病等。结核性腹水有自行消退的可能性,借此可鉴别恶性腹水。肝硬化腹水合并结核性腹膜炎时容易漏诊或不易与原发性细菌性腹膜炎相鉴别,如患者腹水白细胞计数升高但以淋巴细胞为主,普通细菌培养阴性,特别是有结核病史、接触史或伴其他器官结核病灶者,应注意肝硬化合并结核性腹膜炎的可能。

(2)腹痛为主要表现者:需要与克罗恩病、消化性溃疡、慢性胆囊炎、慢性盆腔炎等相鉴别。特别是小肠克罗恩病常以慢性腹痛、腹泻、发热、消瘦为主要症状,酷似本病,必须仔细鉴别。急性腹痛要与急性阑尾炎、胆石症、肠梗阻等相鉴别。

(3)以腹部包块为主要表现者:应与腹部肿瘤及克罗恩病等相鉴别,必要时可行腹腔镜检查。

(4)以发热为主要表现者:结核性腹膜炎有时以发热为主要症状而腹部症状、体征不明显,需与引起长期发热的其他疾病相鉴别。当伴有进行性消瘦及腹部肿块者,须与淋巴瘤、恶性组织细胞病等相鉴别。

五、治疗

本病治疗的原则是早期诊断、合理用药、彻底治疗,以达到早日康复、避免复发和防止并发症的目的。注意休息和营养以调整全身情况和增强抗病能力是重要的辅助治疗措施。

（一）抗结核化学药物治疗

抗结核化学药物的选择、用法、疗程可参见肺结核病。对一般的渗出型病例,由于腹水及症状消失常不需太长时间,患者可能会自行停药,而导致复发,故必须强调全程规范治疗;对粘连型或干酪型病例,由于大量纤维增生,药物不易进入病灶达到应有浓度,病变不易控制,必要时宜考虑加强抗结核化疗的联合应用及适当延长抗结核的疗程。对于结核毒血症严重及主要是渗出型的患者,可在足量抗结核药物的基础上考虑加用糖皮质激素。

（二）手术治疗

手术适应证包括:①并发完全性肠梗阻或有不全性肠梗阻经内科治疗而未见好转者;②急性肠穿孔,或腹腔脓肿经抗生素治疗未见好转者;③肠瘘经抗结核化疗与加强营养而未能闭合者;④本病诊断有困难,与急腹症不能鉴别时,可考虑剖腹探查。

（王江源　何晋德）

第二十二节　抗生素相关性腹泻

一、流行病学

随着抗生素的广泛应用,不合理用药的情况日渐突出, 抗生素相关性腹泻（antibiotic associated diarrhea, AAD）日益受到关注。AAD 是指在抗生素治疗期间或治疗停止后的 2 个月发生的腹泻, 为较常见的药物不良反应,轻症仅有腹泻,肠黏膜的变化不明显。重症腹泻伴有全身症状,肠道出现特征性病理改变,如肠道假膜形成,称为抗生素相关性假膜性结肠炎（pseudo membrane colitis, PMC）。AAD 的发病率为30%~50% ,女性高于男性。

二、病因与发病机制

正常情况下人体每克粪便含有 10^{11} 个细菌,种类达 500 种之多,组成正常菌群。由于抗生素的大量或不适当的使用,扰乱了肠道的生态平衡而引起腹泻。几乎所有的抗生素都能引起腹泻,发生率及其严重性除与使用的抗生素种类有关外,与肠道感染的病原体和宿主的免疫抵抗力亦有关。

AAD 发病机制:①使用抗生素后,肠道细菌减少,对糖类的代谢降低,糖类吸收不良,肠腔中的有机酸、阳离子和糖类聚集,从而发生渗透性腹泻。②具有去羟基作用(尤其是 7 – 去羟基作用)的细菌数量减少,使小肠内未被完全吸收的初级胆酸不能在结肠内进一步去羟基变成次级胆酸,导致分泌性腹泻。③有些抗生素如氨基糖苷类、多黏菌素、四环素、新霉素、杆菌肽等可直接引起肠道黏膜损害、肠上皮纤毛萎缩及细胞内酶的活性降低,导致吸收障碍性腹泻。④另外有些抗生素如红霉素,为胃动素受体激动剂,可使胃肠蠕动增快,又如阿莫西林有刺激肠蠕动的作用,这些均可导致运动性腹泻。

三、临床表现

AAD 大部分发生于住院患者,门诊服用抗生素者发病率较低,但近年来明显增加,尤其是门诊儿童发病率较高。根据潜伏期(从抗生素治疗开始到出现腹泻症状)的长短可分为早发型和迟发型。早发型是出现在抗生素治疗过程中,而迟发型发生于抗生素治疗后 2 ~ 8 周,最迟可达 10 周。

AAD 的危险因素很多,包括药物、宿主、病原体接触和侵入性的医疗操作等。抗生素类型是最主要的危险因素。几乎所有的抗生素都会引起抗生素相关性肠炎,但最常见的是克林霉素、青霉素类和头孢菌素类。宿主因素方面,包括儿童、年龄 >65 岁、女性、免疫力低下、合并严重基础疾病等。6 岁以下和 65 岁以上的人群为 AAD 的高发人群。在婴幼儿时期,肠道菌群分布不均匀、不稳定,血清免疫球蛋白和胃肠道分泌型 IgA 均较低。65 岁以上者肠道菌群老化,双歧杆菌、乳酸杆菌等均有不同程度的减少,使肠道菌群的稳定性下降,容易引发 AAD。住院时间的延长、同室患者受感染等会增加接触病原体的机会。侵入性医疗操作,如外科手术、留置鼻胃管、灌肠等也是抗生素相关性肠炎发生的危险因素。

AAD 可在抗生素应用期间或停用后 10 周内出现。临床症状主要是程度不一的腹泻,可从自限性腹泻到霍乱样水泻(>20 次/天)。可伴有发热、恶心、纳差、腹痛、脱水,有些患者可有白细胞升高、低白蛋白血症,

根据临床表现可分为单纯腹泻型、结肠炎型腹泻、假膜性结肠炎型腹泻。单纯腹泻患者症状轻微,主要临床表现为腹泻,以稀水样便为主,轻者每日 2 ~ 3 次稀便,腹泻具有自限性,持续不超过 3 天。结肠炎型腹泻患者可出现腹痛、黏液便、脓血便,有时伴恶心、呕吐。PMC 患者症状较重,每日有 5 次或更多次的不成形便,粪水中可见漂浮的假膜,这些患者大多有艰难梭状芽孢杆菌感染,腹泻同时伴有腹胀、腹痛,并有发热,有时被误认为原有感染性疾病的恶化。如持续使用有关抗生素,则症状加重,可伴脱水、电解质紊乱、大量清蛋白丢失,甚至死亡。腹部体征较少,多为轻微腹部压痛、肠鸣音增强。严重者可出现结肠穿

孔、肠扭转、肠梗阻、中毒性巨结肠等并发症。抗生素使用时间越长，联合使用抗生素种类越多，抗菌谱越广，引起 AAD 的危险性越高。

四、辅助检查

正确的诊断出引起腹泻的原因并及时采取治疗措施非常重要。轻中型患者血、粪常规及生化检查基本正常；重症及暴发型患者外周血白细胞可高达 $(2 \sim 6) \times 10^{10}/L$，并出现水及电解质紊乱、低蛋白血症、肝肾功能异常等。大便可见白细胞。出血性肠炎可见红细胞。

AAD 最常见的致病菌是艰难梭状芽孢杆菌（clostfidium difficile），10% ~ 25% 的 AAD 和几乎所有的 PMC 均由此菌引起。由艰难梭状芽孢杆菌感染引起的 AAD 也称为艰难梭状芽孢杆菌相关性腹泻（clostridium difficile associated diarrhea，CDAD）。正常的肠道菌群能抑制艰难梭状芽孢杆菌的繁殖，抗生素能改变肠道菌群和氨基酸的含量，导致肠道感染艰难梭状芽孢杆菌。艰难梭状芽孢杆菌的致病菌株能产生 2 种毒素：一种是肠毒素，即毒素 A；另一种是细胞毒素，即毒素 B。毒素 A 通过改变细胞内的肌动蛋白而直接作用于结肠细胞、黏膜固有层上皮细胞、巨噬细胞，同时神经免疫细胞释放的细胞因子也有助于结肠黏膜损伤及毒素介导的炎症反应。毒素 B 可使肠细胞发生明显的细胞凋亡，出现细胞内染色质浓缩。

但是能引起 AAD 的病原体远不止艰难梭状芽孢杆菌一种。目前可见报道的引起 AAD 的病原体有念珠菌、产气荚膜梭菌、金黄色葡萄球菌、铜绿假单胞菌、产酸克雷伯杆菌、变形杆菌等。抗生素针对细菌，而真菌不受抗生素的抑制，因而就可能造成念珠菌在肠道的过度繁殖，导致腹泻。其他如耐甲氧西林的金黄色葡萄球菌、广泛耐药的铜绿假单胞菌等也是 AAD 中常见的病原菌。变形杆菌引起的婴幼儿肠炎是婴幼儿发生 AAD 常见的病原菌。

腹泻者粪便性状为水样或糊样，一日 3 ~ 10 次。粪便镜检可无异常，或可见白细胞，出血性肠炎者可见红细胞或隐血，PMC 患者粪便中可以见到假膜。粪便涂片时可发现粪便菌群分析球/杆菌比例失调。当涂片多次发现大量粗大阳性杆菌，顶端有芽孢，则可怀疑为艰难梭状芽孢杆菌感染。由艰难梭状芽孢杆菌引起的 AAD 进行粪便厌氧菌培养检出艰难梭状芽孢杆菌是其确诊的最重要依据，但艰难梭状芽孢杆菌专性厌氧，对氧气极为敏感，不易培养。

对于无培养条件的实验室可做艰难梭状芽孢杆菌毒素检测，粪便滤液艰难梭状芽孢杆菌毒素测定有相当重要的诊断意义，只要粪便中存在毒素，即使培养阴性也可确立诊断。检测艰难梭状芽孢杆菌毒素有几种不同的方法。细胞培养毒素实验最具诊断特异性(85%～100%),敏感性不如便培养;酶免疫测定法检测速度快,特异性可超过95%,但敏感性不如便培养和细胞培养毒素实验;PCR毒素基因检测尚处于研究阶段。有少数艰难梭状芽孢杆菌培养阳性者却不能检测出毒素。

念珠菌也可以引起抗生素相关性腹泻,其主要机制是抑制乳糖酶而导致对乳糖不耐受。若患者有严重腹泻,且粪便中的念珠菌数量≥10^5CFU/ml时,可以诊断为念珠菌相关性腹泻。

患者使用抗生素后出现严重腹泻,但艰难梭状芽孢杆菌毒素试验为阴性,又无念珠菌的过度增长时,应考虑其他细菌的感染。产气荚膜梭菌广泛分布于自然界及人和动物的肠道中,医院内的非食物中毒的产气荚膜梭菌肠道感染多见于经抗生素治疗的老年患者。金黄色葡萄球菌尤其是耐甲氧西林金黄色葡萄球菌(MRSA)可以引起抗生素相关性假膜性结肠炎。此外也有报道沙门菌和克雷伯杆菌等与AAD相关。

X线检查多无特异性,可显示肠麻痹或轻至中度肠扩张。CT检查常显示局限或全结肠肠壁增厚,但近半数患者腹部CT可无异常发现。PMC不宜做钡剂灌肠检查,因其既无特异性,又可使病情加重。

对于结肠镜检查,轻症患者镜下可无典型表现,肠黏膜可正常或仅有轻度的充血水肿。重症者肠壁充血、水肿、出血,黏膜表面覆盖黄白色或黄绿色假膜。艰难梭状芽孢杆菌便培养和毒素检测呈阳性的腹泻患者中,大约50%患者可以通过内镜发现假膜。假膜多局限于直肠或乙状结肠,也可位于结肠的其他部分。早期假膜呈斑点状跳跃分布,随病程进展进一步扩大、隆起,出现周围红晕,红晕周边黏膜正常或水肿。假膜可呈黄白色、灰色、灰黄色或黄褐色,隆起于黏膜,周围绕以红晕,重症病例假膜可相互融合成片,甚至可形成假膜管型。假膜紧密附着在炎症的黏膜上,强行剥脱后可见其下黏膜凹陷、充血、出血。对可疑病变进行活检和组织学检查有助于明确诊断。假膜由多形核白细胞、纤维素、慢性炎症细胞、核坏死脱落的上皮碎片组成,假膜下的黏膜呈火山口样损害。PMC有较为典型的特点,结肠内的假膜具有诊断学意义,但多数AAD结肠镜检查并无特异性,因此,普遍认为大多数病例没有必要进行该项检查,尤其是对于重症及暴发型患者,检查反而易引发肠穿孔。

五、诊断和鉴别诊断

目前尚无统一的AAD诊断标准,一般认为任何患者接受抗生素治疗2个月内或住院72小时后发生腹泻,其粪便性状为水样或糊样,一日大于或等于3

次,连续 2 天以上,应考虑 AAD 的可能。针对 AAD 中的 CDAD,美国在 1997 年发布的诊断和处理指南中指出,确诊 CDAD 主要依赖艰难梭状芽孢杆菌培养、细胞毒试验和艰难梭状芽孢杆菌毒素检测。PMC 是结肠镜检查时的一种病理表现。几乎所有的 PMC 都是由艰难梭状芽孢杆菌引起的,三者之间的关系见图 8-9。现大多数文献将 CDAD 的诊断标准套用于 AAD、PMC,引起 ADD、CDAD 和 PMC 三者相混淆,故总结 AAD 的诊断思路如下(图 8-10)。临床上拟诊 AAD 的患者须排除以下情况:①各种类型的感染性腹泻,如细菌性痢疾、伤寒、食物中毒、原发性腹膜炎和阿米巴痢疾等;②肠道器质性疾病,如结肠直肠癌、溃疡性结肠炎和克罗恩病等;③肠道功能性疾病,如肠易激综合征等;④胃肠道手术后 1 年内;⑤其他有除抗生素以外明确原因的腹泻。

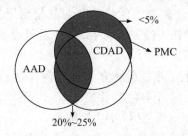

图 8-9　AAD 与 CDAD 及 PMC 关系

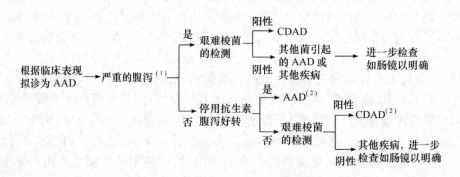

图 8-10　AAD 临床诊断思路

(1)表现为血便,伴有腹痛,发热,外周血及粪便中白细胞升高,低蛋白血症等;
(2)考虑使用抗生素后肠道功能被破坏的可能性最大

六、治疗

合理使用抗生素,严格控制广谱抗生素的使用,是预防控制医院感染抗生素相关性腹泻的关键措施。出现 AAD 后应停用广谱抗生素,原发感染未控制者改用窄谱抗生素。对于轻中型患者常规补液治疗,停药或换药后可自愈。

中重型 AAD 患者多表现为 PMC,而几乎所有的 PMC 均由艰难梭状芽孢杆菌引起,故需选用对艰难梭状芽孢杆菌敏感的抗生素。美国感染病学会、美国胃肠病学会和美国医院流行病学会推荐首选甲硝唑治疗。剂量为甲硝唑口服一日 3 次,一次 500mg 或一日 4 次,一次 250mg。由于艰难梭状芽孢杆菌存在于结肠腔内,抗生素应以口服效果为好。口服不能耐受者可予甲硝唑静脉用药,每 6 小时 1 次,一次 500mg。甲硝唑治疗比万古霉素价格低廉,对医院感染的病例能减少肠球菌耐万古霉素的危险性。但对妊娠、哺乳期的患者,或对甲硝唑有耐药性及经用甲硝唑治疗 3 ~ 5 天仍无疗效者,可用万古霉素治疗。剂量为万古毒素口服一日 4 次,一次 125mg,不适合静脉用药。疗程一般在 10 天左右(7 ~ 14 天)。

其他抗艰难梭状芽孢杆菌感染的药物有:杆菌肽、替考拉宁、夫西地酸等。研究证实,这些药物与甲硝唑、万古霉素的疗效相似。

如在 AAD 患者粪便培养中发现产气荚膜梭菌等病原体,可根据药敏试验结果选用敏感抗生素。AAD 患者粪便中出现念珠菌十分常见,一般不认为其是致病菌,无需使用抗真菌治疗。

微生态制剂是指能促进正常微生物群生长繁殖并产生一定生态效应的一类制剂,应用微生态制剂来重建人体肠道菌群平衡,治疗 AAD 已被广泛应用于临床。作用机制有多种:①增强和恢复肠道局部吞噬细胞功能。②促进 IgA 生成,增强免疫应答。③阻止致病菌的侵入和定植。

由于 AAD 存在潜在的高病死率,重症患者可根据细菌培养和其他检查结果,针对不同的病原体选择适当的药物进行抗感染治疗,但不应使用止泻药或抗肠胃蠕动剂治疗。

CDAD 患者在接受规范治疗后仍有 5% ~20% 的复发率。甲硝唑和万古霉素对复发病例仍有效,但治疗方案尚不统一。根据复发情况相应调整治疗方案:初次复发者,给予甲硝唑或万古霉素 10 ~ 14 天;再次复发者,给予万古霉素,每 6 小时至每 3 天用药一次不等,一次 125mg,疗程 7 天;反复复发者,给予布拉酵母菌联合甲硝唑或万古霉素,或小剂量万古霉素联合考来烯胺每日 2 次,每次 4g,或万古霉素一日 4 次,一次 125mg,联合利福平一日 2 次,一次 600mg,疗程 7 天。静脉用免疫球蛋白或口服微生态制剂也可作为反复复发的 CDAD 患者的治疗选择。

AAD 最重要的预防措施是合理应用抗生素,其次是补充微生态制剂、维持正常肠道菌群分布。其他预防措施还包括避免医源性及交叉感染,对 AAD 的高危患者进行肠道菌群和艰难梭状芽孢杆菌毒素的监测等。

(王　倩　王雪梅)

第二十三节　胃癌

胃癌(gastric carcinoma)是起源于胃黏膜上皮组织的恶性肿瘤,组织学上以腺癌最为多见,也包括腺鳞癌、鳞癌和未分化癌等少见的组织类型。胃癌约占胃恶性肿瘤的 95% 以上。在每年新诊断的癌症病例中,胃癌位居第四位,在癌症病死率中排列第二位。2008 年国际癌症研究机构再次对全球肿瘤发病率和死亡率进行统计:2008 年胃癌发病率为 14.1/10 万,新发病例 70% 在发展中国家。全球胃癌死亡率 10.3/10 万。其发病率呈现明显的地域分布,高发地区包括东亚、东欧和中、南美。男性发病率为女性的 2 倍。中国胃癌的男女人口死亡率(男性:40.8/10 万,女性:18.6/10 万)分别是欧美发达国家的 4.2～7.9 倍和 3.8～8.0 倍。但胃癌发病率在全球呈下降趋势,近 10 年间下降约 10%。

一、病因和发病机制

胃癌的发生是一个多步骤、多因素进行性发展的过程。环境、饮食因素、幽门螺杆菌感染、遗传因素相互作用,导致胃黏膜上皮细胞增殖和凋亡之间的动态平衡被打破,则可能进展为胃癌。目前较明确的危险因素有:幽门螺杆菌感染、胃癌家族史、癌前疾病(慢性萎缩性胃炎、胃息肉、胃溃疡、残胃炎)和癌前病变(肠型化生、异型增生)、高盐摄入、吸烟及大量饮酒。

二、临床表现及体征

早期胃癌多无症状,亦无明显的体征,或者仅有一些非特异的消化道症状。进展期胃癌最早出现的症状是上腹痛,常同时伴有纳差、厌食、体重减轻。可在上腹部扪及肿块,有压痛,晚期可有发生转移或并发症表现,可出现副癌综合征(paraneoplastic syndromes)的表现。

三、辅助检查

1. 内镜检查

（1）胃镜检查：结合黏膜活检是目前最可靠的诊断手段，内镜下早期胃癌可表现为小的息肉样隆起或凹陷。内镜下喷 0.1% ~1% 靛胭脂或 0.5% ~1% 亚甲蓝在可疑部位，可显示病变部位与范围，有助于指导活检。若有条件选用放大内镜结合染色方法较普通内镜有更高的检出率。

（2）超声内镜检查：超声内镜对胃壁各层肿瘤浸润状况、邻近器官及邻近淋巴结转移的诊断有独到之处，为早期胃癌的确诊、治疗前 TNM 分期及选择合理的治疗方式提供依据。诊断浸润深度的准确性为 65% ~92%，淋巴结转移的准确性为 50% ~95%，但可能过度分期。

2. 上消化道造影　优势在于安全、无创，可较准确定位，了解全胃概况、动力情况，以及与周围组织关系等。病变可显示为胃腔内的充盈缺损，轮廓不规则，有指压迹与环堤征；胃黏膜皱襞破坏、消失、中断，邻近胃黏膜僵直，蠕动消失；但对于早期胃癌诊断的敏感性低于内镜检查，且无法进行活检。可与内镜检查相辅证。在无法进行胃镜检查时，可作为胃癌诊断的另一方法。

3. 组织病理学诊断　组织病理学诊断是胃癌的确诊依据，在实施各种肿瘤治疗手段之前，应尽可能获得病理学诊断依据。根据腺体的形成及黏液分泌能力，胃癌分为：管状腺癌、黏液腺癌、髓样癌、弥散型癌；根据癌细胞分化程度分为：高分化癌、中分化癌、低分化癌。

4. CT 和 MRI 检查　CT 扫描已常规应用于胃癌患者的术前分期，可用来判断胃癌的范围、浸润深度、与周围脏器的关系、淋巴结转移、腹水等，对肿瘤 T 分期的准确度已达 43% ~ 82%，敏感性达到 78%。

5. PET-CT　PET 是将人体代谢所需的物质标记上短半衰期的核素，制成显像剂注入人体进行扫描，这些物质可在肿瘤组织浓聚发射正电子成像，采集 PET 代谢图像同机融合 CT 解析图像，可提高对病灶的精确定位，在术前分期方面，PET-CT 的精确度（68%）高于 CT（53%）或 PET（47%），但 PET-CT 的敏感性低于 CT（分别为 56% 和 78%）。

6. 化验检查　半数患者表现为缺铁性贫血；部分病例表现为粪便隐血持续阳性，采用连续多次粪便检查可提高检出率；胃癌发生时血清 CEA，CA19 - 9，CA72 - 4，MG-7，CA50，CA125 等肿瘤相关抗原可升高，但敏感性和特异性均不强，并与其他肿瘤有交叉，单独应用时筛查或诊断价值不高，研究发现联合检测可明显提高敏感性和特异性。肝转移时可表现肝功能异常。许多胃癌患者伴有幽门螺杆菌感染。

近年血清胃蛋白酶原(PG)检测作为无创、简单、经济的筛查方法受到关注,日本从 20 世纪 90 年代起开始应用于人群普查,筛查癌前病变及胃癌。胃蛋白酶原是胃蛋白酶的前体,人体内表达两种同工酶:PGⅠ和PGⅡ,PGⅠ主要由胃主细胞及颈黏液细胞产生,PGⅡ不仅由这些细胞产生,在贲门、幽门和十二指肠布氏腺中也有生成。文献推荐以 PGⅠ≤70ng/ml 和 PGⅠ/ PGⅡ≤3 定义为阳性,预测萎缩性胃炎的敏感性为 84.6%,特异性为 67.2%。日本学者推荐血清 PG 与幽门螺杆菌抗体联合检测作为胃癌筛查的初筛方法,确定高危人群,然后进一步进行内镜检查,结果显示早期胃癌诊断率达 78%。

7. 分子光谱技术　组织和细胞的早期癌变总是从构成它们的分子开始的。随着分子光谱技术在医学领域的应用,如荧光光谱、拉曼光谱等有可能成为肿瘤的早期诊断手段。

四、诊断及鉴别诊断

早期诊断是根治胃癌的前提。凡有下列情况者,应提高警惕,及早和定期行胃镜检查:①40 岁以上出现中上腹不适或疼痛,无明显节律性并伴明显食欲缺乏和消瘦者;②胃溃疡患者,经严格内科治疗而症状仍无好转者;③慢性萎缩性胃炎伴有肠上皮化生及不典型增生,经内科治疗无效者;④X 线检查显示胃息肉 >2cm 者;⑤中年以上出现不明原因的贫血、消瘦和粪便隐血持续阳性者。

胃癌须与胃溃疡、胃息肉、良性肿瘤、肉瘤、慢性胃炎相鉴别。胃癌常可出现腹水,须与肝硬化腹水、结核性腹膜炎、其他脏器恶性肿瘤所致腹水相鉴别。

五、治疗

手术治疗是胃癌最主要的治疗方法,但对于仅侵犯黏膜层和部分侵犯黏膜下层的早期胃癌,近年开展的内镜下黏膜剥离术(endoscopic submucosal dissection, ESD)在临床上应用逐渐增多,优点:不用开腹,创伤小,5 年生存率与手术切除相似,其并发症有出血、穿孔等,但随着技术的不断改进,并发症发生率已大大下降。其他治疗方法包括:靶向治疗〔包括表皮生长因子受体(EGFR)抑制剂、血管生成抑制剂、细胞周期抑制剂等〕、化疗、放疗、中药治疗等,对中晚期胃癌有一定的疗效。

治疗方案的选择:①Ⅰ期胃癌可视为早期癌,以根治性手术切除为主,一般不主张辅助治疗;②Ⅱ期胃癌可视为中期,以根治性手术切除为主,术后常规辅以化疗、免疫治疗;③Ⅲ期胃癌已属进展期,手术以扩大根治性切除为主,术后更应强调放化疗、靶向治疗等综合性疗法;④Ⅳ期胃癌属晚期,以非手术治疗为主,如化疗、放疗等。

六、预后

胃癌的预后取决于肿瘤的部位与范围、组织类型、浸润胃壁的深度、转移情况、宿主反应、手术方式等。女性较男性预后好,远端胃癌较近端胃癌预后好。5 年生存率:Ⅰ期胃癌术后可达 90% 以上,Ⅱ期胃癌 70% 左右,Ⅲ期胃癌 25%~50%,Ⅳ期胃癌小于 10%。

七、预防

注意饮食卫生,避免或减少摄入可能的致癌物质,多进食含维生素 C 丰富的蔬菜、水果等。对癌前病变要密切随访,早期发现,及时治疗。

（魏璐敏　彭　涛）

第二十四节　结直肠癌

结直肠癌是一种常见的消化系统恶性肿瘤,在经济发达国家结直肠癌的发病率居恶性肿瘤的第 2~3 位,近年来在发展中国家的发病率迅速上升,我国长江下游东南沿海的上海、浙江、江苏、福建等省份为结直肠癌高发区。结直肠癌以 40~50 岁发病率最高,全球每年新发病例约 800 万人,占所有恶性肿瘤的10%~15%。

一、病因及发病机制

结直肠癌发病与环境因素、遗传因素、结肠慢性炎症等有一定关系。环境因素中以饮食因素最为重要,结直肠癌的发病率与食物中的高脂肪消耗量成正比。其次,结直肠癌的发病可能与微量元素缺乏、生活习惯改变等因素有关。而一级亲属患结直肠癌也与其发病有很大关系。结肠腺瘤、结肠慢性炎症的患者结肠癌的发病率亦有很大的提高。

二、临床表现

结直肠癌生长缓慢,在出现症状之前可以有 5 年左右的时间仅表现为便隐血阳性。结直肠癌的症状在一定程度上与结直肠癌的位置相关。在出现症状之前,右半结肠的肿瘤通常比左半结肠和直肠癌要大,常见的临床表现包括乏力、气短等继发于贫血的全身表现,而出血通常在临床上表现为黑便,随病程进展,可以有腹部不适、腹部包块等表现,而梗阻表现并不常见。左半结肠的直径比右半结肠小,因此降结肠和乙状结肠的肿瘤通常表现为梗阻。患者常有餐后的腹痛,且大便习惯有改变,如便秘、大便次数增多,但每次量较少等,并可有鲜血便、大便表面附着鲜血等表现。当患者大于 40 岁、有小细胞低色素贫血,并有便血、黑便表现时,应考虑结直肠癌可能。小于 40 岁的青年也可发生结肠癌,尤其是有炎症性肠病或有结肠癌或其他癌症家族史的患者,临床上应加以警惕。

三、辅助检查

针对结直肠癌发病率升高的现状,国内外学者均十分重视对于结直肠癌的筛查。一般主要依靠粪便隐血试验(FOBT)、结肠镜及一些其他实验室及影像学检查进行诊断。近年来,也有越来越多的新检验方法进入了人们的视野,在此我们将主要对一些实验室检查加以介绍。

粪便隐血试验是一种简单易行的结直肠癌筛查方法。目前使用的实验方法主要有化学法粪便隐血试验(CFOBT)、免疫法粪便隐血试验(IFOBT)。其中化学法粪便隐血试验阳性者进行免疫法粪便隐血试验,如再阳性者行结肠镜检查,称为"序贯粪便隐血试验"(SFOBT)。在我国的一次多中心研究对 323 例患者的研究中发现,连续 3 次粪便隐血试验 CFOBT、IFOBT 和 SFOBT 的敏感性分别为 95.9%、95.9% 和 93.9%,三种方法间无统计学差异,而 IFOBT 和 SFOBT 的特异性分别为 89.2% 和 94.2%,显著高于 CFOBT(75.5%)。调查同时发现,在依从性较低的人群中,采用 2 次 IFOBT 也可达到较高的结直肠癌检出率。3 种粪便隐血试验筛检方案的早期癌检出率均为 60%,在临床上,如果将粪便隐血试验纳入门诊常规,可以从缺乏典型症状的患者中发现更多的早期结直肠癌,对于结直肠癌的普查和筛查具有重要意义。

粪便 DNA 检测通过检查粪便样本的 DNA 突变和(或)甲基化,从而提示结直肠癌诊断。目前研究较广泛的 DNA 检测包括 *APC* 基因、*K - ras* 基因、p53 基因、结直肠癌缺失基因(DCC)、*BAT26* 基因、DNA 甲基化(*MAL*、*CDKN2A* 和 *MG-*

MT 基因启动子甲基化)、长片段 DNA 等。目前,粪便 DNA 主要通过一种基于凝胶的 DNA 获取方法提取,提取率较高;且可以同时进行多基因联合检测。但粪便 DNA 检测仍较为复杂,费用较高,操作复杂,检测花费的时间较长,因此目前尚无法用于普通人群筛查。

转铁蛋白(TRF)是血浆主要含铁蛋白质,负责运载消化道吸收和红细胞降解释放的铁。健康人粪便中基本不存在 TRF,但在消化道出血时可大量出现。血液中血红蛋白:转铁蛋白为 51.2:1,粪便中的比值为 5.4:1。有研究提示粪便 TRF 检出的敏感性高于 IFOBT,且与后者有一定互补性。但在消化道出血患者中同样可以有粪便中 TRF 升高,因此在结肠癌的诊断中意义不大,仅可作为辅助筛查的指标。

结直肠肿瘤的血清学诊断仍然缺乏灵敏、特异的方法和指标。癌胚抗原(CEA)、CA19 – 9、CA125 等传统肿瘤标志物血清学检测简便,但敏感性和特异性均较差。有研究认为,CEA 可能对于结肠癌的手术前分期和手术后随访是否复发有比较重要的意义,但对于患者的诊断价值较低。近年来,一些新的检测项目正在开发中,如分析外周血端粒酶活性、检测 hTERT mRNA 和某些 microR-NA(miRNA)。有报道显示,外周血端粒酶活性检测联合结直肠癌细胞相关抗原(CCA)检测对结直肠癌的诊断敏感性为 96.15%,但特异性较低,仅为 48.84%。

miRNA 是一种大小约 22 个核苷酸的非编码单链小 RNA 分子,参与细胞增殖、分化、凋亡等多种重要细胞活动的调控。目前已发现多种 miRNAs 在大肠癌组织及大肠癌细胞系中异常表达,一部分在癌细胞中较正常细胞表达明显下降,如 miR-143,miR-145,let-7,miR-34a 等;一部分表达则升高,如 miR-31,miR-21 等。然而,究竟这些 miRNAs 能否作为结肠癌的筛查指标尚有待进一步研究。这些研究仅局限在一些小样本中,且检测方法较为复杂,临床的广泛应用价值有限。

对于家族性结直肠肿瘤的患者,基因检测目前是一种有效的筛查方法。遗传性非息肉病型结直肠癌(HNPCC)的患者应针对家族中的致病性突变基因进行筛查,阳性者应每 1 ~ 2 年行全结肠镜检查,阴性者应进行普通人群筛查;而对于致病性突变基因尚未明确的家族,应进行免疫组化染色和微卫星不稳定性(MSI)检测。对于结肠腺瘤性息肉病(APC)家族中的患者,如果已经符合 APC 诊断标准,应行 APC 基因测序分析和多重探针连接依赖式扩增分析,如未发现 APC 基因突变,可行 MYH 基因分子遗传学检测;如家族成员尚无症状,应尽早确认是否携带家族性突变基因。

四、诊断

结直肠癌的早期症状多不为患者注意,一旦出现中毒症状或梗阻症状以及触及腹部包块时已非早期。因此,如果患者出现无特殊诱因的大便习惯改变,持续性腹泻或便秘;出现便频,粪便伴脓血、黏液、血便;或出现持续性腹痛、胀气、腹部不适,经一般治疗无效者,均应做进一步检查。结肠镜对早期结直肠癌有较好的诊断作用。腹部 CT、腹部 MRI 等影像学检查也对结直肠癌诊断有较好的提示意义。

五、治疗及疗效预测

结直肠癌治疗原则是以手术切除为主的综合治疗,同时联合化疗、放疗等降低手术后复发率,提高生存率。对于不能切除的结肠癌,可采取新辅助化疗,一方面可以降低肿瘤的分期,使部分不能切除的肿瘤转化为能够切除的肿瘤;另一方面可延长患者的生存时间,提高患者的生存质量。对于浸润深度局限于黏膜层的黏膜内癌或浸润深度局限于黏膜下浅层的黏膜下层癌,且无禁忌证的患者,可以行内镜下治疗(包括高频电圈套器息肉切除术、热活检钳摘除术、内镜下黏膜切除术、内镜黏膜下剥离术等)。针对需要化疗的患者,某些基因检测指标能预示患者对 5 - 氟尿嘧啶、伊立替康、奥沙利铂等化疗药物和爱必妥等分子靶向药物的反应,为患者临床治疗方案的选择提供较好的辅助作用。例如,二氢嘧啶脱氢酶 DPD 第 14 外显子 $G > A$ 位点多态性,约有 1/3 携带这种突变的患者使用 5 - 氟尿嘧啶治疗会产生 3～4 级毒性,会增加骨髓抑制的危险。TYMS 是编码脱氧胸苷酸合成酶的基因,其 3′或 5′非编码区的多态性会影响脱氧胸苷酸合成酶的活性进而影响患者 5 - 氟尿嘧啶治疗的反应。而有研究证实,靶向治疗药物的疗效与 $K - ras$ 基因的突变密切相关,伴随有 $K - ras$ 基因突变(密码子 12 和 13 点突变)的晚期或转移的患者对分子靶向药物的反应较差。通过对需要化疗的结直肠癌患者进行此类基因的检测,可以进行个体化治疗,选择相对有效的药物,并且有效避免化疗药物严重毒副反应的发生,在临床上有一定推广意义。

对于治疗后的监测,可根据 CEA 水平来进行判断。若肿瘤被完全切除,在术后大约 6 周内 CEA 应恢复到正常水平,若术后 CEA 水平依旧持续不断地增高则表明有微残留疾病或肿瘤转移,约有 50% 的接受根除治疗性手术后的结直肠癌患者复发或转移。持续的术后 CEA 监控检测有助于发现复发或转移。其敏感性约为 80%,特异性约为 70%,其中肝转移的敏感性约为 100%,肝转移是 80% 的结直肠癌复发的主要因素,原位复发的敏感性约为 60%。因此,我们建议术后患者在至少 3 年内每 3 个月进行一次 CEA 水平检测,为患者的进一步手术或系统治疗提供依据。若 CEA 水平稳定或降低表明无疾病进展,经复查证实 CEA 水平升高表明可能疾病进展、复发或转移。CEA 水平的检测也可用于监测化疗的疗效。若化疗过程中 CEA 水平下降则代表有较好的疗效,若较化疗前水平持续增长表明疾病进展,根据其升高值应进行及时评估并考虑更换治疗方案。值得注意的是,在化疗中出现的 CEA 水平的短暂升高不代表疾病进展。例如,采用 5-氟尿嘧啶治疗的 2 周内,奥沙利铂治疗的 4 ~ 6 周内,均可出现 CEA 水平的短暂升高。因此,应根据治疗方案来确定 CEA 变化,方可进行有效的疗效预测。

(吴　芸)

第二十五节　肝癌

一、原发性肝癌

原发性肝癌是我国最常见的恶性肿瘤之一,分为肝细胞肝癌、胆管细胞癌和混合型肝癌,本文主要讨论肝细胞肝癌。我国 20 世纪 90 年代统计,肝癌死亡率为 20.4/10 万,其中男性为 20.9/10 万,女性为 11.2/10 万,仅次于胃癌居第二位,占全部恶性肿瘤死亡的 18.8%。

1. 发病因素　慢性乙型病毒性肝炎、丙型病毒性肝炎及肝硬化,摄入黄曲霉毒素,饮用水受到污染,长期吸烟、饮酒,家族聚集等。

2. 临床表现　肝癌起病较隐匿。早期肝癌可以无明显症状及体征,常由体检发现。典型的肝癌症状包括:①肝区疼痛。最常见,多是由肝癌迅速增长导致包膜张力增加引起肝区间歇性或持续性的钝痛或胀痛。②消化道症状。包括食欲缺乏、消化不良、恶心、呕吐。③消耗症状。乏力、消瘦、全身衰弱,晚期可呈恶病质。④发热。多为低热,常于午后。⑤肿瘤转移灶会出现相应的症状。⑥其他全身症状。如自发性低血糖、红细胞增多症等。

3. 体征　①进行性肝大:肝质地坚硬,表面及边缘不规则,常呈结节状,伴或不伴压痛。②脾大。③移动性浊音阳性:草黄色或血性腹水。④黄疸。⑤转移灶的相应体征:如淋巴结肿大等。

4.实验室检查

（1）甲胎蛋白（AFP）

正常参考值：<25μg/L。

检验方法：电化学发光法。

临床意义：①AFP是诊断肝细胞肝癌特异的标志物。肝细胞肝癌AFP升高者占70%~90%。通常血清AFP水平与肿瘤大小相关，但个体差异较大。AFP高达300~400μg/L可确诊肝细胞肝癌。②胎儿时期肝合成AFP，出生后消除，但当肝细胞恶变后又可重新获得这一功能。因此，AFP用于诊断肝细胞肝癌时应先除外孕妇、新生儿及睾丸或卵巢的生殖腺胚胎癌等情况。③因为肝癌发生在慢性肝病的基础上，在确诊肝癌前，应与慢性肝病引起的AFP升高相鉴别。慢性肝炎、肝硬化有19.9%~44.6%为患者AFP升高，水平多在25~400μg/L，良性肝病活动常先有谷丙转氨酶明显升高，AFP呈相随或同步关系，一般在1~2月内随病情好转，转氨酶下降，AFP随之下降呈"一过性"，有时随着良性肝病活动，AFP亦可呈反复波动、持续低浓度等动态变化，但必须警惕肝病活动的同时可能有早期癌存在。④随着检测方法敏感性的提高，在一部分肝炎、肝硬化及少数消化道癌如胃癌、结肠癌、胰腺癌等转移性肝癌亦可检测的低浓度AFP。因此，AFP检测结果必须结合临床情况才有诊断意义。⑤AFP动态观察可以追踪观察肝细胞肝癌病情发展、治疗、疗效及预后。

标本要求：空腹、血清2ml。

（2）AFP异质体（FucAFP）

正常参考值：<15%。

检验方法：亲和免疫印迹法。

临床意义：①原发性肝癌、继发性肝癌、胚胎细胞癌和良性活动性肝病均可合成AFP，但其糖链结构不同。通过对植物凝集素反应时呈现亲和性的不同，可分出不同异质群。②不能明确肝占位性病变性质时，AFP异质体有助于鉴别良性肝病或肝癌引起的AFP升高。

标本要求：空腹、血清2ml。

（3）γ-谷氨酰转肽酶及其同工酶（γ-GT）

正常参考值：0~60U/L。

检验方法：酶速率法。

临床意义：①γ-GT参与γ-谷氨酰基循环，是氨基酸吸收过程中的一个重要的酶。血中的γ-GT主要来自肝脏，少部分来自肾脏和胰腺。肝细胞的微粒体产生γ-GT，其中90%为膜结合型，分布在肝细胞膜及毛细胆管上皮。②γ-GT

升高通常作为肝胆疾病和骨骼疾病的临床辅助指标。γ-GT升高可见于病毒性肝炎,梗阻性黄疸,原发性或转移性肝癌,急、慢性酒精性肝炎,肝硬化,系统性红斑狼疮,传染性单核细胞增多症等。③γ-GT在结节性增生时可表现为强活性,能反映肝内占位性病变。肝癌细胞逆分化具有胚胎期肝细胞性质能产生过多的γ-GT,肿瘤组织或周围炎症的刺激也使肝细胞合成γ-GT增加,加上肿瘤压迫引起局部胆道梗阻,胆汁排出受阻,酶逆流入血,致使血中γ-GT明显增高,常大于正常时的几倍或几十倍。因此,95%的肝癌患者血清中γ-GT活性增高。癌组织的大小及范围与γ-GT升高程度有关,如肿瘤超过一叶,γ-GT将100%升高。肿瘤切除后γ-GT可下降至正常,复发时则又升高。故监测血中γ-GT的浓度可判断肿瘤疗效和预后。④γ-GT还可用于观察乳腺癌、直肠癌、睾丸癌是否发生肝转移。⑤另外,嗜酒及长期服用某些药物,如苯巴比妥等,也可引起γ-GT升高。

标本要求:空腹、血清2ml。

(4)异常凝血酶原(DCP或AP)

正常参考值:0~100μg/L。

检验方法:酶联免疫法(ELISA)。

临床意义:①异常凝血酶原其氨基酸特定位置上的亮氨酸残基未经羧基化。凝血酶原无活性前体,由肝脏合成,经维生素K,γ羧化后活化。肝癌时,由于肝癌细胞羧化酶活力下降,导致谷氨酸羧化不全,从而形成异常凝血酶原。②异常凝血酶原≥250μg/L为诊断标准,肝癌阳性率为69.4%,AFP低浓度和AFP阴性肝癌的阳性率分别为68.3%和65.5%,小肝癌符合率为62.2%,多数资料表明异常凝血酶原对原发性肝癌有一定的特异性,各种非癌性肝病、继发性肝癌及良性肝肿瘤的假阳性率较低,可能成为有价值的肝癌标志物。

标本要求:空腹、血清2ml。

(5)血清岩藻糖苷酶(AFu)

正常参考值:52~170nkat/L。

检验方法:比色法。

临床意义:AFu是存在于血清中的一种溶酶体酸性水解酶,广泛分布于人体组织细胞、血液和体液中,参与体内糖蛋白、糖脂的代谢。AFu升高的机制包括:①肝癌细胞合成AFu增多;②肝细胞和肿瘤细胞的坏死引起溶酶体中的AFu大量释放入血;③正常肝细胞的坏死导致摄取和清除AFu的功能下降;④肿瘤细胞可能分泌某种抑制因子,抑制肝细胞对AFu的清除或释放某些刺激因子,促进肝细胞或肿瘤细胞自身合成AFu。多种因素的综合作用引起了AFu活性的升高。AFu的动态观察对诊断原发性肝癌、评估预后及评价治疗效果有一定的意义。AFu 与 AFP 联合应用,可提高原发性肝癌的诊断率。不过,AFu 在肝硬化、慢性肝炎、消化道出血、胆管细胞癌及恶性血管内皮细胞瘤时均有轻度升高,应注意鉴别。

标本要求:空腹、静脉取血 3ml(不抗凝)。

(6)糖链蛋白 CA19 - 9

正常参考值:0 ~ 37kU/L。

检验方法:电化学发光法。

临床意义:胆管细胞癌最敏感的标志物即为 CA19 - 9,它与胆管细胞癌的病情变化存在明显相关性。

标本要求:空腹、血清 2ml。

5. 影像学检查

(1)实时超声显像:超声显像结合 AFP 是早期诊断肝癌的主要方法。其他超声技术还包括:彩色多普勒血流成像(DCFI)、超声造影及手术中的高分辨术中超声等。

(2)CT:肝癌 CT 平扫表现为病灶一般多为低密度,低于周围肝实质密度,部分病灶周围有一层更低密度的环影。增强表现为动脉期病灶呈高密度增强,高于周围正常肝组织时间 10 ~ 30 秒,随后病灶密度迅速下降,在门静脉期表现为低于肝组织的低密度灶,此期可持续数分钟。

(3)磁共振成像:检查方法可分为平扫、增强扫描及动态增强扫描。对于临床怀疑肝癌而 CT 未发现病灶,或病灶性质不能确定时,可应用 MRI。

(4)血管造影:对 1 ~ 2cm 的小肝癌造影术往往比 CT 及 MRI 更精确。

(5)放射性核素显像:较昂贵,仅用于搜寻临床上可能存在的隐匿病灶。

6. 肝组织活检或细胞学检查　对于影像学检查难以确定性质的肝占位性病变或需要确定肿瘤的组织学类型,可行活检检查。

7. 鉴别诊断　原发性肝癌需与以下疾病相鉴别:继发性肝癌、肝硬化、肝炎、肝脓肿、其他肝良恶性肿瘤或病变等。

8. 治疗　早期肝癌应尽量采取手术切除。对于不能切除的肝癌,可根据肿瘤的分期、肝功能的代偿情况,应用多模式的综合治疗,如肝移植、肝动脉化疗栓塞、无水酒精瘤内注射、射频毁损治疗、氩氦刀靶向冷冻损毁术、经皮微波凝固治疗、放射治疗、全身化疗、生物治疗、分子靶向治疗、中药等。

二、继发性肝癌

继发性肝癌以继发于胃癌的最多,其次为结直肠癌、肺癌、乳腺癌、胰腺癌等癌肿。

1. 临床表现 肝区痛、消化道不适症状及原发癌的症状。

2. 实验室检查 肿瘤标志物如 CEA 可升高,部分来自于胃肠道的继发性肝癌也可伴有 AFP 的升高。

3. 影像学检查 ①超声检查、CT、MRI 均可发现不同程度的肝脏转移灶。②超声引导下肝肿瘤组织活检可明确转移癌的类型,有助于诊断。

4. 治疗 原发灶已根治性切除,肝转移灶呈单个结节者可考虑手术切除。其他治疗还包括射频消融、肝动脉化疗栓塞等。

(陈国栋　刘　晴)

第二十六节　胰腺癌

胰腺癌(pancreatic carcinoma)是胰腺恶性肿瘤中最常见的一种,恶性程度极高,占常见恶性肿瘤的 1%～2%,占消化道恶性肿瘤的 8%～10%。近年来,发病率在国内外均呈明显的上升趋势。胰腺癌可发生于胰腺的任何部位,以胰头多见,占 60%～70%,胰体尾部癌占 25%～30%,全胰腺癌占 5% 左右,另有少数病例部位难以确定,约 90% 是起源于腺管上皮的管腺癌。由于胰腺癌早期症状隐匿,早期诊断困难,当出现典型症状时多已属晚期,治疗效果不理想,病死率高,5 年生存率仅 4%。

胰腺癌的发病因素尚未完全阐明。流行病学资料提示胰腺癌可能与老年、长期吸烟、高热量、高饱和脂肪酸高胆固醇饮食、糖尿病、肥胖、职业暴露(β-萘胺、联苯胺等化学物质)、家族性恶性肿瘤综合征和遗传性胰腺炎等因素有关。

一、临床表现

胰腺癌的临床表现缺乏特异性,主要有:①腹痛,半数以上患者有腹痛,最初仅表现为上腹部不适,隐痛,多数逐渐加重,当患者出现腰背部疼痛为肿瘤侵犯腹膜后神经丛,为晚期表现。②黄疸,是胰腺癌,特别是胰头癌的重要症状,临床上查体可触及无痛性肿大的胆囊,为 Courvoisier 征。③体重减轻,80%～90% 胰腺癌患者在疾病初期即有消瘦、体重减轻,伴乏力、虚弱。④腹部包块:属于晚期体征。⑤糖尿病。⑥其他症状,消化不良、呕吐、腹泻、上消化道出血、血栓性静脉炎、焦虑等精神症状、急性胆囊炎或胆管炎等。

二、实验室检查

1. 血液生化检查 胰腺癌早期无特异性血生化改变,肿瘤阻塞胆管可引起血清胆红素升高,伴有谷丙转氨酶,谷草转氨酶等酶学改变。胰腺癌患者中有40%出现血糖升高和糖耐量异常。

2. 血清肿瘤标志物

（1）CA19-9、CA242、CA50、CA125 在胰腺癌组显著升高,其中 CA19-9 的敏感性和特异性最高,为 82.6% 和 81.3%,是应用最广泛的标志物,有研究表明 CA19-9 的水平与肿瘤的大小呈正相关,与肿瘤的分期有关,并且随着肿瘤的浸润和转移而进行性上升,但 CA19-9 在某些良性病变（如肝硬化、慢性胰腺炎、胆管炎等）及其他胃肠道肿瘤中会出现假阳性,并且只有 65% 左右的胰腺癌 CA19-9 升高。其次为 CA242,敏感性和特异性分别为 81.1% 和 76.7%;其次为 CA50,敏感性和特异性分别为 80.4% 和 72.7%;CA125,敏感性和特异性为 62.0% 和 74.8%。

（2）黏液素（Mucin,MUC）可作为肿瘤的诊断标志物,MUC1 和 MUC4 是与胰腺癌关系最密切的黏液素。MUC1 在导管腺癌和多种癌细胞株都有表达,在胰腺癌中 MUC1 的表达提示侵袭性生物学行为,是重要的预后指标。MUC4 在胰腺癌组织和细胞株中均有表达,在正常胰腺中检测不到,可作为鉴别胰腺癌和慢性胰腺炎的诊断指标。

（3）CA494 血清临界值是 40kU/L,诊断胰腺癌的敏感性为 90%,特异性为 94%,有助于鉴别胰腺癌和慢性胰腺炎。

（4）Dupan2 是以胰腺癌患者腹水中癌细胞作为免疫原而制成的单克隆抗体,血清正常值 <150kU/L,以 400kU/L 为分界线,诊断胰腺癌的敏感性和特异性分别达到 47.7% 和 85.3%。若腹水中 Dupan2 增高可诊断为胰腺癌性腹水。在胃癌、肺癌、乳腺癌等恶性肿瘤中的阳性率低于 20%。

（5）癌胚抗原（CEA）诊断胰腺癌的敏感性和特异性较低,诊断价值有限。

（6）CAM17.1 是一种 IgM 抗体,在胰腺癌组织中过度表达,血清临界值为 39U/L,诊断胰腺癌的敏感性为 86%,特异性为 91%,特别在无黄疸的胰腺癌患者中可高达 89% 和 94%,是一种较有前途的肿瘤标志物。

（7）胰癌胚抗原（POA）存在于正常胎儿胰腺组织和胰腺癌组织中,在胰腺癌中的阳性率为 56.5%,但在胆管癌、支气管癌、乳腺癌及妊娠妇女中也增高,在 10% 胰腺炎患者中也可升高,对胰腺癌诊断价值不大。

3. 胰腺癌基因标志物

(1)原癌基因 *K-ras* 基因突变对胰腺癌的敏感性和特异性分别为 70% 和 94%,有助于早期胰腺癌的诊断。

(2)抑癌基因:胰腺癌时某些抑癌基因如 p53、p16、*RB*、*DPC4*、*APC*、*mm*23 等会发生突变。其中 p53 基因在胰腺癌中的突变率为 40% ~76%,与远处转移相关。p16 抑癌基因在胰腺癌中的失活率为 82%。

(3)端粒酶活性:胰腺癌肿端粒酶活性增高,检测胰液中的端粒酶活性对胰腺癌的诊断敏感性和特异性分别为 83.3% 和 71.4%。

三、影像学检查

1. X 线　平片对诊断没有价值。在胰头癌肿块较大侵犯十二指肠时,行低张十二指肠钡剂造影,可见十二指肠内缘反"3"字形压迹,并有内缘肠黏膜破坏。胰体尾癌进展期可侵犯十二指肠水平段,致局限性肠腔狭窄、僵硬、黏膜破坏、钡剂通过受阻。

2. CT　可见①胰腺局部增大并肿块形成:这是胰腺癌主要和直接的表现。②胰管扩张:胰管阻塞、肿瘤远端的主胰管扩张,甚至形成潴留性囊肿。③胆总管扩张:胰头癌常早期侵犯胆总管下端引起胆总管阻塞,致梗阻性黄疸。④肿瘤侵犯胰腺周围血管:与胰腺关系密切的大血管有肠系膜上动脉、肠系膜上静脉、脾动脉、脾静脉、腔静脉、门静脉、腹腔动脉及腹主动脉。⑤肿瘤侵犯周围脏器:易侵犯十二指肠、胃窦后壁、结肠、大网膜。⑥肿瘤转移:血行转移易经门静脉转移到肝脏;淋巴转移最常见于腹腔动脉和肠系膜上动脉根部周围的淋巴结。

3. MRI　除能横断面成像外还可行 MRCP(MRI 胰胆管成像技术)检查。MRI 在横断面上所见与 CT 类似,T2WI + FS、T1WI + FS 序列发现胰腺癌的敏感性较常规 SE 序列提高,对发现小胰腺癌,判断胰周组织扩散、血管及十二指肠受侵犯等较 CT 优越。MRCP 可以清楚显示梗阻扩张的胰管和胆管,以及血管尤其是门静脉系统受累程度,并可以从不同角度显示胰管系统。

4. 经内镜逆行胰胆管造影(ERCP)　可显示主胰管、分支胰管、胆管和壶腹部,能直接观察十二指肠乳头并收集胰液做细胞学检查,可于胆管内放置支撑管缓解黄疸症状。

5. 内镜超声(EUS)　可以诊断、穿刺活检、注射治疗等,胰腺癌在 EUS 的图像上常表现为低回声结节,轮廓不规则,近端胰管扩张。EUS 引导下穿刺活检可协助鉴别鳞状细胞癌与其他导管癌。

四、诊断及鉴别诊断

可根据症状、肿瘤标志物并结合 CT，MRI，MRCP，ERCP，EUS 等影像学方式协助诊断。本病应同慢性胰腺炎、壶腹癌和胆总管癌相鉴别。特别是胆总管、壶腹和胰头解剖位置接近，发生肿瘤时表现相似，但壶腹癌及胆总管癌在外科手术疗效及预后较胰头癌好，因此鉴别诊断非常必要。可应用超声、ERCP 等手段协助鉴别。

五、治疗

包括手术治疗、化学治疗、放射治疗、介入治疗、基因治疗。①手术治疗：在条件允许的情况下，争取外科根治性治疗。外科治疗是唯一能够治愈胰腺癌的方式。②化疗：胰腺癌对化疗不敏感，有研究表明联合化疗疗效优于单一药物化疗，也有研究表明联合化疗对生存期没有明显改善。③放疗：胰腺癌对放疗也不敏感，但放疗可以减轻部分患者腹痛、背痛的症状，并可在一定程度上抑制肿瘤的进展。与手术结合，术中放疗和术后放疗可以降低肿瘤的局部复发率，并延长患者的生存期。与化疗结合，可增加化疗效果。④生物治疗：如干扰素、肿瘤坏死因子、白介素 2、胸腺素等。⑤缓解症状的治疗：如胰胆管支架减轻黄疸，神经丛阻滞镇痛等。

（张明君　尤　鹏）

第二十七节　胆系肿瘤

一、胆囊肿瘤

胆囊肿瘤有良恶性之分。其中胆囊良性肿瘤包括真性肿瘤和假性肿瘤，真性肿瘤有腺瘤、胆囊腺肌瘤、脂肪瘤、平滑肌瘤等，多有恶变倾向；假性肿瘤有息肉、异位组织，多不会恶变。胆囊恶性肿瘤包括胆囊癌（原发性、继发性）、胆囊原发性肉瘤等，其中以胆囊癌最为常见。

（一）胆囊良性肿瘤

1. 临床表现　多无症状，常因检查发现。部分患者表现为右下腹或剑突下痛，无特异性。

2.实验室检查　无特异性化验检查。

3.影像学检查　包括超声、CT、超声内镜及经皮经肝胆囊内镜检查等。

4.治疗　腺瘤及胆囊腺肌瘤为癌前期病变,应积极手术切除。而对于非肿瘤性息肉,无明显症状不一定需要手术。临床上胆囊息肉样病变治疗原则为:①直径≥10mm 者应手术切除,术中行冰冻病理检查,若为恶性加行根治性淋巴清扫;②直径 <10mm 无症状者应严密随访,若肿瘤达到 10mm 或短期内迅速增长则应及早手术治疗;③对有症状者行胆囊切除术。

(二)胆囊癌

胆囊癌为胆道系统中常见的恶性肿瘤之一,占消化系统癌肿的 8.5%。女性发病率较高,癌变部位以胆囊底部和颈部多见。

1.原发性胆囊癌的相关因素

(1)慢性胆囊炎、胆结石长期刺激;

(2)胆囊腺瘤癌变;

(3)特殊类型胆囊病变:如胆囊腺肌增生,胆囊壁钙化等;

(4)胆汁淤积、胆酸代谢异常、遗传、长期接触毒物及放射线等。

2.临床表现　起病隐匿,无特异表现,主要有上腹痛、恶心、呕吐、右上腹肿块、黄疸。腹部肿块及进行性黄疸提示病变已进入晚期。其他晚期症状还包括肝大、发热、腹水、贫血及消瘦等。如出现并发症可表现为胆囊感染、积脓、穿孔,肝脓肿等。

3.实验室检查

(1)梗阻性黄疸:血胆红素升高,多大于 $170\mu mol/L$,特别是直接胆红素升高,多高于 35%;碱性磷酸酶明显上升,且呈进行性增多,并有 γ-GT 升高,可达正常上限的 5～30 倍。ALT 和 AST 多数正常,少数病例可有升高,但幅度较低。

(2)肿瘤标志物:肿瘤相关糖链抗原(CA19-9)和癌胚抗原(CEA)可为阳性,其升高程度与病期相关,对诊断及术后随访均有帮助。胆汁中肿瘤标志物检测比血液中更敏感。

4.影像学检查

(1)实时超声检查:为首选,可见胆囊壁不规则增厚和胆囊内位置固定的不伴声影的回声团块,诊断率 70%～90%。其他手段还包括超声内镜、CT、MRCP。

(2)对于出现梗阻性黄疸的患者可经 PTCD 和 ERCP 能发现胆管的完全或不完全梗阻,并可同时收集胆汁做细胞学和肿瘤标志物检查。进行 ERCP 及 PTC 时在 X 线或超声引导下经皮肝穿刺做直接胆囊造影,可穿刺胆囊壁取组织做细胞学检查,诊断正确率 85% 左右。

（3）经皮经肝胆囊内镜检查（PTCCS）是目前诊断胆囊病变最直观的手段。

5. 治疗　胆囊癌预后与临床分期有关。大多数胆囊癌预后很差。应根据胆囊癌临床分期决定手术方法。

二、肝外胆管肿瘤

（一）肝外胆管良性肿瘤

此类肿瘤十分罕见。其中以乳头状瘤最常见，常发生在肝胰壶腹，其他类型包括腺瘤、囊腺瘤、纤维瘤等。其中乳头状瘤、腺瘤及囊腺瘤可能恶变。

1. 临床表现　早期无临床症状。肿瘤增大可引起胆管梗阻、继发感染和坏死出血，主要表现为梗阻性黄疸、上腹痛、胆管炎和胆管出血。

2. 实验室检查　梗阻性黄疸：血清胆红素以直接胆红素升高为主，γ-GT 及碱性磷酸酶升高。

3. 影像学检查　①腹部超声可发现病变以上胆管扩张，病变处有半球形中低回声区，无声影；②MRCP 可以显示肿瘤及梗阻部位；③介入检查包括超声内镜、胆管造影（PTC 和 ERCP）、纤维胆道镜及经口胆道子母镜等。

4. 治疗　手术切除最可靠，对于壶腹部良性肿瘤也可行内镜介入治疗。

（二）肝外胆管癌

包括胆管癌、类癌、肉瘤等，以胆管癌最多见。原发性胆管癌是指原发于肝门以下，除肝胰壶腹以外的肝外胆管癌肿。

1. 发病因素及分类、转移方式　原发性胆管癌发病与胆管结石、原发性胆总管囊肿、Caroli 病、原发性硬化性胆管炎、溃疡性结肠炎和华支睾吸虫等有关。按病变部位，胆管癌分为近端（胆囊管和肝总管汇合部以上）49%、中端（胆总管起始至十二指肠上缘）25%、远端（十二指肠上缘至壶腹部）19% 和弥漫型 7% 共四种，病理类型主要以鳞癌为主（90% 以上）。转移途径以直接浸润和淋巴转移为主。

2. 临床表现　胆管癌常见症状包括进行性黄疸伴瘙痒、消瘦、食欲缺乏、中上腹或右上腹疼痛，还可有恶心、呕吐、腹泻等症状。并发胆道炎症时有畏寒、发热。大多数患者有肝大，部分患者可扪及胆囊。晚期出现胆汁性肝硬化和门脉高压。

3. 实验室检查

（1）梗阻性黄疸：血清胆红素以直接胆红素升高为主，γ-GT 及 ALP 升高。

（2）肝功能损害：转氨酶轻度升高，白蛋白降低，凝血酶原时间延长。

（3）粪便隐血试验可能阳性。

（4）血清和胆汁中肿瘤标志物

❈ 糖链抗原 CA19 – 9

正常参考值:0 ~ 37U/ml。

检验方法:电化学发光。

临床意义:①CA19 – 9 为胆囊癌和胆管癌的首选标志物,在特异性为 87% 的情况下,CA19 – 9 对胆囊癌的敏感性为 74% ,对胆管癌的敏感性为 55% ~ 90% ,而且其血清水平增高幅度比较大,通常都在 120U/ml 以上。②在鉴别良恶性疾病引起的梗阻性黄疸时 CA19 – 9 的敏感性也可达 82.8% ~ 90% ,但特异性较低,仅为 45% 。若将 CA19 – 9 临界值提高到 200U/ml,可使特异性提高到 91% ,但敏感性则会下降到 65% 。③CA19 – 9 在胆囊结石和胆管硬化患者中也有 14% ~ 33% 的人升高,范围在 17 ~ 120U/ml。

标本要求:空腹、血清 2ml。

❈ 癌胚抗原 CEA

正常参考值: < 10ng/ml。

检验方法:电化学发光法。

临床意义:①胆管癌、胆囊癌患者中有 31% ~ 80% 的人 CEA 水平大于 25μg/ml,但特异性较差。②约有 43% 胆管硬化患者也会出现 CEA 升高。

标本要求:空腹、血清 2ml。

❈ 糖链抗原 CA50

正常参考值: < 20U/ml。

检验方法:微粒免疫法。

临床意义:有数据显示,CA50 诊断胆管癌的敏感性为 72.34% ,特异性为 25% 。CA50,CA19 – 9,CEA 联合检测可提高敏感性,但特异性降低。同时,CA50 在胆管癌根治性术后较术前血清水平降低,可作为监测病情变化的指标之一。

标本要求:空腹、血清 2ml。

❈ 糖链抗原 CA242

正常参考值: < 20U/ml。

检验方法:多肿瘤标志物蛋白质芯片。

临床意义:有研究证实,CA242 对胆管癌敏感性为 82.5% ,而特异性为 71.4% 。联合观察 CA242 和 CA19 – 9 对诊断胆管癌特异性和敏感性都较好,可作为外科性黄疸患者的筛查,提高早期诊断率。

标本要求:空腹、血清 2ml。

4.影像学检查

(1)实时超声检查对胆管梗阻部位和程度诊断率高,为首选检查。

(2)CT 可显示肝内外胆管的扩张、肿大的胆囊及周围组织器官、血管的受累情况。

(3)MRCP 可显示近乎 100% 的肝外胆管,90% 不扩张的肝内胆管也可沿肝外胆管向上追踪,85% ~ 100%可明确梗阻部位。

(4)介入检查包括超声内镜(EUS)、管腔内超声(IDUS)、管腔内彩色多普勒超声技术(ECDUS)、经皮穿肝胆道造影(PTC)、内镜下逆行胰胆管造影(ERCP)、超声内镜引导下胰胆管造影(EGCP)、经口胆道子母镜(PCS)等检查,各具自身特点,对病变检查更为细致、准确率更高。

5.鉴别诊断　本病应与胰腺癌、壶腹癌、原发性胆汁性肝硬化和肝内胆汁淤积相鉴别。

6.治疗

(1)首选手术切除肿瘤。

(2)不能做根治性切除者,可行姑息性手术,如减轻黄疸的胆肠吻合术和解除梗阻的胃空肠吻合术。

(3)胆管内支架引流术(ERBD)是解除恶性梗阻性黄疸的一项很好的姑息性治疗手段。

（刘　　晴　　陈国栋）

第二十八节　神经内分泌肿瘤

● 胃泌素瘤

胃泌素瘤(gastrinoma)是一种少见的胃肠胰腺神经内分泌肿瘤。以难治、反复发作的消化性溃疡和高胃酸分泌为特征。1955 年 Zollinger 和 Ellison 首先报道了 2 例以顽固性溃疡、高胃酸分泌、胰腺非 B 细胞瘤为特征的病例。故以此命名为卓 – 艾综合征(Zollinger-Ellison syndrome,ZES)。

一、流行病学

胃泌素瘤是少见病,国外文献报道其发病率为(0.1 ~ 15.0)/100 万。0.1%的消化性溃疡和2% ~ 5%的复发性溃疡是由胃泌素瘤引起。在我国,胃泌素瘤的发病率居胰十二指肠内分泌肿瘤的第三位,低于胰岛素瘤和无功能性胰岛细胞瘤。

二、病理

胃泌素瘤是胃泌素细胞（G 细胞）腺瘤或腺癌，组织病理学特征是岛状细胞瘤，由相同的柱状细胞组成，有明显的核仁，胞浆较少，在良性或恶性肿瘤细胞中可见有丝分裂象。胃泌素瘤产生胃泌素，引起胃酸过度分泌状态。胃泌素在胃泌酸处黏膜与 CCK_2 受体结合，此处有大量产酸的壁细胞和含胺的嗜铬细胞，胃泌素直接刺激壁细胞分泌胃酸；但更主要的是通过嗜铬细胞间接释放组胺，组胺不同于壁细胞。它是通过外分泌方式结合和激活组胺受体产生细胞内环三磷酸鸟苷，刺激胃酸分泌。胃泌素作为一种营养的或生长促进激素，促进壁细胞和嗜铬细胞增殖。临床有 90% 以上的 ZES 患者胃酸分泌明显增加。

三、分型

临床上胃泌素瘤可分为散发型和家族型，前者多见。①散发型胃泌素瘤主要位于称为"胃泌素瘤三角（gastrinoma triangle）"的解剖区域，多发性和胰腺外胃泌素瘤的发生率高，常在胃泌素瘤三角内的淋巴结发生。80%～90%的胃泌素瘤位于"胃泌素三角"。"胃泌素瘤三角"是指以胆囊管与胆总管交汇处为上点，十二指肠第二、三部分接合部为下点，胰腺颈体结合部为中点所围成的三角形区域。70%～80%胃泌素瘤位于十二指肠壁内，一般体积较小，直径往往小于 1cm；位于胰腺内胃泌素瘤的直径常大于 1cm。②家族性胃泌素瘤是Ⅰ型多发性内分泌腺瘤病（multiple endocrine neoplasia type Ⅰ，MEN-Ⅰ）的一部分。其特点包括：有明确的家族史，家系中有第 11 对染色体 q13 的变异；胃泌素瘤常为微小、多发且多分布于十二指肠及其他部位；肿瘤生长相对缓慢，带瘤生存时间长，预后好。

四、临床表现

胃泌素瘤的临床表现主要是由高酸导致食管炎、溃疡病、腹泻。

1. 消化性溃疡　90% 以上的胃泌素瘤患者发生上消化道溃疡，具有难治、多发、易复发、并发症多而严重的特点，胃镜下表现为多发散在溃疡及黏膜广泛充血水肿糜烂，黏膜皱襞明显肥大增厚的特征。2/3 的患者因酸反流导致轻度至重度食管炎，可并发食管狭窄和 Barrett 黏膜。

2. 腹泻　65% 的患者以腹泻为突出临床表现；10%～25% 则以腹泻为唯一临床表现。胃泌素瘤的腹泻为分泌性，兼具以下特点：①腹泻程度轻重不等，以水泻为主；②抑制胃酸可缓解腹泻，如应用抑酸剂或经鼻胃管抽吸胃液；③粪便肉眼无黏液、脓血,镜下无白细胞和红细胞;④停用抑酸剂后可迅速复发。

3. MEN- I　胃泌素瘤患者中 25% 伴有 MEN- I 综合征,这种常染色体显性遗传病常累及甲状旁腺、胰腺和垂体,较少累及的是肾上腺皮质和甲状腺。至少 1/3 的 MEN- I 的首发症状是卓 – 艾综合征,因此建议对拟诊单发性胃泌素瘤的患者需监测生化指标,同时进行遗传学筛查除外 MEN- I。该基因的遗传缺陷位于 11 号染色体的长臂上。

在临床上十二指肠溃疡患者若遇以下情况应考虑 ZES:①顽固性糜烂性食管炎、多发性消化性溃疡;②溃疡位于十二指肠远段或空肠;③腹泻;④高钙血症或肾结石;⑤青年人或老年人消化性溃疡并有胃肠分泌疾病家族史,尤其是 MEN – I 型综合征;⑥复发性溃疡;⑦药物治疗不能控制症状。胃泌素瘤可分泌其他肽类激素如生长抑素、胰岛素、胰多肽等,可能是导致其临床特点不突出的原因。

五、诊断

1. 定性诊断

(1)胃液分析:胃液分析有一定的诊断价值。可作为胃泌素瘤的筛查实验。夜间 12 小时胃液分泌总量 >1000ml(正常 <100ml)。基础胃酸分泌量(BAO) >15mmol/h,胃大部切除术后 BAO >5mmol/h。基础胃酸分泌量/最大胃酸分泌量(BAO/MAO) >60%,即可诊断该病。

(2)血清胃泌素水平:几乎所有的胃泌素瘤患者空腹胃泌素水平都增高。正常人群及十二指肠溃疡的患者空腹血清胃泌素水平均值为 50 ~150pg/ml。当空腹血清胃泌素水平 >1000pg/ml。伴有临床症状和胃酸高分泌,可确诊胃泌素瘤。临床表现符合胃泌素瘤、空腹血清胃泌素为 100 ~1000pg/ml 者可行促胰液素刺激试验(SASi),有助于诊断和鉴别诊断。但胃泌素增高也可见于以下情况:①恶性贫血,因胃酸缺乏不能反馈抑制胃窦部 G 细胞分泌胃泌素;②消化性溃疡合并幽门梗阻。胃窦部膨胀也可刺激胃泌素的分泌释放;③肾功能不全导致胃泌素分解排泄障碍,根据临床及生化检查不难与胃泌素瘤相鉴别。

(3)激发试验:常用的有胰泌素激发试验、钙激发试验及标准餐试验。

※ 促胰液素激发试验　该试验结果敏感性高,不良反应少。以 2U/kg 体重静脉注射促胰液素,并在注射后的 0,2,5,10 分钟,各抽血样检测血清胃泌素浓度。血清胃泌素值增加 >200ng/L,可诊断胃泌素瘤。除外迷走神经切除术后、原发性 G 细胞增生、胃窦留置综合征等胃酸缺乏导致胃泌素值增高。

※ 钙激发试验　当病人促胰液素试验阴性、胃酸分泌高、临床又高度怀疑胃泌素瘤时,

应用此试验。以每小时 54mg/kg 体重的 10% 葡萄糖酸钙(每小时 5mg/kg 体重的钙)持续静脉滴注,3 小时滴完,并自注射时始,每半小时抽血 1 次,检测血清胃泌素浓度。血清胃泌素值增加 >395ng/L 为阳性。有高钙血症者禁做此试验,有肾脏病、心脏病者亦慎用。

　　◈ 标准餐试验　给予患者进食含蛋白质 30g、脂肪 20g、碳水化合物 25g 的标准餐(包括 1 片面包、200ml 牛奶、50g 奶酪和 1 个鸡蛋),并自进餐时始,每半小时抽血 1 次,检测血清胃泌素浓度,共 2h。胃泌素瘤病人与胃窦留置综合征者血清胃泌素值增高不明显,一般增高小于 50%。而原发或继发于胃迷走神经切除术的 G 细胞增生者,可增高 2.5 倍以上,十二指肠溃疡患者中度增加。

　　2. 定位诊断　由于胃泌素瘤一般比较小,20% ~50% 为多发性,术前定位比较困难。尽管用于定位诊断的方法较多;但各种方法的优缺点并存,敏感性和特异性均不满意。

　　(1)影像学检查:包括 BUS、CT、MRI 和选择性动脉造影术等。BUS 的优点是经济、无创性,发现胃泌素瘤阳性率约为 20 ~25%。<1cm 的肿瘤一般不易检出,肿瘤在 1cm ~3cm 时,阳性率约为 15%,肿瘤 >3cm 时多能诊断。术中超声可大大改进超声的定位诊断。CT 与 BUS 检查相似,难以发现 <1cm 的肿瘤,对 2cm 的肿瘤,发现率不足 50%。CT 主要用于胃泌素瘤肝转移的诊断,如与选择性动脉造影术联合应用,对肝转移灶的敏感性可达 90% 以上。MRI 的优点是确定有无肝转移,其敏感性为 83%。总之,常用于胃泌素瘤的影像检查方法对术前定位的敏感性与瘤体的大小密切相关,>3cm 的肿瘤,敏感性为 70%;1 ~3cm 的肿瘤,敏感性为 30% ~70%;<1cm 的肿瘤则甚少发现。

　　(2)内镜超声(EUS):对十二指肠壁肿瘤的敏感性为 50%,对胰腺肿瘤为 75%,对淋巴结转移为 62.5%。尽管 EUS 难于发现小的十二指肠胃泌素瘤,但仍然是诊断胰腺胃泌素瘤的重要方法。

　　(3)经肝选择性门静脉取血样检查术(transhepatic portal venous sampling, THPVS):将导管插入门静脉的各汇入支,并经股静脉插管入肝静脉取血,测定不同静脉分支血样胃泌素水平,若某一分支出现升高的血清胃泌素梯度,则该静脉的回流区域内可能存在病灶。THPVS 虽对肿瘤的确切定位不太敏感,但对肿瘤所在区域定位是准确的。THPVS 已被选择性动脉胰泌素注射试验所取代,因后者更敏感,并发症少。

　　(4)选择性动脉内注射胰泌素检查法(selective arterial secrine injection, SASI):将一条导管选择性分别插入脾动脉(胰体尾)、胃十二指肠动脉(胰头和十二指肠上半部)和胰十二指肠下动脉(胰头和十二指肠下半部),将第二条导管置入右肝静脉。若在某一动脉分支注药后,肝静脉血中胃泌素浓度明显升高,则可确定此动脉供血区内存在肿瘤。该法不需穿刺肝实质,较 THPVS 法简单、安全。为胃泌素瘤特别是胰外病灶定位较准确的方法。

(5)生长抑素受体闪烁成像(SRS):是胃肠道内分泌肿瘤的一种新定位技术。

总之,虽然定性和定位诊断方法较多,但应根据条件、设备以及术者的经验选择合适的方法;关键是探查手术,标准的探查手术应包括术中应用 EUS 或超声,因其可大大改进超声的定位诊断,若同时行术中十二指肠双侧扪诊,胃泌素瘤定位的阳性率可进一步提高。

六、治疗

1. 手术治疗 彻底手术切除肿瘤是治疗胃泌素瘤的最好方法。手术的范围取决于仔细检查和探查后对肿瘤的定位。

2. 化学疗法 转移性胃泌素瘤只有 20% 左右可手术切除,且复发率为50%。伴转移的胃泌素瘤患者可行化疗。链脲菌素(streptozotocin)对胰腺肿瘤有效。链脲菌素与 5 – 氟尿嘧啶(5-FU)或与 Doxorubicin 合用可提高化疗反应率,并延长患者寿命。干扰素对转移性类癌瘤及胰腺内分泌瘤有效,奥曲肽可减缓肿瘤的进展,但都不能延长患者生命。

3. 药物治疗 ①质子泵抑制剂:有效地控制患者高胃酸分泌,其效用显著。②H_2 受体拮抗剂:抑制胃泌素瘤患者高胃酸分泌。③长效生长抑素类似物:直接降低血浆胃泌素水平,抑制胃酸分泌,有效地控制高胃酸分泌。

七、预后

胃泌素瘤的预后较好,完全切除胃泌素瘤后,经胃泌素测定正常的患者 10年生存率为 90% ~100%。即使存在淋巴结转移,但肿瘤完全切除者 10 年生存率也在 85% 以上。肝转移是预后不良的标志。

(王雪梅)

● 胰岛素瘤

胰岛素瘤是一种以低血糖和内源性高胰岛素血症为主要特点的神经内分泌肿瘤,它起源于胰岛 B 细胞,是主要的胰岛内分泌肿瘤,又名胰岛 B 细胞瘤。本病罕见,但却占全部胰腺内分泌肿瘤的 70% ~80%。低血糖的临床表现,与胰岛素瘤自主分泌胰岛素有关。其典型表现是发作性空腹低血糖。临床症状可分为交感、肾上腺系统兴奋和中枢神经障碍两大类。胰岛素瘤多为良性,手术切除是其主要治疗方法。

一、流行病学

本病发病率低,功能性胰岛素瘤的年发病率在中国为$(0.8 \sim 0.9)$/100 万,美国为 4/100 万。胰岛素瘤是功能性胰岛细胞瘤中最为常见的一种,占全部胰岛内分泌肿瘤的 70% ~80%。可发生在各年龄段,平均年龄为 45(8 ~82)岁;女性发病率稍高于男性,男女比例约为 1∶1.4。多发内分泌腺瘤综合征 Ⅰ 型(MEN-Ⅰ)患者发病年龄往往更年轻,在 25 岁左右。

二、发病机制

胰岛素瘤的分子机制尚不完全清楚,但分子生物学等方面研究进展较快。在胰岛素瘤的发病机制中,基因突变占据重要的地位。原癌基因、细胞凋亡、生长因子等在胰岛素瘤的生长中发挥一定作用。神经递质和胃肠激素调节胰岛素的分泌,促进胰岛素瘤的进展。

三、病理

大部分胰岛素瘤位于胰腺内,2% 位于胰腺外,且多位于十二指肠肠壁;肿瘤通常是散发、单个的,占 90%,但有时是多发的,占 5% ~10%,往往是 MEN-Ⅰ 的一部分。90% 的胰岛素瘤是良性的,5% ~16% 为恶性。80% ~90% 的胰岛素瘤小于 2cm,通常平均分布于胰头、胰体和胰尾;有 2% 是弥漫 B 细胞增生。

胰岛素瘤多呈圆形或椭圆形,表面呈淡红色或棕黄色,有较完整的囊包裹,与周围组织界限清楚,质地较胰腺组织略硬,富含血管,切面呈粉红色或暗红色,大的肿瘤可以有囊性变或出血。镜下可见肿瘤细胞的形态及结构与正常胰岛细胞相似,细胞呈高柱状或多角形,排列呈蜂窝状或带状,间质很少,而淀粉样物质多见。仅依靠病理学检查不易鉴别胰岛素瘤的良恶性,确定肿瘤是否为恶性的最可靠的指标是手术中有无肝或淋巴结转移,以及是否侵犯周围器官和组织。

四、临床表现

胰岛素瘤患者症状复杂多样,主要是由肿瘤释放过量胰岛素所致,典型的症状为自发性低血糖,最常发生于清晨或傍晚空腹时,或在劳累后出现症状,有时亦可因精神刺激,发热或月经来潮等而诱发。如 Whipple 三联征、乏力、头晕、昏迷、晕厥、行为异常、癫痫等。文献报道,96% 胰岛素瘤具有典型的 Whipple 三联征表现,即:①空腹或运动促使低血糖症状发作。②发作时血糖 <2.8mmol/L。③进食或补充葡萄糖后症状缓解。症状的严重程度与血糖下降的速度、程度及个体血糖阈值有关,与肿瘤的大小和性质无关。

胰岛素瘤可出现各种各样的症状,临床症状可分为两大类,中枢神经障碍和交感 – 肾上腺系统兴奋。血糖迅速降低时,常以交感神经兴奋为主要表现,发生心悸、虚弱和疲劳、冷汗、面色苍白、四肢发凉、手足震颤、饥饿无力等,这是自主神经功能紊乱的代偿性反应,约 65% 的患者有此类症状。缓慢降低时,表现为思想不集中、思维和语言迟钝、不安、头晕、视力模糊和步态不稳,有时出现狂躁、感觉和行为异常;低血糖严重时,可出现昏迷、瞳孔对光反射消失、癫痫样抽搐、偏瘫和出现各种病理反射,严重持久的低血糖(>6 小时)可导致永久性脑功能障碍,甚至死亡。

五、定性诊断

1. 低血糖症的诊断　　低血糖症的诊断依据是典型的 Whipple 三联征:①空腹和运动促使低血糖症发作;②发作时血糖低于 2.8mmol/L:③进食或补充葡萄糖后症状迅速缓解。由于低血糖症表现不特异,因此发作时测定血糖值尤为重要。如果发作时多次测血糖值正常,胰岛素瘤即可被排除。一般情况下正常人空腹血糖不低于 3.9mmol/L,若在 2.8 ~ 3.9mmol/L 时提示低血糖症可能,低于 2.8mmol/L 即为低血糖(表 8 – 22)。但需排除其他引起低血糖的原因:①功能性低血糖(神经源性低血糖);②长期消耗性疾病;③药物性低血糖,如磺脲类药物等;④升糖激素分泌不足,如 Addison 病,垂体功能减退;⑤低血糖伴高胰岛素血症。

表 8 – 22　空腹或低血糖发作时胰岛素瘤的诊断指标

项目	浓度
血浆葡萄糖	≤2.8mmol/L
血清胰岛素	≥6μU/ml(43pmol/L)
血清 C – 肽	≥0.2nmol/L
血清胰岛素原	≥0.5nmol/L
血清磺脲类药物	阴性
血清 β – 羟基丁酸盐	<2.7mmol/L
静脉注射 1mg 胰高血糖素后血糖的变化	>1.39mmol/L(25mg/dl)(30min)

2. 高胰岛素血症的诊断 正常的胰岛 B 细胞能按机体需要释放胰岛素,血糖高时胰岛素释放增多,血糖低时,则释放减少。在胰岛素瘤时这种反馈机制消失,胰岛 B 细胞内持续释放胰岛素,引起低血糖症,表现为低血糖状态下出现血清胰岛素水平的不适当升高。

3. 胰岛素释放指数（IRI/G） 如能在空腹或低血糖症状发作的同时测定血糖和胰岛素,并计算胰岛素免疫活性（$\mu U/ml$）与血糖（mg/dl）的比值（IRI/G）,则比单独测血糖或胰岛素对诊断有更大的帮助。正常人 IRI/G < 0.3（0.12 ± 0.05, M ± SD）,胰岛素瘤患者的 IRI/G > 0.3（1.79 ± 1.75,范围 0.35 ~ 5.80）。如果男性血糖低于 2.8mmol/L,女性低于 2.5mmol/L 时,若仍能测出胰岛素的量,不管 IRI/G 的比值如何,都应怀疑胰岛素瘤。

4. 饥饿试验 患者晚餐后禁食,次晨 8 时测血糖胰岛素。如无明显低血糖症状,继续禁食,每 4 ~ 6 小时或出现低血糖症状时抽血测血糖和胰岛素。症状出现立刻取血后给予静脉注射 50% 葡萄糖 60ml 中止试验。如 24 小时后无发作,可在每 12 小时内加 2 小时的适量运动以促进低血糖发作。已经证实胰岛素原的测定在胰岛素瘤的诊断中具有重要价值。87% 的胰岛素瘤患者中的血清胰岛素原水平等于免疫反应性胰岛素或其值的 125%。Hirshberg 报道,82% ~ 90% 的胰岛素瘤患者饥饿试验前后测得的胰岛素原水平 ≥ 0.2ng/ml（22pmol/L）,饥饿试验中胰岛素瘤患者的血清胰岛素及胰岛素原均不被抑制,而非胰岛素瘤患者则相反,并认为血清胰岛素原测定联合 48 小时饥饿试验可作为胰岛素瘤定性诊断的标准。

5. 5 小时糖耐量试验 主要价值在于鉴别各种原因的低血糖症,由于胰岛素瘤长期自主分泌大量胰岛素,使正常的胰岛功能受到抑制,甚至萎缩,在糖负荷时胰岛不能进行正常的应答,形成了血糖峰值降低延缓的特点。正常人糖负荷 180 分钟时血糖恢复至基础水平,但胰岛素瘤患者由于受肿瘤影响体内胰岛素水平仍处于高水平,5 小时糖耐量试验较 3 小时糖耐量试验有助于胰岛素瘤的诊断。

6. 动态血糖监测 动态血糖监测（continuous glucose monitoring system, CGMS）有助于提高低血糖,特别是无症状性低血糖的检出率。因此,对怀疑低血糖症患者进行 CGMS 监测对临床诊治有指导和帮助意义。

7. 激发试验和抑制试验 激发试验是根据胰岛素瘤患者对促胰岛素分泌物质的刺激有分泌大量胰岛素的反应,从而引起血糖水平下降。包括甲苯磺丁脲（D860）试验、胰高血糖素试验、精氨酸试验、亮氨酸试验、促胰液素试验、钙激发试验。目前已较少使用。

胰岛素或 C-肽抑制试验:正常人给予外源性胰岛素而引起低血糖时,内源性胰岛素分泌均被抑制,与胰岛素呈等摩尔合成的 C-肽的释放也受抑制。而胰岛素瘤患者两者的释放均不受抑制。目前已很少使用。

8.端粒酶活性升高 在人类肿瘤中是常见现象,可能是恶性肿瘤的一个有用的标志物,有学者报道端粒酶活性在胰腺内分泌肿瘤中,可能用于区分良恶性肿瘤。

六、定位诊断

诊断明确的胰岛素瘤的患者可以进行定位检查以了解肿瘤的大小、位置和数目。

1.无创性检查

(1)B 型超声检查:80% 胰岛素瘤直径 <2cm。B 超对直径 <1cm 的病灶很难发现。B 超对诊断胰岛素瘤的敏感性为 24.0% ~40.3%,但经济方便且可多次重复,对有无肝转移有诊断意义,可作为常规检查,并结合其他检查方法共同评价。

(2)CT 扫描:常规平扫对直径小于 1cm 者,阳性率较 B 超高(50% 左右),增强扫描可提高显示率。腹腔动脉和肠系膜上动脉插管注射造影剂与 CT 联用,可明显提高胰岛素瘤的诊断率。

(3)MRI:MRI 无创、无辐射、软组织分辨率高,敏感性比 B 超和 CT 高。

(4)生长抑素受体(somatostatin receptor,SSTR)闪烁显像(SRS):由于神经内分泌肿瘤过度表达 SSTR,很多神经内分泌肿瘤已经开始应用 SSTR 靶向定位作为诊断和治疗方法,SSTR 显像能检出大多数胰腺内分泌肿瘤病灶,体外放射自显影研究显示,100% 的胃泌素瘤、胰高血糖素瘤及 72% 的胰岛素瘤均有 SSTR 表达,与体内闪烁扫描显示结果基本一致。但是诊断这类肿瘤的特异性较低,对于一些生理性的显像剂摄取,需要应用常规影像学手段加以鉴别以提高诊断准确性。

(5)单光子发射计算机摄影技术(SPECT):SPECT 可提高 SRS 的敏感性。注射 ^{111}In 之后 4 小时和 24 小时行腹部 SPECT,敏感性为 87.5%。SPECT 比传统的显像方法优越。SRS 的阳性预测值为 100%,敏感性 60%。

2.有创性检查

(1)选择性血管造影(digital substraction angiography,DSA):本法的敏感性往往依赖于肿瘤的体积和位置不同而异。敏感性为 55.9% ~76.9%,超选择的血管造影(腹腔干的分支)的敏感性为 72%,选择性腹腔动脉造影和肠系膜上动脉造影的敏感性为 76.9%。假阳性率高。

（2）CT 血管造影（CTA）：CTA 结合了 CT 和血管造影的优势，既可准确显示病灶，又可提供准确的解剖关系，利用胰岛素瘤排泄造影剂的速度慢于正常胰腺组织而使肿瘤显影。有报道其阳性率可达 83%。

（3）超声内镜（endoscopic ultrasonograph，EUS）：EUS 检测胰岛素瘤优于螺旋 CT，敏感性为 83.3%。EUS 对直径 0.75cm 以下的肿瘤检测有困难。它对肿瘤的定位要取决于肿瘤的位置和大小。胰头和胰体的肿瘤可观察到，而胰尾的肿瘤检出率只能达到 50%。EUS 与 SRS 联合应用，总敏感性 89%。

（4）超声内镜引导下细针穿刺活检（endoscopic ultrasound-guided fine-needle aspiration biopsy，EUS-FNA）：有研究者对 78 例患者行 EUS－FNA 检查，精确性 92%，敏感性 84%，特异性 100%，阳性和阴性预测值分别为 100% 和 86%。

（5）动脉刺激静脉取血（arterial stimulation venous sampling，ASVS）：ASVS 检测胰岛素瘤敏感性高，安全可靠，比 PTPC 的创伤小得多，敏感性在 78% ~ 92%。改良的 ASVS：用低剂量的葡萄糖酸钙在脾动脉远端注射，右肝静脉取血测胰岛素水平可以获得高准确性的诊断，且安全性好。超选择的 ASVS（SS-ASVS 对胰头、体或尾的胰岛素瘤定位正确〔8 例/9 例（89%）〕，传统的 ASVS 检出胰岛素瘤〔7 例/9 例（78%）〕。对胰体或胰尾的胰岛素瘤，SS-ASVS 比传统的 ASVS 的定位准确性高。法国学者用钙刺激动脉造影，[111]In 标记的奥曲肽闪烁扫描研究两组胰岛素瘤患者，准确性分别为 100% 和 84.7%。

（6）经皮肝门静脉置管分段取血测定胰岛素（PTPC 或 PVS）：该检查敏感性高。美国学者研究 PTPC 的敏感性为 55%。PTPC 是介入性检查，需穿刺置管，有一些并发症及痛苦，且有一定的技术难度，因此只有在必要时进行此检查。

（7）腹腔镜超声：腹腔镜超声是在腹腔镜下通过胃后途径将超声探头直接与胰腺表面接触，减少了胃肠道气体的影响，提高了胰腺小病变的检出率，但是对于直径 <1.0cm 的肿瘤检出较困难。

3. 术中定位诊断 术中外科医生对胰腺及胰周组织进行全面而彻底的检查及术中 B 超对定位诊断有很大帮助。术中外科医生探查定位的准确性为 85% ~98.5%。位于胰头的小肿瘤不易探查到，术中超声定位准确性 90% ~ 100%。术中超声尤其对胰头的肿瘤诊断优于其他方法。

七、鉴别诊断

胰岛素瘤需与各种能引起空腹低血糖的疾病相鉴别。

在各种引起低血糖疾病中,应着重鉴别内源性胰岛素或胰岛素样因子引起的低血糖。胰岛细胞增殖症值得重视,B细胞增生可以是局部的,也可以是弥漫性的,症状主要是低血糖引起的嗜睡,昏睡不醒,生长缓慢及癫痫发作。测血糖低于2.2mol/L。主要依靠经皮肝门静脉置管分段取血测定胰岛素是否出现峰值或呈普遍性增高,B细胞增生是普遍性增高。

抗胰岛素抗体及抗胰岛素受体自身抗体引起的低血糖要靠自身抗体的检测来确诊。

非胰岛素肿瘤所致的低血糖的诊断有赖于原发疾病的诊断。有些胰外的恶性肿瘤可以刺激胰岛素释放,有些肿瘤本身能分泌胰岛素样物质。鉴别非胰岛素肿瘤与胰岛素瘤可用胰高血糖素试验。

外源性胰岛素和降糖药如磺脲类和双胍类等皆可诱发低血糖。当患者有不能解释的低血糖,尤其不能查到胰岛素瘤,应怀疑磺脲类药物的滥用。

八、治疗

手术切除肿瘤是治疗胰岛素瘤唯一有效的方法。一旦诊断明确应及早手术。内科治疗适用于术前的准备时期,找不到病灶的隐匿性胰岛素瘤患者或切除不了的恶性胰岛素瘤。内科治疗虽不能彻底治愈,但能防止低血糖的发作,保护脑细胞,改善生活质量,延长患者生命。

1. 外科治疗

(1)手术方式:有肿瘤摘除、胰体尾或胰尾切除、肿瘤部位胰腺局部切除、胰十二指肠切除术等。

(2)腹腔镜:近年来报道腹腔镜切除胰岛素瘤,适宜对单发的良性肿瘤,尤其在胰腺前壁的肿瘤,采用摘除术或远端胰腺切除术。

(3)术中监测:多发性胰岛素瘤的手术成功与否关键在于切除所有的肿瘤,需要有可靠的监测方法以防止肿瘤遗漏。最常用的方法是血糖监测和肿瘤切除前后门脾静脉血胰岛素水平的测定。

(4)肝移植:文献报道用肝移植方法治疗伴有肝转移的恶性胰岛素瘤效果满意。

(5)预后:术后10年存活率90.5%,良性肿瘤为98.4%,恶性肿瘤为75.7%,手术并发症最常见的是胰瘘,胰头部肿瘤术后发生率高达50%。

2. 内科治疗

(1)饮食治疗:简便易行。感到发作前兆时即服用富含葡萄糖或蔗糖食品,防止发作。睡前加餐,避免夜间症状发作。多吃含糖食品,增加餐次,平时食用吸收较慢的糖,如淀粉、面包、土豆和米饭等。避免劳累。严重低血糖患者,可以持续性静脉输注葡萄糖,同时给予富含糖的饮食。

(2)药物治疗:控制高胰岛素血症的药物有多种,适于长期使用。

◈ 氯甲苯噻嗪(Diazoxide),抑制胰岛素的释放,有胃肠道不良反应和水的潴留。

◈ 链佐霉素(Steptozocin),为一种抗肿瘤抗生素,抑制 DNA 合成作用,主要用于治疗胰岛细胞癌,亦可用于腹腔动脉插管或插入式化疗导管法做肿瘤部位的局部灌注。

◈ 5-氟尿嘧啶、阿霉素、左旋门冬酰胺酶等化疗药物对恶性胰岛素瘤都有一定的抑制作用。

◈ 长效生长抑素类药物,对正常胰岛细胞和胰岛素瘤均有抑制分泌作用。奥曲肽对手术失败的患者症状控制良好。

(王雪梅)

● 胰血管活性肠肽瘤

胰血管活性肠肽瘤(vasoactive intestinal peptide - secrating tumors, VIPom)是一种相当少见的胰腺内分泌肿瘤,胰岛 D_1 细胞分泌大量的血管活性肠肽(VIP)引起的顽固性水泻,大量钾离子丢失而出现低血钾、胃酸过少或无胃酸,故又称为水泻、低血钾、无胃酸综合征(watery diarrhes, hypokalemia, achlordria, WDHA)。由于绝大部分为胃酸减少,无胃酸者少见,故目前多改称为 WDHH(watery diarrhes, hypokalemia, achlordria, hypochlorhydria)。VIPom 多于中年发病,女性多于男性,年发病率仅为(0.2~0.5)/100 万,占胰腺内分泌肿瘤的5%。临床表现复杂且多发现较晚,大多表现为内分泌肿瘤综合征。

一、发病机制

VIPom 的临床表现是由于胰岛 D_1 细胞产生或分泌大量 VIP 而引起。VIP 可促进肠黏膜上皮细胞内腺苷酸环化酶,导致小肠、结肠向肠腔大量分泌水和 Na^+,Cl^-,HCO_3^- 等电解质,K^+ 的被动吸收明显减少。粪便中电解质排量很高(K^+ 可高达 90mmol/L, Na^+ 270mmol/L, Cl^- 100mmol/L, HCO_3^- 80mmol/L),粪便 pH 8~8.7,出现严重的水样腹泻,可导致脱水、低钾血症和酸中毒。VIP 可抑制平滑肌收缩,是除低血钾外引起肌无力、肠扩张、假性肠梗阻和胆囊扩大的另一原因。VIP 有抑制胃酸分泌的作用,当其大量分泌时可导致低胃酸或无胃酸。VIP 可激活肝细胞及脂肪细胞腺苷酸环化酶,促进肝糖原分解及脂肪动员,引起血糖增高和糖耐量低减。VIP 可扩张血管,导致皮肤潮红。本病还可引起高血钙,肿瘤本身分泌甲状旁腺样激素增多,低血镁刺激甲状旁腺激素分泌增加,当合并甲状旁腺瘤时甲状旁腺激素分泌增多,VIP 并有溶骨作用。

二、临床表现

1. 水样腹泻　是 VIPom 的特征性临床表现,患者 100% 发生。在肿瘤早期,腹泻可为突发的和周期性的,逐渐加重;晚期或 VIPom 发生癌变,即呈持续性腹泻。此种腹泻具有分泌性腹泻的特点,每日大便量超过 1L〔$>20ml/(kg \cdot d)$〕;禁食 48 小时后大便量仍大于 500ml/d;大便呈水样,常接近中性,渗透压接近血浆渗透压。腹泻病程长短不等,2 个月至 15 年不等。大量水样腹泻可导致严重的电解质紊乱和脱水,甚至引起休克、酸中毒和心、肾功能不全而死亡。

2. 低钾血症　90% ~ 100% 的患者发生严重而持续的低血钾。表现为乏力、腹胀,少数患者可出现周期性麻痹、低钾性肾病及肾功能不全等。血清钾可低于 2mmol/L,难于纠正。常伴有代谢性酸中毒,血 pH < 7.1 者并不少见。

3. 低胃酸　70% VIPom 患者可表现为低胃酸症,无胃酸者较少见。胃黏膜病理提示胃壁细胞量正常,主要是因为在血循环中存在抑制胃壁细胞分泌胃酸的物质——VIP。部分患者常分泌多种肽类激素,其中有些对胃酸分泌有较强的抑制作用,如生长抑素等。低血钾也可使胃酸分泌减少。

以上三种表现称为 VIP 瘤的三联征。

4. 其他表现　①皮肤潮红:约 90% 的患者有皮肤潮红,主要位于面、颈、前胸和上臂。②高钙血症:约 60% 患者可有高血钙,切除肿瘤后血钙即可恢复正常。③血糖增高:25% ~ 50% 患者可表现为血糖增高或糖耐量异常。④体重减轻:几乎所有患者出现消瘦,与脱水、营养障碍和肿瘤消耗有关。通常体重减轻在 7 ~ 27kg。⑤手足搐溺:由于腹泻丢失镁,致血镁降低,出现手足搐溺,纠正低血钾将使低血镁更加恶化。

三、辅助检查

(1)采用放射免疫方法(放免法)测定血浆 VIP 值明显高于正常,是诊断 VIP 瘤的重要依据。正常人血浆 VIP 值在 0 ~ 190pg/ml,VIP > 200pg/ml 有诊断意义。有报道 99 例 VIP 瘤患者血浆 VIP 值平均为(956 ± 285)pg/ml,明显高于正常人平均值。VIPom 可能不持续分泌 VIP,血浆 VIP 常自发性波动。有报道五肽胃泌素可刺激肿瘤分泌,使血中 VIP 值明显升高。

(2)其他激素测定:①VIP 瘤患者血浆生长抑素水平明显增高,这可能是由于生长抑素活性低,其抑制肠道分泌的作用被 VIP 拮抗所致。②胰多肽升高,提示肿瘤位于胰腺组织内。③降钙素的增多与内分泌肿瘤的多激素分泌有关,免疫组化可见肿瘤含有大量的降钙素阳性细胞。

(3)免疫组化及病理学检查:单纯的光镜病理学检查难以区分 VIP 瘤与其他胰腺内分泌肿瘤,故需结合临床。免疫组化分析、特殊染色、电镜观察及肿瘤组织中 VIP 定量是有效的定性 VIPom 的病理检查方法。应用免疫组化法不仅能定性诊断,同时可测出肿瘤在湿重时 VIP 及有关激素的含量,对诊断 VIPom 有重要价值。光镜与电镜联合检查能确定肿瘤是否来源于胰岛 D_1 细胞,并能确定良性和恶性。

四、诊断

根据典型的 VIP 瘤三联征及放免法测定血浆 VIP 值明显增高,免疫组织化学(免疫组化)染色阳性即可做出 VIP 瘤的定性诊断。

定位诊断主要依赖腹部 B 超、CT,可用作首选检查,并可同时确定有无肝转移。由于此类肿瘤为多血管性,选择性腹部血管造影常可显示异常肿瘤浓染区。脾门静脉分段取血激素测定也有助于肿瘤定位,但因操作复杂且有创伤性,故应用较少。

定位诊断 VIPom 80% ~90% 位于胰腺内,以胰体尾部居多。定位方法主要依靠影像学检查确定肿瘤的位置、数目、大小和有无转移等。

1. B 超 体外 BUS 检查因胰腺前方被多层组织覆盖,显像常不清楚,可出现假阳性和假阴性。超声内镜检查可发现胰头附近的内分泌肿瘤,优于体外 BUS 检查。术中 BUS 检查可发现术中触摸不到的小肿瘤,并可了解肿瘤的浸润情况,鉴别良恶性。

2. CT 和 MRI 对 VIPom 有较高的诊断价值,如果在行 CT 检查的同时又做选择性动脉造影可提高检出率,并有助于肝脏等转移瘤的发现。

3. 数字减影血管造影(DSA) 对胰腺内分泌肿瘤的诊断阳性率达 80% 左右,同时还可发现多发病变和转移灶等。

4. 内镜逆行胰胆管造影(ERCP) 对侵犯胰管的 VIPom 有胰岛的定位诊断价值。

5. 腹腔镜 对肿瘤的活检定性和定位、判定肿瘤有无转移等有一定价值。

6. 剖腹探查 适用于临床上高度怀疑胰 VIPom 而定位困难的患者。

单独应用一种方法时确诊率不超过 50%。胰腺 VIPom 的影像学诊断应联用 B 超、CT、MRI、DSA 等检查,以利于提高诊断率。

五、鉴别诊断

严重水样腹泻应与感染性腹泻、霍乱或副霍乱、渗透性腹泻等相鉴别;胃泌素瘤患者的胃酸增高、顽固性溃疡、粪便中含钾量少,且经胃肠减压后常能消除腹泻可与本病区别;生长抑素瘤患者腹泻主要是脂肪泻;类癌患者也有腹泻、皮肤潮等症状,但其血液中 5 - 羟色胺、缓激肽水平升高,尿中 5 - 羟吲哚乙酸含量增加,可供鉴别。

六、治疗

1. 药物治疗　适用于术前准备或症状的控制。

(1)纠正水、电解质失衡和酸碱平衡紊乱。

(2)奥曲肽:对本病有显著的对症疗效。

(3)肾上腺皮质激素:可增强肠道吸收和抑制肠液分泌,缓解腹泻。

(4)化学药物疗法:现认为单用链脲霉素或与 5 - 氟尿嘧啶(5-FU)合用,可有效控制由转移瘤所致的腹泻。

(5)其他:据报道甲氧氯普胺能降低 VIP 释放,吲哚美辛可抑制前列腺素合成,对肿瘤合成前列腺素增多的病例有缓解水样腹泻的作用。此外,血管紧张素也可能有一定作用。

2. 手术治疗　手术切除是治疗 VIPom 最有效的方法。一旦确诊即应手术,力求根治;如不能根治,也应做姑息性切除。根据肿瘤在胰腺的部位、良性和恶性的情况选择手术方式。对于肝转移者可采用手术切除、射频消融、肝移植等方法。

七、预后

胰腺 VIPom 经常为恶性且合并转移,但生存率较高,5 年存活率为 68.5%。

(王雪梅)

● 类癌

一、概述

类癌(carcinoid)又称类癌瘤(carcinoid tumor),是一组来源于嗜铬细胞的低度恶性肿瘤。其临床、组织化学和生化特征可因其发生部位不同而异,可引起类癌综合征(carcinoid syndrome)。常见于消化道(> 80%),其次为肺、支气管(约 10%)。因类癌细胞可分泌 5 - 羟色胺(5-HT)等物质,从而引起皮肤潮红、腹痛、腹泻、支气管痉挛和心脏瓣膜病变等典型临床征象,总称类癌综合征。

类癌最具特征性的生化异常是 5 - 羟色胺(5-HT)及其代谢产物 5 - 羟吲哚乙酸(5-HIAA)的过量生成。不同胚胎起源的类癌具有不同的生化、病理及临床特征。概括地说,来自前肠的类癌(胃十二指肠、胰腺)为不亲银性,由于缺乏芳香氨酸脱羧酶,5-HT 生成较少,而 5 - 色氨酸含量较高,它们也可产生组胺和各种肽类;来自中肠(小肠、回盲部、升结肠、部分横结肠)的类癌为亲银和嗜银性,能产生较多的 5-HT 及缓激肽、前列腺素、P 物质和各种肽类;来自后肠的类癌为不亲银性,大多无分泌功能。

类癌的临床表现与它的部位及起源密切相关,也取决于其所产生的肽类和胺类介质。约 10% 的类癌患者发展为类癌综合征,它是类癌的完全表现,其出现几乎总是意味着类癌已发生远处转移,特别是肝转移。

类癌可产生多种化学介质,如 5 - 羟色胺、缓激肽、肾上腺素类、前列腺素类,以及多种胃肠肽和神经肽,包括活性肠肽、P 物质、神经激肽 A、神经激肽 B、神经激肽 K、胃泌素、胆囊收缩素、促胰液素、胰高血糖素、肠高血糖素、胃泌素释放肽、生长抑素、胰多肽、酪神经肽、胰岛素、神经降压素、胃动素、降钙素、甲硫脑啡肽、β 内啡肽、甲状旁腺激素、ACTH、绒毛膜促性腺激素等。许多类癌可分泌 2 种或 2 种以上的激素,原发类癌与转移类癌中所含有和分泌的激素可以不同。类癌所分泌的胃肠肽类激素和化学介质可产生相应的病理生理和临床表现。不少类癌表现为典型的内分泌肿瘤综合征,如卓 - 艾综合征、肢端肥大症、库欣综合征和高甲状旁腺素血症等。

二、消化系统类癌的诊断和治疗

类癌本身常没有症状或仅有局部压迫浸润、机械梗阻等症状,类癌引起的腹泻在症状上并无特征性。当出现内分泌肿瘤综合征的临床表现,或出现了皮肤潮红、哮喘、心脏瓣膜病等类癌综合征等表现,应高度怀疑类癌的可能性。类癌危象是严重的并发症,一般发生于前肠类癌,尿 5-HIAA 可骤然增高,临床上表现为严重而普遍的皮肤潮红,腹泻加重且伴腹痛,可有眩晕、嗜睡、昏迷等中枢神经系统症状,以及心律失常、心动过速、高血压、严重低血压等心血管异常。

血 5-HT 和尿 5-HIAA 测定在类癌的诊断中起着重要作用。大约 84% 的患者血 5-HT 和(或)尿 5-HIAA 升高,二者的诊断临界值分别为大于 120μg/L 和大于或等于 10mg/24h。五肽胃泌素激发试验对类癌综合征的诊断有帮助,静脉注射五肽胃泌素(0.6μ/kg)后 1 分钟、3 分钟、5 分钟、10 分钟、15 分钟取血测 5-HT,全部病例血 5-HT 均升高大于 40%或大于 50μg/L。定位诊断非常重要也非常困难。

类癌的手术治疗和化疗与其他胰腺内分泌肿瘤相同。生长抑素类似物奥曲肽对类癌综合征,特别是类癌综合征危象有显著疗效。

(王雪梅)

● 胰高血糖素瘤

胰高血糖素瘤(glucagonoma)来源于胰岛 A 细胞,是一种十分少见的胰腺内分泌肿瘤,肿瘤分泌过量的胰高血糖素引起坏死溶解性游走性红斑、糖尿病、贫血、消瘦为主的一系列症状,被称为"胰高血糖素瘤综合征"。胰高血糖素瘤的发生率约为每年 1/2000 万。发病年龄为 50～60 岁,60%为女性患者,多为散发,与多发内分泌肿瘤综合征相关,病变多为单发,60%的肿瘤位于胰体尾,恶性多见,有 70%以上的患者确诊时已有局部和(或)远处转移,常见转移部位为肝脏,其次为骨、肾上腺、肺。75%～80%的病变为恶性,肿瘤生长缓慢。确诊时已有 56%发生转移,肝转移多见。

一、临床表现

胰高血糖素瘤主要表现为胰高血糖素综合征:皮肤坏死松解性游走性红斑(necrolytic migratory erythema,NME)67%,舌炎 29%,糖尿病 38%,贫血、体重减轻 71%。①皮肤坏死松解性游走性红斑:这是本病最显著的特征性临床改变,几乎所有患者均出现这种皮炎,皮肤病变最初多从口腔、阴道、肛门周围的皮肤开始,逐渐累及躯干、臀部、大腿、手臂和颜面部。发病初期主要皮损表现为区域性红斑或为脱屑性红色斑丘疹,皮损常呈环形或弧形;随着病变发展,红斑呈环行或蔓行向周围扩展并相互融合;红斑向表面隆起,其中央出现大疱;大疱糜烂、坏死、结痂,发展为坏死溶解性大疱状斑丘疹。皮损一般可在 2 周内愈合,但其他部位出现新的病变,新老病变此起彼伏,可呈多种病变形式共存。②糖尿病:胰高血糖素瘤细胞分泌较多胰高血糖素,血糖升高;高血糖和胰高血糖素刺激 B 细胞分泌胰岛素增加,糖尿病较轻,一般不发生酮症酸中毒。③贫血:多为正细胞正色素性贫血。④消瘦:平均体重下降 20kg,可达 30kg。⑤舌炎及血栓形成、腹泻、神经精神症状等。

二、辅助检查

1. 血浆胰高血糖素　用放射免疫分析方法测定的血胰高血糖素正常值上限为 150～200pg/ml,胰高血糖素瘤时一般超过 500～1000pg/ml,目前,多以血浆胰高血糖素 >1000pg/ml 作为诊断本病的标准。

2. 腹部 B 超、CT 及选择性内脏动脉造影　对胰腺内分泌肿瘤定位的阳性率为 40%～90%,增强 CT、超声等敏感性皆不如选择性内脏动脉造影。选择性内脏动脉造影由于其高敏感性成为诊断胰高血糖素瘤的金标准,属有创检查。从影像学上看胰高血糖素瘤的大小平均为 6cm,多位于胰尾部。由于肿瘤较大,还可以采用细针穿刺活检,结果最准确,但操作复杂和有创。

3. 病理　肿瘤呈实性或囊实性,切面灰粉色或灰白色,质地不等;肿块较大时往往伴有出血、坏死,呈灰褐色囊性变。镜检肿瘤周边有厚薄不一纤维结缔组织包绕;组织结构表现为梁索状、腺样、实性巢团状,可有出血坏死;肿瘤间质纤维结缔组织疏密、血管数量不均,部分病例出现玻璃样变、淀粉样变或砂粒体;大部分瘤细胞多形性间变性不明显,胞质浅染至中度嗜酸性,恶性肿瘤核分裂象易见;超微结构胞质中见异型的有一定电子密度的分泌颗粒;免疫表型肿瘤细胞胰高血糖素阳性有诊断价值。

三、诊断

胰高血糖素瘤早期呈无痛性生长,典型症状并不一定在发病初期出现,但可以在以后的病程中相继出现,这种特性导致了诊断的延误,以致大多数病例发现后都有转移。诊断胰高血糖素瘤需要具备下列三个条件:①血清胰高血糖素升高(放射免疫法测定)。②影像学和组织学证明有胰腺内分泌肿瘤。③典型的临床症状。

胰高血糖素升高也可见于胰腺炎、皮质醇增多症、糖尿病酮症酸中毒、嗜铬细胞瘤、肝肾衰竭等,但空腹胰高血糖素一般小于 500pg/ml。

四、治疗

首选手术切除,也可行化疗、肿瘤血管栓塞、应用生长抑素及营养支持等。常用的化疗药物是 5-氟尿嘧啶、阿霉素、链脲霉素、氮烯咪胺等。

五、预后

尽管患者就诊的时候多处于肿瘤进展期,但由于肿瘤生长缓慢,如果治疗得当,大多有较好的预后,生存期在 3~7 年,甚至更长。恶性胰岛细胞瘤位于原位、区域转移及远处转移的平均中位生存期分别为 124 个月、70 个月和 23 个月。当肿瘤已发生淋巴结或肝转移时,平均生存 2.5~3.0 年。

（王雪梅）

● 生长抑素瘤

生长抑素瘤(somatostatinoma)是一比较罕见的神经内分泌肿瘤,源于胰岛 D 细胞。由于肿瘤释放大量的生长抑素,引起脂肪泻、糖尿病、胃酸过少和胆石症等综合征,又称为生长抑素瘤综合征。生长抑素能广泛抑制各种肽类物质的释放,能同时抑制内分泌和外分泌,而且还抑制肠蠕动和胆囊收缩。生长抑素瘤是最罕见的功能性内分泌肿瘤之一,迄今国外资料报道 100 例左右。

1. 临床表现　本病的发病年龄大多数为 40~60 岁,平均 51 岁,女性稍多见。临床表现为脂肪泻、糖尿病、胃酸过少和胆石症等综合征,多数患者有葡萄糖耐量减低或糖尿病,程度从轻度血糖升高至明显的酮症酸中毒,低血糖发生于 10% 的患者。胃酸减少或缺乏常见。腹泻为 25%,脂肪泻为 19%,胆结石发生率为 26%~65%,腹痛 35%,黄疸 16%。十二指肠或壶腹部的肿瘤一般无明显的临床综合征,而仅有消化不良、纳差等胃肠道症状或无明显症状。

生长抑素瘤瘤体一般较大,平均 5cm,多为单发。约 68% 的生长抑素瘤起源于胰腺,其中 75% 位于胰头部,20% 位于胰体尾部,另外 5% 可广泛分布于整个胰腺实质。大多数生长抑素瘤为恶性肿瘤,其中 3/4 的患者在诊断时已有转移,常见的转移部位有肝脏、胰腺周围淋巴结和骨髓等。

2. 血生长抑素测定　放射免疫方法测定血中生长抑素正常值小于 100pg/ml,而生长抑素瘤患者常很高,均值为 15.5ng/ml(0.16~107ng/ml)。血生长抑素正常不能否定肿瘤存在。对于假阴性患者,甲苯磺丁脲可激发生长抑素释放,对正常人无此作用。

3. 腹部 B 超、CT、动脉造影和内镜超声检查　可用于肿瘤的定位。十二指肠与胆道肿瘤还可使用十二指肠镜与 ERCP 检查。

4. 病理　肿瘤组织中含高浓度生长抑素或肿瘤组织的生长抑素免疫组化染色强阳性,这是诊断和鉴别生长抑素瘤最可靠的方法。

5. 诊断　本病临床表现复杂,很难做到早期诊断。若患者存在糖尿病、胆石症、脂肪泻三联征及胃酸过少等症状,应考虑本病,再结合血生长抑素水平及影像学检查来定位。

6. 治疗 首选手术治疗,但由于本病转移率高,故手术切除率不高。因多数患者肿瘤较大,故术式主要为胰腺切除术。对不能手术切除的病例,可采用5-氟尿嘧啶、链脲霉素、干扰素、阿霉素和氨苯甲噻二嗪治疗。

7. 预后 此瘤相对较良性,有的病例手术时已发生转移,亦能存活 4~5 年或更长时间。

(王雪梅)

● 胰多肽瘤

胰多肽瘤(PP 瘤)是发生在胰腺的分泌大量胰多肽的肿瘤,其症状主要由肿瘤本身的局部侵犯而非胰多肽所致。无功能性胰岛细胞瘤是不伴有血浆中已知肽类浓度升高而具有典型胰腺内分泌肿瘤组织学特征的胰岛肿瘤。

1. 病理 胰多肽瘤多位于胰头部,胰头、体、尾的比例为 14∶2∶3。其特点:肿瘤体积较大,直径多大于 5cm,多有完整的包膜;恶性率较高,肝转移率达 70%~90%。50% 以上的胰多肽瘤免疫组化结果示含有多种肽类,但是这些肽类在血清中并不升高。胰腺内分泌肿瘤特异性的 NSE、铬粒素 A 呈阳性反应。

2. 临床表现 胰多肽瘤/无功能性胰腺内分泌肿瘤发病年龄大多在 40~60岁,男女比例一致,此类肿瘤无激素相关症状,全部症状是由肿瘤本身引起的,主要症状有腹痛、梗阻性黄疸及腹部包块。

3. 化验

(1)血浆胰多肽水平测定:应用放射免疫法测定血浆胰多肽水平,可鉴别非内分泌肿瘤和胰腺内分泌肿瘤。胰腺癌患者几乎均无胰多肽增高,因此对有胰腺肿块且血浆胰多肽水平增高时,高度提示胰多肽瘤。一般胰腺内分泌肿瘤胰多肽大于 1000pg/ml,如果基础胰多肽水平正常,可用蛋白餐或胰泌素做激发试验。

(2)血浆铬粒素:是另一类鉴别胰腺内分泌与非内分泌肿瘤的标志物,可在无临床症状时确定胰腺肿块是否可能为胰多肽瘤/无功能性胰腺内分泌肿瘤,其中铬粒素 A 水平测定敏感性增高。

(3)影像学检查有助于了解肿瘤的部位、数目及有无转移。

(4)经皮肝穿刺门静脉系统置管取血与选择性动脉注射美蓝,有助于定性和定位诊断。

4. 诊断 主要靠血浆胰多肽测定和免疫组织化学检查,并除外非内分泌肿瘤。

5.治疗 首选手术治疗。对于晚期患者的化疗以链脲霉素为首选,可使症状缓解或部分缓解。

(王雪梅)

● 生长激素释放因子瘤

生长激素释放因子(growth hormore releasing factor,GRF)瘤是一种以分泌大量生长激素释放因子、引起肢端肥大症为主要临床表现的内分泌肿瘤。肿瘤大多数位于肺,只有 30% 位于胰腺,多位于胰尾。肿瘤常较大(>6cm)。发病年龄 15 ~ 65 岁,平均 38 岁。女性多见,占 73%。临床症状有两个方面:由于过量 GRF 引起的肢端肥大和生长激素增高的其他症状,以及瘤块本身的局部症状。诊断主要依靠血浆 GRF 和生长激素的测定,以及肢端肥大症的临床表现。手术对于无转移灶的患者是唯一的治愈手段。生长抑素可以使 GRF 瘤的症状得到改善,使血浆 GRF 或生长抑素降低。

(王雪梅)

参考文献

1.中华医学会肝病学分会,中华医学会感染病学分会.慢性乙型肝炎防治指南(2010 年版).临床肝胆病杂志,2011,27(1):I - XII.

2.中华医学会肝病学分会,中华医学会传染病与寄生虫病学分会.丙型肝炎防治指南.中华肝脏病杂志,2004,12(4):194 - 198.

3.陈灏珠.实用内科学.第 12 版.北京:人民卫生出版社,2005:320 - 344.

4.林三仁.消化内科学高级教程.北京:人民军医出版社,2009:336 - 353.

5.吴云林.食管和胃静脉曲张出血的现代治疗。上海:上海科学技术文献出版社,1996.

6.姚光弼.临床肝脏病学,北京:人民卫生出版社,2004.

7.陈灏珠,林果为.实用内科学.第 13 版.北京:人民卫生出版社,2010:611 - 616,2073 - 2085,2090 - 2093,2104 - 2116,2157 - 2161.

8.肝性脑病诊断治疗专家委员会,肝性脑病诊断治疗专家共识.中国肝脏病杂志(电子版),2009,1(2):46 - 55.

9. 姚光弼. 临床肝脏病学. 第 2 版. 上海：上海科学技术出版社,2011.

10. 李成忠,万谟彬,梁雪松. 三种诊断标准对药物性肝损害诊断的比较与分析. 肝脏, 2012,17(1):17 - 20.

11. 朱欣欣,万朝敏. 药物性肝损害研究进展. 中国实用儿科杂志,2011,26（11）:865 - 861.

12. 厉有名. 酒精性肝病//王吉耀. 内科学. 第 2 版. 北京：人民卫生出版社, 2011:512 - 516.

13. 中华医学会肝病学分会脂肪肝和酒精性肝病学组. 酒精性肝病诊疗指南（2010 年 1 月修订）. 中华内科杂志,2010,49(4):357 - 360.

14. 中华医学会肝脏病学分会脂肪肝和酒精性肝病学组. 非酒精性脂肪性肝病指南 （2010 年 1 月修订）. 胃肠病学,2010,15(11):676 - 680.

15. 范建高,曾民德. 脂肪肝. 上海：上海医科大学出版社,2000:173 - 200.

16. 刘厚钰. 自身免疫性肝炎//叶任高,陆再英. 内科学. 第 6 版. 北京：人民卫生出版社, 2005:434 - 436.

17. 王雪松, 李永哲. 原发性胆汁性肝硬化自身抗体谱研究进展. 世界华人消化杂志, 2006,14(3): 245 - 249.

18. 杨晏. 原发性胆汁性肝硬化的实验诊断指标及其临床应用. 国际检验医学杂志, 2008,12:1119 - 1121.

19. 中华医学会风湿病学分会. 自身免疫性肝病诊断和治疗指南. 中华风湿病学杂志, 2011,15(8):556 - 558.

20. 张丽萍,刘元明. 自身免疫性肝病的实验室诊断. 肝脏,2010,15(3):226 - 227.

21. 段维佳,贾继东. 2010 年美国肝病学会原发性硬化性胆管炎指南解读. 中国医学前沿杂志,2011,3(1):4 - 7.

22. 林玮,张文. IgG4 相关性疾病. 中华临床免疫和变态反应杂志,2010, 4(4): 307 - 311.

23. 付金栋,卢雪峰. 自身免疫性胰腺炎发病机制及 IgG4 的诊断价值. 国外医学. 内科学分册,2006,33(12):529 - 531.

24. 吕红,钱家鸣. 自身免疫性胰腺炎不同诊断标准的探讨. 胃肠病学,2009, 14(1): 4 - 7.

25. 李全焕,涂学亮,邓凤章,等. 真菌性食管炎的检测及临床意义. 检验医学与临床, 2008,5(21):3.

26. 周军,周红,郑玲燕. 内镜诊断真菌性食管炎 42 例. 武警医学,2012,23(3):258 - 259.

27. 李峰,赵慧娟,王玲,等. 数字胃肠 X 线造影与内镜检查对真菌性食管炎诊断的对照研究. 中华临床医师杂志(电子版),2011,5(16):4689 - 4693.

28. 陈建江,陈国英,吕旭军. 52 例念珠菌性食管炎的临床实验室分析. 中华消化杂志, 2009,29:777 - 779.

29. 朱大磊,车筑萍,许良璧. 真菌性食管炎 95 例临床分析. 临床消化病杂志,2008,21 (1):56 - 58.

30. 刘凤奎. 临床检验与诊断思路. 北京：北京科学技术出版社,2008.

31. 陈筱菲. 消化系统疾病的检验诊断. 北京：人民卫生出版社,2007.

32. 田珂,王晶桐,等. 自身免疫性胃炎诊治进展. 胃肠病学,2010,15(9):515 – 517.

33. 萧树东,陆红,等. 如何诊断和治疗自身免疫性胃炎. 中华医学信息导报,2007,22(22):18 – 19.

34. 洪万东,朱启槐,陈向荣. 幽门螺杆菌粪便抗原免疫卡诊断幽门螺杆菌感染的 Meta 分析. 中华流行病学杂志,2008,29(1):71 – 74.

35. 刘懿,陈灏珠,林果为. 实用内科学. 第 13 版. 北京:人民卫生出版社,2009:2023 – 2025.

36. 肖文斌,刘玉兰,王智峰,等. 嗜酸细胞性胃肠炎的诊断和治疗. 中华消化内镜杂志,2002,19(3):145 – 148.

37. 中华医学会消化病学分会炎症性肠病协作组. 炎症性肠病诊断与治疗的共识意见(2012 年·广州). 中华内科杂志,2012,51(10):818 – 831.

38. 胡品津. 炎症性肠病//叶任高,陆再英. 内科学. 第 6 版. 北京:人民卫生出版社,2005:406 – 416.

39. 沈镭,刘文忠. 结核性腹膜炎的诊断现状. 国际消化病杂志,2006,26(6):422 – 424.

40. 周雪艳. 抗生素相关性腹泻的发病机制. 中国微生态学杂志,2004,16(6):376 – 377.

41. 方颖,董玲,沈锡. 抗生素相关性腹泻. 世界临床药物,2006,27(12):724 – 728.

42. 林三仁. 消化内科学高级教程. 北京:人民军医出版社,2009:1989 – 1994.

43. 陆再英,钟南山. 内科学. 第 7 版. 北京:人民卫生出版社,2008:396 – 401.

44. 胃癌诊断标准. C05 ICS11. 020 备案号:28830 – 2010 中华人民共和国卫生行业标准 WS316 – 2010.

45. 李世荣,王化虹. 三种粪隐血试验在结直肠癌筛检中的效率与费用分析. 中华医学杂志,2005,85(10):697 – 700.

46. 刘建芳,李西梅. 血清端粒酶与肠癌相关抗原检测对大肠癌诊断价值的研究. 实用老年医学,2012,26(1):81 – 82.

47. 中国消化病学分会. 中国结直肠肿瘤筛查、早诊早治和综合预防共识意见. 胃肠病学,2011,16(12):735 – 744.

48. 杨长成,张勇,张宇. 大肠癌相关 microRNA 研究进展. 中国肿瘤临床,2008,35(16):949 – 952.

49. 李琛,许岸高. 粪便 DNA 检测筛查大肠癌的进展. 医学综述,2009,15(22):3418-3420.

50. 陈慧娟,李洪波. 结直肠癌的实验室诊断:从筛查到预后. 国际检验医学杂志,2011,32(3):359 – 361.

51. 朱立华. 实验诊断学. 北京:北京大学医学出版社,2002:281 – 460.

52. 陈万青,邹小农,张思维. 中国肝癌死亡率地理分布分析. 实用肿瘤学杂志,2008,22(3):201 – 203.

53. 吕厚山,王吉善. 临床常用辅助检查手册. 北京:人民卫生出版社,2001:34 – 85.

54. 钟良,邱冬妮,孙大裕. 胰腺癌//陈灏珠,林果为. 实用内科学. 第 13 版. 北京:人民卫生出版社,2010:2140-2149.

55. 王捷,毛凯.2011 年 NCCN 胰腺癌指南诊疗要点更新解读.消化肿瘤杂志(电子版),2011,3(4):203-205.

56. 赵玉沛.加强胰腺癌诊断和治疗的规范化.中国医学科学院学报,2005,27(5):553-555.

57. 许娟娟,刘诗,易粹琼.胰腺癌的研究进展.临床消化病杂志,2012,24(2):117-120.

58. 苗毅,陈建敏.胰腺癌的诊断和外科治疗进展.消化肿瘤杂志(电子版),2011,3(4):199-202.

59. 白人驹.张雪林.医学影像诊断学.第 3 版.北京:人民卫生出版社,2011.

60. 赵晓妮,游金辉.胰腺癌影像学研究发展.中华临床医师杂志(电子版),2011,5(3):782-785.

61. 汪正广,孟翔凌.肿瘤标志物 CEA、CA19-9、CA50 联合检测在胆管癌诊治中的作用.肝胆外科杂志,2003,11(3):187-188.

62. 熊俊,邓启昌,胡俊华.肿瘤标志物 CA19-9 和 CA242 联合检测在胆管癌中的诊断价值.肝胆外科杂志,2005,13(3):203-205.

63. 陈元方,Tadataka Yamada.胃肠肽类激素基础与临床.北京:北京医科大学中国协和医科大学联合出版社,1997:665-838.

64. 中华外科学会胆道外科学组.我国胆石病十年来的变迁.中华外科杂志,1995,11(7):652-658.

65. 薛峰,肖永红.2006-2007 年 Mohnarin 胆汁培养病原菌构成和耐药性分析.中华医院感染学杂志,2008,18(9):1248-1251.

66. 中华医学会外科学分会胆道外科学组.急性胆道系统感染的诊断和治疗指南(2011版).中华消化外科杂志,2011,1:9-13.

67. Sherlock S,Doley J. Disease of liver and biliary system. 9th ed. Blackwell Scientific Publications,1993:132-178.

68. Sherlock S. Alcoholic liver disease. The Lancet,1995,345:227.

69. Neuberger J. Primary biliary cirrhosis. Lancet,1997,350:876-879.

70. Lee M, Kaplan MM. Primary sclerosing cholangitis. N Engl J Med, 1995, 332:924-933.

71. Van Den Berg AP. Autoimmune hepatitis. Scand J Gastroenterol,1998,33(suppl 225):66-69.

72. Dening TR,Berrios GE. Wilson's disease. Acta Neurol Scand,1989,80:527-534.

73. Gross GB. Metablic disease of liver. In:Shearman DJC eds. Disease of the gastrointestinal tract and liver. 3th ed,1997:951.

74. Liaw YF,Tai Di,Chu CM,et al. The development of cirrhosis in patients with chronic type B hepatitis. Hepatology,1988,8(3):493.

75. Neil kaplowitz. Liver and Biliary disease, 2th ed. Williams & Wilkins, Baltimore, 1996: 551 – 562.

76. Lange PA, Stoller JK. The hepato-pulmonary syndrome. Ann Intern Med, 1995, 122(7): 521.

77. Moller S, Henriksen JH. Cirrhotic myocardiopathy: a pathophysiological review of circulatory dysfunction in liver disease. Heart, 2002, 87: 9 – 15.

78. Epstein M. Hepatorenal syndrome. In: Epstein M. The kidney in liver disease. Baltimore, Williams and Wilkins, 1988: 89 – 118.

79. Arroyo V, Gines P, Gerbes AL, et al. Definition and diagnostic criteria of refractory ascites and hepatorenal syndrome in cirrhosis. Hepatology, 1996, 23: 164 – 176.

80. Schrier RM, Arroyo V, Bernardi M, et al. Peripheral arterial vasodilation hypothesis. Hepatology, 1988, 8: 1151 – 1157.

81. Trevino HH, Brady CE, Schenker S, et al. Portal hypertension gastropathy. Dig Dis, 1996, 14: 258.

82. Rimola A, Garcia-Tsao G, Navasa M, et al. Diagnosis, treatment and prophylaxis of spontaneous bacterial peritonitis. J Hepatol, 2000, 32: 142.

83. Pratt D, Kaplan MM. Evaluation of the liver. In: Eugene R. Schiff, Michael F. Sorrell, Willis C. Maddrey. Schiff's Disease of the Liver. 8th ed, Lippincott-Raven Publishers, philadephiaᶜ, 1999: 204.

84. AASLD practice guideline: Management of Adult Patients With Ascites Due to Cirrhosis. Hepatology, 2004, 9(3): 841 – 856.

85. ASGE guideline: the role of endoscopy in the management of variceal hemorrhage, updated July 2005. Gastrointestinal endoscopy, 2005, 62(5): 651 – 655.

86. Anthony PP, Ishak KG, Nayak NC, et al. The morphology of cirrhosis: definition, nomenclature and classification. Bull, WHO, 1977, 55: 521 – 524.

87. K Rajender Reddy, Thomas Faust: The clinician's guide to liver disease, 2006.

88. Ferenci P, Lockwood A, Mullen K, et al. Hepatic encephalopathy-definition, nomenclature, diagnosis, and quantification: final report of the working party at the 11th world congresses of gastroenterology, Vienna, 1998. Hepatology, 2002, 35(3): 716 – 721.

89. Bustamante J, Rimola A, Ventura P J, et al. Prognostic significance of hepatic encephalopathy in patients with cirrhosis. J Hepatol, 1999, 30: 890 – 895.

90. Blei AT, Córdoba J. Hepatic Encephalopathy. Am J Gastroenterol, 2001, 96(7): 1968 – 1976.

91. Montoliu C, Cauli O, Urios A, et al. 3-Nitro-tyrosine as a peripheral biomarker of minimal hepatic encephalopathy in patients with liver cirrhosis. Am J Gastroenterol, 2011, 106: 1629 – 1637.

92. Papadopoulos N, Soultati A, Goritsas C,et al. Nitric oxide, ammonia, and CRP levels in cirrhotic patients with hepatic encephalopathy, is there a connection? Am J Gastroenterol, 2011, 12:1 - 9.

93. European Association for the Study of the Liver. EASL clinical practice guidelines: Wilson's disease. J Hepatol, 2012,56:671 - 685.

94. Merle U, Schaefer M, Ferenci P, et al. Clinical presentation, diagnosis and long-term outcome of Wilson's disease: a cohort study. Gut, 2007,56(1):115 - 120.

95. Roberts EA, Schilsky ML. Diagnosis and treatment of Wilson disease: an update. Hepatology, 2008,47(6):2089 - 2111.

96. Malhi H, Joseph B, Schilsky ML, et al. Development of cell therapy strategies to overcome copper toxicity in the LEC rat model of Wilson disease. Regen Med, 2008,3(2):165 - 173.

97. Bleibel W,Kim S,D'Silva K,et al. Drug-induced liver injury. Dig Dis Sci,2007,52:2463 - 2471.

98. Castiella A,Lucena MI,Zapata EM,et al. Drug-induced utoimmune-like hepatitis:a diagnostic challenge. Dig Dis Sci,2011,56:958 - 976.

99. Alcoholic Liver Disease. In: Marvin H. Sleisenger Sleisenger & Fordtran's gastrointerstinal and liver disease: pathophysiology, diagnosis, management. 8th ed. Canada: Saunders Elsevier, 2006:1771 - 1783.

100. Manns MP,Czaja AJ,Gorham JD, et al. Diagnosis and Management of Autoimmune Hepatitis. Hepatology,2010,51:2193 - 2213.

101. Hermes EM,Zeniya M,Czaja AJ,et al. Simplified criteria for the diagnosis of autoimmone hepatitis. Hepatology,2008,48:169 - 176.

102. European Association for the Study of the Liver. EASL Clinical Practice Guidelines: management of cholestatic liver diseases. J Hepatol,2009,51(2):237 - 267.

103. Keith D Lindor, M Eric Gershwin, et al. Primary Biliary Cirrhosis. Hepatology, 2009: 291 - 308.

104. Paul Angulo, Andkeith D, Lindor M. Primary Sclerosing Cholangitis. Hepatology, 1999:325 - 332.

105. Chapman R, Fevery J, Kalloo A, et al. Diagnosis and management of primary sclerosing cholangitis. Hepatology, 2010, 51(2): 660 - 678.

106. Finkelberg D L, Sahani D, Deshpande V, et al. Autoimmune pancreatitis. N Engl J Med, 2006, 355(25): 2670 - 2676.

107. Stone JH, Zen Y, Deshpande V. IgG4-related disease. N Engl J Med, 2012, 366(6): 539 - 551.

108. Ban-Hock Toh, James Chan, et al. Cutting Edge Issues in Autoimmune Gastritis. Clinic Rev Allerg Immunol, 2012,42:269 - 278.

109. Mustafa Yakut, Yusuf Ustun, et al. Multiparametric Assessment of Vascular Function and Atherosclerosis in Patients with Autoimmune Gastritis: A Comparative Study. Dig Dis Sci, 2011,56:3583 – 3589.

110. M. Rugge, M. Fassan, et al. Autoimmune gastritis: histology phenotype and OLGA staging. Aliment Pharmacol Ther, 2012,35:1460 – 1466.

111. Mobley HLT, Mendz GL, Hazell SL. Helicobacter pylori: Physiology and Genetics. Washington (DC): ASM Press,2001:36.

112. ZHU Yongliang,LIN Jie,LI Da,et al. Helicobacter pylori antigen and its IgG, IgA-type specific immunocomplexes in sera from patients with Helicobactor pylori infection. Chinese Medical Journal, 2002,115(3):381 – 383.

113. Klein NC, Hargrove RL, Sleisenger MH, et al. Eosinophilic gastroenteritis. Medicine (Baltim), 1970,40:299 – 319.

114. Talley NJ, Shorter RG, Phillips SF, et al. Eosinophilic gastroenteritis: a clinicopathological study of patients with disease of the mucosa, muscle layer and subserosal tissues. Gut, 1990,31:54 – 58.

115. Abdulrahman A Alfadda, Martin A Storr, Eldon A Shaffer. Eosinophilic colitis: epidemiology, clinical features, and current management. Therapeutic Advances in Gastroenterology, 2011, 4(5): 301 – 309.

116. Satsangi J,Silverberg MS,Vermeire S, et al. The Montreal classification of inflammatory bowel disease:controversies,consensus,and implications. Gut, 2006, 55:749 – 753.

117. Van Assche G, Dignass A, Panes J, et al. The second European evidence-based consensus on the diagnosis and management of Crohn's disease:Definitions and diagnosis. J Crohns Colitis, 2010, 4(1): 7 – 27.

118. Dignass A, Van Assche G, Lindsay JO, et al. The second European evidence-based Consensus on the diagnosis and management of Crohn's disease: Current management. J Crohns Colitis, 2010, 4(1):28 – 62.

119. Stange EF, Travis SP, Vermeire S, et al. European evidence-based Consensus on the diagnosis and management of ulcerative colitis:Definitions and diagnosis. J Crohns Colitis, 2008,2 (1):1 – 23.

120. Richeldi L. An update on the diagnosis of tuberculosis infection. Am J Respir Crit Care Med,2006,174(7):736 – 742.

121. Hua Tian Gan,You Qin Chen,Qin Ouyang,et al. Differentiation between intestinal tuberculosis and Crohn's disease in endoscopic biopsy specimens by polymerase chain reaction. The American Journal of Gastroenterology,2002,97(6):1446 – 1451.